当代中医专科专病诊疗大系

结石病诊疗全书

主审　孙光荣　林天东

主编　庞国明　徐林梧　张琼

中国健康传媒集团

中国医药科技出版社

内 容 提 要

　　本书共分为基础篇、临床篇和附录三部分，基础篇主要介绍了结石病的相关理论知识，临床篇详细介绍了常见结石病的中西医认识、诊治、预防调护、研究进展等内容，附录包括临床常用检查参考值。全书内容丰富，言简意赅，重点突出，具有较高的学术价值和实用价值，适合中医临床工作者阅读参考。

图书在版编目（CIP）数据

　　结石病诊疗全书 / 庞国明，徐林梧，张琼主编 . —北京 ：中国医药科技出版社，2024.1
　（当代中医专科专病诊疗大系）
　ISBN 978-7-5214-4192-5

　　Ⅰ . ①结… Ⅱ . ①庞… ②徐… ③张… Ⅲ . ①结石（病理）—中医诊断学 ②结石（病理）—中医治疗法 Ⅳ . ① R256

　　中国国家版本馆 CIP 数据核字（2023）第 200758 号

美术编辑　　陈君杞
版式设计　　也　在

出版　**中国健康传媒集团** | 中国医药科技出版社
地址　北京市海淀区文慧园北路甲 22 号
邮编　100082
电话　发行：010-62227427　邮购：010-62236938
网址　www.cmstp.com
规格　787 × 1092mm $\frac{1}{16}$
印张　18
字数　450 千字
版次　2024 年 1 月第 1 版
印次　2024 年 1 月第 1 次印刷
印刷　北京盛通印刷股份有限公司
经销　全国各地新华书店
书号　ISBN 978-7-5214-4192-5
定价　**162.00 元**

获取新书信息、投稿、为图书纠错，请扫码联系我们。

《当代中医专科专病诊疗大系》
编 委 会

朱恪材　朱章志　朱智德　乔树芳　任　文　刘　明
刘　洋　刘　辉　刘三权　刘仁毅　刘世恩　刘向哲
刘杏枝　刘佃温　刘建青　刘建航　刘树权　刘树林
刘洪宇　刘静生　刘静宇　闫金才　闫清海　闫惠霞
许凯霞　孙文正　孙文冰　孙永强　孙自学　孙英凯
纪春玲　严　振　苏广兴　李　军　李　扬　李　玲
李　洋　李　真　李　萍　李　超　李　婷　李　静
李　蔚　李　慧　李　鑫　李小荣　李少阶　李少源
李永平　李延萍　李华章　李全忠　李红哲　李红梅
李志强　李启荣　李昕蓉　李建平　李俊辰　李恒飞
李晓雷　李浩玮　李燕梅　杨　荣　杨　柳　杨　楠
杨克勤　连永红　肖　伟　吴　坚　吴人照　吴志德
吴启相　吴维炎　何庆勇　何春红　冷恩荣　沈　璐
宋剑涛　张　芳　张　侗　张　挺　张　健　张文富
张亚军　张国胜　张建伟　张春珍　张胜强　张闻东
张艳超　张振贤　张振鹏　张峻岭　张理涛　张琼瑶
张攀科　陆素琴　陈　白　陈　秋　陈太全　陈文一
陈世波　陈忠良　陈勇峰　邵丽黎　武　楠　范志刚
林　峰　林佳明　杭丹丹　卓　睿　卓进盛　易铁钢
罗　建　罗试计　和艳红　岳　林　周天寒　周冬梅
周海森　郑仁东　郑启仲　郑晓东　赵　琰　赵文霞
赵俊峰　赵海燕　胡天赤　胡汉楚　胡穗发　柳忠全
姜树民　姚　斐　秦蔚然　贾虎林　夏淑洁　党中勤
党毓起　徐　奎　徐　涛　徐林梧　徐雪芳　徐寅平
徐寒松　高　楠　高志卿　高言歌　高海兴　高铸烨
郭乃刚　郭子华　郭书文　郭世岳　郭光昕　郭欣璐
郭泉滢　唐红珍　谈太鹏　陶弘武　黄　菲　黄启勇
梅荣军　曹　奕　崔　云　崔　菲　梁　田　梁　超
寇绍杰　隆红艳　董昌武　韩文朝　韩建书　韩建涛
韩素萍　程　源　程艳彬　程常富　焦智民　储浩然
曾凡勇　曾庆云　温艳艳　谢卫平　谢宏赞　谢忠礼

靳胜利　雷　烨　雷　琳　鲍玉晓　蔡文绍　蔡圣朝

臧　鹏　翟玉民　翟纪功　滕明义　魏东华

编　　委（按姓氏笔画排序）

丁　蕾　丁立钧　于　秀　弓意涵　马　贞　马玉宏

马秀萍　马青侠　马茂芝　马绍恒　马晓冉　王　开

王　冰　王　宇　王　芳　王　丽　王　辰　王　明

王　凯　王　波　王　珏　王　科　王　哲　王　莹

王　桐　王　夏　王　娟　王　萍　王　康　王　琳

王　晶　王　强　王　稳　王　鑫　王上增　王卫国

王天磊　王玉芳　王立春　王兰柱　王圣治　王亚莉

王成荣　王伟莉　王红梅　王秀兰　王国定　王国桥

王国辉　王忠志　王育良　王泽峰　王建菊　王秋华

王彦伟　王洪海　王艳梅　王素利　王莉敏　王晓彤

王银姗　王清龙　王鸿燕　王琳樊　王瑞琪　王鹏飞

王慧玲　韦　溪　韦中阳　韦华春　毛书歌　孔丽丽

双振伟　甘陈菲　艾春满　石国令　石雪枫　卢　昭

卢利娟　卢桂玲　叶　钊　叶　林　田丽颖　田静峰

史文强　史跃杰　史新明　冉　靖　丘　平　付　瑜

付永祥　付保恩　付智刚　代立媛　代会容　代珍珍

代莉娜　白建乐　务孔彦　冯　俊　冯　跃　冯　超

冯丽娜　宁小琴　宁雪峰　司徒小新　皮莉芳　刑益涛

邢卫斌　邢承中　邢彦伟　毕宏生　吕　雁　吕水林

吕光霞　朱　保　朱文胜　朱盼龙　朱俊琛　任青松

华　刚　伊丽娜　刘　羽　刘　佳　刘　敏　刘　嵘

刘　颖　刘　熠　刘卫华　刘子尧　刘红灵　刘红亮

刘志平　刘志勇　刘志群　刘杏枝　刘作印　刘顶成

刘宗敏　刘春光　刘素云　刘晓彦　刘海立　刘海杰

刘继权　刘鹤岭　齐　珂　齐小玲　齐志南　闫　丽

闫慧青　关运祥　关慧玲　米宜静　江利敏　江铭倩

汤建光　汤艳丽　许　亦　许　蒙　许文迪　许静云

农小宝　农永栋　阮志华　孙　扶　孙　畅　孙成铭

3

孙会秀　孙治安　孙艳淑　孙继建　孙绪敏　孙善斌
杜　鹃　杜云波　杜欣冉　杜梦冉　杜跃亮　杜璐瑶
李　伟　李　柱　李　勇　李　铁　李　萌　李　梦
李　霄　李　馨　李丁蕾　李又耕　李义松　李云霞
李太政　李方旭　李玉晓　李正斌　李帅垒　李亚楠
李传印　李军武　李志恒　李志毅　李杨林　李丽花
李国霞　李钍华　李佳修　李佩芳　李金辉　李学军
李春禄　李茜羽　李晓辉　李晓静　李家云　李梦阁
李彩玲　李维云　李雯雯　李鹏超　李鹏辉　李满意
李增变　杨　丹　杨　兰　杨　洋　杨文学　杨旭光
杨旭凯　杨如鹏　杨红晓　杨沙丽　杨国防　杨明俊
杨荣源　杨科朋　杨俊红　杨济森　杨海燕　杨蕊冰
肖育志　肖耀军　吴　伟　吴平荣　吴进府　吴佐联
员富圆　邱　彤　何　苗　何光明　何慧敏　佘晓静
辛瑶瑶　汪　青　汪　梅　汪明强　沈　洁　宋震宇
张　丹　张　平　张　阳　张　苍　张　芳　张　征
张　挺　张　科　张　琼　张　锐　张大铮　张小朵
张小林　张义龙　张少明　张仁俊　张欠欠　张世林
张亚乐　张先茂　张向东　张军帅　张观刚　张克清
张林超　张国妮　张咏梅　张建立　张建福　张俊杰
张晓云　张雪梅　张富兵　张腾云　张新玲　张燕平
陆　萍　陈　娟　陈　密　陈子扬　陈丹丹　陈文莉
陈央娣　陈立民　陈永娜　陈成华　陈芹梅　陈宏灿
陈金红　陈海云　陈朝晖　陈强松　陈群英　邵玲玲
武　改　苗灵娟　范　宇　林　森　林子程　林佩芸
林学英　林学凯　尚东方　呼兴华　罗永华　罗贤亮
罗继红　罗瑞娟　周　双　周　全　周　丽　周　剑
周　涛　周　菲　周延良　周红霞　周克飞　周丽霞
周解放　岳彩生　庞　鑫　庞国胜　庞勇杰　郑　娟
郑　程　郑文静　郑雅方　单培鑫　孟　彦　赵　阳
赵　磊　赵子云　赵自娇　赵庆华　赵金岭　赵学军

赵晨露　胡　斌　胡永昭　胡欢欢　胡英华　胡家容
胡雪丽　胡筱娟　南凤尾　南秋爽　南晓红　侯浩强
侯静云　俞红五　闻海军　娄　静　娄英歌　宫慧萍
费爱华　姚卫锋　姚沛雨　姚爱春　秦　虹　秦立伟
秦孟甲　袁　玲　袁　峰　袁帅旗　聂振华　栗　申
贾林梦　贾爱华　夏明明　顾婉莹　钱　莹　徐艳芬
徐继国　徐鲁洲　徐道志　徐耀京　凌文津　高　云
高美军　高险峰　高嘉良　高韶晖　郭士岳　郭存霞
郭伟杰　郭红霞　郭佳裕　郭晓霞　唐桂军　桑艳红
接传红　黄　姗　黄　洋　黄亚丽　黄丽群　黄河银
黄学勇　黄俊铭　黄雪青　曹正喜　曹亚芳　曹秋平
龚长志　龚永明　崔伟峰　崔凯恒　崔建华　崔春晶
崔莉芳　康进忠　阎　亮　梁　伟　梁　勇　梁大全
梁亚林　梁增坤　彭　华　彭丽霞　彭贵军　葛立业
葛晓东　董　洁　董　赟　董世旭　董俊霞　董德保
蒋　靖　蒋小红　韩圣宾　韩红卫　韩丽华　韩柳春
覃　婕　景晓婧　嵇　朋　程　妍　程爱俊　程常福
曾永蕾　谢圣芳　靳东亮　路永坤　詹　杰　鲍陶陶
解红霞　窦连仁　蔡国锋　蔡慧卿　裴　晗　裴琛璐
廖永安　廖琼颖　樊立鹏　滕　涛　潘文斌　薛川松
魏　佳　魏　巍　魏昌林　瞿朝旭

编撰办公室主任　高　泉　王凯锋
编撰办公室副主任　王亚煌　庞　鑫　张　侗　黄　洋
编撰办公室成员　高言歌　李方旭　李丽花　许　亦　李　馨
　　　　　　　　　李亚楠

5

《结石病诊疗全书》
编 委 会

主　审　孙光荣　林天东

主　编　庞国明　徐林梧　张　琼

副主编　司徒小新　王　科　邓光锐　王　娟　杜云波　郑晓东
　　　　　孙文正　张　侗　武　楠　吴维炎　汪明强　范　宇
　　　　　任　文　秦孟甲　梁　勇　郭乃刚　龙新胜　谢圣芳
　　　　　董世旭

编　委（按姓氏笔画排序）

　　　　　王　珏　王　娅　王凯锋　王瑞霞　王瑞琪　孔丽丽
　　　　　双振伟　乔　虹　邢益涛　齐　珂　刘　熠　刘宗敏
　　　　　许　亦　农永栋　阮志华　李　霄　李　慧　李　馨
　　　　　李方旭　李亚楠　李军武　李鹏辉　李丽花　李昌安
　　　　　李佳修　李洁洁　李茜羽　时建华　余超刚　邢益涛
　　　　　张　芳　张　丽　张欠欠　张铭钊　张留龙　陈　杰
　　　　　陈丹丹　陈强松　庞　鑫　庞勇杰　胡雪丽　贾林梦
　　　　　高言歌　黄　洋　曹　欣　梁　伟　彭英克　魏鹏辉

坚持中医思维　彰显特色优势
提高临床疗效　服务人民健康

王　序

中医药学是中华民族的伟大创造，是中国古代科学的瑰宝，也是打开中华文明宝库的钥匙，为中华民族的繁衍生息作出了巨大贡献。党和政府历来高度重视中医药工作，特别是党的十八大以来，以习近平同志为核心的党中央把中医药工作摆在了更加突出的位置，中医药改革发展取得了显著成绩。2019年10月20日发布的《中共中央 国务院关于促进中医药传承创新发展的意见》指出，传承创新发展中医药是新时代中国特色社会主义事业的重要内容，是中华民族伟大复兴的大事，对于坚持中西医并重，打造中医药和西医药相互补充协调发展的中国特色卫生健康发展模式，发挥中医药原创优势、推动我国生命科学实现创新突破，弘扬中华优秀传统文化、增强民族自信和文化自信，促进文明互鉴和民心相通、推动构建人类命运共同体具有重要意义。

传承创新发展中医药，必须发挥中医药在维护和促进人民健康中的重要作用，彰显中医药在疾病治疗中的独特优势。中医专科专病建设是坚持中医原创思维，突出中医药特色优势，提高临床疗效的重要途径和组成部分。长期以来，国家中医药管理局高度重视和大力推动中医专科专病的建设，从制定中长期发展规划到重大项目、资金安排，都将中医专科专病建设作为重要任务和重点工作进行安排部署，并不断完善和健全管理制度与诊疗规范。经过中医药界广大专家学者和中医医务工作者长期不懈的努力，全国中医专科专病建设取得了显著的成就。

实践表明：专科专病建设是突出中医药特色优势，遵循中医药自身发展规律和前进方向的重要途径；是打造中医医院核心竞争力，实现育名医、建名科、塑名院之"三名"战略的必由之路；是提升临床疗效和诊疗水平的重要手段；是培养优秀中医临床人才，打造学科专科优秀团队的重要平台；是推动学术传承创新、提升科研能力水平、促进科技成果转化的重要途径；是各级中医医院、中西医结合医院提升社会效益和经济效益的有效举措。

事实证明：中医专科专病建设的学术发展、传承创新、经验总结和推广应用，对建设综合服务功能强、中医特色突出、专科优势明显的现代中医医院和中医专科医院，建设国家中医临床研究基地，创建国家和区域中医（专科）诊疗中心及中西医结合旗舰医院，提升基层中医药特色诊疗水平和综合服务能力等方面都发挥着不可替代的基础保障和重要支撑作用。

《中共中央 国务院关于促进中医药传承创新发展的意见》对彰显中医药在疾病治疗中的优势，加强中医优势专科专病建设作出了规划和部署，强调要做优做强骨伤、肛肠、儿科、皮科、妇科、针灸、推拿以及心脑血管病、肾病、周围血管病、糖尿病等专科专病，要求及时总结形成诊疗方案，巩固扩大优势，带动特色发展，并明确提出用 3 年左右时间，筛选 50 个中医治疗优势病种和 100 项适宜技术等任务要求。2022 年 3 月国务院办公厅发布的《"十四五"中医药发展规划》也强调指出，要开展国家优势专科建设，以满足重大疑难疾病防治临床需求为导向，做优做强骨伤、肛肠、儿科、皮肤科、妇科、针灸、推拿及脾胃病、心脑血管病、肾病、肿瘤、周围血管病、糖尿病等中医优势专科专病。要制定完善并推广实施一批中医优势病种诊疗方案和临床路径，逐步提高重大疑难疾病诊疗能力和疗效水平。可以说《当代中医专科专病诊疗大系》（以下简称《大系》）的出版，是在促进中医药传承创新发展的新形势下应运而生，恰逢其时，也是贯彻落实党中央国务院决策部署的具体举措和生动实践。

《大系》是由享受国务院政府特殊津贴专家、全国第六批老中医药学术继承指导老师、全国名中医，第十三届和十四届全国人大代表庞国明教授发起，并组织全国中医药高等院校和相关的中医医疗、教学科研机构 1000 余名临床各科专家学者共同编著。全体编著者紧紧围绕国家中医药事业发展大局，根据国家和区域中医专科医疗中心建设、国家重点中医专科建设，以及省、市、县中医重点与特色专科建设的实际需要，坚持充分"彰显中医药在疾病治疗中的优势"，坚持"突出中医思维，彰显特色主线，立足临床实用，助提专科内涵，打造品牌专科集群"的编撰宗旨。《大系》共 30 个分册，由包括国医大师和院士在内的多位专家学者分别担任自己最擅长的专科专病诊疗全书的主审，为各分册指迷导津、把关定向。由包括全国名中医、岐黄学者在内的 100 多位各专科领域的学科专科带头人分别担任各分册主编。经过千余名专家学者异域同耕，历尽艰辛，寒暑不辍，五载春秋，终于成就了《大系》。《大系》的隆重出版不仅是中医特色专科专病建设的一大成果，也是中医药传承精华，守正创新进程中的一件大事，承前启后，继往开来，难能可贵，值得庆贺！

在2020年"全国两会"闭幕后，庞国明同志将《大系》的编写大纲、体例及《糖尿病诊疗全书》等书稿一并送我，并邀我写序。我不是这方面的专家，也未能尽览《大系》的全稿，但作为多年来推动中医专科专病建设的参与者和见证人，仅从大纲、体例、样稿及部分分册书稿内涵质量看，《大系》坚持了持续强化中医思维和中医专科专病特色优势的宗旨，突出了坚持提高临床疗效和诊疗水平及注重实践、实际、实用的原则。尽管我深知中医专科专病建设仍然不尽完善，做优做强专科专病依然任重道远。但我相信，《大系》的出版必将为推动我国的中医专科专病建设和进一步彰显中医药在疾病治疗中的独特优势，为充分发挥中医药在维护和促进人民健康中的重要作用，产生重大而深远的影响。

故乐以此为序。

国家中医药管理局原局长
第六届中华中医药学会会长 王国强

2023年3月18日

陈　序

　　由我国优秀的中医学家、全国名中医庞国明教授等一批富有临床经验的中医药界专家们共同协力合作，以传承精华、守正创新为宗旨，以助力国家中医专科医学中心、专科医疗中心、专科区域诊疗中心、优势专科、重点专科、特色专科建设为目标，编撰并将出版的这套《当代中医专科专病诊疗大系》丛书（以下简称《大系》），是在 2000 年、2016 年由中国医药科技出版社出版《大系》第一版、第二版的基础上，以服务于当今中医专科专病建设、突出中医特色、强化中医思维、彰显中医专科优势为出发点和落脚点，对原书进行了修编补充、拾遗补阙、完善提升而成的，丛书名由第一版、第二版的《中国中西医专科专病临床大系》更名为《当代中医专科专病诊疗大系》。其内容涵盖了内科、外科、妇科、儿科、急诊、皮肤以及骨科、康复、针灸等 30 个学科门类，实属不易！

　　该丛书的特点，主要体现在学科门类较为齐全，紧密结合专科专病建设临床实际需求，融古贯今，承髓纳新，突出中医特色，既尊重传统，又与时俱进，吸收新进展、新理论和新经验，是一套理论联系实际、贴合临床需要，可供中医、中西医结合临床、教学、科研参考应用的一套很好的工具书，很是可贵，值得推荐。

　　今国明教授诚邀我在为《大系》第一版、第二版所写序言基础上，为新一版《大系》作序，我认为编著者诸君在中华中医药学会常务理事兼慢病分会主任委员、中国中医药研究促进会专科专病建设工作委员会会长庞国明教授的带领下，精诚团结、友好合作，艰苦努力多年，立足中医专科专病建设，服务于临床诊疗，很接地气，完成如此庞大巨著，实为不可多得，难能可贵，爱乐为之序。

中国科学院院士　　　　

国医大师　陈可冀

2023 年 9 月 1 日

王　序

　　传承创新发展中医药，是新时代中国特色社会主义事业的重要内容，《中共中央 国务院关于促进中医药传承创新发展的意见》明确指出"彰显中医药在疾病治疗中的优势，加强中医优势专科建设"。因此，对中医专科专病临床研究进行系统整理、加以提高，以窥全貌，就显得十分重要。

　　2000 年，以庞国明主任医师、林天东国医大师等共同担任总主编，组织全国1000 余位临床专家编撰的《中国中西医专科专病临床大系》发行海内外，影响深远。二十年过去，国明主任医师再次牵头启动《大系》修编工程，以"传承精华，守正创新"为宗旨，以助力建设国家、省、市、县重点专科与特色专科为目标，丰富更新了大量内容和取得的成就，反映了中医专科研究与发展的进程，具有较强的时代性、实用性，并将书名易为《当代中医专科专病诊疗大系》，凡三十个分册，每册篇章结构，栏目设计令人耳目一新。

　　学无新，则无以远。这套书立意明确，就其为专科专病建设而言，无疑对全国中医、中西医结合之临床、教学、科研工作，具有重要的参考意义。编书难，编大型专著尤难，编著者们在繁忙的医疗、教学、科研工作之余，倾心打造的这部巨著必将功益杏林，更希望这部经过辛勤汗水浇灌的杏林之树（书）"融会新知绿荫蓬，今年总胜去年红"。中医之学路迢迢，莫负春光常追梦，当惜佳时再登高。

中国工程院院士

国医大师

北京中医药大学终身教授　王琦

2023 年 7 月 20 日于北京

打造中医品牌专科 带动医院跨越发展

——代前言

"工欲善其事，必先利其器。"同样，肩负着人民生命健康和健康中国建设重任的中医、中西医结合工作者，也必当首先要有善其事之利器，即过硬的诊疗技术和解除亿万民众病痛的真本领。《当代中医专科专病诊疗大系》丛书（以下简称《大系》），就是奉献给广大中医、中西医结合专科专病建设和临床诊疗工作者"利器"的载体。期望通过她的指迷导津、方向引领，把专科建设和临床诊疗效果推向一个更加崭新的阶段；期望通过向她的问道，把自己工作的专科专病科室，打造成享誉当地乃至国内外的品牌专科，实施品牌专科带动战略、促助医院跨越式发展，助力中医药事业振兴发展。

专科专病科室是相对于传统模式下的大内科、大外科等科室名称而言的。应当指出的是，专科专病科室亦不是当代人的发明，早在《周礼·天官冢宰》就有"凡邦之有疾病者……则使医分而治之"。"分而治之"就是让精于专科专病研究的医生去分别诊疗。因此，设有"食医""疾医""疡医"等专科医生，只不过是没把"专科专病"诊疗分得那么细和进行广泛宣传罢了。从历代医家著述和学术贡献看，亦可以说张仲景、华佗、叶天士等都是专科专病的诊疗大家。因仲景擅伤寒、叶天士擅温病、华佗擅"开颅术"等，后世与近代的医学家们更是以擅治某病而誉满华夏，如焦树德擅痹病、任继学擅脑病等。因此，诸多名医先贤大家们多是专科专病诊疗的行家里手。

那么，进入 21 世纪以来，为什么说加强中医专科专病建设的呼声一浪高过一浪呢？究其原因大致有四：

首先是振兴中医事业发展、突出中医特色优势的需要。20 世纪 80 年代以后的中医界提出振兴中医的口号，国家也制定了相应的政策，中医事业得到了快速发展。但需要做的事还有很多很多。通过专科专病建设，可以培育、造就一大批高水平的中医、中西医结合专业人才，突出中医特色，总结实用科学的临床经验，推动中医、中西医结合专科专病的深入研究，助力中医药事业振兴发展！

第二是促进中西医协同、开拓医疗新领域的需要。中医、西医、中西医结合是健康中国建设中的三支主要力量，尽管中西医结合在某些领域和某些课题的研究方面取得了一些重大成就和进展，但仍存在着较浅层次"人为"结合的现象，而深层次的基础医学、临床医学等有机结合方面还有大量工作要做。同时，由于现在一些医院因人、财、物等条件的限制，也很难全面开展中西医结合的研究和临床实践。而通过开展专科专病建设，从某些病的基础、临床、药物等系统研究着手，或许将成为开展中西医协同、中西医结合的突破口，逐步建立起基于实践、符合实际的中西医协同、中西医结合的诊疗新体系，以开拓中医、中西医结合临床、教学、科研工作的新领域，实现真正意义上的中西医协同、中西医结合。

第三是服务于健康中国建设和人民大众对中医优质医疗日益增长新要求的需要。随着经济社会的发展和现代科学技术的进步，传统的医疗模式已满足不了人民群众医疗保健的需要，广大民众更加渴望绿色的、自然的、科学的、高效的和经济便捷的传统中医药。因此，开展中医专科专病诊疗，可以引导病人的就医趋向，便于病人得到及时、精准、有效的诊治；专科专病科室的开设，易于积累临床经验、聚焦研究方向、多出研究成果，必将大大促进中医医疗、医药、器械研发的进程，加快满足人民群众对中医药日益增长的医疗保健需求的步伐。

第四是提高两个效益的需要。目前有不少中医、中西医结合医院，尤其是市、县（区）级中医院，在当代医疗市场的激烈竞争中显得"神疲乏力"、缺少建设与发展中的"精气神"，竞争不强的原因虽然是多方面的，但没有专科特色、没有品牌专科活力是其重要的原因之一。"办好一个专科，救活一家医院，带动跨越发展"，已被许许多多中医、中西医医院的实践所证实。可以说，没有品牌专科的医院，是不可能成为快速发展的医院，更不可能成为有特色医院的。加强专科专病建设的实践表明：通过办好专科专病科室，能够快速彰显医院的专业优势与特色优势；能够快速提高医院的知名度，形成品牌影响力；能够快速带动医院经济效益和社会效益的提升；能够快速带动和促进医院的跨越式发展。

有鉴于上述四点，《大系》丛书，应运而生、神采问世，冀以成为全国中医、中西医结合专科专病建设工作者的良师益友。

《大系》篇幅宏大，内容精博，内涵深邃，覆盖面广，共 30 个分册。每分册分基础篇、临床篇和附录三大部分。基础篇主要对该专科专病国内外研究现状、诊疗进展以及提高临床疗效的思路方法等进行了全面阐述；临床篇是每分册的核心，以病为纲，分列条目，每个病下设病因病机、临床诊断、鉴别诊断、临床治疗、预后转归、预防调护、专方选要、研究进展等栏目，辨证论治、理法方药一线贯穿，使中医专科专病的诊疗系统化、规范化、特色化；附录介绍临床常用检查参考值和专科建设的注意事项（数字资源），对读者临床诊疗具有重要参考价值。

《大系》新全详精，实用性强。参考国内外书籍、杂志等达十万余册，涉及方药数万种，名医论点有出处，方药选择有依据，多有临床验证和研究报告，详略有序，条理清晰，充分反映了当代中医、中西医结合专科专病的临床实践和研究成果概况，其中不乏知名专家的精辟论述、新创方药和作者的独到见解。为了保持其原貌，《大系》各分册中所收集的古方、验方等凡涉及国家规定的稀有禁用中药没有做删改，特请读者在实际使用时注意调换药物，改换替代药品，执行国家有关法规。

本《大系》业已告竣，她是国内 1000 余位专家、学者、编者辛苦劳动的成果和智慧的结晶。她的出版，必将对弘扬祖国中医药学，开展中医、中西医结合专科专病建设，深入开展中医、中西医结合之医疗、教学、科研起到积极的推动作用，并为中医药事业的传承精华、守正创新和人类的医疗卫生保健事业做出积极贡献。

鉴于该《大系》编著带有较强的系统性、艰巨性、广泛性以及编者的认知差别，书中难免存在一些问题，真诚希望读者朋友不吝赐教，以便修订再版。

庞国明

2023 年 7 月 20 日于北京

编写说明

早在两千多年前，结石病就已被发现。如华佗《中藏经》对肾结石的病因病机记载："砂淋者，此由肾气盛……虚伤真气，邪热渐强结聚而成砂，犹如以水煮盐，火大水少，盐渐成石……"隋代巢元方所著《诸病源候论》记载："肾主水，水结则化为石，故肾客砂石……"将尿路结石称之为"砂淋""石淋""血淋"等。日积月累，不断总结和探索，人们对结石病的认识，也越加详细和深刻。根据病变的部位不同，其病名也愈加具体，临床诊断和治疗水平不断提高。由于现代诊断技术的不断提高，一些鲜为人知的结石相继被发现（诸如扁桃体结石、鼻结石等），并取得了较好的治疗效果。为了使同道在结石病领域，对研究进展、最新动态、中西医结合诊疗特色等，有一个较全面、系统的了解，将医学家和临床工作者们积累的实践经验，编撰成书。

随着人民生活水平的不断提高，结石病的发病率亦呈逐年上升趋势，特别是我国东北和西北地区，其发病率明显高于南方。依据地区、饮食与生活习惯的不同，其发病率及发病部位也不尽相同，希望本书能使读者对该专科有全面的了解。本书较为全面地收集了各种结石病。首先将 19 种结石划分为四个系统，并将各种结石，特别是近几年来的中医、西医、中西医结合三个方面的诊疗经验和研究成果编辑成册。受资料、编者水平和时间所限，个别病种未能收集入册。国家颁布的最新诊断和治疗标准只有"胆结石""尿路结石"及相关中医病证，故其他小结石的诊断及治疗标准，有待进一步研究和探讨。

本书内容丰富、全面、翔实、实用性强，为结石病诊疗之大成。既承前人之经验，又反映今人之创获；既融西医之创见，又会中医之新验。但限于编者水平，错误在所难免，不当之处，诚请批评指正，以便再版完善。

编委会

2023 年 6 月

目　录

基础篇

临床篇

附录

数字资源

基础篇

第一章　国内外研究现状及前景

结石病常见且多发，尤其现代诊疗技术的提高，患病部位涉及更多脏器与器官，因部分结石病，如阴囊结石、眼结石等临床报道较少，故本章重点讨论临床常见的胆结石与尿结石。

第一节　研究现状与成就

一、胆石症研究现状与成就

（一）发病情况

胆石症是胆囊结石、胆总管结石、肝内胆管结石的统称，是外科常见疾病。在急腹症中，该病的发生率仅次于急性阑尾炎而居第二位，目前在一些大城市中有增加的趋势。胆石症无论在国内还是在国外都是常见病。统计数据表明，胆石症的总发生率为8.2%（其中胆囊结石为6.6%，胆管结石为0.6%，胆囊结石同时有胆管结石为1%）。在美国，大约有2500万人患胆石症。每年有100万新生的病例，约8000人死于胆石症；每年约有50万胆石症患者要进行外科手术治疗。术后，各种手术并发症发生率为1%~3%。胆石症的发生率与社会的发展、生活饮食习惯及年龄无不有直接关系。在我国南方、东南、西南、长江流域、沿海等地区，肝胆管结石的发病率较高。

（二）胆结石的成因

1. 胆囊胆固醇结石

胆固醇结石的发生率在逐年增高，西方国家中大约3/4的结石症为胆固醇结石。现今对胆固醇结石成因的研究有重大进展，其主要成果如下。

（1）对胆汁类脂热力学平衡体系有了较多认识，尤其对泡相胆固醇在成核过程中的动态变化研究较多。

（2）对胆汁中促/抑成核蛋白的成核动力学因素的研究。

（3）对胆囊运动与成石的关系已有了足够重视。

对胆汁类脂热力学平衡体系的研究：胆固醇在胆汁中以微胶团和泡两种形式存在，并维持溶解状态。微胶团是胆固醇－磷脂－胆盐的聚合体，而泡则为胆固醇－磷脂的复合体，两者形成一个热力学平衡体系，相互联系，相互转换，对胆固醇的溶解和析出起着调节作用。胆固醇过饱和是成石的重要条件，研究发现，只有"泡"才是胆固醇成核的载体，而微胶团中的胆固醇并不直接聚合形成胆固醇晶核。在胆汁胆固醇含量升高、胆盐分泌减少，泡处于不稳定状态，易相互聚集、融合并析出胆固醇晶核。泡相胆固醇饱和度这一概念的提出，使胆石成因的研究向分子水平上迈进了一步。现代研究显示，如果胆汁中有足够胆盐存在，则可使泡充分微胶团化而不聚集成核，只有当胆固醇过饱和微胶团化不完全，才导致泡聚集成核。成核的本质即是泡胆固醇凝集、融合，从单层小泡到大泡转而形成复层泡，析出胆固醇晶核的基本单位。并进一步形成胆固醇单水结晶，此为胆固醇产生沉淀的一个连续过程，而泡的稳定决定了胆固醇聚集的趋势和速度，泡处于热力学不稳定状态，相邻的泡则聚集融合而促进成核。泡相主要为促成核因子，而胆固醇结晶附着蛋白则均为抑成核蛋白。胆汁中促、抑成核因素平衡失调，特别是泡相蛋白的改变，促使胆石核心形成是成石的关键。胆囊及胆道动力的改变是成石的重要条件。胆囊黏膜有分泌、吸收和浓缩的作用。胆囊黏膜受成石胆汁的刺激后使黏液分泌增加，黏液是形成胆泥的基础物质，其中的黏糖蛋白有促成核作用。前列腺素可促进黏液分泌，还可能涉及胆囊收缩的机制。胆囊黏膜分泌氢离子酸化胆汁，降低胆汁 pH，减少胆囊腔内钙离子的沉淀。钙在胆囊结石的成因和结构方面起重要的作用，钙是胆色素结石和胆泥的主要无机盐成分，在胆固醇结石中心区和表面也发现大量的钙盐。除了钙在结石结构方面的作用，它还参加胆固醇结石形成中的几种化学反应，钙能催化酸性磷脂囊泡的融合，促使胆固醇晶体的形成，这些胆系钙的调节作用是胆囊结石形成的重要基础。胆囊间歇性分泌电解质和水，稀释胆汁保护胆道黏膜，洗出胆囊内特殊的胆汁和胆泥，具有抑成核作用。有效的胆囊排空能预防胆石的形成。采用完全胃肠外营养的患者胆囊排空降低，增加形成胆泥的危险。

2. 肝胆管胆色素结石

据红外光谱分析，胆管结石中 82% 为胆色素结石，其主要成分为胆红素钙，其他阴离子有游离脂肪酸，少量游离胆汁酸，阳离子有 Mg、Fe、Cu 等以及胆固醇多种蛋白质等。胆红素系内源性或外源性葡萄糖醛酸酶分解结合胆红素，使其变为难溶于水的非结合胆红素，它再与来自钙超载的肝细胞的钙离子螯合形成难溶性胆红素钙微粒，此微粒再与由胆管上皮细胞分泌的糖蛋白形成化学结合，并被糖蛋白包裹而形成有形结石。此种包裹阻碍了沉淀的复溶，并促进金属阳离子与非结合胆红素、脂肪酸等负离子进一步结合形成沉淀致使结石长大。肝胆管胆色素结石的形成与胆液滞流和胆道逆行感染密切相关。胆道感

染时氧自由基增加。肝胆管胆色素结石中胆红素部分以高分子聚合物的形式存在，已知氧自由基是引发聚合反应的重要因素。它又使胆汁中正负离子的溶度积常降低，使二者成过饱和状态而沉淀，同时它促使胆道上皮细胞分泌更多酮蛋白以凝聚和包裹沉淀的胆红素钙微粒而形成有形结石。胆汁滞流为沉淀的胆红素钙微粒发展成为结石提供足够的时间和场所。胆道细菌感染和胆汁淤滞，胆汁中的细菌性 β- 葡萄糖醛酸苷酶使结合胆红素转化为非结合胆红素。葡萄糖醛酸脂水解为未结合胆红素和葡萄糖醛酸，未结合胆红素与胆汁中固有钙离子结合，形成胆红素钙沉淀。

通过临床病例对胆石症发生率的调查，发现营养条件较好，体重超过标准的一组患者多数为胆囊胆固醇结石，而原发性胆管结石患者，大多数形体消瘦，营养不良。由此可见：饮食营养在形成胆管胆色素结石中起关键作用。此外，蛔虫和细菌感染、胆汁淤积是胆色素结石形成的诱因，而不是主导因素。

（三）胆石症诊断方面的现状与成就

肝内胆管结石是累及肝内外胆管及肝脏实质的复杂的肝胆疾病。影像学诊断要求确定有无肝内胆管结石及分布、有无肝内外胆管狭窄、肝叶及肝段受累部位及严重程度等。尤其对复杂的肝内胆管结石及肝内胆管狭窄者，或已进行过肝胆手术的患者要求术前必须拍摄清晰的能显示肝内外胆管及主要分支的胆管 X 线片，才能为选择合理的手术方式提供可靠依据，避免手术的盲目性和术后遗留问题。常用的影像学诊断技术有 B 超、CT、MRI、MRCP、ERCP、PTC、术中胆道造影及术中胆道镜检查。

1. B 超检查

B 超检查具有准确、安全、方便、价

廉、无创、迅速、可以多个部位重复检查等特点，而成为目前胆石症的首选方法。对胆囊结石、胆总管结石诊断有确定价值。B超对肝内胆管结石辨认不像胆囊结石清晰可靠，不能提供胆管全面图像；诊断肝内胆管结石难与肝内胆管壁钙化结节相鉴别，但可发现肝内外胆管有无扩张及扩张程度，有无肝内外胆管狭窄及部位，还可了解肝实质损害情况、肝叶萎缩肥大及有无胆源性肝脓肿。

2. 经皮肝穿刺胆道造影术（PTC）

PTC是一种由上而下直接胆道造影的方法，它不受肝细胞分泌功能、胆肠吻合术的影响，在严重肝门胆管狭窄或左右肝管开口严重狭窄的病例，唯有PTC能显示肝内胆管。但PTC可引起急性肝内胆管炎、胆瘘及胆汁性腹膜炎、腹腔内或肝管出血等多种并发症。PTC在诊断肝内外胆管结石方法中是以前最常用的诊断方法。通过胆道的显影可了解肝内胆管的扩张、狭窄、结石的存在及分布，有助于术前准备、术式选择及估计术中可能遇到的困难。

3. 内镜逆行胰胆管造影术（ERCP）

ERCP可清楚显示肝内外胆管，具有诊断及治疗价值。ERCP对诊断肝胆管结石、肝内外胆管狭窄及肝胆管的扩张及严重程度，均可提供有价值的帮助。但仅能显示梗阻狭窄以下的胆管，而梗阻以上的胆管无法显示，狭窄以上肝胆管则显影不全。故对胆管有狭窄梗阻的病例，应结合PTC全面检查，观察肝内外胆管狭窄、梗阻上下方胆管树影像全貌。

4. 磁共振胆胰管造影（MRCP）检查

具有无创、成像无重叠、分辨能力高的特点，能清楚显示肝内外胆管扩张的范围和程度，结石的分布，肿瘤的部位、大小，胆管梗阻水平，以及胆囊病变等。MRCP是目前诊断肝内外胆管结石最佳的方法。

5. 术中及术后胆道造影

胆道手术时刻经胆囊管插管、胆总管穿刺或置管行胆道造影，可了解有无胆管狭窄、结石残留及胆总管下端通畅情况。有助于确定手术方式。凡行胆总管T管引流或其他胆管置管引流者，拔管前应常规经T管或置管行胆道造影。

6. 术中B超

术中B超可补充术前检查的判断，指导术中的操作，并可断定术后效果。术中B超的意义重大。

7. 胆道镜检查

（1）术中胆道镜检查经胆囊管或胆总管切开处，采用纤维胆道镜或超细胆道镜进行检查。适用于　①疑有胆管内结石残留；②疑有胆管内肿瘤；③疑有胆总管下端及肝内胆管主要分支开口狭窄。术中可通过胆道镜利用网篮、冲洗等取出结石，还可行活体组织检查。

（2）术后胆道镜检查可经T管瘘管或皮下空肠盲袢插入纤维胆道镜行胆管检查，取石、取虫、冲洗、灌注抗生素及溶石药物。有胆管或胆肠吻合狭窄者可置入气囊行扩张治疗。

8. 口服造影剂胆囊造影与静脉胆道造影

口服造影剂胆囊造影是一种简单、安全、有效的检查胆囊形态和功能的方法，还可显示胆囊的解剖及病变。静脉胆道造影法适用于胆道结石、胆囊结石以及胆道术后残余结石。由于直接胆道造影法的广泛应用，目前此法有被取代的趋势。

9. 经皮经肝胆道镜检查

先行PTC及PTCD引流后，将瘘管定期扩张，经瘘管置入胆镜进行检查，也可治疗取石。适用于肝内胆管、左右肝管结石、左右肝管狭窄、近端胆管内有残余结石及原发性肝内胆管结石手术无法取尽者，也可同时行冲洗取石。

（四）胆石症治疗现状与成就

1. 胆囊结石

对胆囊结石的治疗可分为保留与切除胆囊两大类。前者适用于症状性胆囊结石和胆囊稳性结石（二者均要求胆囊浓缩功能正常）。

（1）溶石疗法

①口服溶石疗法：目前此种方法基本淘汰。

②经皮经肝胆囊置管（PTGC）灌注药物溶石：在B超引导下，经皮经肝胆囊穿刺置管，经导管直接注入溶石剂。因为胆管置管要有一定的经验和设备，技术操作时间长，且灌注药物会导致胆囊黏膜受损，发生胆管炎、胰腺炎，甚至溶血等比较严重的并发症和毒副作用。因此该项技术不推广使用。

（2）经皮胆道镜碎石取石术（TCCL）在B超引导下穿刺胆囊置管，扩张瘘管后，置入金属胆囊镜，采用超声、激光、等离子体内冲击波和叶间碎石，将结石碎片吸出或取出，放置气囊导管，2周后检查结石，若已取净则可拔管。目前对其治疗效果尚有异议，不推广使用。

（3）腹腔镜下保胆取石　腹腔镜下保胆取石术是目前应用较广泛的术式之一，基本取代以上保胆治疗方法，但要严格掌握其适应证。

（4）切除胆囊治疗　腹腔镜切除胆囊术已经代替传统的开腹胆囊切除术。腹腔镜胆囊切除术（LC）具有创伤小、恢复快、痛苦小、瘢痕小等特点；现在已成为胆囊切除"金标准"术式。对于初学者LC亦可发生胆管损伤、胆漏、腹腔出血、胃肠道损伤、皮下及纵隔气肿、膈下感染等并发症，应随时准备中转开腹手术。

2. 胆管结石

（1）经胆道镜碎石取石　经T管瘘管插入胆道镜，直视下小的结石可用取石篮取出，大的可先导入碎石装置，用液电碎石术、超声、激光、高频电流、等离子定向碎石术等技术将结石粉碎、取出。

（2）经内镜十二指肠乳头括约肌切开术（EST）　对胆管残留结石伴有胆总管下端狭窄、壶腹部嵌顿性结石、胆总管末端囊肿内的结石以及多次胆总管切开取石后直径10mm以下复发性结石可用EST。术后的主要并发症主要有急性胆道炎、急性胰腺炎、出血和十二指肠穿孔。

20世纪50年代，我国胆道疾病的常见类型为胆道结石、胆道感染、胆道寄生虫病。现在我国的胆囊结石发病率上升和胆管结石发病率下降有明显趋向，总的趋向是肝内胆管结石的相对发病率下降。肝内胆管结石外科治疗的基本原则是"解除梗阻，去除病灶，通畅引流"。"去除病灶"是手术治疗的核心，通过临床与病理学观察，认识到肝内胆管结石是一种严重的肝内节段性病变，在病变范围内，肝组织呈相应的病理改变，如纤维化、萎缩和丧失功能。肝叶切除术治疗肝内胆管结石对位于肝左外叶内的结石，已成为常规的手术。肝内胆管结石的肝切除术手术死亡率不高，并发症发生率却较高，主要是感染性并发症。

结石机械性梗阻、胆道感染、肝实质的相应改变是肝内胆管结石病发展过程的基本模式，范围广泛的肝内结石和肝实质的不可逆改变，使术后的残石率、再次手术率及复发率均较高。以肝内胆管结石切除标本的病理组织学和微血管灌注扫描电镜观察，患侧的肝内门静脉小分支的破坏、闭塞及汇管区纤维化，是肝脏改变的基本原因，而这种改变有严重的节段性分布。

二、尿石症研究现状与成就

（一）发病情况

尿路结石是最常见的泌尿外科疾病之一。在我国多见于长江以南，以广东珠江三角洲地带最为多见，北方少见。流行病学调查发现，沿地球赤道两侧地带，相当于北纬25°至南纬25°范围内的国家与地区，发病率特别高。尤其是东南亚各国、埃及北部、印度西北部、非洲北部、智利中北部、巴西东北部等地区有"结石多发区"之称。尿路结石在泌尿外科住院患者中几乎占首位。男性尿路结石较女性为多。近年来，临床统计表明：肾结石占尿路结石就诊率的27%左右，双侧肾结石，占肾结石的8%~17%，男性较女性为多。任何年龄都可发病，多见于21~50岁，10岁以下和60岁以上者少见。输尿管结石，多从肾脏原发而来，其成分与肾脏结石相似，多数为单发结石，双侧输尿管结石占2%~6%，绝大多数发生于20~50岁，10岁以下儿童和60岁以上老人少见。男女发病比例为4.5：1，输尿管结石好发于下段1/3。膀胱结石在我国南方分布较广，地区性明显。我国发病以儿童多见，国外则多见于老年人。儿童的膀胱结石一般多为原发性，而成年人的膀胱结石却多来自于肾脏或继发于前列腺增生症、膀胱颈挛缩、输尿管间嵴肥大、神经源性膀胱、膀胱憩室、尿道瓣膜以及尿道狭窄等疾病。多见于男性，女性则偶见，在女性常常是一些以异物为核心形成的结石。从世界范围看，自19世纪以来，膀胱结石发病率明显降低，主要是由于重视了饮食与营养的关系，因为大多数膀胱结石的发生、形成与发展多与饮食不足、营养不良有关，尤其是与脂溶性维生素的缺乏有密切关系。尿道结石大多来自肾脏或膀胱，少数可在尿道憩室或尿道狭窄的上段形成原发性尿道结石，也可因尿晶体在尿道内变异或尿道上的溃疡、损伤创面黏附而成。有时继发性结石形成于上尿路或膀胱及前列腺而移行于尿道内停留长大。尿道结石占尿石病总数的3%左右，绝大多数为男性，女性尿道结石则多半是尿道憩室继发而成。结石多为单发，偶有多发性结石。尿石症患者男性明显多于女性，而年龄多以20~30岁为尿路结石发病率最高的时期。尿石症是一种复杂的疾病，在病因上涉及遗传学、分子生物学、生物化学、物理化学和胶体化学等专业领域，它的发生与人的自然环境、社会环境、饮食营养与许多专科疾病有关。不同成分的结石又有其不同的特点，没有这些理论知识是无法正确治疗这种疾病。虽然遗传、性别、季节和地理环境可影响尿路结石的发生，但主要与代谢有关。

（二）尿石症病因

尿石症的病因是比较复杂的，它与自然环境、社会生活条件、全身性代谢紊乱及泌尿系统本身的疾病有关。目前较普遍地认为尿石症不是单一原因的疾病，而是由多种因素组成，当然对于每个人还有主次差别。20世纪70年代后期，Roberson提出了尿石的危险因素这一概念，并把影响含钙石成石的最重要因素加以归纳。这个概念便于临床工作者较明确地掌握成石的主要因素，对尿石的防治很有帮助。

1. 外界环境

（1）自然环境 研究表明，地处热带、亚热带、气候湿热和干旱的人群，结石发病率较高。在我国南方诸省发病率高，中部各省更高于北方各省。高热的天气使人体水分过多蒸发，因而尿液高度浓缩，促进尿盐沉淀，并使尿中结石促进物活化而产生尿石。另外，热带地区日照时间长，人体内维生素D形成旺盛也是尿石的成因。

人对气候的适应能力与尿石形成也有密切关系。气候的影响还表现在结石发病的季节性变化，如肾绞痛往往在夏季3个月或稍后的时间中发作。水质和土壤中的无机元素似乎亦对尿石形成有一定影响。

（2）社会环境　肾结石的流行病学调查表明，肾结石的发病率和社会经济情况有关。一般情况是工业发达的国家和地区比不发达国家和地区发病率高，富裕地区比贫困地区发病率高。我国1949年以前下尿路结石仍占一定比重，随着经济发展，下尿路结石急剧下降，而上尿路结石发病率则有所上升，这充分说明社会因素对尿石形成的影响。

2. 内在因素

（1）种族遗传因素　一般认为黑色人种发病率比其他人种低，这可能与黑色皮肤有关，因黑色皮肤可保护人体少受紫外线照射而减少维生素D生成。另外还可能与代谢类型及生活饮食习惯有关。高胱氨酸尿症、原发性高草酸尿症、肾小管性酸中毒均为遗传性疾病。不少尿石症患者有家族史，统计结果表明，尿石症患者12%~36%（平均30%）家族中有家族史的尿石症患者比没有家族史者复发率高很多。

（2）营养与尿石症　Anderson于1972年提出尿路结石与食物组成有关，近年来对尿液过饱和及尿中促进和抑制尿石形成物质的研究，进一步推动了这方面的工作。可见非生理性饮食是尿石症形成的重要原因之一，在尿石症的预防和治疗中起着不可忽视的作用。

①动物蛋白：高动物蛋白的摄入，可导致尿液中钙和尿酸含量的增加及枸橼酸盐的减少，即使尿钙、尿尿酸和尿草酸排泄量增加，而致尿pH值、枸橼酸盐和抑制物活性下降。这是促进尿石形成的主要因素。尿钙和尿酸是形成钙性结石的物质基础，并且尿酸、尿酸钠结晶是草酸钙赖以附着、成长的理想核心。枸橼酸盐是一种结石形成抑制物质，其含量的减少进一步增加了尿石形成的危险。高动物蛋白的摄入，增加了机体酸负荷，导致pH值下降，它可能就是钙排泄增加，枸橼酸盐排泄减少的原因。另外尿pH值在4.5~5.5之间，最有利于尿酸沉淀，酸性尿还使草酸钙结晶容易形成。动物蛋白中含量较多的甘醇酯、甘氨酸、脯氨酸和α-羟β-酮己二酸是主要的草酸前体。因此大量摄入蛋白质能增加尿草酸的排泄。

②乳制品：乳制品消费低下或婴儿喂养方法不当地区，儿童膀胱结石多见。随着生活改善，改用牛乳喂养婴儿及母乳后，发病率随即下降。1973年Irving指出脂肪消化和吸收不良会增加尿草酸排泄，主要见于脂肪性腹泻和空回肠旁路术后患者。其机制可能是肠腔未消化吸收的脂肪酸与钙离子皂化，使肠道游离草酸增多，吸收增加，过量吸收的草酸自肾脏排出，因而增加草酸钙结石形成的危险性。

③蔗糖：1976年Blacklock等调查了11个国家和地区糖消费与尿石症的关系发现，30%的正常人群及70%的尿石症患者对蔗糖摄入有强烈反应。主要表现为尿液中尿结石物质含量增加，特别是尿钙，这是由于糖可促进肠道吸收钙，相应也增加了草酸的吸收，胰岛素可能也有一定影响，从而导致尿钙排泄量增加。

④高嘌呤食物：尿酸是机体嘌呤代谢的最终产物，大量摄入高嘌呤类食物不仅能增加尿酸排泄量，易于形成尿酸结石，而且也能增加内生性草酸生成，导致草酸钙取向附生，降低酸性黏多糖抑制草酸钙晶体生长的能力，结果使草酸钙结石形成的危险性增大。

⑤维生素类：包括以下四类。

a. 维生素A：稍低于生理需求量的维生素A能增加草酸钙结石形成的危险性。其机制可能是由于尿结石盐过饱和、抑制失衡所致。

b.维生素 B_6：可明显降低尿中草酸盐的含量。当维生素 B_6 缺乏时，乙醛酸不能转变为甘氨酸，而致草酸产生增加，草酸钙结石形成。这已在大量动物实验中得到证实。

c.维生素 C：是食物中主要的草酸前体之一。40% 的尿草酸来源于维生素 C 在体内的代谢，大剂量维生素 C 摄入可增加正常人尿草酸排泄，使尿中草酸盐含量明显增高。

d.维生素 D：尿钙排泄量高的患者，血清 25- 羟基 - 维生素 D_3 常明显增高，可成为有些高钙尿的原因。

⑥矿物质、盐类：包括以下四类。

a.钙：钙主要来源于食物，在 pH 值较低的小肠上段吸收。过量摄入钙可能导致高钙尿，但稍增加摄入量却有利于降低经尿排泄的草酸盐量。因此临床上常将限制含钙食物的摄入作为预防含钙结石形成和复发的主要手段，并获得一定的疗效。

b.钠：钠常以氯化钠的形式被摄入，几乎全部被肠道吸收，过多摄入钠可导致高钙尿。增加食盐摄入可导致尿中钙和尿酸含量的增加及枸橼酸盐的减少，从而增加了尿石形成的机会。限制钠的摄入可减少钠、钙、尿酸和草酸盐的排出，有利于防止尿石复发。

c.镁：镁能增加草酸钙和磷酸钙的溶解度，具有抑制含钙结石形成的作用。尿镁可使草酸钙的聚集和生长减慢，在约占 1/4 的肾结石患者中，尿镁明显减少，增加镁的摄入可能对预防尿石复发起一定的作用。

d.枸橼酸盐：可提高尿液 pH 值，尿枸橼酸盐排出增加可使尿钙排出减少，从而减少尿石形成危险。尿液中各种物质的含量及其相互间的作用，是尿石形成的重要因素，而营养和饮食中的各种成分可以影响其经尿排出的量，这对尿石形成或预防起着重要作用。

（3）代谢异常 结石由人体代谢产物构成，因此与新陈代谢有极密切关系。不同类型的结石如胱氨酸、尿酸、黄嘌呤和含钙结石各具有不同特点。

①高胱氨酸尿症：高胱氨酸尿症为遗传性疾病，其特点是尿中胱氨酸排出增多，肾和膀胱中有胱氨酸结石形成，发生率为 1/20000。胱氨酸结石约占全部尿石的 1%。

胱氨酸尿是由于肾小管上皮细胞膜和小肠黏膜转运胱氨酸、赖氨酸、精氨酸和鸟氨酸的功能缺陷引起。由于肾小管对上述四种氨基酸再吸收障碍而大量排入尿中，其中胱氨酸溶解度最低，容易析出结石。胱氨酸结石尿的部分因素首先是尿量（也是所有尿石最重要的危险因素），增加尿量可以降低一切结石盐的饱和度，虽然它也稀释了抑制物及影响离子的活度，但比起降低饱和度的作用是微不足道的。反之尿浓缩可以急剧提高尿的饱和度，还可激活尿中黏蛋白的促进结石作用，大大增加成石的危险性。

胱氨酸结晶是否沉淀出来主要取决于胱氨酸的过饱和度。在生理盐水中，正常尿的 pH 值范围（pH 5~7）可溶解 1.25mmol/L 的胱氨酸。只有纯分子胱氨酸尿症患者，尿中胱氨酸的排出量才能达到过饱和而析出。尿 pH 值也可影响胱氨酸的溶解度，但正常的尿 pH 值范围对其影响不大。

有关胱氨酸有无成石抑制物和促进物目前尚不清楚。

②草酸的代谢及异常：草酸是形成含钙结石的重要因素，尿石中最多见的成分是草酸钙。草酸主要来自甘氨酸经乙醛酸途径形成。草酸本身是代谢终产物，既不被机体代谢，又不被机体贮存，以草酸原样从尿中排出。

原发性高草酸尿症是一种严重的遗传

性疾病，尿中排出大量草酸，极易形成结石。还可在肾以及心肌组织中异位钙化，威胁生命。根据酶缺乏种类的不同，可分为二型：Ⅰ型称乙醇酸尿型，系过氧化物酶体内丙氨酸－乙醛酸转氨酶缺乏影响了乙醛酸在过氧化物酶体内向甘氨酸转化。Ⅱ型称左旋甘油酸尿型，系右旋甘油酸脱氢酶缺乏，致使羟基丙酮酸不能向右旋甘油酸转化，从而形成大量草酸和左旋甘油酸排于尿中。Ⅱ型比Ⅰ型更难治疗。

维生素 B_6 在草酸生成上有极重要作用。足量的维生素 B_6 存在时大部分乙醛酸可转化为甘氨酸而大大减少草酸的生成。维生素 B_1 在草酸合成中也有作用，能减少草酸合成。

从食物中摄取的草酸只占尿中全部草酸的 10%~15%，但在没有代谢异常的情况下，肠道吸收草酸的多少是尿中草酸量波动的重要原因。尿中草酸钙经常处于过饱和状态，因此草酸稍有增加都明显增加成石的危险性。每日饮食中含 70~170mg 草酸，只能吸收其中的 2%~8%，其余大部分由肠道细菌分解，只有约 1/3 从粪便中排出。以结肠吸收为主，是被动吸收，即受草酸含量及其消化后生物利用率所控制。其生物利用率之所以如此低，主要是由于草酸与食物中的钙相结合不能被吸收的缘故。所以肠道吸收性高尿钙的患者由于肠道内与之结合的钙减少，造成尿中草酸量增加。消化道疾病引起脂肪消化不良时，阻碍草酸与钙结合，即发生高草酸尿。草酸是含钙结石重要的危险因素。在草酸钙结石形成上草酸的作用大约 10 倍于钙的作用。

③钙、磷代谢及其异常：尿石种类最多的是草酸钙结石和磷酸钙结石，因此钙磷代谢在尿石形成中占有重要地位，尤其是钙代谢异常有特殊的意义。

人体的血清钙一般维持在 2.4mmol/L（9.6mg/dl）的水平，为了保持体内钙的平衡，人体有多种器官、激素、维生素等参与钙的细微调节。当血钙下降时刺激甲状旁腺激素（PTH）的分泌。PTH 为细胞特异性受体所接受，激活腺苷环化酶而增加细胞钙的流动，进一步触发激酶的产生而使有关器官发生特异性作用。骨骼增加破骨细胞的数量及功能，促使骨的不稳定层溶出钙和磷，同时抑制成骨细胞的活动。肾脏则促进肾小管对钙的再吸收和抑制对磷的再吸收。PTH 还通过使 1,25-$(OH)_2D_3$ 在肾中活化为 1,25-$(OH)_2D_3$，作用于肠管促进钙和磷的吸收。有人认为循环磷的降低也可促进维生素 D_3 的活化。1,25-$(OH)_2D_3$，还可以与 PTH 协调作用于骨。

降钙素最明显的生理作用是降低血钙和血磷浓度，其对骨的作用是直接抑制骨质溶解；对肾脏的作用是抑制肾小管对钙、磷、钠、氯的重吸收，使它们的排出增多，间接抑制肠道对钙的吸收。一般在调节钙水平上作用不大，只在严重高血钙时才发挥出来。

近年来还发现前列腺素可增加尿钙，但不改变血钙浓度；抑制前列腺素 E_2 可降低血钙和尿钙，并防止动物的肾钙化。

肾脏对钙的处理与磷不同，肾小球滤过的钙在肾小管多处被吸收，近曲小管吸收约为 40%，髓袢吸收约为 50%，另有约 8% 在远曲小管被吸收。远曲小管敏感地受激素的控制。每日在尿中排出的钙不过占肾小球滤过量的 20%；滤过的磷有 80% 在近曲小管被再吸收，其余 20% 均自尿排出，肾小管的再吸收也敏感地受激素控制。

钙代谢异常与尿石症关系最大的是尿钙的增高。原发性高尿钙有以下几种原因。

a. 吸收性高尿钙：为最常见的类型，这类患者肠道对钙的吸收较正常人多。钙吸收增加可引起轻度的高血钙并增加肾滤过的负荷；PTH 受抑制而减少肾小管钙的再吸收，从而共同形成高尿钙。

b.肾性高尿钙：肾对钙的再吸收发生障碍，有较多的钙排入尿，血钙轻度降低而增加PTH的分泌，进而促进$1,25-(OH)_2D_3$的合成增加肠钙的吸收。

④肾失磷性高尿钙：由于原发性肾磷阈降低，而使肾小管漏出较多的磷，引起轻度低血磷，促进$1,25-(OH)_2D_3$的合成，导致肠钙吸收的增加，又因轻度血钙增高反馈性抑制PTH的合成，减少了肾小管对钙的再吸收，共同造成高尿钙。

含钙结石的危险因素包括尿量、草酸、钙、pH、抑制因素和促进因素等。

⑤尿酸结石成石的危险因素：除尿量外，尿酸量和尿的pH值是主要因素。而尿酸与尿酸水平有时并不一致，与结石有关的是24h尿中尿酸水平。这类患者尿酸含量高于正常人，且尿pH值常保持在5.7以下，这样尿酸是很容易沉淀出来的。

（4）引起尿石症的后天疾病

①甲状旁腺功能亢进：甲状旁腺原发肿瘤、增生以及继发甲状旁腺功能亢进，使PTH分泌增加，导致既有溶骨性又有肠吸收性高血钙，尽管PTH可增加一些肾小管对钙的再吸收，但由于肾小球滤过钙过多，仍产生明显的高尿钙。

②制动综合征：是由于截瘫或外伤等原因引起。长期卧床引起骨骼失用性脱钙而发生高尿钙。常合并神经性膀胱排尿障碍，因尿滞留或导尿易引起感染，更容易生成结石。

③类瘤综合征：有人认为本病患者肠道对$1,25-(OH)_2D_3$的敏感性比正常人高，故吸收钙过多。另外骨骼释放也是成石的因素之一。

④皮质醇症：患者皮质激素分泌增加，促进骨钙释出并对肾的排钙一定作用。

⑤痛风：约有10%痛风患者合并尿石症。原发性痛风多为遗传因素，继发性痛风患者血和尿中尿酸增高。

⑥恶性肿瘤（如白血病等）：由于细胞失控地繁殖和破坏使嘌呤代谢增强，尤其在放疗或化疗时，大量细胞被破坏和吸收，致使尿中尿酸显著增高，容易形成结石。

另外，多种伴有骨脱钙的疾病、肠大部切除、肠吻合短路及慢性消化道疾病，均容易形成尿路结石。

（5）服用与结石形成有关的药物

①维生素D中毒：使肠道大量吸收钙，发生肾钙化、肾结石和异位钙化。

②乳碱综合征：治疗溃疡病时，如大量服用牛乳并应用碳酸氢钠等碱性药物，使尿钙增多，尿pH值升高，易产生磷酸钙结石。

③皮质激素：长期服用可发生类似皮质醇症样高尿钙和尿石症。

④乙酰唑胺：抑制肾小管碳酸肝酶，增加尿中重碳酸盐并减少枸橼酸盐的排出，提高尿的pH值增加尿钙饱和度，减弱抑制物活性。

⑤磺胺类药物：在尿中溶解度低，或由体内乙酰化形成溶解度更低的乙酰化合物。

⑥增加草酸排泄的药物：维生素C、阿司匹林等。

3.泌尿系统局部因素

（1）肾损害和肾钙化　从目前积累的资料表明，不论采用何种取石手段，都可造成肾的相类似的超微结构损害，包括肾小管上皮绒毛的囊性变和脱落、溶酶体活跃、线粒体空泡化和崩解、肾小管腔内出现基质小体、细胞碎片和电子致密体、形成鲕状或晶状体微结石等。晚期还可发现各种组织的钙化。目前对组织坏死，钙化过程的看法是：一方面细胞膜的完好性受到破坏，致使周围体液血钙大量进入；另一方面溶酶体酶破坏了储存钙、磷的线粒体的保护层而使钙、磷溢出。两方面因素共同造成局部磷酸钙过饱和，加之细胞碎片等异质成核作用，就很容易形成局部钙化。

（2）感染　目前认为由感染而致的感染结石是一种特殊类型的结石。其成分主要是磷酸镁、铵和碳酸磷灰石，前者在正常人尿中饱和度很低不能形成结石，后者一般是以羟磷灰石的形式存在。感染结石的危险因素主要为铵和pH值。泌尿系感染时能产生尿素酶的细菌将尿素分解成氨和CO_2，氨水合成氢氧化铵大大增加尿的pH值，此时主要与尿中的镁和磷酸根结合而生成的磷酸镁，主要呈高度过饱和而析出；在碱性条件下，尿中的钙和磷酸根相化合形成磷灰石而析出，并与尿素产生的二氧化碳结合成碳酸磷灰石；同样条件下尿酸铵也可析出。Wichham认为生成的尿氨和碱性环境，促使尿黏蛋白形成了基质网架。炎症产生的有机物扰乱了晶体和胶体间的平衡，不稳定的胶体聚积也可能成为结石的核心。非尿素酶细菌感染、细菌和炎症产物也可作为异质核心诱发结石。

（3）梗阻　最常见的梗阻是肾盂输尿管连接部狭窄和膀胱颈部梗阻，机械性梗阻是造成尿滞留的最常见原因。尿液引流不畅使尿中晶体沉淀而导致结石形成，往往伴发尿路感染和尿液酸碱度改变。脓块细菌可成为结石核心而形成结石。

（4）异物　各种异物滞留于尿路内部可产生结石，最常见的是留置尿管。异物形成结石往往先被尿中的黏蛋白附着，然后逐渐沉积结石盐。异物还容易继发感染而诱发结石。

（三）尿石形成机制

1. 尿石形成机制学说

（1）肾钙斑学说　该学说的重要贡献是找到了肾钙化是尿石症的早期病变，肾内微结石是尿石形成的重要来源。RandaLL（1937、1940）曾多次报道在肾乳头上有钙盐沉积，乳头侧壁或顶部有乳斑，因而提出尿石盐首先是在肾小管内沉积的看法，并指出乳头上的钙化斑是尿石症的早期病变。10年后Anderson提出肾实质内钙化质沉积可形成结石核心，称微结石。Carr（1954）提出淋巴系统进入肾乳头，形成肾钙斑（Randall plaque），它的表面黏膜脱落后，接触尿而形成结石。从目前认识看，肾内钙化和微结石的成因可以是全身结石盐过饱和的一种表现，即异位钙化，也可以是肾组织受各种一因素作用导致坏死而钙化。不论异位钙化或肾损害，都与尿石形成有密切关系。但有这种病损者不一定都生成尿石，而尿石的形成也并非必须有这种钙化灶。

（2）过多尿石成分排泄沉淀学说　该学说认为因尿石成分过多而从尿中沉淀出来，属肾外成石学说的一种。首先，尿石形成并不像水溶液中单一成分沉淀出来那样，尿中成分复杂且相互作用，即使在氯化钠溶液或含数种盐类的人工尿中，草酸钙比在水溶液中溶解得多，而且超过一定程度也可以不发生沉淀，何况尿中过饱和度高得更多。结石晶质属难溶盐，与易溶盐类也有差别，尿中还存在小分子和大分子的抑制物和促进物，更增加复杂性，可以看出这种学说有一定道理，但过于简单了。

（3）抑制因素缺乏学说　近年来，抑制物的研究是整个尿石成因基础研究中最活跃的领域，在文献报告上却比较混乱，其原因可能与所应用的测试技术有关。由于物理化学和化学工艺技术被引进到结石研究领域后，才建立了一套在体外测定抑制物的方法，已对草酸钙、磷酸钙两种体系以及对同质成核、异质成核、生长聚集各环节起抑制作用的低分子和大分子物质作了比较系统的研究，对尿抑制物活性测定也有了可重复、可互相比较的标准方法，在此基础上还研究了一些人工合成结石抑制药物。

（4）基质学说　基质是多种物质的混合物，其来源可能有肾小球超滤液、肾小管表面的糖蛋白、坏死的肾小管细胞膜、肾小管分泌物、肾小管基层间质组织和细菌等。

①基质的成分：血清蛋白，白蛋白是一种易与钙结合的蛋白；类黏蛋白，Boyce认为基质成分主要为类黏蛋白，其中蛋白占65%，糖占14%，结合水为9.5%，无机盐占11.5%，氨基酸以天冬及谷氨酸为主，无机盐为钙和磷。基质物质A，Boya认为物质A占基质的85%，是具有免疫原性的基质部分，能与钙结合。葡胺聚糖（GAGS）即酸性黏多糖是各种链长的聚阴离子化的黏多糖，各种GAGS均可在结石基中出现。Tamm-Horsfall蛋白（TH蛋白），TH蛋白是尿中存在的主要黏蛋白，也可与钙结合，是由肾脏髓袢升支粗段上皮细胞内高尔基体合成，易聚合甚至沉淀出来。

②基质形成过程及其作用：Boyce（1954）认为结石的形成是先由基质构成网架，然后吸收矿物质而形成结石，即所谓基质学说。Vermeulen等（1968）则认为基质是在矿物质形成结石的过程中偶然加入进去的。前者认为在结石形成过程中基质起主动作用，后者则认为是被动的。Boyce认为基质可能由于尿中类黏蛋白受涎液酸酶作用脱去涎液酸而形成结石的设想并未得到证明。目前资料提示：不论TH蛋白、基质、基质物质A、肾钙素及质蛋白，它们均具有丰富的酸性氨基酸或内含骨化、生牙、组织钙化所特有的Gla，这些物质都有强的与钙结合的能力，由于这种性质，它们在尿中可导致钙盐局部饱和度的提高，促进成核致结晶，也可把周围的钙盐不断吸收进来，使尿石继续增长。基质物质A、

肾钙素和TH蛋白，在尿中很易发生聚合，当尿生成后在肾髓袢和集合管都要经过浓缩过程。这种浓缩不仅提高了结石盐和酸的饱和度，而且促使尿中大分子物质聚合。推测大分子物质聚合可能有利于它们相互关联或起某些变化，改变它们的结构和性质，向基质转化。基质除以上作用外，还可把矿物质凝聚成一个坚固的整体，在结石表面形成保护膜，防止结石在饱和度降低时溶解，也妨碍溶石药物发挥作用，胶体物质还可发生老化、脱水、再结晶等，促进固相转化。

（5）游离颗粒和固定颗粒成石学说　游离颗粒成石学说看法之一是尿中结石成分饱和度提高，析出晶体后继续长大成为结石。尿液晶体少时可以顺利排出，但如果在短时间内形成大量晶体即可卡在肾集合管内继续长大成石。他们的依据是Vermeulen（1967、1968）所报告的用小量致石药物持续给大鼠并不产生结石，但如先用一次大量药物后再改用小量即可产生结石，称此为"引发"机制。1985年Roberson认为单用"卡住"解释还不完全，还应考虑晶体重力作用。Finlayson（1978）据肾小管数目各段肾小管的口径与长度，计算尿液流经各段的时间，综合计算尿中草酸钙晶体生长速度，确认游离颗粒在流经肾小管短暂的时间内不可能长大到足以阻塞集合管的程度，据同一原则认为颗粒能在肾盂内长到1mm大的可能性也微乎其微，因此提出必须有固定的颗粒才能长大成石。这两个学说实际上是一致的，"引发"机制使大量晶体卡在肾小管中的看法实际上承认游离颗粒要变为固定颗粒才有条件长成结石。晶体在一定条件下可以大量生长，也可以通过聚集迅速变为大的团块，还可以借助黏蛋白黏附在细胞壁上，肾小管损害也有利于晶体附着固定。可以认为颗粒在尿路的滞留是长大成石的重要

因素。

（6）取向附生 Londale（1968）提出取向附生学说，注意到结石的各种晶体面的晶格排列，相互间常有明显的相似之处，认为两种晶体面如能互相有高度的配合性即可互相附生。大量实验证明取向附生时只需要较低的过饱和度。至今，取向附生的结果都是在体外证实，在尿这样复杂的液体中，而且在受到大分子物质和很多固体颗粒的干扰下，这种机制尚待证实。

（7）免疫机制学说 Durch 和 Dawson（1969）认为应有一种潜在的原因（免疫机制），由于感染或环境因素而缩短或延长其潜伏期。倘若免疫系统一旦受激惹，淋巴细胞即产生自家抗体由另一球蛋白转运并侵犯肾上皮细胞引起尿石症。这种学说尚待证实。

2. 尿石形成的物理化学学说

从物理化学观点看，结石形成至少与以下 3 个因素密切相关：尿液中结石盐的高度过饱和、缺少抑制物或促进物过多、尿路通畅性和黏膜表面性质异常。其中前两个因素分别涉及化学热力学和化学动力学过程，最后一个因素涉及晶体的滞留。目前认为，尿石症系一种病理性生物矿化的结果，其形成过程是受生物体控制的，这些控制是通过化学热力学和动力学影响来实现的。因此理解尿石形成的理化学说，对于指导尿石症的防治，其意义是不言而喻的。

（1）尿液过饱和 尿液过饱和是尿石形成的能量来源（化学驱动力）。从化学热力学观点来看，尿石形成的前提是尿液中结石盐的过饱和，即尿液过饱和是尿石形成的能量来源。尿液对结石盐的过饱和程度，可用因相组分的尿石盐相对点的离子活度积（AP）与尿石盐溶度积（SP）之比来表示。它与形成因相的自由能（AG）有以下关系：$AG=RT/n（AP/SP）$，式中 R 为热力学常数，T 为绝对温度。当活度积低于溶度积时，尿液处于未饱和状态，在此情况下，新结晶不会形成，已存在的将会自行溶解。当活度积高于溶度积时，尿液处于过饱和状态，可有两种情况：一是活度积低于生成积（FP），另一种是活度积高于生成积。前者称尿液处于亚稳状态。此时，新结晶不会形成，但已存在的将继续生长；后者称尿液处于超饱和状态，此时已存在的结晶会迅速生长，新结晶会自发形成。由此可见，尿液对其中结石盐的过饱和程度，即尿液的物理化学状态，直接影响结晶的生长与成核。尿液中也常见到各种尿石盐结晶，提示尿液的这些尿石盐是过饱和的，然而不一定形成结石，说明尿液过饱和仅是尿石形成的前提条件，而不是充分条件。评价尿液过饱和的方法有半经验法和计算法。二者的主要区别在于对平衡的估计上。前者使用的在尿液中实际测定的浓度积，后者采用了热力学的溶度积。半经验法的优点是简便易行，不必多做化学分析。计算法虽要做大量分析，但能给出更多的信息，特别适用于理论研究。

（2）尿石形成的动力学过程 尿液中数种结石盐都可呈过饱和状态，从动力学上说，从过饱和溶液中析出结晶在没有最终建立平衡之前，由结晶形成的速度来决定，所以其析出的并非热力学中最稳定的，而很多可能是析出成核最快的。尿石形成包含了众多的化学动力学过程，其中主要的是成核、生长、聚集和固相转化。

①成核：就成核而言，过饱和是成核的必要条件，但不是唯一条件。所谓成核就是指从过饱和溶液中形成固相的过程。初始的晶核是在无任何颗粒或表面的情况下从溶液中自发形成的称为均相成核或同质成核。可以想象为离子相化合，然后再聚集成有序的簇状结构形成晶核。只有分子数达到一定数目时才能稳定发展成核。

低于临界阈时分子分散。临界阈不是一个常数，与过饱和度和成核反应的活化能（与表面能成正比）有关。过饱和度愈低，成核反应的活化能愈高则临界阈愈大，愈不容易成核。相反，过饱和度愈高，表面能愈低，成核愈快。在尿中若含有具有表面的固体颗粒，可降低成核反应的活化能而促进成核。在一亚稳溶液中加入晶体时，往往立即成核并析出结晶，这种成核称为次级成核。实际上放入与结晶不同的固体时，也会借其表面促进成核，称为异相成核或异质成核。其中次级成核最快，异质成核次之；同质成核最慢。取向附生为尿石形成中一种特殊的异质成核例子应用连续结晶法，也称为混合悬液混合产物去除法，可以测定人工尿液中草酸钙晶体的成核及生长速率。随着科技发展可扩展应用到体内全尿的研究。

②生长：a.生长过程：晶核生长包含着两个基本过程。溶质的运送（由溶液到晶体附近）和结合到晶格中，即运送过程和表面作用过程。当晶体表面附近的溶解浓度很低，近于或等于溶解度时，晶体的生长主要靠从周围扩散或流来溶液的速度来决定。当扩散或流来溶液很充分，晶体表面溶液的浓度较高，近于甚至等于溶液本体的浓度时，生长速度主要是由表面状态及其吸附或解决吸附能力来决定的，在尿路中尿经常处于流动状态，因此一般生长时情况是尿浓度＞晶体表面浓度＞溶解度。决定结石盐生长速度的主要是晶体表面状态，即表面控制过程，晶体表面是不平的而有缺损、坎坷的地方，溶液中的粒子由于受多个面的吸引力比单一平面吸附力要大，所以优先较快地在这个部位吸附析出。新的晶体生长又会形成新的坎坷阶台同样渐渐长大。

b.生长方式：有多种类型，其中主要方式有两种。一是螺旋生长，二是多核生长。其中草酸钙二磷酸钙可能是螺旋生长，而磷酸八钙和羟磷灰石是多核生长。

c.测定方法：大致可分为动态和静态两种。

静态模式：晶体生长过程在一结晶器中进行。具体量聚：配制一新鲜的亚稳溶液。加入具有一定理化特征的晶体悬液。在一定温度（37±0.1℃）和搅拌条件下保温。定时采样测试。依生长过程中的理化参数随时间的变化来确定晶体生长速率。

动态模式：模拟体内晶体生长的实际情况及部分肾功能，设计成各种流动式结晶器。依晶体生长过程中理化参数随时间的变化确定晶体生长速率。

③聚集：以胶体及表面化学的观点来看，尿液是热力学上不稳定体系，其中大小不等的各种颗粒，与其质量相比具有很大的表面积，而自由能很高，不一定单由晶体的生长，有时也由小颗粒的絮凝构成较大的颗粒，这些小颗粒具有自发絮凝的倾向。

絮凝的方式严格讲可区分为两种：聚集、团体聚集。聚集，一般指原始的小颗粒以面对面的一定规律结合在一起，因此总表面明显减少。而团体聚集一般指原始的小颗粒，以边至角方式相结合，体系中固相颗粒的总表面无明显改变。

尿中晶体粒子的聚集是比生长更重要的尿石形成的危险因素。因为结石盐晶体粒、子，可以以这种方式迅速长大，此外聚集并不赖于尿液的过饱和，即在不饱和状态下，也可能发生。结石患者尿中大晶体比例数较正常人高，提示其中的小晶体颗粒倾向于聚集。

④固相转化：尿液中有各种不同的固相，或是化学组成不同，或是化学组成相同而水合程度不同，这些固相有不同的溶解度、热力学稳定性和结晶动力学特性，因此研究固相转化对理解尿石形成机制也

很重要。一般讲，由于动力学上有利，但热力学上不利的条件下形成的固相是不稳定的，将依次转化成稳定相，这种转化不是单纯的晶格转变，还包含一系列改变，如钙磷之比、水合程度等化学反应。一水草酸钙（COM）是热力学最稳定的固相，但在尿液中二水草酸钙（COD）却能与COM长期共存。其原因可能在于尿中含有草酸钙晶体生长抑制剂如多磷酸盐，它能显著地作用COM，而二水草酸钙和三水草酸钙（COT）作用很小。COT很快向COD或COM转变，尿石中基本看不到，其作用也不清楚，COT可能在含钙结石形成中起一定的作用。

在结石形成过程中，成核与聚集可能是快动力学过程，一旦大晶体形成并附着于尿路表面，在饱和尿环境中生长结石，则可能是一慢动力学过程。在尿石中矿物质与基质共存，在生长过程中发生一系列脱水和相转变，使结石结构趋于致密坚硬及在一定程度上有序。

（3）尿石形成的促进物和抑制物　虽然文献上有关结石形成抑制物和促进物的报较多，但其结果却十分混乱。即便对同一种物质，有人认为是促进物，有人则认为是抑制物，还有人认为无任何作用。其原因不外乎以下几点：a.迄今对尿石形成中促进剂与抑制剂的作用尚不清楚；b.尿石形成动力学包括很多过程，且往往同时发生，所以分别评价它们常十分困难；c.不同学者使用不同的体外模型和方法来检测促进物或抑制物的活性，往往有较大出入；d.促进与抑制是相对而言的，同一物质在一定条件下可能是促进物，而在另一些条件下可能为抑制物；对动力学过程某个环节有抑制作用的物质对其他环节又可能起促进作用；e.迄今为止，有关评价抑制物或促进物的体外模型或方法，绝大多数使用人工尿，其结果往往不能代表体内全尿中的真实情况。

①促进物：目前已查明，尿中确有某些物质，它们可以促进尿石盐晶体成核、生长和聚集。这些物质包括：尿晶体本身、细菌、聚合的TH蛋白和尿中细胞膜崩解产物等。在正常人与尿结石患者的尿液中，这类蛋白在质和量上都有明显差异。此外，对结石中的基质与矿物质关系的形态学研究也支持这种理论。Rose与Hallson的快速蒸发实验结果也证实尿中含有促进草酸钙和磷酸钙晶体形成的促进物，并认为它为聚合的TH蛋白。可以认为TH蛋白的聚合可能是尿石形成的第一步。Khan（1985）报告磷脂可诱导草酸钙矿化成核。除此之外，细菌能诱导磷酸钙沉淀，所以在伴有尿路感染的结石病中，细菌作为促进物而起作用。晶体本身作为促进物，能以异质成核或取向附生的机制诱导结晶。尿路上皮表面性质的改变有时也可作为结石形成的促进因素来考虑，因为尿路表面性质异常不仅能使结石盐晶体滞留在尿路中，而且可分泌异常蛋白，促进异质成核、晶体聚集以及上皮的粘连，以致大晶体形成和滞留。

②抑制物：抑制物是指一些能减慢动力学过程包括成核、生长和聚集，而对溶液过饱和度无明显影响的物质。其分类复杂，主要有以下几种。

a. 磷酸钙晶体生长和聚集抑制物：无机焦磷盐是从尿液中分离并鉴定的第一个小分子抑制物，其他的化合物还有镁盐、枸橼酸盐、磷酸、枸橼酸等，在生理条件下可有效地抑制磷酸钙晶体的生长。某些非生理性的人工合成的外源性抑制物如铁—柠檬酸复合物、二磷酸盐、磷酸枸橼酸盐的模拟物等。对磷酸钙晶体聚集抑制物，除小分子物质外主要起作用的是一大分子物质，如多种酸性黏多糖和类PNA物质。

b. 草酸钙晶体生长和聚集抑制物：草

酸钙晶体生长和聚集抑制物的性质远比磷酸钙复杂，已明确的尿中抑制物有：枸橼酸镁盐，枸橼醇——金属复合物。其他已知存在于尿液中或尿路上皮表面的大分子抑制物有：类PNA物质、肝素及硫酸软骨素等。Nakagawa最近从肾细胞培养中分离出一种称为肾钙素的糖蛋白，具有很强的抑制活性。

已报告的草酸钙晶体聚体抑制物有：焦磷酸盐、枸橼酸盐、酸性黏多糖、类PNA物质和非聚合的TH蛋白等。

以草酸钙晶体生长而言，从稀释尿中得出的结论是大分子抑制物起主要作用；然而在全尿或较浓的尿液中都发现小分子抑制物如焦磷酸盐、枸橼酸盐也有明显作用。就草酸钙聚体而言，似乎是焦磷酸盐、枸橼酸盐、酸性黏多糖和酸性糖蛋白在起主要作用。

一般认为晶体生长抑制的机制可能是非特异性的结晶抑制物，也可能是游离钙离子清除剂，有些是二者兼有。非特异性抑制物被吸附到晶体表面，封闭其上的生长点，而阻止了晶体的进一步建造。这种作用的特点是抑制效率极高，因为只需要极少数分子占据生长点，即可发挥作用。晶体的聚集抑制可能使抑制物被吸附于晶体表面，改变了晶体表面电荷密度，使晶体粒子间相互引力减弱，并维持尿胶体的稳定性。

c.结石患者尿中抑制物：结石患者尿液不能抑制磷酸钙晶体生长，同时检测出结石患者尿缺乏草酸钙晶体生长的抑制活性物。此外，一些作者报告结石患者尿中草酸钙晶体聚集抑制活性低下。近年来许多学者报告结石患者的低枸橼酸尿可能是结石复发的重要原因。除小分子抑制物外，结石患者与正常人尿液中大分子抑制物在质和量上都有明显差异。最近Ryall（1986）报告尿中尿酸仅影响草酸钙晶体的生长抑制，而对聚集无作用。至于尿液可抑制活性，主要源于小分子抑制物还是大分子抑制物，目前尚有争论。1987年Edyvone在全尿体系中发现去除大分子（分子量＞1万）后的超滤液对草酸钙晶体的成核无影响，却促进晶体沉淀，并显著增加晶体的聚体，从超滤尿中沉积的晶体比相应的全尿大60%，故可认为尿中大分子抑制物在预防草酸钙结石尿中起到主要作用。Ryall在稀释尿、全尿和超滤尿三种不同条件下，系统研究了小分子抑制物包括焦磷酸盐、枸橼酸盐和镁等，对草酸钙晶体生长和聚集作用，得到与Edyvone相似的结论。另外也有一部分学者认为尿中小分子抑制物在结石形中起关键作用。这些相反的报告，一方面反映出抑制物的实验结果依赖于所采用的模型与方法，另一方面也反映了不同作者对尿石形成机制的认识不同。尽管如此尿石症的抑制物治疗，已被大多数临床医生所关注。

（四）尿石成分、分析现状与成就

1.尿石成分

结石成分主要是尿中难溶的无机盐和酸，大部分为晶体如草酸盐、磷酸盐、尿酸盐、胱氨酸等；其次为基质，主要来源于尿中黏蛋白，尿中的葡萄糖氨基聚糖也可在基质中存在。

（1）晶体　以草酸盐最多见，约存在于90%的结石中；其次为磷酸盐，多数以羟基磷灰石的形成出现，磷酸镁铵常见于感染结石内；尿酸盐约存在于10%的结石中，胱氨酸和黄嘌呤结石少见。

①草酸盐：纯草酸盐结石较少，占20%~30%，多数为草酸钙结石，多存在肾和输尿管结石内，膀胱结石少见。结石分析可测得一水草酸钙和二水草酸钙，两者比例为3∶1。二水草酸钙为结石初期沉积的成分，以后脱一分子水转化为一水草酸

钙。实验资料表明：草酸钙水合度由表层到中心层有降低的趋势，即表层二水草酸含量明显，较中心层为高。在结石薄片中，有时可见二水草酸钙从晶转为一水草酸钙微晶的过渡带。较小的草酸钙结石表面有多个小的隆起，部分呈尖锐隆起，如星芝状，较大结石布满疣状物，如桑椹样。草酸钙结石的表面形态与水合类型有关，二水草酸钙为带棱角的晶体状，一水草酸钙结石表面较平坦或呈颗粒状。草酸钙结石由于掺杂血红蛋白而呈深褐色，其切面的色泽一般是均匀的。

用偏光显微镜观察，一水草酸钙结晶呈板状、柱状或微晶体轮廓清晰，糙面显著，正突起，可见闪突起，干涉色四级以上，鲜艳夺目，有时出现双晶，二轴晶正光性；二水草酸钙结晶略似菱形晶体轮廓纤细，表面光滑，不完全溶解，无色，正突起，干涉色二级以下。根据国内李永岚研究，结石中的所谓二水草酸钙晶体，实际为系列从二水草酸钙转化至一水草酸钙的过渡晶体，扫描电镜中二水草酸钙为四级角双锥体形结晶，二水草酸钙晶体聚集生长时，自中心大致按晶体长轴向四周放射状生长，呈树枝状，二水草酸钙晶体内部常已转变成一水草酸钙，只保留其类菱形的假象。一水草酸钙易呈鲕状结构，有层状环斑。

草酸钙结石的硬度最低值为 115.09kp/m^2，最高值为 194.63kp/m^2。草酸钙结石的硬度高于尿酸结石和磷灰石。草酸钙结石在 X 线平片可显示清晰阴影。草酸钙的饱和度与尿内钙和草酸浓度密切相关，被焦磷酸盐和枸橼酸盐抑制，亦可受镁离子的影响。

②磷酸盐：常见的磷酸盐成分包括如下。

a. 磷酸钙有 3 种：羟基磷灰石、碳酸磷灰石、磷酸三钙。

b. 磷酸氢钙有 2 种：二水磷酸氢钙、磷酸八钙。

c. 含镁磷酸盐有 3 种：磷酸镁铵、磷酸氢镁、磷酸镁。

③尿酸和尿酸盐：除尿酸 $C_5H_4N_4O_3$ 和二水尿酸 $C_5H_4N_4O_3 \cdot 2H_2O$ 外，尿酸盐常见的有两种成分即尿酸铵 $NH_4C_5H_3N_4O_3$ 和尿酸钠 $NH_4C_5H_3N_4O_3 \cdot H_2O$。尿酸铵往往混存于感染结石内。

④胱氨酸：胱氨酸结石约占尿石的。2%~1.3%，胱氨酸尿患者中82%发生胱氨酸结石，35% 在婴儿或儿童形成结石，有时在青年时被发现。胱氨酸结石可全部或部分充填于肾盏和肾盂内，膀胱内结石像扁豆样，也可形成体积很大的结石，结石为黄色呈蜡样外观。X 线平面上均匀显影。

⑤黄嘌呤：黄嘌呤结石罕见。Terhorst 收集文献的 33 例黄嘌呤结石，27 例男性，6 例女性，与年龄关系不明显。黄嘌呤结石呈黄蓝色至朱红色，圆形或卵圆形。

（2）基质　含钙结石的基质约占 2.5%，尿酸结石占 2%，磷酸镁铵、磷灰石和胱氨酸约各占 1.1% 和 9.0% 的基质。结石基质的有机成分为 42%~84%，其中包括蛋白 64%，非氨基糖 9%，氨基葡萄糖 5%，结合水 10% 及有机物 12%。

2. 尿石结构

尿石结构在偏光显微镜磨片上大致分为两种：一种主要由晶体颗粒组成称粒晶结构，或有一定方向的排列如二水草酸钙，或无定向镶嵌于基质中，如磷酸镁铵、尿酸 / 胱氨酸等；另一种表现为围绕核心的环纹，有的呈完整伞轮状，有的形成断续的波纹状，有的构成小球。中国学者习惯称这种结构为鲕状结构，因其与矿物学鲕石的结构相似。最典型的是在梗阻尿路生成的一水草酸钙多发结石，环状和放射状条纹均很清晰。尿酸形成者则不清晰。有的结石由上述两种结构共同组成，可以互相分层，也可以有鲕状结构掺杂于粒晶结构之中，又称复合结构，常于一、二水草酸钙结石出现。结石的核心和外围成分，结构可以一致，也可以不一致。

（1）尿石核心　草酸钙结石的核心常有磷灰石存在，在低倍偏光显微镜下，二水草酸钙以尖菱形结晶集合体的形式从结石中心向四周呈放射状排列，尽管晶间的空隙很小，仍常见充填和堆砌许多磷灰石，一般愈近结石中心，磷灰石含量愈多。草酸钙结石的核多数以一水草酸钙为主，常与磷灰石共同形成，结构为团块，尿酸、尿酸盐和草酸钙晶体也可混合存在于核心中。有两种主要结构。

①颗粒晶型：尿酸晶体呈长柱状颗粒晶，沿晶体长轴方向成层排列或随机排列，有些一水草酸钙晶体定向附着在尿酸晶体上。

②微晶型：其特点是结石核心中只含尿酸结晶，周围包绕一水草酸钙和尿酸晶体相互交替的同心层。

（2）尿石外围和表层　尿石结晶多数为混合性的，以一种成分为主，形成该结石结构特征。二水草酸钙的尖菱形体晶，多自核心沿晶体长轴向四周放射状生长呈树枝状，表面形成芒刺。一水草酸钙常形成表面光滑的小球体，小球体多发时，相互间形成关节面，内部为鲕状结构，晶体排列致密呈放射状条纹自内向外伸展，垂直于环状纹理。磷灰石形成的鲕状结构常较松散，呈弯曲的云层状，中间常有空隙，表层很易剥脱。磷酸镁铵无一定形态，晶棱不整，堆积紊乱，但有成层排列趋势。尿酸可与一水草酸钙相互交替构成伞轮状的同心层排列。尿酸结晶可自行沉淀，构成纯尿酸结石。

3. 尿石分析方法

尿石分析方法包括化学方法和物理方法。一般将两种方法结合可以相互补充各自的不足，使结果更趋完整和准确。

（1）物理分析　物理方法种类较多，根据不同的检测目的可以分三类。

①元素分析：元素分析有发射光谱、原子吸收光谱、能谱仪等。原子吸收光谱和能谱仪的灵敏度高，检测快速，操作简便，但原子吸收光谱检测时，每种元素必须备有空心阴极灯，对有些元素如磷等测定尚不理想。能谱仪只能检出原子序数为11~92的元素成分，尚不能分析尿石的全部元素。

②物相分析：物相分析有 X 射线衍射、红外光谱和热分析。热分析是尿石加热时，根据脱水和分解过程描绘的谱图鉴定晶体，有热重分析和差热分析两种方法。

③结构分析：有偏光显微镜和扫描电镜，后者可将标本放大 10 万 ~20 万倍，观察尿石的晶体成分和结构。

（2）化学分析　化学分析有定性和定量分析，其中化学定性分析使用较普遍，可以初步检测尿石含有的晶体成分。目前各医院多采用点滴法进行尿石成分分析。

第二节　存在的问题与对策

一、胆石症存在的问题与对策

（一）诊断存在的问题

1. 口服胆囊造影

该法具有简单、安全、有效，在诊断方面可靠度高，可判定结石的性质及胆囊的功能。但具体操作中，要求投照技术过硬；胆囊能否良好显影还主要受肝功能及胆盐的肠肝循环的影响；禁食、低脂饮食、急性胰腺炎时，胆盐的肠肝循环不好，造影照片亦不佳，若血胆红素 > 51.3μmol/L 时胆道基本不显影。

2. CT 检查

CT 检查分辨力高，静脉注射胆道造影

剂后可使扩张的肝胆管显影。但 CT 不能显示肝内胆管的全影，对肝内胆管的结构及结石的分布情况价值不大。

3. B 超诊断

在充盈良好的胆囊内，直径仅 2mm 的胆固醇结石即可清晰显示。但是，B 超对胆囊结石的诊断并非 100% 可靠。假阳性可为胆囊纤维化与周围组织粘连，亦可为萎缩性胆囊炎伴纤维化硬结形成或与周围组织粘连。有时胆囊内肿瘤也可有假阳性表现。

肝总管及胆总管邻近门静脉及肝门，标志明确，透声条件好，故结石易被显示。胆总管的十二指肠的后段及下段因受气体的干扰，且缺乏标志物，结石不易显示，故 B 超对胆总管结石的诊断准确率为 50%。由于胆总管弹性好，若有阻塞，则可扩张，且可淤积胆汁，这样增加了结石周围的介质对比度，又增加了结石的移动性。因此，采用多种体位探查并用脂肪餐促使胆道更加充盈扩张，常可收到增加结石显示及移动的效果。亦可采用液体充盈胃肠道并适当加压以减少气体的干扰，提高结石诊断的准确率。目前，由于 B 超扫查，不能显示立体的全部胆道系统，故对完全充满型泥沙样结石、狭窄及解剖结构变异的胆道，均难以确诊，对肥胖及肠胀气甚者亦显示不清。

（1）假阴性　产生假阴性的原因有以下几种情况。

充盈良好的大胆囊中的小结石，若扫查不仔细，易遗漏。

附着于胆囊壁上的少量泥沙样结石，在静止位置时不易被发现。

结石因比超声波长小，因绕射而不显影。

把无声影的泥沙样结石误认为组织碎片或脓性沉渣。

将结石误诊为肿瘤者。

对策：变动体位，多方位仔细扫查。

选择适当探头频率和调整仪器。定期随诊。

（2）假阳性　产生假阳性原因有以下几种：纤维化瘢痕及（或）粘连；脓性团块及卷曲的蛔虫体；部分肿瘤，肠道气像。

对策：仔细、多方位地动态观察。依据病程、病理过程及治疗经过综合判断。

B 超是诊断胆道系统疾病的最佳方法。但 B 超不能显示胆道系统的全貌，不像 CT、MRI 和胆管造影可把图像完整、准确地记录下来，尤其在肥胖、肠腔积气、腹水及十二指肠后部胆管有病变时，单独依靠 B 超检查，就有可能漏诊及误诊。

4. PTC、ERCP、MRCP

在有肝内胆管扩张的情况下，行 PTC 检查成功率近 100%，通过得到完整胆树的显像，可了解肝内胆管的扩张、狭窄、结石的存在及分布，有助于术前准备、术式选择及估计术中可能遇到的困难。ERCP 亦可了解肝内胆管存在狭窄、梗阻，但仅能显示梗阻狭窄以下的胆管，而梗阻以上的胆管无法显示，狭窄以上肝胆管病变显影不全。对于胆管有狭窄、梗阻的病例，应结合 PTC 检查全面观察肝内胆管狭窄、梗阻上下方胆管影像全貌。由于器械的不断改进，操作技术的进一步完善，PTC 及 ERCP 已成为胆管疾病的诊断中最普通、最实用的技术。但在选择病例中，要严格注意适应证，以免造成不良后果。ERCP 检查后，患者常有腹痛、发热等明显不适，常见严重并发症为急性胰腺炎及急性化脓性胆管炎，尤其当胆道有不全梗阻时，更易发生急性化脓性胆管炎。PTC 常见的并发症有胆汁漏出、腹腔内出血、血胸及气胸等。MRCP 是目前诊断肝内外胆管结石最常用的方法，无创、安全，能够完整显示肝内外胆管。

在诊断方面，由于诊断技术的进步，可以毫不夸张地说，如果动用已有的各种检查手段，我们能将肝内结石的位置、形状、毗邻关系清晰准确地显示出来。但是怎样最好、最快、最经济、痛苦最小地诊治患者，仍有待于进一步探讨。采用三维彩色立体成像系统对胆石的诊断有十分重要的意义，在这方面应进行深入研究并运用到胆道外科的临床工作中。

（二）存在的问题

在胆石的治疗上，随着对肝内胆管结石临床病理变化的认识，对肝内胆管结石的外科治疗亦引出了新的概念。过去，对肝内胆管结石的外科治疗多是针对症状的，主要针对胆道梗阻和胆道感染引发的严重并发症；肝内胆管结石病一直是胆道良性疾病中病死率最高的。胆道感染的迁延性和难治性，一直是个重大的临床问题而多年来尚难以突破。各种类型的胆道吻合术到底是减少感染还是增加感染尚无定论。以往对于一些晚期的病例，外科治疗时，尚难于有其他的选择，但当前对早期、局限性的肝内胆管结石病例，应争取做到"治愈"而不是改变胆道系统的生理环境。这方面的工作已初见成效。

1. 溶石疗法

目前主要是口服药物溶石。

2. 碎石疗法

激光、超声、液电压碎石均需将碎石探头置入胆管或胆囊内，直接接触结石进行碎石并取出。由于需要预先备制通道，且时间较长又要求操作技术精良，故临床上应用有一定限制，有待于进一步发展及完善。

3. 机械取石法

通过 T 管、胆囊造瘘管、PTCD 的胆道或经胆道镜取石网取石等，安全可靠，特点适用于年老体弱、并发严重疾病、不愿和不能耐受手术者及手术残石或复发结石者，但结石过大尤以嵌顿结石不易成功。故如何提高疗效，降低并发症等，仍需进

行大量的工作。腹腔镜下保胆取石术是近年讨论较多的术式。

4. 胆石症手术治疗中的问题

（1）胆囊切除治疗胆囊结石　效果最好、愈后最佳。至于切除术后的疗效，涉及问题更加广泛，除了良好而正确的外科操作技术外，更需要术前诊断的正确，手术指征、病变范围、胆道系统的功能状态的掌握等。最关键仍是手术中细节的正确处理，否则造成严重并发症是不可避免的。

（2）肝胆管结石的手术治疗问题　由于肝胆管解剖的复杂性、肝胆管结石所处位置的特殊性、由结石引起的病理改变的复杂性和严重性，决定了外科治疗相当困难。虽然全球在本病的治疗方面已取得了很大进展，但残余结石率仍高达30%，再手术率亦高达37.14%，手术死亡率达5.24%，手术胆管炎复发率亦较高。而且因结石梗阻与感染所引起的胆管与肝脏的损害和肝胆管狭窄、胆管扩张、胆流停滞、肝纤维化、萎缩等也不会由于结石的取净而有效地解除。因而残留结石及并存的狭窄又常是导致急性化脓性胆管炎复发的重要因素。如何有效地降低肝胆管结石造成的高死亡率和再手术率，仍是今后肝胆管结石病外科治疗中的基本出发点和着眼点。

肝胆管的化脓性炎症、肝胆管梗阻和肝细胞损害是肝、胆管结石病最主要的并发性病理改变。这些器质性病变，随胆管炎的反复发作而加重，且这些病变往往并非只限于结石存在的区域，而是有不同程度地涉及整个胆道系统。反复发作的胆道感染，还可能导致肝胆管腺癌和肝胆管腺瘤样增生，对肝脏及全身损害大，因而它是非肿瘤性胆道疾病死亡的主要原因。肝胆管梗阻是影响预后的核心因素，是外科治疗中的关键所在。梗阻的部位决定病变的范围，梗阻的时间和程度决定病变的严

重性，梗阻若不解除，则可引发一系列继发性病变；故外科治疗应尽可能地早期及彻底。手术治疗的原则为黄志强教授提出的5条原则：清除结石，纠正狭窄，切除病灶，通畅引流，留有后路。大量的临床资料证明，凡能满足上述要求的治疗手段，效果就好，否则残石率及复发率就高。其中去除病灶是解除梗阻的重要手段，而解除梗阻则是手术的关键；用以通畅引流的胆肠吻合术必须以解除梗阻、切除病灶为目标。中西医结合治疗也只有在完成上述原则上才能奏效。

目前肝胆管结石治疗水平及现有条件下，残石的发生难以完全避免，术后胆道镜治疗残石是手术治疗的必要的后备手段。在设计手术方案时要为残石的胆道镜治疗留一方便进入胆道的通道。

对于失去了 Oddi 括约肌抗反流机制后肠内容的反流是否引起胆道感染，以及对抗反流装置应如何评价的问题，从理论及实践中尚未完全阐明。实际上，胆道的压力高于肠道内压力，在引流通畅的前提下胆汁不断自上而下流动，使胆道具有自净功能，因此，反流不是引起胆道感染的根本原因。只有在胆道仍然存在狭窄病变和残余结石时，引流不畅使反流的肠内容物滞留于狭窄或结石阻塞的胆道上段，才引起感染。但现在资料表明：保留了胆总管末端的 oddi 括约肌结构和功能，即使有残余结石和肝胆道狭窄存在，其术后胆管炎发作的频度和严重程度要比失去了 Oddi 括约肌抗反流机制的胆肠吻合术后者轻得多。在目前肝胆管手术后残余结石率仍然较高的情况下如何设计有效的抗反流装置仍然是一个需要研究解决的临床问题。保留 Oddi 括约肌的结构和功能游离空肠袢胆管成形术，经临床验证，效果较满意，值得推广应用。

随着临床实践经验的积累及诊断手段的改进，某些困难正在克服，疗效可望进一步提高。

二、尿石症存在的问题与对策

结石的形成，总是由一个小核心开始逐渐长大成为结石。各种无机物的晶体、有机物、细菌、脓块和异物都可形成结石的核心。曾有人提出"肾钙斑"学说，结石患者"肾钙斑"更多，可能在肾近端曲管、集合小管、淋巴管内或在肾小盏的黏膜下沉着，肾小盏黏膜破裂后，钙斑就暴露在肾盂尿内，形成结石的核心。另一些人认为尿是一种晶体过饱和溶液和胶体溶液，在正常情况下胶体和晶体应处于平衡状态。如在全身或局部因素影响下，胶体和晶体之间的平衡受到破坏时，晶体就沉淀下来形成结石的核心，这是胶体平衡失调学说。近年来深入的研究证明尿晶体浓度过高时容易沉淀，尿内缺乏某些抑制钙盐沉淀的物质时钙盐也易于沉淀。现已证实镁离子、枸橼酸、多价盐类及肽类都是抑制钙盐沉淀的物质。此外，还有一些未查明的抑制钙沉淀的物质，其作用远较镁离子和枸橼酸的作用为大。总之，目前结石形成尚处于学说阶段，彻底研究结石形成的过程，尚需进行艰苦的努力。

尿石 90%~95% 以上均由含不透 X 线之盐类所形成。因此普通 X 线平片上能够看出结石阴影，加上排泄性尿路造影、逆行尿路造影等特殊检查方法，除能发现结石外，还能同时观察结石引起的尿路形态改变、动力学方面改变。故 X 线检查是诊断尿路结石使用最广、效果较为满意的手段。但由于结石的性质，检查前准备及投照技术等因素，检查效果有时不甚满意。含钙量较高显示密度最大的为草酸钙结石，在 X 线平片上显示高密度致密阴影，表面光滑，呈不同形状块体；纯尿酸结石在平片上不显影；大的尿酸结石和胱氨酸结石，常含有草酸盐或磷酸盐沉淀，故显示阴影为淡薄呈云彩样、分层状或斑块状；小的草酸、磷酸、尿酸、胱氨酸结石和黄嘌呤结石在平片上显影很差，或不显影，这是因为此类结石容易被软组织、肠气、粪便团块遮盖的缘故，故诊断较困难。胶片质量、造影剂浓度、投照条件及投照时间掌握均可影响拍片质量，由此影响临床诊断。随着科学技术不断进步、仪器的更新换代、操作技术的不断提高，为一些诊断困难的尿石症提供更加良好的诊断手段和技术。

在过去的肾脏到输尿管下段结石症治疗方法几乎全是开放性外科手术，而现在，因上尿路结石而做开放性外科手术取石者比例很小。在我国 1981~1989 年经尿道输尿管肾镜取石术治疗输尿管下段结石的方法被广泛应用于临床。有些上段输尿管结石应用顺行输尿管肾镜取石术取石。在 1985~1986 年体外冲击波碎石（ESWL）被广泛应用于临床，它开创了人类外科史上非手术治疗结石病的新纪元，给患者带来了一个一无创伤，二无痛苦的治疗方法。90% 以上的尿路结石患者可以凭借 ESWL 及辅助手段解除病痛。结石病治疗后复发率极高，开放手术的次数受到限制，而体外冲击波碎石能为结石患者提供反复多次治疗。经皮肾镜取石术，就是在腰部建立一条从皮肤到肾脏的通道，通过这个通道把肾镜插入肾脏，利用激光、超声等碎石工具，把肾结石击碎取出。就是所谓的"打孔取石"。英文简写为 PCNL。经皮肾镜取石术是肾结石治疗的现代微创技术；输尿管镜下取石或在输尿管镜下用气压弹道碎石机、激光碎石机、超声弹道等碎石设备，在输尿管镜引导窥视下精确碎石，将结石击碎后再取出，操作简便，安全无创，大大减轻了患者的痛苦，减少了并发症的发生，取石彻底。是输尿管结石治疗的现代微创技术，微创治疗已逐步替代开放手

术取石。传统的手术方式虽已大部被非手术方式替代，但仍有一些结石病患者需手术治疗。手术治疗结石的效果是肯定的，但高复发率及一些并发症，仍是有待进一步研究的课题。多种治疗方法的有机联合，已显示出结石病治疗的方向。随着结石症的基础及临床研究的进一步发展，必将带动诊断及治疗的方法、方式的革命，为最终解决尿石症的问题，打下良好的基础。

第三节　研究前景与思考

一、胆石症的研究前景与思考

我国的胆石症在近数十年来呈现明显的趋向性改变，从 20 世纪 50 年代的胆道感染、胆道结石、胆道寄生虫病为主的我国胆道疾病，至 20 世纪 80 年代以胆石症成为主要的胆道疾病。而在胆石症的相对发病率上，至 20 世纪 90 年代初期，胆囊结石病又远远超出其他部位的胆石症，此种趋势在一些大城市中最为突出。例如我国北京的一些大城市中，胆囊结石的相对发病率已上升到占胆石症的 70%~80%，胆道寄生虫病已很少见，肝内胆管结石的相对发病率已下降至 5% 左右，使我国的胆石症的分布接近于当前日本的情况。

在胆石的成因方面，虽然已进行了大量的深入的研究，但仍未阐明其详细机制。近年来关于结石的成因不断有新的临床资料文献，如胃切除对胆石的影响、无症状 HBV 携带与胆囊结石的影响、胆囊胆汁中游离 Ca^{2+} 升高对胆石的影响；低密度脂蛋白受体对胆石的影响；肝胆管的上皮细胞和肝细胞中的载脂蛋白 A-I 对胆石影响等等。这些资料也提示我们对胆石的形成是一个综合性因素。从基因方面看，90% 以上疾病与遗传因素有关，那么胆石患者中是否有这方面的因素还有待于进一步研究，

而且在预防结石病发生上有重大意义。

肝内胆管结石的临床病理改变也出现了新的情况，那就是合并胆道感染的严重性有所减轻，而有更多的人，特别是一些年轻的患者，表现为肝内局限性改变，而临床上可能只有较轻的症状或无明显的临床症状。同时，在面对较早期的病例似乎是一个概念转换的契机。从肝内胆管结石外科治疗患者的远期疗效观察，往往发现只做了肝叶切除术，去除病灶者的远期效果明显优于曾做肝切除和胆肠吻合术者，虽然尚缺乏完全可比性，但似乎引发一个启示，那就是对早期的局限性的肝内胆管结石患者，应该是争取做到"治愈"而不是改变胆道系统的生理环境。在这方面虽然已开展了一些工作，但仍然有待于更多的研究。

对于有严重病变或没有功能的胆囊，施胆囊切除术应该是无可争议，但是对无症状的胆石携带者，是否要施胆囊切除术却一直未达成共识。支持手术者认为胆囊结石并发症及并发症较多，而且预后较差，而胆囊结石不会自行消失，采用其他非手术方法又有一定的限制，故应该施胆囊切除术。持否定观点者认为随着对胆囊生理研究的深入及临床资料发现，术后可诱发结肠癌、胃癌及其他疾病，所以应结合临床观察。到底谁是谁非还有待于进一步临床观察，并积累更多的资料。

二、尿石症的研究前景与思考

随着科学技术的发展，近30年来，许多科学工作者采用新的分析方法和先进的仪器对尿结石形成进行了大量研究，各种学说已自成体系，但现在研究成果还未彻底解决结石的成因。结石形成的现代理论针对两个不同方面，但两者是互相联系的。一种理论是关于结石形成在肾内的位置，该理论把结石形成认为是肾内局部病变的

结果，如肾乳头钙斑学说、肾淋巴管内结石形成学说及肾内结石病学说；另一种理论是关于结石形成的生化原因，该理论把结石形成看成是细胞外的过程，直接与尿中成分的成核结晶有关。此类理论包括过饱和结晶学说、结石形成的促进物及抑制物和综合性因素学说。两类学说虽未阐明尿石的成因，但现代的研究成果对尿石的成因及依此而进行的防治手段无疑提供了理论基础。随着研究的进一步深入，必将揭开尿石的奥秘，为彻底防治尿石症提供科学依据。

尿石症的流行病学因素很多，包括年龄、性别、种族、家族、气候、季节、水质、职业、社会经济水平及饮食结构等。19世纪以前膀胱结石在世界各地流行，近几十年全世界膀胱结石逐渐减少而肾结石则迅速增多。现已证实膀胱结石和肾结石是两种不同的疾病。饮食结构的改变是随社会经济水平的改变而改变的，由于生活的提高，动物蛋白和精制糖的过分摄取，导致尿钙、草酸和尿液的排泄增加，这种作用在饮食纤维过少的情况下更为严重。因此，现今特发性含钙肾结石发病率增加。只要适当地调整饮食结构，即适当地减少动物蛋白和精制糖的摄取，以及饮食中增加含纤维素多的食物，就能减少和控制特发性含钙肾结石的发生。进一步研究流行病学，特别是对经济水平及饮食结构的深入研究，必将为尿石的预防及治疗残余、复发结石的工作做出重大贡献。

尿石症的病因比较复杂，可归纳两个方面：新陈代谢紊乱及局部因素。高钙尿是尿结石形成的重要因素。尿钙排泄总量与饮食摄取、肠道吸收、肾脏功能、甲状旁腺作用和血浆钙水平有关。引起高钙尿的疾病很多，如甲状旁腺功能亢进、肾小管性酸中毒、髓质海绵肾、恶性肿瘤和特发性高钙尿等，其中与尿石症关系密切的

是伴高钙血的原发性甲状旁腺功能亢进，和不伴高钙血的肾小管性酸中毒、髓质海绵肾和特发性高钙尿。高尿酸尿、胱氨酸尿、黄嘌呤尿、2,8-二羟腺嘌呤尿等均为现代研究成果，为治疗提供了科学依据。尿滞留、感染及异物是局部的主要病因，并直接关系到尿结石的治疗效果。目前，已基本了解清楚：各种原因导致的尿路梗阻均可引起尿滞留，使尿中晶体沉淀而导致结石形成。感染对结石的形成有明显影响，并可形成"感染性结石"，炎症产生的有机物可能成为结石核心。结石、梗阻和感染三者互为因果，易形成恶性循环，即结石引起梗阻，梗阻引起感染，感染又导致结石。尿液中异物可成为尿结石的核心而逐渐形成结石，故对病因的深入研究，必将对治疗及预后具有深远的意义。

尿结石由晶体和基质两类物质形成，其中晶体成分占绝大部分。结石成分分析的方法很多。目前，系统的研究对结石的成分及结构已有了足够的了解，为非手术治疗，特别是溶石治疗打下了良好的基础。进一步的研究，必将提高非手术治疗的疗效。

结石形成后对肾脏产生继发性损害，其程度视结石的大小和部位而定，主要继发病变为尿路梗阻、继发感染和上皮病变。故对其病理损害的深入研究，必将揭示尿石病的病程变化，为预后及转归、不同时期选择最佳治疗方案提供可靠依据。

尿石病的诊断不能仅满足于有无结石的存在，还应了解结石的部位、大小、数目及结石对肾脏所造成的病理损害。结石形成的原因应判断有无代谢异常、遗传性疾病、解剖异常以及感染、梗阻和异物等原因。结石的化学成分是草酸钙、磷酸钙结石、磷酸镁铵结石、尿酸结石，还是少见的胱氨酸结石，是代谢活动性结石或是非代谢活动性结石。通过详细的病史询问、全面的体格检查、实验室检查、放射学检查、超声波探查和放射性核素示踪等方法，基本可以解决上述问题，以利于对患者做出合理的治疗方案及提供有效的预防措施。但无论何种检查方法，均有一定的局限性，因此用更直接、安全、价廉、全面的检查设备及技术的开发具有广阔的前景及实用价值。

近10年来，尿石症的治疗已发生了根本的变化。以往治疗选择几乎全是开放性外科手术，而现在由于ESWL、经皮肾镜取石术、输尿管镜取石术等的广泛使用，因上尿路结石而做开放性外科手术仅占很小的比例。化学溶石疗法是一种非手术治疗方法，也可配合ESWL和PCN溶解残余结石以提高治愈率。但溶石方法迄今未广泛应用，主要原因是溶石药物效果不理想，治疗时间太长及并发症较多。有报道称日本已发明了一种溶石药物，它通过导管直接作用于结石，瞬间溶石，且对管壁无任何损伤。膀胱结石的治疗方法也有很大变化，开放性手术逐渐减少，现一般均采用液电碎石、直视下碎石和经尿道前列腺切除术治疗。传统的手术方式虽已大部被非手术方式替代，但仍有一些患者需手术治疗。随着尿石症的病因学及病理生理的广泛深入研究，必将带动治疗的革命。非手术方式更加简单、安全、有效，手术方式更加完善，多种治疗方式的有机联合为尿石症的治疗开创了新篇章。

主要参考文献

[1] 王智峰，祝学光，刘玉兰. 胆石症的诊断与治疗进展 [J]. 临床消化病杂志，2006，18（6）: 325-327.

[2] 李月廷. 胆囊结石的成因及中西医结合治疗 [J]. 中华腔镜外科杂志，2012，（5）3: 176-177.

[3] 温玉洁，齐惜椿，刘佳，等. 胆囊结石案

[J].中医外治杂志,2019,28(05):72.

[4]孙舒妍,高允海.胆固醇结石的中西医结合治疗进展[J].中国民间疗法,2021,29(12):113-117.

[5]闫少卓.金陈排石汤治疗肝胆湿热型胆囊结石的临床观察[D].黑龙江省中医药科学院.2021.

[6]娄静,王菲,赵雷.中西医综合治疗对胆囊结石患者疗效及总胆汁酸的影响[J].河南高等医学专科学报,2021.33(06):719-722.

[7]卢绮萍.胆石症临床研究20年进展、问题与展望[J].中国实用外科杂志,2020.40(1):42-47.

[8]刘昌,孟凡迪,王瑞涛.胆石症基础研究现状与展望[J].中国实用外科杂志,2021,41(1):48-51.

[9]王辉,张力,郝宗耀,等.尿石病相关风险因素的研究现况[J].现代泌尿外科杂志,2016,21(10):814-817.

[10]刘川玉,黄佳伊.现代中医对泌尿系结石分型治疗的概述[J].中国中医药现代远程教育,2017,15(08):142-144.

[11]高永磊,张青川.肾结石的中西医结合治疗进展[J].世界最新医学信息文摘,2018,18(48).

[12]黄亮,李朝坤.泌尿排石汤与耳穴贴压结合体外冲击波碎石术治疗肾输尿管结石临床研究[J].国际中医中药杂志,2017,39(01).

[13]劳国平,胡旭敏,梁健忠,等.尿石通丸配合推按运经仪对输尿管结石碎石后的排石作用研究[J].新中医,2018,50(04).

[14]陈超源,章程杰,杨雪军.具有溶石排石作用的中药规律探讨[J].上海中医药杂志,2017,51(S1):293-295.

第二章　诊断思路与方法

第一节　诊断思路

一、明病识证，病证结合

（一）胆石症

胆石症隶属于中医学的"胆胀""胁痛""黄疸""结胸症"等范畴之中。临床辨证不能只限于"结石"这一病，见石治石，而忽视了整体辨证。"结石"只是"证"的因子。"结石"是病，结石从病来讲分静止期、经排石的缓解期、并发严重感染期和炎症导致休克期。与中医学"证"不同，中医学"证"既包括痛、吐、黄、热之症，又包括湿、热、痰、瘀、阻之病机改变和机体本身的个体差异。临床针对结石的湿、痰、热、阻、瘀几个环节进行辨证。做到明病识证，病证结合才能取得较好临床疗效。但中医分型和西医分期不能严格等同。临床一般肝郁气滞型较为常见，相当于胆石症稳定期或经排石的缓解期；其次为湿热型，相当于胆石症的发作期或并发严重胆系感染期；毒热型大多见于较大结石嵌顿，局部充血水肿及炎症导致的休克期。

赵氏等对胆石症各型与 B 超结果作了分析对比。通过观察，肝胆气滞型以胆囊大小正常，且胆囊内结石枚数为多个，结石一般大于 1.0cm 为主。由于胆囊内结石又多又大，胆汁积蓄相应减少，胆汁的排泄能力减弱，不易引起结石大的流动，所以结石嵌顿较少，结石相对静止。当患者进食油腻食物时，胆囊收缩，胆汁被排空胆囊与结石摩擦，引起临床症状，但症状较

轻。其次是湿热型，此型则以痛、吐、热、黄为主要症状。相当于胆石症的发作期和并发严重感染期。此型以胆囊增大和胆囊壁粗糙、胆囊颈管及胆总管结石为主，结石多 1.0cm 左右。当患者进食油腻，或暴饮暴食后，胆汁排泄加快，大量胆汁快速流动，结石被推动到胆囊颈管及胆总管内，再不能向前移动，引起结石嵌顿。嵌顿的结石造成胆汁排泄不畅，并压迫管壁，使胆道括约肌痉挛，更使胆汁排泄受阻，加上细菌感染，导致胆囊、胆颈管、胆总管炎症、充血、水肿出现胆石症各主症，病情相对较重。肝脾虚弱型以小胆囊充满型和大胆囊大结石为主。胆囊内被结石充满，几乎没有胆汁，胆囊失去正常功能。对大胆囊患者，经数次复查均无变化，予脂食试验，胆囊无收缩功能，可见这类患者的胆汁分泌是长期不足，所以患者出现消化不良的临床症状。胆囊内充满结石及大胆囊的收缩功能差，胆汁分泌很少，不能使胆囊内的结石有任何方向的移动，不能引起结石嵌顿，也不会发生胆绞痛。通过观察分析对胆石症的病证结合诊断提供了客观依据。

胆石症一般病程都比较长。根据"久病必瘀""坚者削之"的原则，在积极改善临床症状的前提下，要重用溶石药物。而活血化瘀、软坚散结的药物有溶解结石的作用。胆石症在临床上缺乏典型的瘀血征兆，但结石长期刺激胆囊壁等处造成局部充血、水肿、炎症及粘连，胆汁理化状态改变。采用化瘀通络法使胆道通畅，利于结石下行。软坚散结使结石的结构发生松解，利于结石由大变小，最后变成渣屑排出或溶化于胆汁之中。药理实验证实：将

两极性质相同的结石分别放入金钱草煎剂及蒸馏水中，1个月后，前者结石化为沙，后者结石不变。说明金钱草有溶化结石的作用。动物实验还表明活血化瘀药可改善微循环、降低毛细血管通透性，具有抗炎、消水肿、解痉镇痛的作用，更主要是加速胆道血流和胆汁畅通，有利于结石排出。

临床实践证明，应用西医学的诊断检查方法与祖国传统医学四诊八纲的诊断方法结合起来，即辨证与辨病相结合，能够更全面、更准确地了解胆石症的病情，从而能够选择正确的治疗方法，订出最佳的治疗方案。近年来应用 B 超、ERCP、PTC、CT、MRCP 等方法，使胆石症的诊断水平有了显著提高。

因此，在中医辨证施治和西医分类治疗以及"总攻"疗法上更为准确，更有针对性，减少盲目性，提高了治疗效果。采用现代的检查诊断技术，力求明确胆石的部位、数目、大小形态、性质、胆囊及胆管系统的病变和功能情况；同时还要应用西医学的其他各种检查方法了解全身情况，使辨病达到全面而准确。

另一方面，要重视中医传统的诊断技术，结合整体观念四诊八纲，详细辨证分型，提高辨证的准确性，把辨病与辨证更好地结合起来，使中医诊治胆石症的诊断更趋全面、完善、准确和实用。

（二）尿石症

尿石症临床表现不一，证型各异。平时可无明显症状，结石梗阻时有腰腹绞痛、血尿。迁延日久可致肾脏积水，甚至有肾功能改变。中医学对尿石症的诊断，主要依据望、闻、问、切四诊进行辨证分型诊断。对于结石的大小、形态、部位、肾脏积水的多少，输尿管扩张的程度都无法判定。在临床诊断上要明确病位，根据症状、病症结合进行诊断。实时"B超"在疾病的

不同阶段、不同的证型中亦有其特殊的声像图。运用"B超"不但可以提高对本病的诊断准确性，而且可为辨证分型提供客观依据，从而提高诊疗效果。

刘明等结合中医整体辨证与现代检测手段B超，为临床工作者提供了中西医结合诊断本病的依据。

1. 湿热蕴结型

此型临床多见。病程相对较短，多见于急性发作期伴发炎症者。B超可见肾脏形态正常，一般无明显增大。如果是肾结石，以单个结石为多。若是输尿管结石，一般小于8mm，下降速度较快，梗阻部位一般在输尿管下段，输尿管轻度扩张，小于5mm。由于湿热蕴结，气化不利，此型可伴有轻度肾积水，"B超"声像图上可见到肾盂光点分开，中间出现透声暗区，小于30mm。

2. 瘀血阻滞型

此型临床较少。病程相对较长，大多因多枚结石久滞于肾或较大的结石嵌顿于输尿管久未排出而致。B超可见肾脏因积水而有不同程度的增大，但肾脏形态无改变。由于气血运行不畅，瘀血阻滞，此型患者可伴有中等程度的肾积水，集合系统分离暗区在30~60mm，B超可见到肾盏扩大，形成多个囊腔，与肾盂相通，呈典型的"烟斗型"。合并感染时，无回声暗区，其中有强光点出现。此型输尿管结石一般大于10mm，往往嵌顿在输尿管上段，输尿管扩张大于5mm。

3. 肾元亏虚型

此型临床最少。部分病程可长达数年，属慢性演变过程，由实转虚，肾功能均有不同程度的损坏。B超可见肾脏因重度积水明显增大，部分肾脏形态亦有改变，重度的肾盂积水在肾的中部向内侧凸出一个巨大的透声暗区，肾实质严重受压萎缩，在肾脏外侧仅可见到一层菲薄的肾实质光带。

此型若是肾结石，往往是双侧多发性结石，输尿管结石一般大于15mm，输尿管扩张大于10mm此型临床多出现一派肾元亏虚之象。

二、审度病势，把握规律

（一）胆石症

胆石症的发生发展无论何种原因，主要是气机不利，气机郁滞，疏泄失职，升降出入失常，致使胆汁郁滞日久成石。胆为少阳，属半表半里，病之初起多出现胁肋胀痛，或钝痛，每遇情志波动而发作等肝郁气滞的少阳病，此时多为少阳枢机不利所致，病情较轻，应抓住转利枢机。少阳入里合并阳明实证则出现胁肋胀痛，或绞痛，脘腹痞满胀痛，恶寒发热，口干口苦，大便秘结等阳明腑实兼症，多为少阳失治转化演变而来，邪已入里正气尚存病情较重。病情进一步演变恶化，则出现胁肋剧痛不已，腹胀而满，拒按，寒战高热，或寒热往来，口苦咽干，身目俱黄，甚则神昏谵语，四肢厥冷之脓毒型危重征象。此瘀热蕴结，热毒之邪入于营血，若不及时治疗，则有死亡之危险。当然胆石症各型之间也可相互转化。肝胆湿热合并阳明证者，及时治疗可能转为肝郁气滞型，热毒燔炽抓紧治疗也可转化为肝郁气滞之经排石缓解期。临床要明察病情，审视病势，把握演变规律，做出准确辨证。

（二）尿石病

尿结石有"因实致石"和"因虚致石"之分。但两类均最终导致"虚实相挟"之证。因实致石多由泌尿系感染、尿路异物梗阻、饮水污染等引发而成。这个"实"也就是病因，即湿热浊邪、瘀血阻滞等。其演变过程是：因实致石—因石致虚—虚实相挟。因虚致石多由疾病代谢紊乱等因素引起晶体和胶体基质平衡失调（即前面所说，心肾气郁，阴阳乖舛……）。这个"虚"是指机体内环境，是一种诱发因素，即：脾虚、气虚、肾阴虚、肾阳虚、脾肾两虚、肝肾阴虚等。其演变过程是：因虚致石—因石致实（疼痛等）——因实致虚（或久病致虚，正不胜邪）。最终导致虚实相挟。《外台秘要》指出："石淋者，淋而出石也，肾主水，水结则为石，故客砂石，肾虚为热所乘，热则成淋"。瘀热互结而成石，则成"实证"而为标；石阻气机，病程日久必致虚。故尿石症多为本虚标实、虚实夹杂之证。尿石症在静止期可无任何症状，或仅有腰部酸痛、隐痛等。但结石仍在，仍需辨证诊断。结石活动期（即结石移动之时），常出现腰痛甚则腰痛如闪，尿血，或少腹拘痛，多为体内结石移动征象。总之，尿石症在辨证诊断中，要审时度势，掌握好结石症由静变动，由石致虚、由虚致石、虚实夹杂之演变过程。以便在结石不同阶段，做出明确诊断，防止病情发展。以达防微杜渐之目的。

三、审证求因，把握病机

（一）胆石症

胆石症形成的主要原因是，情志失调，饮食所伤，脾胃受损，湿热内困。或肝胆湿热，蛔虫上扰或外感湿热等。肝胆气郁，疏泄不利，气机郁滞，湿热蕴结，胆汁久瘀不畅，受湿热蕴蒸日久则凝为砂石。临床上常出现右胁部胀痛，牵及右侧肩背不适，胃脘痞痛胀满，时有恶心呕吐，口干口苦，不思饮食，大便溏薄，小便黄赤，特别在进食油腻之物后加重。舌苔厚腻或黄腻等湿热中阻，土壅木郁之候。其病位在肝胆，累及脾胃，临床湿阻中焦之证候较为突出。临床诊断要把握病机。胆石症的主要临床表现为痛、呕、热、黄。但四大主症的病理机制则为痰阻、热郁、气滞、湿聚、血瘀。主要在于枢机不利，精汁郁滞日久所致。结石一旦形成，进一步阻碍气机，石阻气机犯胃，使胃气不降而上逆；胆汁不泄而外溢；郁久生热；气血不通诸症悉出。石阻气机使瘀热互结，结石增多增大。所以临床要审证求因，把握病机，详细辨证，防微杜渐，才能取得较好临床疗效。

1. 湿从寒化，温疏并举

胆石症主要致病因素为湿热蕴结导致胆汁瘀积日久而成石。孙仲云则认为：在病程中亦可出现湿从寒化现象。形成寒湿的基础是阳气不振，即叶天士所谓"湿胜阳微"，凡湿邪致病易气机阻滞，宜温疏并施，可获"气行湿化"的功效。丹溪云："司疏泄者，肝也；主闭藏者，肾也。二者悉具相火。"人的生命活动皆有赖于相火之力。这种动力是生命活动的本源。临床辨证论治佐以甘温益气之品，对于改善脏腑功能活动，助众药推石下行，起事半功倍之效。疏寓以通，胆主疏泄，以通为"和"。湿性趋下，需加疏理升降之品。

2. 疏肝解郁，兼顾脾胃

钱秋海认为肝气郁结，使胆气失于通降，胆汁郁积化热而日久成石。石阻气机又可犯胃，使胃气上逆而不降。反之，胃失和降，脾胃功能调节失常，使胆气不能下降，胃热内炽，伤津耗阴，煎熬胆汁加重肝胆湿热，从而促使结石形成。两者互为因果，临床要详辨其病理转归，恰当辨证方能奏效。

（二）尿石病

肾结石病因病机，多认为与环境因素、饮食习惯及个体差异等因素有关。其发病机制历代医家责之于"肾虚""湿热蕴结"，或"瘀血阻滞"。

临床属气虚、脾虚、气滞血瘀者常有之。发病早期或合并尿路感染者，多表现为膀胱湿热之实证；患病日久，屡治未愈者则多为脾肾亏虚，气阴不足，气滞血瘀之虚实夹杂之症。但临床上单纯肾虚之尿结石患者并不多见。

结石瘀结于内，嵌顿梗阻，气机失其通降，水道失其疏通，并发肾积水。结石乃有形之物，在其形成之初，瘀结不散使气滞难行，愈结愈甚，不通则痛，故常引发肾绞痛。所以，气滞瘀结为泌尿系结石伴肾积水的主要病机。

林建全认为：石淋是由于肾虚膀胱湿热所致。而老年患者本为肾虚，复因病程较长，久病及肾，且多服苦寒通淋之品利水伤肾等，使其虚者愈虚。故对老年患者而言，肾虚是其泌尿系结石形成的病机关键所在。

肾结石多伴有绞痛、尿血等症。石阻气机则水、气、血为之不通，不通则痛，腰痛、腹痛、尿痛骤然发生，砂石伤及血络则可见尿血。所以尿结石非独湿热为患，并有瘀血阻滞，湿阻血瘀，是尿路结石的主要病机。尿路结石病程较长，临床上出现肾绞痛、血尿之时，并非结石形成之日，而是瘀积日久乃成，正如华佗《中藏经》指出："石淋，非一时之作也。"王清任有"久病入络为瘀"之说；临床症状以肾绞痛、血尿为主，湿热瘀阻"不通则痛"，石动络损血溢则尿血，正如唐容川所说："凡离经之血，虽清血鲜血亦是瘀血。"有研究表明患者的血液流变学测定，提示大部分泌尿系结石患者血液处于较高浓、黏聚状态，这说明尿路结石患者有瘀血证存在。鉴于尿石症形成的复杂原因，临床诊断要审证求因，整体辨证，把握病机，准确诊断。

第二节　诊断方法

一、辨病诊断

（一）胆石症的辨病诊断

由于现代各种影像检查的快速发展，对于胆石症的诊断，只要根据多种影像检查结果，结合相应的临床症状、体征及实验室检查，均可获得较明确的诊断。胆石症因其部位不同，病理变化及临床表现均不同，现分述如下。

1. 胆囊结石

其症状表现取决于结石的大小、部位以及胆囊管有无阻塞和炎症等。无症状的隐性胆囊结石患者约占50%，故可以终身无症状而被忽略，行常规体检时方被发现。较大的胆囊结石有时可引起右上腹闷胀不适或慢性胆囊炎症状。较小的胆囊结石常于饱食或进油腻食后胆囊收缩或夜间平卧时而堵塞胆囊管，引起胆绞痛和急性胆囊炎。小的结石可能通过胆囊管而进入胆总管，形成继发性胆总管结石，也可通过胆总管然后排出胆道。结石可长期梗阻胆囊管而不发生感染，仅形成胆囊积水，胆色素被吸收后积液呈白色故又称为白胆汁，此时可触及无明显压痛肿大的胆囊。若有急性感染造成胆囊积脓时，可出现右上腹急性腹膜炎症状及墨菲氏征阳性。B超对胆囊结石的诊断率高达95%。尤其对X线平片、X线胆囊造影不显影、碘过敏、急性重症患者更有价值。由于B超和内镜的应用技术的发展，对胆囊结石的诊断有很大促进作用。主要包括B超、口服胆囊造影、内镜逆行胆胰管造影、经皮经肝胆道造影、电子计算机断层扫描、核磁共振等方法。在X线平片检查中胆囊结石按其成分可分为阳性结石（含钙结石，其中胆石的10%~20%），和阴性结石（胆固醇）。阳性结石在X线平片显示胆囊区有致密阴影，阴性结石在X线片上不显影，故临床上已不常用。胆囊X线造影在临床上应用较多，其价值也较高；其方法也较多，如下所述。

①顺行胆囊造影：a.口服胆囊造影：此法简便、安全易行加之准确率高，故至今仍在应用。此法可使胆囊的显示率高达80%。并且可判断胆囊结石有无及其形状、大小、数目，但可因造影剂掩盖结石而发生假阴性或受肠气、粪便干扰而发生假阳性。因此，诊断胆囊结石的准确率仅有53.5%。口服胆囊造影判断胆囊炎的标准以胆囊收缩和显影功能好坏来表示，若胆囊显示浅淡或不显影则提示浓缩功能不好，若服脂餐后，胆囊体积较前缩小1/3以上即提示胆囊功能正常；反之收缩不明显者均谓有炎症存在。口服胆囊造影遇有梗阻性黄疸时，因造影剂与胆红素争夺血浆蛋白载体，当血清胆红素高时，口服胆囊造影常可失败，因此其适应证受到一定限制。b.静脉胆道造影：静脉胆道造影始于1953年，但因造影剂在胆囊内浓缩时间较短，故胆囊显影较口服胆囊造影为淡，常不满意，且也受到黄疸的限制，故只为诊断胆囊结石时，宜用口服胆囊造影而不用此方法。

②逆行胆囊造影：此法原理是将造影剂直接注入胆道而行造影，不受黄疸限制。主要包括ERCP、PTC、PTCC等。

a. ERCP：是检查胆胰器官有无损伤的重要方法。ERCP可同时显示胆囊和胆管，对全面诊断胆道疾病十分重要。然而ERCP在胆道梗阻时胆囊可不显影；也可因造影剂过浓掩盖结石而发生假阴性。ERCP不受黄疸限制。然而ERCP技术复杂，如仅为诊断胆囊结石当应首先B超；若伴有黄疸存在时，则可选用ERCP。

b. PTC：为经皮经肝胆道穿刺造影。对伴肝内胆管扩张者，穿刺成功率达80%~100%，反之成功率低，不宜选用。PTC诊断胆囊结石的准确率与ERCP相同。近年来又开展了B超引导下的经皮经肝经胆囊穿刺造影术（PTCC），其胆囊显示率高。但此两种方法均属有损伤性检查，且具有一定的并发症（出血、胆漏、感染）及死亡（0.02%），故单纯只为胆囊结石诊断，一般不选此法。B超的胆囊显示率为94.4%，而5.6%不显示者更有临床意义，因为此时常提示胆囊充满结石或胆囊萎缩，故B超诊断胆囊结石的准确率高达95.4%~100%。加之B超无损、无痛苦、安全易行并可多次重复，又不受黄疸限制，为前述各方法所不能及的，是检查胆囊结石的理想方法。B超可以观察胆囊壁的厚度和胆囊收缩情况，还可以探查胆管系统和邻近器官，以助全面了解胆石症的概况。总之，基于上述种种方法的优缺点，若临床可疑胆囊结石、胆囊炎时应首选B超。若欲观察胆囊的浓缩功能、胆囊的形状、大小也可选用口服胆囊造影。若患者伴黄疸，又想了解胆囊管与胆总管解剖关系时可选MRCP或ERCP，MRCP不同于ERCP，仅作诊断用。无ERCP条件下也可首选PTC，肝内胆管扩张者更适宜。胆囊的CT和MRI检查具有成像无重叠，分辨能力高的特点，两者是目前流行的高新辅助检查技术。

2.肝内胆管结石

其最多见于肝左叶、肝右后叶胆管的分支中，但因病变部位的不同及是否合并肝外胆管结石而呈多种临床表现。当合并有肝外胆管结石或汇合部及左、右肝管均有结石引起胆道梗阻与急性炎症时，通常的症状类似肝外胆道梗阻性胆管炎，为上腹部和肝区疼痛、寒战、高热，继而出现黄疸，即Charcot三联征。在梗阻较完全的情况下，可在前述症状基础上，出现急性梗阻性化脓性胆管炎（AOSC）五联征，即毒血症和感染性休克的症状，如神昏谵语和血压下降；单纯肝内结石轻度急性感染的症状多不典型。如某一肝叶或肝段的胆管不全梗阻，可能仅有短暂畏寒、发热、肝区胀满等轻微症状；在接近全梗阻的情况下，由于缓冲肝胆管内压力升高的胆管空间较小，败血症和肝脓肿更易在较短时间内发生，症状明显加重，如频发寒战和持续高热、肝区或上腹疼痛，甚至很快发生神经系统症状及感染性休克，但黄疸则不常出现。胆道梗阻时行肝功能检查多见血浆胆红素、碱性磷酸酶和GPI增高。不合并肝外胆道梗阻的肝内某一肝胆管梗阻，胆红素可在正常范围，但碱性磷酸酶仍可增高，血常规显示感染血常规改变。在反复发作或迁延性的病例，肝功可因此受到很大损害。根据急性期的临床表现和血化验，可做出胆道梗阻和感染的诊断，进一步检查应确定肝内结石的部位。在影像学检查中，B超应首选，仔细地检查可对肝内结石做出定位诊断：但需注意左外上支、右后上支肝管结石伴肝脏萎缩肝门转位和肝胆管汇合异常伴簇集状结石的诊断；PTC可对肝内结石和肝管狭窄做出诊断，对肝门胆管汇合部有梗阻者有时需作双侧。PTC、ERCP应慎用，因为插管时可带入肠道杆菌诱发化脓性肝胆管炎；CT和MRI可发现肝门区大胆管内和肝段的簇集状结石、肝纤维化、肝萎缩及丧失功能的肝段叶；MRCP检查能清楚显示肝内外胆管扩张的范围和程度，结石的分布，肿瘤的部位、大小，胆管梗阻水平，以及胆囊病变等。术中胆管造影，如造影时配合良好可获清晰的胆管树影像，对结石和狭窄做出诊断，取石后再拍片复查，但常费时较长。此外，术中B超对结石定位和复查有无残石诊断较准确又方便。术中胆道镜检查，它用于肝内Ⅲ级胆管结石的定位诊断、术中取石和取石复查。胆道镜发现肝胆管蛔虫和取出蛔虫的功能是无法替代的。

3. 胆总管结石

胆总管结石常可导致胆管炎，并互为因果。由于胆管梗阻和肝内胆管扩张，胆汁引流不畅而出现局部和全身症状。非典型发作期症状不明显，常与胃溃疡、消化不良相混淆。典型表现为腹疼、发热、寒战和黄疸即 Charcot 征。腹疼表现多数人为胆绞痛。病变在胆总管时，腹疼常局限于剑突下方，开始为闷胀疼，继而转为刀割样阵发性绞痛，触诊时剑突下方常有压痛，但因胆总管位置深，多无反跳痛和腹肌紧张。若比较左、右两侧腹直肌紧张度尚可发现右侧腹直肌相对紧张。如肝区有叩击痛则说明感染已波及肝内胆小管。约 2/3 的患者继急性腹痛发作后出现寒战、高热、恶心呕吐，是感染向上扩散，细菌及内毒素通过肝的窦状隙进入血液循环的中毒反应。约 2/3 的患者继发绞痛和寒战出现黄疸，一般发病后 12~24 小时黄疸明显。胆管梗阻和感染决定其临床表现。Charcot 征是结石阻塞胆管继发胆管炎的典型表现。患者呈急性病容，寒战、高热、恶心、呕吐、剑突下深压痛而无腹肌紧张，胆囊和肝脏可肿胀。梗阻严重时，粪便可呈淡黄色和（或）陶土样，尿呈茶色。血清胆红素升高，定性试验呈直接阳性反应，尿胆红素含量增高而尿胆原消失，这些均有助于梗阻性黄疸的诊断。B 超对胆总管结石的诊断具有肯定价值，并能显示肝内外胆管扩张程度。MRCP 和 PTC 片可显示结石显影的部位和数量及所在部位胆管的扩张和狭窄。有时需与 ERCP 同时使用从而充分了解梗阻情况。

（二）尿石病的辨病诊断

1. 上尿路结石

（1）临床表现　肾和输尿管结石的主要表现是与活动有关的血尿和疼痛。其程度与结石部位、大小、活动与否及有无并发症等因素有关。结石越小症状越明显。肾盂内大结石及肾盏结石可无明显临床症状，仅表现活动后镜下血尿。若结石引起肾盏颈部梗阻或肾盂结石移动不大时，可引起上腹或腰部钝痛。结石引起肾盂输尿管连接处或输尿管完全性梗阻时，出现肾绞痛。疼痛剧烈难忍，为阵发性，患者辗转不安、大汗、恶心呕吐。疼痛部位及放射范围根据结石梗阻部位而有所不同。肾盂输尿管连接处或上段输尿管梗阻时，疼痛位于腰部或上腹部，并沿输尿管行径，放射至同侧睾丸或阴唇和大腿内侧。当输尿管中段梗阻时，疼痛放射至中下腹部，右侧极易与急性阑尾炎混淆。结石位于输尿管膀胱壁段或输尿道口处，常伴有膀胱刺激症状及尿道和阴茎头部放射痛。根据结石对黏膜损伤程度不同，可表现为肉眼或镜下血尿。以后者更为常见。有时活动后镜下血尿是上尿路结石的唯一临床表现。结石伴感染时，可有尿频、尿痛等症状。继发急性肾盂肾炎或肾积脓时，可有发热、畏寒、寒战等全身症状。双侧上尿路结石引起双侧完全性梗阻或单独肾上尿路结石完全性梗阻时，可导致无尿。有时感染症状为尿路结石的唯一表现。特别是儿童上尿道感染更应注意。

（2）体征　与活动有关的血尿或疼痛。应首先考虑为上尿路结石。表现为典型肾绞痛时，可能性更大。

（3）实验室检查

①尿常规检查：可有镜下血尿，伴感染时有脓尿。运动前后尿常规检查，若运动后尿中红细胞多于运动前，有诊断意义。有时可发现晶体尿。

②尿细菌培养。

③酌情测定血钙、磷、肌酐、碱性磷酸酶、尿酸和蛋白以及 24 小时尿的尿钙、

尿酸、肌酐、草酸含量；了解代谢状态，应判明有无内分泌紊乱，是否存在高血钙、高血尿酸、低血磷、高尿钙、高尿酸等，必要时作钙负荷试验。

④肾功能测定。

（4）影像学诊断

①泌尿系平片：95%以上结石能在平片中发现。应作正侧位摄片以除外腹内其他钙化阴影如胆囊结石、肠系膜淋巴结钙化、静脉结石等。侧位片上尿路结石位于椎体前缘之后，腹腔内钙化阴影位于椎体之前。输尿管插管平片双曝光斜位摄片亦有助于鉴别。结石过小或钙化程度不高，相对纯的尿酸结石及基质结石，可不显示。

②排泄性尿路造影：可显示结石所致之肾结构和功能改变，有无引起结石的局部因素。透X线的尿酸结石可表现为充盈缺损。对治疗方法的选择有帮助。

③B型超声检查：结石表现为特殊声影。能发现平片不能显示的小结石和透X线结石。亦能显示肾结构改变和肾积水等，可用以作为诊断和选择治疗方法的手段。

④CT能发现平片不显示的结石。

⑤疑有甲状旁腺功能亢进时，应作手、肋骨、脊柱、骨盆和股骨头摄片。

（5）输尿管肾镜检查　当腹部平片未显示结石，排泄性尿路造影有充盈缺损而不能确定诊断时，作此检查能明确诊断并进行治疗。

2.膀胱结石

（1）临床表现　典型症状为排尿突然中断，并感疼痛，放射至阴茎头部和远端尿道，伴排尿困难和膀胱刺激症状。小儿患者常用手搓拉阴茎，经跑跳及改变姿势后，能缓解和继续排尿。因腹压增加常并发脱肛。前列腺增生患者继发膀胱结石时，排尿困难加重或伴感染症状。结石位于膀胱憩室内时，常无上述症状。表现为尿路感染。

（2）影像学检查

①X线检查：平片能显示大多数结石。较大结石可在透视下见到。

②B超检查：能显示结石声影，可同时发现前列腺增生症等。为无创伤性检查。

③膀胱镜检查：在上述方法不能确诊时使用膀胱镜检，能直接见到结石，有时可发现病因。

④直肠指诊能扪及较大之结石。

3.尿道结石

尿道结石绝大多数来自肾和膀胱。尿道狭窄、尿道憩室及有异物存在时，可在尿道内形成结石，半数以上尿道结石位于前尿道。

临床表现：典型表现为尿潴留伴会阴部剧痛，亦可表现为排尿困难，点滴状排尿及尿痛。

诊断：前尿道结石可通过仔细扪诊而发现。直肠指诊能扪及后尿道结石。B型超声和X线检查能确定诊断。

二、辨证诊断

（一）胆石症的辨证诊断

胆石症辨证分型一般习惯分为三型。即肝郁气滞型、湿热内蕴型、热毒燔炽型。各型之间又可相互转化和联系。如肝郁气滞型可发展成湿热内蕴型或热毒燔炽型；湿热内蕴型也可发展为热毒燔炽型；反之热毒燔炽型经积极抢救治疗，也可转化为肝郁气滞型。临床要根据主症和兼症，正邪的盛衰，体质的强弱及四时气候等，四诊合参，辨证诊断。

1.望诊

①望皮肤：皮肤颜色鲜黄，颜面、巩膜黄亮者，为湿热黄疸；面色晦暗，为瘀血，病在肝胆；若皮肤出现出血点、瘀斑，则为热毒燔炽，迫血妄行。皮肤皱折，无弹性，则为久病体虚。

②望舌：肝郁气滞则舌苔薄白或薄黄；舌质紫暗，为血瘀；舌淡苔白滑，则为脾胃阳虚之象；舌苔黄腻，则为湿热内蕴，热重者苔多黄燥；若舌苔黄燥或黄黑，舌质红绛，则为热毒燔炽之象。

③望表情：表情痛苦，双手抱腹者，多为胆石症急性发作期。

2. 闻诊

胁肋疼痛难忍者，则有呻吟之声；热毒燔炽而神昏者，则有谵语、呼吸急促或声音低微。实证者，声高气粗。虚证者少气声低。呼吸急促，口有臭味者，多为热毒燔炽型。

3. 问诊

①问寒热：恶寒发热或寒热往来者，则为急性发作期；高热不退，或身热不扬者，则为湿热内蕴型；若因火毒过盛：正邪相争，正不胜邪，正虚邪陷，阳气虚脱，则四肢厥冷。

②问饮食：食欲减退多为脾胃虚弱，气滞、湿热、热毒均可引起；口苦、口黏、不渴或渴不多饮，属湿热蕴结；口干但欲饮不欲咽，为瘀血。

③问二便：大便秘结，干燥难解，多是实证、热证；大便黏滞不爽，多为湿热；小便黄赤浑浊，为湿热；小便黄而少，为实热。

④问疼痛：季肋、右侧上腹疼痛，则病在肝胆。右胁隐痛或胀痛，有时痛引背部及右肩，则为肝郁气滞；胸脘痞满，腹胁作痛者，则为湿热内蕴。若出现刺痛，痛有定处，则为血瘀。

⑤问治疗：胆石症病程较长，有些患者在非发作期无甚不适，故了解患者以往治疗情况可以少走弯路，以便更快地寻找有效方药。

4. 切诊

①脉诊：脉见弦象，为肝郁气滞的表现；湿热内蕴，则脉象弦数或滑数；热毒燔炽，则脉弦数或细数；若火毒过盛，正虚邪陷，则见脉微欲绝之象。

②触诊：皮肤发热为实证、热证；热厥津脱，则四肢发凉。湿热内蕴或热毒燔炽，则腹痛拒按。

5. 辨证候

胆石症患者临床主要以痛、热、黄、吐为主症。临床要加以辨证。

①辨疼痛：因七情内伤而致轻度或短暂的右上腹绞痛，间歇期宛如常人，反复发作，伴有口苦、咽干，或轻度黄疸者多为肝郁气滞，病证较轻。因忧虑愤怒或饮食不节而致突发性右上腹剧烈绞痛、拒按，并向右肩背放射性疼痛、伴口苦、恶心、呕吐、高热畏寒、黄疸、胁痛者为湿热蕴结，病证较重；右上腹绞痛加剧，拒按及右肩背放射性疼痛，伴有神昏、谵语、血压低者为邪毒内陷，病证沉重。

②辨寒热：若湿蕴化热，郁于肝胆，则发热或寒热往来，病较重。若高热寒战，大声呻吟，辗转不安，舌红苔黄，脉滑数为阳盛高热湿阻，正邪相争之结果。若高热、畏寒、呕吐严重，神志不清或昏迷，皮肤晦黄，舌质红绛，舌黄燥，脉细数，为正气已衰，邪气仍盛。

③辨黄疸：仅巩膜及腭黏膜发黄者，病证较轻，为肝胆疏泄不利，胆汁排泄不畅，湿热熏蒸而致。若结石阻塞于胆道者，黄疸深重，多由肝失疏泄，胆道不利，胆汁妄行，湿热蕴结日久，泛溢肌肤而成，病情较重。颜面、巩膜、肌肤鲜黄为热重于湿。黄色暗，不鲜亮者，为湿重于热。

④辨呕吐：恶心或呕吐轻，食欲不佳或脘腹不适为肝胃不和，升降失常；恶心呕吐、吐物为食物残渣，重则呕吐胆汁为肝胆湿热中阻，胃失和降，病证较重；呕吐物有臭味，多为热毒燔炽。

6. 辨病邪主次

胆石症病在肝胆。因肝喜条达，胆主

通降，结石形成即是湿热蕴于肝胆，肝胆疏泄失常，胆汁郁滞日久，湿热煎熬结成砂石，阻滞胆道，不通则痛。因此，湿热之邪是致成本病的主要病邪。若右上腹绞痛或钝痛，反复发作，呈阵发性加剧，兼有口苦、咽干、嗳气、胸闷不舒等症，属肝胆气机不畅，邪轻病亦轻。若湿热过盛，热毒燔炽，右上腹疼痛加剧、拒按，右肩背放射性痛加重，还常伴有神昏、谵语、舌质红绛、苔黄、脉数等症。属正虚邪盛，病情危重。

7. 辨正邪盛衰

凡病程较短，症状重，气滞、血热、湿热、舌红苔黄等实证明显者，为邪气盛正不衰。若病程久远，出现气血虚弱、肝肾阴亏等虚象，为正气已衰。若病程偏长，右上腹持续绞痛或钝痛加剧，见皮肤湿冷、神昏、谵语、脉细数、苔黄燥等，为正气已衰邪气仍盛。

8. 辨证分型

传统分型，临床多分为：肝郁气滞、湿热蕴结、热毒燔炽三型。

（1）肝郁气滞型　右上腹绞痛或痛、胀痛，反复发作，呈阵发性加剧。每遇情绪波动时，疼痛加剧。兼有口苦、咽干、胸闷、嗳气等。无寒热或巩膜黄染。舌质淡，舌尖微红，苔薄白或微黄，脉弦或弦数。

（2）湿热蕴结型　右上腹持续胀痛，阵发性绞痛加剧。胸胁胀满，口苦咽干，恶心呕吐，高热畏寒或寒热往来。身目发黄，尿赤如茶。大便秘结，舌质红，苔黄或厚腻，脉弦滑或弦数。

（3）热毒燔炽型　右上腹及胁肋持续性疼痛，或阵发性疼痛加剧，拒按，向右肩背放射性加重。口干口臭，高热不退，或出现身目俱黄，大便秘结，小便短赤。往往伴有神昏、谵语、血压低。脉细数。舌质红绛，舌苔黄燥等。

但广大临床工作者一般习惯将胆石症分为：肝郁气滞、湿热内蕴、热毒炽盛、瘀血阻滞四型。

肝郁气滞型多表现为右上腹隐痛或窜痛，痛引右肩，性情急躁易怒，每因情志变化而诱发，一般无寒热、黄疸等症。常伴有胃纳呆滞、嗳气呃逆，头目眩晕（妇女或有乳房胀痛，月经不调）。舌质淡红，苔薄白。脉细或弦紧。

湿热内蕴型起病多急，胁脘疼痛拒按，呈持续性。常伴恶寒发热，或有黄疸，恶心呕吐，口苦咽干，厌油腻，肢体困倦，（妇女带下恶臭）。舌质红，苔黄腻。脉弦滑或弦数。

热毒炽盛则为胁脘痛剧，持续不解，痛不可近，或有高热，甚则昏迷。常伴有口燥咽干，烦躁不安，腹胀而满，厌恶油腻，尿赤便干。苔黄有芒刺。脉弦数或沉细。

瘀血内阻多表现为右上腹刺痛或酸痛，痛有定处，胁下有痞块。常伴有寒热往来，或有黄疸，纳呆，倦怠。舌质青紫，舌边有瘀斑瘀点。脉弦细而涩。

李虎臣等则将胆石症分为湿热蕴结型、肝气郁结型、脓毒型、痰湿凝滞型、气阴两虚型等五个类型，临床应根据具体情况，进行详细辨证诊断。

（二）尿石病的辨证诊断

肾结石的临床主要症状为腰痛或剧烈绞痛，尿血或尿浑浊。常因劳累过度，情志不畅等突发。一般来说初起或急性绞痛发作阶段多属实证。多由下焦湿热蕴结，砂石结聚；病程日久多转变为虚证，以脾肾亏虚为主，或变为虚实夹杂之证，以脾肾亏虚为主；急性发作以肾绞痛、血尿、尿急、尿频、尿痛为主时，属中医学“血淋”“砂淋”“石淋”范畴，后期以腰部钝痛为主时，则属“腰痛”范畴。

1. 望诊

望小便：凡发病较急，尿色鲜红者多属热，病在膀胱；发病缓慢，尿色淡红，时有时无者多属气虚，病在脾；尿液浑浊呈脓性者，多为热毒蕴蒸，病在膀胱；尿液浑浊而相对清淡者多为肾虚不固。

望面色：面色红赤为湿热蕴蒸头面；两颧潮红属阴虚火旺；面色㿠白属脾肾气虚或肾阳亏损。

望舌：舌质红苔黄腻见于湿热蕴结；舌红少苔见于阴虚；舌质淡胖边有齿痕见于脾肾气虚；舌质瘀斑或瘀点为瘀血之征。

2. 闻诊

泌尿系统结石的闻诊，一般来说无明显的变化，只是在并发明显的尿路感染出现脓尿时，小便可嗅及腐臭味。

3. 问诊

问寒热：伴急性感染者可出现发热、寒战，多属热毒蕴蒸；但热不寒，午后为甚或五心烦热者属肝肾阴虚。

问头身：头晕耳鸣，面部烘热者属肝肾阴虚，肝阳上亢；形寒肢冷，畏风寒者属脾肾阳虚。

问小便：小便频急，点滴不畅，便时疼痛灼热者属湿热下注；小便频急，不热不痛，但尿后空痛者，多属肾气虚衰。

问治疗：泌尿系统结石患者大多病程较长，易于复发，故应详细了解过去的治疗情况，为进一步的诊治提供借鉴。

4. 切诊

脉诊：脉滑数为下焦湿热；脉细无力或沉迟无力为脾肾气（阳）虚；脉细数属阴虚火旺。

触诊：泌尿系统结石触诊一般无明显异常，但当结石梗塞输尿管或肾盂与输尿管连接部而发生肾盂积水时，可在腹部（多在肋下）触及包块。

5. 辨证分型

（1）气滞血瘀证　腰部隐痛、钝痛、脉正常或弦紧，舌正常；或溺时小便突然中断，疼痛剧烈，上连腰腹，砂石排出后疼痛即缓解；或腰及侧腰部疼痛如掣如绞，痛引少腹，频频发作，痛时面色苍白，冷汗，呕恶。伴尿血或尿色黄赤。舌质暗红或有瘀斑。脉弦紧或缓涩。

（2）湿热下注证　恶寒发热，腰痛，少腹急满，小便频数短赤，溺时涩痛难忍，淋漓不爽。舌苔黄腻。脉弦滑或滑数。

（3）肾阴虚证　头昏耳鸣，腰酸腿痛，小便淋漓或不爽，失眠多梦，时有低热，心悸气短，五心烦热，盗汗，眼干或涩，腹胀便秘，纳差。舌质红或少苔。脉细数。

（4）肾阳虚证　腰腿酸重，精神不振，全身怯冷，四肢欠温或下半身常有冷感，尿频或小便不利，夜尿多，面色㿠白。舌质淡苔白。脉沉细。

第三章　治疗法则与用药规律

第一节　治疗法则

一、常规治疗

（一）辨病治疗

1. 胆石症的辨病治疗

（1）胆囊结石的手术治疗

①胆囊切除术（开腹或腹腔镜下）适用于急、慢性胆囊炎、胆囊结石、胆囊损伤及胆囊肿瘤。

②胆囊造瘘术：对一些危急病例，由于发病时间久，全身情况差，胆囊无法切除又不允许继续非手术治疗时，胆囊造口术仍不失为有价值的治疗方法。

③腹腔镜下保胆取石术：适用于胆囊功能良好、结石不超过3枚、胆囊无炎性改变。

（2）胆总管结石的治疗

①胆总管切开引流术：包括切开、探查和引流三部分内容。胆总管探查的绝对适应证是：胆总管内扪及结石；病史中有胆囊炎和黄疸表现；有胆管结石；胆总管扩张，直径超过1.2cm。

②胆总管十二指肠吻合术：目的是借助胆总管与十二指肠的吻合口使胆汁顺利进入肠道。胆总管与十二指肠吻合的前提是胆总管必须有明显的增粗 > 2.5cm。适合于胆总管下段狭窄或梗阻段较长，其他术式操作困难或难以奏效者；先天性胆总管囊性扩张及个别胆管闭锁患者；胆总管或肝内胆管泥沙样结石不易除尽或胆道术后又有结石复发和感染者。

③腹腔镜胆总管切开取石术（LCBDE）和腹腔镜下经胆囊管取石术（LTCBDE）。

（3）肝胆管结石的治疗　手术治疗的基本要求是解除梗阻、去除病灶、通畅引流。凡能满足这三方面治疗要求的效果就好；否则，残石率及复发率就高。而解除结石或狭窄造成的梗阻则是手术的关键；去除病灶常是解除梗阻的重要手段，用于通畅引流的胆肠内引流术必须以解除梗阻，去除病灶为目标。

①肝胆管探查术。

②内吻合引流术（高位肝胆管空肠吻合术）。

③肝部分切除术：肝左外叶切除术、左半肝切除术、右半肝切除术（或称肝右叶切除术）。

④肝内胆管结石清除术：主要适用于1~2级肝管内的结石。

⑤肝段切除术：在肝外科发展至今的水平上，已能为去除某一小区域肝管内的结石或狭窄梗阻，有针对性地选择进行小范围的肝段切除术，既不过多损失肝组织，又能达到良好的治疗目的。这是肝外科一个新的发展，它要求定位诊断（包括术中B超）极为准确，对集簇性肝胆管结石症的外科治疗，也十分重要。

⑥2~3级肝管切开术：2~3级肝管切开术目的在于增加对肝内胆管的显露，以求进一步直接、有效地清除结石。如应用得当，将有利于提高肝内胆管结石外科治疗的效果。但在处理完病损后，若再予原位缝合，必将造成新的更大范围的瘢痕狭窄和梗阻，因而需应用胆肠内引流术才能加以避免。因有些肝管深藏于肝实质内，无法切开，只能切开某些段支肝管来显露它们的开口，处理结石或狭窄，因此手术也

是有限制的。左肝管外下段支或右肝管前下段肝管开口的炎性狭窄或嵌顿性结石，而其远端胆管扩张，通过肝门部胆管无法解除或取出的病例，是2~3级肝管切开术的主要和常用指征。它常与肝部分切除术尤其肝左外叶切除术合用，并必须与胆肠吻合术联用以重建宽大的胆汁引流通道。

⑦经纤维胆道镜或超细纤维胆道镜行肝内胆管碎石取石术。

2.尿石症的辨病治疗

（1）急症处理　肾绞痛和感染常是急需处理的问题。感染需及时应用抗菌药物控制，严重者应住院静脉给药，必要时同时行肾穿刺、插管、引流解除梗阻。

排出结石解除梗阻是治疗肾绞痛的根本方法。采用利尿的方法可能将结石冲出的设想缺乏实验依据。这种做法增加肾内压力，不利于保护肾功能。冲击波碎石后结石颗粒阻塞输尿管时，肾穿刺引流有利于碎石的排出。使用药物时应以解痉为主，可应用抗胆碱药物、黄体酮类药物、钙阻滞药物等。吲哚美辛（吲哚美辛）可抑制前列腺素的合成，又可直接作用于输尿管壁。需肛门给药或静脉输入者，不宜口服，因为口服后不但不起太大作用，反而宜被肝脏分解。

（2）择期处理　择期处理结石的原则应视是否存在必须去除的病因和并发症而定，并不是所有结石都要积极处理。对无症状的肾盏、结石可暂不碎石，采用食饵药物等姑息疗法继续观察。尿石引起梗阻，尤其是完全梗阻时必须及时处理，包括碎石后发生石街者必须严密观察，及时处理，对易于解除的成石原因当首先采用处理措施，如施以甲状旁腺手术，停用成石药物等，并密切观察疗效。有明显梗阻原因的继发结石如肾盂输尿管连接部狭窄、前列腺增生等，最好在手术取石的同时去除梗阻原因。肾鹿角状结石尤其孤肾结石最好

配合经皮肾镜取石及冲击波碎石，或先穿刺置管引流然后再行碎石术，以免发生梗阻。如患肾已萎缩无功能，碎石也难排出者，应做肾切除手术，但术前要认真判断双侧肾脏功能，慎重决定患肾有无保留价值。应该注意的是，因尿路梗阻而致X线肾不显影者，梗阻解除后肾脏功能可能完全或部分恢复。因此，肾不显影并非判断肾功能的标志。应用B超检查和肾核素扫描可以协助判断肾脏的功能。对判定肾功有困难的病例，可先进行引流，然后再判断减压后肾功能恢复的程度，以便正确处理。长期存在于输尿管的结石，往往需要手术切开取石。双侧输尿管上、中段结石梗阻，导致无尿的患者可考虑经腹一次同时取石。合并癌变的结石应行根治性手术。

（3）预防措施　全部干净地去除结石，消除成石原因，是最好的预防方法。但对多数患者来说原因并不能根除，而且还可能出现新的原因。因此，需要长期乃至终身注意预防。

①饮食防石：以水与食物分述如下。

饮水：在临床工作中发现结石患者绝大多数不喜欢饮水。尿量多少与结石发生有极密切的关系，可影响结石成分的饱和度，浓缩尿还可激发成石促进物的活性。正常人每24小时应保持尿量2000ml以上，结石的患者则应维持2000~3000ml尿量。饮水要均分多次于全天。结石成分的排泄多在夜间和清晨出现高峰，因此在这个时间饮水最有好处。

食物：地方性膀胱结石常发生在婴幼儿。用母乳喂养或用牛乳代替，基本可以预防。上尿路结石的发生与饮食和营养的合理搭配有密切关系。动物蛋白对营养很重要，但摄入过多则会增加钙、草酸、尿酸等三种成石危险因素。成人每天蛋白质需要量为75~90g，约有2/3可从主食中得到，因此每天需要再补充优质蛋白质

25~30g；若以动物蛋白计算，每天需要肉食量为150~175g，其中还可以适量豆制品代替。精制食糖及其制品、饮料等均可增加尿钙，结石患者宜加以控制。动物内脏和菜花含嘌呤较多，高尿酸者应禁用。菠菜含草酸极高，最好避免食用。

其他如苋菜、竹笋、豆腐亦不宜一次吃得太多。茶以不饮或饮淡茶为好。饮酒可增尿酸水平，酒后还易引起尿的浓缩。少量的牛奶或乳制品不必限制。食物中钙量减少会增加草酸的吸收，但重度高尿钙（钙吸收增加）尿草酸不高，血磷不低的患者应限制乳类制品。

②药物防石：用饮食不能控制的代谢异常，往往需要辅以药物。根据成石机制，防石药物大致分为以下三类。

a.降低结石盐或酸饱和度的药物：降低结石盐或酸饱和度的药物有噻嗪类（降低尿钙和草酸）、磷酸纤维素（减少肠道对钙的吸收）、正磷酸盐（提高血磷，间接降低尿钙）。此外，碱化药物可增加尿中胱氨酸和尿酸的溶解度，也可降低肾小管性酸中毒患者尿钙量，但有降低尿镁的作用；枸橼酸钾酒石酸制剂，可通过与钙螯合而降低钙的饱和度。吲哚美辛可抑制前列腺素合成而降低肠钙的吸收和尿钙。另外嘌呤醇可降低尿酸，还可间接预防草酸钙结石；右旋青霉胺MPG（Mercaptopropyonyl Elycine）、乙酰半胱氨酸可降低胱氨酸的饱和度；维生素C可减少半胱氨酸形成胱氨酸；口服维生素B_6、钙剂可降低尿中草酸；感染时应用乙酰异羟肟酸（菌石通）可抑制尿素酶，减少氨的生成，降低磷酸镁铵和尿酸铵的饱和度。

b.增加尿抑制活性的药物：增加尿抑制活性的药物除镁剂、枸橼酸钾外，口服正磷酸盐可增加尿中焦磷酸水平。

c.干扰促进因素的药物：干扰促进因素的药物有乙酰半胱氨酸、丙氨酸。

③防治监测：防治效果监测包括两方面：一方面结石取出或排出后要定期随诊检查，如发现结石复发及早用碎石方法处理，不应使复发结石继续长大。另一方面预防结石的各种药物均有约15%的患者效果不理想，或用一段时间以后效果减退。因此要用成石倾向判定的方法，定期监测防石效果，如不理想可改换他药，这样可使结石的预防效果提高到90%以上。

（4）对症治疗　尿石症的主要症状是疼痛、血尿，临床上患者在发作时大都具有这两个症状。因此治疗上止痛、止血、抗菌消炎等措施得力与否，直接关系着急性发作期能否及时控制的问题。

①止痛：分为药物、物理、针灸等方法。

a.药物止痛：首先应运用解痉剂，如肌内注射阿托品0.5~1mg或肌内注射氢溴酸山莨菪碱10mg，可合并异丙嗪25mg以提高止痛效果。可口服颠茄、溴丙胺太林、硝酸甘油以及中成药复方丹参片、延胡索止痛片、三七片等。如疼痛剧烈时，可用吗啡、哌替啶等药，但切忌大剂量应用，以免导致成瘾性或出现精神症状。

b.物理止痛：可做局部热敷、推按运经仪点穴止痛等。

c.针灸止痛：疗效较好，主穴取肾俞、关元、中极、足三里等手法，宜平补平泻。

d.封闭止痛：若剧烈疼痛而药物治疗无效时，可用0.5%普鲁卡因在肾周围及输尿管区域做局部封闭。

②抗感染及止血：对尿石症的患者，抗生素的应用应有较严格的限制。临床上一些对肾功能有影响的，诸如庆大霉素、卡那霉素、链霉素、多黏菌素B和E等都应慎重。一般需根据尿细菌培养及药敏试验而选用合适的抗生素治疗。中药可按湿热型辨证治疗。止血是针对血尿而行的对症处理，一般多为镜下血尿不必用止血剂。

（5）手术治疗　适用于非手术疗法无

效者；肾、输尿管结石直径大于2cm者；绞痛、血尿反复发作者或膀胱结石直径＞3.0cm者；结石合并严重梗阻、肾盂积水者或反复感染者。

①肾盂切开取石术：适用于取出肾盂及肾盏结石。

②肾窦切开取石术：适用于较大的鹿角形结石和肾内型肾盂结石。

③肾实质切开取石术：适用于取出肾小盏结石，小盏漏斗部较狭窄，不能经肾盂切口钳取，而又不适宜作肾盏切除者。肾盂肾盏结石呈哑铃形，单用肾窦内肾盂切开取石有困难者。

④腰背直切口原位肾盂和输尿管上段取石术：适用于肾外型肾盂结石或较易取出的肾盏内结石，及靠近肾盂之输尿管结石。

⑤经肾盂凝结取石术：适用于取出多发性肾盂肾盏较小的结石，软结石或易碎较小结石。

⑥肾盏切开取石肾盏切除术：适用于肾之一盏内结石，肾盏扩张引流不畅、合并感染，而肾盏漏斗部狭窄、皮质变薄者，最适选用这种手术。

⑦肾部分切除术：适用于单个或多个结石局限于一极或一个肾盏内，而肾盏之漏斗部狭窄，不能从肾盂切口取出。患结石的肾盏实质已有明显萎缩合并肾盏破坏；有明显的局部复发因素，如肾盏扩张，引流不畅者，不论肾上还是肾中、下极部均可进行这种手术。

⑧肾切除术：肾切除是治疗肾结石最后才考虑的办法，应慎重对待。仅适用于结石引起严重肾实质破坏、肾积脓和癌变病例，而对侧肾功能良好的。

⑨下极肾盏、肾盂切开取石术：适应于取出鹿角形结石分支伸入上下盏较深者或多发性结石，特点是铸形结石偏向下极者，肾窦肾盂切开取石有困难，伴有肾下

盏积水引流不畅，尤其伴有输尿管肾盂连接部有狭窄者。

⑩肾无血管区切口取石术（无萎缩性肾切开术）：适用于嵌顿于肾盂肾盏的鹿角形结石，不能经肾窦内肾盂切开取石者。

⑪几种肾脏畸形合并结石的处理：具体如下。

a.肾盏憩室合并结石的处理：肾盏憩室是一种先天疾病，好发于肾小盏，为一覆盖上皮的光滑囊腔，有一针孔状开口与肾小盏相通，囊腔内引流不畅容易发生结石。

肾盏憩室切除方法与肾盏切除术相同，因囊壁缺乏肌层，在切除憩室开口边缘的上皮，形成一个粗糙面之后，用带蒂的肾周脂肪组织填入囊腔内，亦可用5-0肠线缝合憩室底部。

b.马蹄形肾合并结石的处理：马蹄形肾是一种泌尿系先天性畸形，若合并结石梗阻等，常需要外科手术处理，摘取结石并矫治其存在的肾盂输尿管引流不畅的病变。马蹄形肾之各种治疗，均应包括峡部的切断，其主要目的是使肾脏恢复其正常轴以及纠正输尿管各种畸形使其回复于引流通畅的位置上。

⑫膀胱切开取石术：先从尿道插导尿管，自导管向膀胱内注入200~300ml生理盐水，使膀胱充盈。取下腹部正中自耻骨联合上3cm做一长约6cm的纵切口，见到腹膜反折的部位，以左手食指包以湿纱布将腹膜向上方推开，充分显露膀胱前壁。在膀胱前壁正中处两侧各缝针做牵引缝线。提起牵引线，于两线之间，用针筒穿刺抽吸，有尿液（生理盐水）吸出证实为膀胱。然后用血管钳尖或尖头刀向下方戳穿膀胱前壁，撑开戳孔，将尿液吸净，插入两食指于创缘处牵拉，扩大膀胱造口，用膀胱取石钳将结石钳出，后用直角拉钩牵开膀胱切口，探查膀胱内腔有无肿瘤、憩室，有无膀胱颈萎缩、前列腺病变及尿道

瓣膜等，如有则应分别处理。用 2-0 肠线间断或连续缝合切口的膀胱肌层，缝合时只将肌层缝合，于黏膜下层穿出，勿穿过黏膜，以防止日后缝线异物引起结石复发。然后以 0-1 号细线间断内翻缝合外层。在耻骨后间隙，放置橡皮引流条，按层缝合腹壁切口，必要时留置导尿管引流膀胱尿液数日。

⑬膀胱结石碎石术：较小的膀胱内结石，一般直径在 2cm 以下，没有继发病变，较长时间不能排出者，可考虑碎石术。

⑭输尿管切开取石术：临床上，直径不超过 1cm 的输尿管小结石，大多会自动排出体外。而直径大于 10mm，尤其伴有肾输尿管病变时，即有手术指征。

a. 呈柱状、铸状或串珠状较大结石，经排泄性尿路造影，肾、输尿管明显积水或不显影者。

b. 输尿管结石合并其他梗阻性病变如输尿管狭窄、输尿管息肉、先天性输尿管囊肿、巨输尿管症等。

c. 结石固定滞留或嵌顿在同一水平处不下移，经中西医结合治疗超过 3 个月无效者。

d. 输尿管结石并明显感染或肾积脓无法保守治疗控制者。

e. 输尿管结石发生完全梗阻致急性尿闭者。

输尿管结石的手术切口要按输尿管的解剖位置而定，通常以第 5 腰椎横突和骶髂关节，下缘为标志，将输尿管分为上、中、下段，而下段靠膀胱的一段，膀胱壁间段以及输尿管开口常称为末端输尿管。

任何肾脏手术的显露方法都可做上段输尿管结石手术的进路。一般采用典型的经腰斜切口进入，亦可经腰背小切口，或经腹腔途径进入。

输尿管中 1/3 段在腹部髂前上棘内做腹部斜切口，腹膜外进入。输尿管下 1/3 段切口一般采用下腹部斜口腹膜外进入，或耻骨中线直切口。

对于输尿管膀胱壁间段的结石，可通过下腹部膀胱旁，游离输尿管膀胱壁间段取石或经切开膀胱输尿管口内取石，还可经阴道进入取石。

无论哪一种输尿管手术进路，重要的是正确无误地找到输尿管。虽然正常的输尿管由于其本身的色泽、血管分布的情况以及有节奏的蠕动，容易辨认，但有时确认并非易事。病变的输尿管有时可被误认为静脉、交感神经干、髂动脉或肠袢。如果有广泛输尿管周围炎症则更难以辨认，而且与周围组织分离亦很困难。此外，输尿管可被大结石引起的巨大肾积水推挤移位，或被手术瘢痕组织牵拉。先天性畸形如重复输尿管和输尿管异位，使输尿管更难于寻找和辨认。术前 X 线检查对了解输尿管的位置及形态是必要的。术前输尿管插管并留置导管进行手术也有一定的帮助。

⑮经膀胱镜输尿管摘石术：具体如下。

a. 经膀胱镜输尿管套石：输尿管下段结石横径在 0.9cm 以下滞留时间较长，无先天性畸形、狭窄，估计无明显粘连者，均可试行尿管扩张术及套石术，用套篮或环管套石，最好在 X 线电视荧光屏下操作更易成功。

b. 输尿管扩张术：膀胱镜下做输尿管插管，逐一更换并加大插入的输尿管导管，以扩张输尿管，并尽可能使导管通过结石嵌顿处。插入输尿管导管如能通过结石嵌顿处，留置 12~24 小时以引流尿液并扩张输尿管。经导管于结石附近注入 2%~4% 普鲁卡因溶液 2~3ml，数分钟后再注入液状石蜡或橄榄油 2~3ml。结石外露于输尿管开口处，可用膀胱镜异物钳钳出，有时则需用膀胱镜剪刀将输尿管目切开，以便结石排出。

⑯经阴道输尿管下段切开取石术：女

性输尿管下段近膀胱部分的结石，如能从阴道指检时触到者，可以阴道途径施行输尿管切开取石术。

⑰巨输尿管症并发结石的处理：巨输尿管症是输尿管、膀胱连接部环形肌和纵行肌发育缺陷的一种先天性畸形，其上段呈扩张。常并发结石、感染、尿液反流、肾功能损害，应及时取石，同时作成形术。下腹部斜切口，充分游离输尿管中下段至膀胱连接部，注意保存其血液供应，在输尿管膀胱连接部下切断输尿管，结扎远端，在输尿管近端插入一根 F8 号导尿管达肾盂作为支架并用丝线固定导尿管，找到输尿管营养血管，在营养血管对侧缘，切开输尿管外膜，在外膜下将巨大的输尿管裁剪成直径 0.8~1.2cm 大小，裁剪长度约占整个输尿管长度的 1/3~1/2，避免过长而发生缺血坏死，用 4-0 肠线间断缝合输尿管裁剪创缘。游离膀胱底上部，靠近病变侧切开膀胱底部上方，用弯血管钳在黏膜下膀胱颈方向分离一黏膜隧道长，3cm 左右，宽度以能顺利通过已裁成的输尿管为度，达原输尿管开口内侧处切开膀胱黏膜，在退出血管钳的同时，血管钳钳带一根 F8 号导尿管从膀胱通过隧道拉出膀胱之外，用丝线将输尿管内支架导尿与此导管连接固定，并将其穿过预先做成的膀胱黏膜隧道，拖入膀胱内，后将输尿管与膀胱黏膜切口缘间断吻合，并固定支架导管引流。支架管经膀胱顶部，拉出至腹壁外，缝合膀胱切口，同时作膀胱造瘘或从尿道留置导尿管引流膀胱尿液。于膀胱外壁入隧道的创缘处，将输尿管外膜与膀胱外壁浆膜作数针减张和固定缝合。

⑱输尿管囊肿并发结石的处理：输尿管下端向膀胱内呈囊状隆起称输尿管囊肿。属先天性发育异常，由于输尿管口狭窄，尿液引流不畅，输尿管下端膨大向膀胱内凸出。囊肿外层是膀胱黏膜，内层是输尿管黏膜，中间为肌纤维及结缔组织。输尿管囊肿多伴有不同程度的尿路梗阻，致输尿管、肾积水，继之肾功能损害，有时囊肿过大或脱出至尿道，可阻塞于膀胱颈部，引起两侧上尿路同时梗阻。输尿管囊肿常并发结石或感染，应早期诊断和引流以保护肾功能。原则上可做囊肿切开或切除，除非患侧肾脏已极度积水，丧失功能，或发生严重感染形成脓肾，在对侧肾功能良好的前提下才考虑做肾切除。输尿管囊肿并发结石，需手术者，可选择以下术式。

a. 小囊肿结石合并轻度上尿路梗阻时，可经膀胱镜行输尿管囊肿切开，使结石自行排出。

b. 经膀胱囊肿切开取石。

c. 囊肿去盖取石及输尿管膀胱连接部成形术。

d. 经膀胱囊肿去盖取石。

e. 囊肿全切除取石，输尿管膀胱连接部成形术。

⑲尿道切开取石术：尿道结石，多是上尿路结石自然下降至尿道的，常引起排尿障碍，异常痛苦，可继发感染、尿瘘、尿道狭窄和上尿路损害，需及时治疗。尿道内小结石尚未发生尿潴留者，排尿时，患者常将尿道口处捏紧，使尿充满于尿道，再将手放开，同时加腹压，使尿用力射出，有时能使结石排出。即使是稍大的结石，其表面比较光滑，可将灭菌液状石蜡注入尿道，将控针制成套钩，插入到结石内徐徐将探针抽出，同时从阴茎部揉搓，使结石移至尿道外口，再用血管钳将结石钳出。

表面粗糙之结石，行碎石后之碎片嵌顿易损伤尿道；嵌顿入尿道憩室内之结石，以嵌顿狭窄近端的结石于局部炎症较明显，在良好麻醉下施行尿道切开取石。后尿道结石，可以尿道外口注入润滑剂，插入尿道探条，将结石推至膀胱内，再做膀胱切开取石，或切开膀胱，术者用于指紧压尿道内口，助于从尿道外口注入液体和润滑剂，并同时加压推注，待油充满尿道一定程度，术者将手指松开，结石常可被冲落到膀胱内，然后取出结石。也可以用取石钳经膀胱入后尿道，钳住结石轻轻向膀胱内取出结石，在挟取尿道结石时，忌用暴力，以免尿道黏膜损伤，有时亦导致难以控制的渗血。

⑳精囊结石的处理：当精囊结石有临床症状或合并出血、感染时，需做精囊切开取石或精囊切除术。

㉑残留结石的防治：随着泌尿外科手术方法的不断改进，因结石而行肾切除者已逐渐减少，但肾盏及肾小盏常可见到结石碎片残留，有时难以取尽。

a. 造成结石残留的原因：术前X线片未能准确显示结石位置和数目或因结石相重叠。术式选择不当，难以从肾盂取尽肾小盏的小结石。手术捏挤影响使小结石或碎片黏附于肾盂或肾盏的黏膜或黏膜下。搞取肾结石时损伤黏膜或肾实质出血，继续取石有困难者。肾盏漏斗部狭窄或闭锁，无法通过漏斗部探取结石。属感染型泥沙样结石或软结石。多发性结石，取出大块结石后，肾盏内小结石发生游走。取石时被钳碎而残留X线能透过的结石未被发现结石游走到输尿管或肾外。残留结石常有三种结局：结石继续留在肾内。术后顺利排出体外。降移到输尿管引起梗阻、无尿，如并发感染可致急性肾盂肾炎、肾积脓及败血症等。

b. 防治残留结石的措施：术前必须明确结石数目、位置，合理拟定手术方式。肾盂铸型结石、肾盏多发性结石，可先切开肾实质，取尽肾盏结石后再切开肾盂取出铸型结石，可避免小结石游走，若肾脏明显充血肿大时，也可先切开肾窦内肾盂取出铸型结石后，然后作肾实质切开取出肾盏内小结石。

目前泌尿系结石治疗常用方法包括体外冲击波碎石术（ESWL）、经皮肾镜取石术（PNL）、输尿管镜取石术（URL）、腹腔镜取石术及开放手术。

（二）辨证治疗

1. 胆石症的辨证治疗

胆石症临床治疗多数分为4型辨证施治，但亦有按传统3型证治者，肝胆互为表里，络脉相通，故胆石症的辨证治疗多从肝论治，从湿热论治。

首先介绍临床常用的4型论治。

（1）肝郁气滞型

治法：疏肝解郁，利胆排石。

方药：四逆散合三金汤。

药用：柴胡、枳壳、白芍、甘草、金钱草、郁金、鸡内金、延胡索、虎杖等加减治疗。

（2）湿热内蕴型

治法：清热化湿，利胆排石。

方药：大柴胡汤合三金三石汤

药用：柴胡、黄芩、半夏、赤芍、枳壳、大黄、金钱草、海金沙、鸡内金、石韦、滑石、沉香、延胡索等加减治疗。

（3）热毒炽盛型

治法：清热解毒，利胆排石。

方药：龙胆泻肝汤合大承气汤

药用：龙胆草、柴胡、黄芩、山栀、大黄、枳壳、厚朴、黄柏、茵陈、金钱草、广郁金、鸡内金、金银花、延胡索等加减治疗。

加减：若热毒入营，则应清营凉血解毒，通下排石，方用排石汤2号合犀角地黄汤：金钱草、金银花、连翘、郁金、茵陈、黄芩、枳实、大黄、芒硝、木香、犀角、丹皮、赤芍、生地；若四肢厥冷、大汗淋漓，精神萎靡，脉微欲绝或沉细无力者，治当扶正祛邪，回阳救脱，方用参附汤（人参、附子），或生脉散（人参、麦冬、五味子)。

（4）瘀血阻滞型

治法：活血化瘀，利胆排石。

方药：血府逐瘀汤加减。

药用：柴胡、桃仁、红花、川芎、虎杖、川牛膝、三棱、莪术、金钱草、鸡内金、郁金等加减治疗。

2. 名中医治疗经验

（1）王玲　①疏肝利胆排石：适用于性格内向，抑郁型体质，起因多端，七情内伤所致肝郁气滞。疏泄失常，肝病及胆。症见右上腹痛，攻痛两胁，窜及肩背，每因情志改变胁痛而增减，舌质淡，苔薄白，脉弦。治宜疏肝利胆排石。方选柴胡疏肝散。药选：柴胡、枳壳、郁金、青皮、陈皮、白芍、生大黄、鸡内金、金钱草、威灵仙、芦根。

②清肝利胆排石：适用于肝失疏泄，郁结不解，化热夹湿内扰于胆，胆汁瘀滞，通降失司，湿热久煎成石。症见右上腹灼痛，攻及两胁，窜及肩背，口干口苦，两目发黄，便秘，溲黄，舌质红、苔黄腻，脉弦滑。治宜清肝利胆排石。方选龙胆泻肝汤。药选：龙胆草、黄芩、柴胡、山栀、生大黄、茵陈、枳实、金钱草、威灵仙、鸡内金、芦根。

③软肝利胆排石：适用于肝郁日久，气滞血瘀，瘀血停积肝胆经脉，日久成石。症见右上腹牵及胸胁刺痛，痛有定处，入夜更甚，或胁下有瘀块，舌质紫暗，有瘀点，苔薄，脉沉涩。治宜软肝利胆排石。方选膈下逐瘀汤。药选：桃仁、五灵脂、蒲黄、柴胡、水蛭、金钱草、鸡内金、蟅虫、制没药、制乳香、芦根。

④温肝利胆排石：适用于素体阳虚，易感外寒，或恣食生冷，或治疗失当，伤及肝阳，肝阳不足，寒凝于胆，胆汁瘀积成石。症见右上腹冷痛，窜及两胁，每因感寒或进冷食即发，得暖痛减，口淡纳呆，

呕泛清涎，手足欠温，舌质淡紫，苔薄白，脉濡缓。治宜温肝利胆排石。方选暖胆煎，药选：艾叶、炮姜、九香虫、荔枝核、沉香、白芍、金钱草、威灵仙、鸡内金、芦根。

⑤柔肝利胆排石：适用于肝郁化热，耗伤肝阴，或久病精亏，肝络失养，或劳倦过度，五志化火，暗耗肝阴，肝阴受损，虚火煎灼胆汁成石。症见右上腹缓痛不止，牵及肩背，五心烦热，口干目涩，腰背酸软。舌红，苔少，脉细弦。治宜柔肝利胆排石。方选一贯煎。药选：生地黄、枸杞子、沙参、黄精、女贞子、威灵仙、金钱草、鸡内金。

（2）朱善华　胆石症的辨证治疗，重祛湿热是治疗本病的大法，临床观察，依据中医理论，湿热是形成本病的重要因素。因湿热蕴结煎熬胆汁，日久结成结石，因此治疗本病的关键所在是清热利湿。治疗湿热，通利二便是保持胆腑"中清不浊"的重要手段，导热下行，前阴便清，则邪出有路。湿热互结，治湿是关键，古人云"治湿不利小便非其治也"，湿之不存，热将焉附？因此利小便既可去湿又可除热。湿热化燥成实，则需通腑泄热，六腑以通为用，"以通降下行为顺"，"通则不痛"，通腑泄热，利胆排石的药物可使胆汁分泌明显增加，令胆囊收缩增强，促使奥狄氏括约肌松弛，起到自上而下的"内冲洗"作用，消除其滞塞和炎症，解除其梗阻，使结石松动下移，达到清热消炎排石作用。其中金钱草、茵陈、大黄、焦山栀等是要药，张仲景在《伤寒论·阳明病脉证并治》治疗"谷疸"以通利祛湿之茵陈蒿汤主之寓有深意。活血化瘀要贯穿于胆石症治疗的始终。经临床观察胆结石不是一朝一夕形成的，是经过几年到几十年之久而形成的，说明结石的形成有一个漫长过程，根据中医"久病入络"采用活血化瘀的治疗

方法是贯穿本病治疗始终疗效是较满意的。常用虎杖、广郁金、桃仁、三棱等药治疗，来改善胃肠道的瘀血状态，增加肠系膜血管的血流量，从而增加门脉血流量，既改善"肝藏血"的功能，又促进胆汁酸的吸收，增加胆汁酸的分泌，使已形成的胆结石逐渐碎解而溶化排出，以达到本病的治疗目的。并提出胆石症的治疗须胆胃同顾。胆病之后，失去通行下降之功，胃气势必壅滞，食积胃脘，湿热蕴结更加增剧。因此胆囊炎胆石症患者，往往先呈现胃脘饱胀，大便不畅或数日不便的，此乃急性发作之先兆症状，须及时清泄胃胆、导滞通降，可起到预防发作的作用。

（3）朱振铎　热与瘀是胆石形成过程中主要的病理因素，清热消瘀是以此为依据确立的治疗大法。热得以清，使胆腑清宁，排泌复健；瘀得以消，使肝之疏泄调达，气机通畅。两者并举，既杜绝未成之石的形成，又促进已成之石的排出。据此，组成山甲利胆排石汤治疗胆石症，方药如下：穿山甲（现已禁用，需以他药替用）、柴胡、黄芩、郁金、金钱草、鸡内金、赤芍、白芍、枳壳、白术、公英、地丁、甘草。黄疸者，加茵陈、栀子、大黄。

（4）童修文　胆以通为用，以降为顺。凡胆道疾病均可出现右上腹绞痛，恶心呕吐，大便秘结，或伴有黄疸等，治疗胆石症时重在辨证论治，疏肝泄胆，清利湿热，化石软坚是治疗胆石症的必用方法。决不能见石溶石，即使把结石打掉了，或做手术取出结石，还会复发再生。所以治疗胆石症，要有整体观念根据《内经》"必伏其所主，而先其所因"的经旨，必须疏肝理气，疏泄肝胆，清利湿热，以去除病因，防止复发。

（5）李德峰　胆石症在治疗方面峻攻不如逐渐消磨，中医学认为，胆为中精之府，以通降下行为顺，如情志刺激、饮食不节、湿热侵袭均可使胆气郁阻，胆汁瘀结，凝结成石，阻碍气机。在治疗方面其峻攻不如逐渐消磨更适用于老年及体弱患者。《内经》中有"结者散之""坚者削之"的原则，此为消法的理论根据。《医学心悟》亦有精辟论述"消者去其壅也，脏腑经络肌肉之间本无此物，而忽有之，必为消散，乃得其本"。消即是通过消导与散结的方法，以使有形之邪得以逐渐消散。消法常选用鸡内金、木香、枳实、大黄、郁金、莪术等。采用耳穴压籽疗法对腧穴刺激而发挥对整体的调节功能。配合加服金石散以行气散结、化瘀排石。故能取得满意效果。本法简便易行，经济实惠，对一些不愿手术或不能手术如合并糖尿病，或久病体虚，或年老体弱的患者，无疑是一最佳选择。

传统研究认为：胆石的形成与情志失调、饮食不节、外感湿邪、蛔虫上扰等因素有关，治疗以结者散之，坚者削之，通腑泄热等法为主，但临床上仍有相当病例用传统方法论治效果不佳。岳氏认为：结石的形成与机体自身性质有密切关系。素体阳康，又有寒邪凝滞（如过用苦寒），寒为阴邪，凝滞胆道，胶固难解，日久成石。而结石既是病理产物，亦是致病因素，它积存于胆系，压迫胆囊、胆管，阻碍胆道气机的流通，耗伤肝胆之阳气，使阳气更损、阴寒更甚。形成恶性循环。因此，阳气虚弱，阴寒凝滞是胆系结石形成的重要病机。

西医学认为，胆汁理化性质的改变、胆汁瘀滞、感染是胆石形成的三大主因，其中胆汁理化性质的紊乱（即胆固醇超饱和、卵磷脂及胆盐相当不足）又是最根本的原因。这一原因与人体本身的"正气"（肝气）调节、阴阳平衡有关。结石贮于胆系，必然妨碍气血运行，成为危害机体的异物，要排除异物，必须借助强大的胆流驱动压（即通过机体自身的调节作用，包括排导反应）以及药物的作用。当胆流驱动压减缓时，只有借药物来激发胆囊、胆管的潜在动力，不断为其平滑肌提供所需的物质，以加强其收缩、舒展，提高其抗疲劳能力，并使奥狄氏括约肌尽可能松弛，才能保证胆道通畅，为结石的顺利排出提供可靠条件。要达到上述目的，离不开阳气的营养、温煦、气化与推动作用。只有阳气旺盛，胆道才通，结石乃化，异物得出。因此，阳气是促使结石排出的根本动力；而温补阳气则是治石排石的一个重要治法。

①肝内胆管结石:《内经》曰："五脏者，藏精气而不泻，故满而不能实"。肝为脏，属阴。结石阻于内，肝之阳气暗耗；加之知其"不泻"之理者甚少，滥用苦寒戕伐者无数，因此临床上屡见肝内胆管结石（包括已治痛缓）阳气虚弱者，其中以舌质改变最为突出。所以临证时，每以舌诊结石作为辨证核心。《舌鉴辨正》曰："舌淡紫且青而湿润中伴黑筋者，乃寒邪直中阴经也。"仲景曰"见肝之病，知肝传脾，当先实脾。"故治当温肝实脾，仿附子汤意，用熟附片（先煎）、炮姜、白术、茯苓、甘草、赤芍、制香附、麦芽等。方中既有温肝调肝之品，又有健脾益气之药，更有麦芽一味"调肝实脾"之上品，为组方中不可缺少之药，用量宜大。全方温而不燥、补而不腻、消而不破、"温"中寓"通"，既能杜绝结石形成之源，又能促使结石排出，不治石而石自治。

②胆囊结石：在形成诸多因素中，胆囊排空功能减弱占有主要作用。胆为腑，属阳、肝之余气泄于胆。胆虽为六腑之一，但与它腑同中有异，为中精之腑、奇恒之腑。因此临证时，不可滥用"六腑以通为用"之说，而妄施通利泻下之品，徒耗胆之阳气，致寒凝气结于内，不仅使津液不

通，为结石滋生创造条件，而且寒主客引，胆道痉挛亦不利于结石的排出。根据结石的排出有赖于胆道平滑肌的舒缩及胆囊的收缩力，而"脾主肌肉"，肌力的强弱取决于脾气的健旺与否。因此对于胆囊结石的防治，尤其是无症状者，应结合女性的生理特点，重在"郁"与"虚"两个方面，以舒郁和中为基本治法，择越鞠丸合四君子汤为主方，以解郁健脾。对于病程长者，考虑损及脾阳，选越鞠丸合柴胡桂枝干姜汤为主，使其既能疏郁，又能舒展胆之阳气，从而阳气复，胆道通，胆囊收缩力增强，达到防石、排石的目的。

③胆总管结石（包括术后残余结石）：该部位结石既有来源于胆囊者，又有来源于肝内者。胆管主要由平滑肌所构成，似与肝主筋、脾主肌肉有关，故结石嵌于此，多伤及肝脾二脏之阳气。临证时，常根据阳虚与气郁的孰轻孰重，或以温阳为主，或以解郁为要，但实脾健脾之剂仍不可缺。临床观察发现，胆管结石阳虚程度较其他部位为甚，单用附子难以取效，故常加鹿角片以增强其助阳温通之力。胆石症肝郁为根，石为痰体，热结为主，闭塞为患，和通为治，化痰为旨，治肝为先，以通为补，以辛散结，以咸软坚，以燥化饮，帅气化痰。以畅通三焦、和顺通达为刻意追求的总目标，疏瀹气机是贯穿理法方药的总原则。

2. 尿石病的辨证治疗

尿石病在临床上以中医药辨证治疗为主。一般来说初起或急性绞痛发作阶段属实证，多由下焦湿热蕴结，砂石结聚，气滞不利所致，治宜清热利湿，通淋排石，利气疏导；病程日久多转变为虚证，以脾肾亏虚为主，或变为虚实夹杂之证，以脾肾亏虚为主时，宜健脾益肾，通淋消石；虚实夹杂时则要量虚实之多少，采取攻补兼施、标本同治的方法，此时若单纯用补

益则助邪为患，单纯用攻泻则脾肾愈虚。临床辨证治疗不可拘泥于一方一法。

常辨证治疗多分为4型进行辨证治疗。

气滞血瘀型：行气活血，通淋排石。方用沉香散加减。石韦、滑石、当归、陈皮、白芍、冬葵子、王不留行、沉香、金钱草、海金沙、鸡内金、刘寄奴、丹参、琥珀、甘草等。

湿热下注型：清热利湿，通淋排石。方用八正散加减。瞿麦、萹蓄、木通、车前子、山栀、大黄、滑石、金钱草、海金沙、鸡内金、甘草、牛膝、琥珀等加减运用。

肾阳虚型：温阳益肾，利水排石。方用金匮肾气丸加减。金钱草、海金沙、鸡内金、王不留行、桂枝、附子、山萸肉、茯苓、丹皮、泽泻、杜仲、菟丝子等加减。

肾阴虚型：滋阴补肾，清热利湿，排石通淋。方用知柏地黄汤加减。金钱草、海金沙、鸡内金、威灵仙、琥珀、血余炭、知母、黄柏、熟地、山萸肉、泽泻、丹皮、茯苓、山药、黄芪、陈皮、甘草等加减。

但临床证治分型报道不尽相同，崔氏将肾结石分为八型进行辨证治疗。即：湿热蕴结型、肝气郁结型、气滞血瘀型、脾胃气虚型、肾阳虚衰型、肾阴不足型、气阴两虚型、气血两虚型。

临床肾结石的常规治疗一般多将中药溶石排石配合西药松弛输尿管平滑肌，解痉利尿、止痛，减少排石阻力；或口服中药配合推按运经仪、针灸、耳压等；或多种方法配合的综合疗法，或双合按摩手法排石等等。均能取得较为满意的效果。

有人主张无论是哪种类型的结石，它们的证候均因"石"，这个"实"所引起，所以治疗当拟去石（实）为首要。明·李中梓《医宗必读》中指出："石淋清其积热涤去砂石，则水道自利"，便是此意。一般因实致石型的治疗用活血化瘀、利水通淋法。由于结石在泌尿系统中长期停留，往往导致气滞血瘀，因此根据"留者攻之""坚者削之""积者行之"之训，见有结石，即可使用活血化瘀药，不必拘泥于瘀血诸证悉备。此法能使结石表面杂质松动脱落，结石变小，利于排出；又能使血管扩张，从而达到扩管利尿冲击排石的目的。结石系津液为病，瘀血是血液为病，形成后均会影响气机，所以结石与瘀血在形成、病理方面均有相似之处，故治疗时加用活血化瘀之品确能收到事半功倍之效。

活血化瘀法在治疗尿石症时不仅有明显止痛作用，还可以促进排石，加之活血能减少炎性分泌物和黏度对结石的包裹，活血化瘀法既能加强排石、溶石药的疗效，又有促进结石溶解、裂解的作用。因此活血化瘀法在尿石症治疗中占有一定地位。

因虚致石型则应用温肾化石、利水通淋方法治疗，此法可调整阴阳，改变晶体和胶体基质平衡失调状况，并借助肾阳的温化推动作用，达到消石排石的目的。尿石症的治疗，前人有忌补之说，如朱丹溪在《丹溪心法》中云淋证"最不可用补气之药，气得补易愈胀，血得补易愈涩，热得补易愈盛"。但证之于临床未必尽然，朱丹溪所论淋证忌用补法，乃是指淋证之实证而言，补则犯"实实"之戒，临床若见老年肾虚或久病体虚，攻伐太过之石淋证，则应酌加强肾化水之品，以图扶正达邪。

还应注意补益脾胃中气，升提清气，调理气机。脾胃为后天之本、五脏之母。中气充足则肾气得以充实，本实才有治标之力，欲排石必先积足正气。其次，结石实为水湿之浊品，水湿之垢污。脾胃中气充足，则升清降浊之力胜。再者提气化滞，通络止痛，提气不但有提壶揭盖之妙，尚可解除瘀阻脉络之痉挛，痉挛消解则瘀滞易化，气机顺达，结石排出通畅，疼痛自消，诸证自消。

肖氏认为化痰软坚是治疗结石的关键。

传统方法治疗尿路结石，多采用清热利湿、排石通淋法，对于一般泥沙样结石。或结石较小者，可引石从小便中排出，能取得较好疗效。然此法对于结石较大，而不能一次性排出者，则鞭长莫及。若采用软坚化痰法，使结石溶化，分次排出，疗效颇佳。

本法按照咸能软坚的原理。治病求本，使"坚者削之""结者散之"，从而达到祛痰愈病之目的。临证还需斟酌权衡，参伍如下治法：一是治痰与理气相结合。痰为阴类，赖阳气以化，气顺则痰消，气滞则痰留。诚如《丹溪心法》所云："善治痰者，不治痰而治气，气顺则一身之津液亦随气而顺矣。"二是治痰与治水相结合，缘水乃痰浊之本，治病求本，使水道通调，津液敷布，以利结石之排出，此所谓"治痰不治水，非其治也"。三是治痰与治瘀相结合，乃基于"痰瘀同源"的认识。血瘀发生，便是痰浊的形成，而痰浊阻滞气机，又能导致血瘀。因此，活血祛瘀与化痰软坚，是同一法则的两个方面。

此外，温命门而振元阳，清血热而利湿浊；虚则补之，实则泻之；或健脾，或补肾，或疏肝，皆可见诸证而投诸药，灵活应用。

总之，在尿石症的治疗中，排石与溶石需同时并举，要注重升补宗气，以资排石、溶石之动力。因宗气为诸气之纲领，主一身之气化，实践证明宗气充旺，可促使结石的消溶与排出，且不伤正气。根据患者体质及合并症状，辨证分析，宜攻则攻，宜补则补，攻补兼施。无论是攻是补，均应用软坚脱化之品，灵活加减，令攻之不伤正气，补虚不碍排石，使其达到"坚者削之""留者攻之""积者行之""粘者脱之"之目的。

（三）病症结合治疗

1. 胆石症的病证结合治疗

结石病的治疗，近年来，临床一般多采用中西医结合疗法，或综合疗法。病证结合治疗既能缩短疗程，又能提高临床疗效。尤其是胆石症急性发作期，采用中医专方或分型论治，结合西药护肝、支持疗法、有效抗生素的应用，弥补了单纯中医或西医治疗之不足，使临床疗效有较大的提高。胆石症的中西医结合治疗有中药西药相结合溶石排石、手术取石配合中药排石、针灸耳压排石等方案，在临床取得了较好疗效。

杨贵志等中药胆系排石汤配合针灸止痛和西药解痉止痛、抗感染、支持疗法等治疗胆石症并感染126例，治愈118例。并认为：胆系结石是临床上比较常见的多发病，且易合并感染，单纯中药或西药治疗均不理想；经采用中西医结合治疗，疗效显著。

（1）针灸止痛　疼是胆系排石的反应，足三里、日月、期门为足少阳胆经之腧穴，针刺可增加中枢神经系统的应激性，提高疼痛阈值，降低胆道平滑肌张力，松弛Oddi括约肌，疼痛可立刻缓解，针刺疗法作用快，无副作用，持续时间短，可反复施治，既可止疼又不会扼杀胆道排石运动。

（2）胆系排石汤中，金钱草、茵陈、山栀、黄芩、蒲公英清热解毒利湿；柴胡、槟榔、木香、川楝子、郁金、青皮、延胡索，行气止疼活血化瘀，大黄泄下排石，胆道排石汤具有清热解毒，通里攻下，行气止疼之功效，中医理论认为胆为中清之腑，有通降疏达为顺的生理特点，胆系感染可发生热毒壅盛，气滞郁结，故本病宜选用通腑法，通腑泻实，急下存阴，邪去正复。大黄具有通腑祛实，泻热解毒散瘀作用。

（3）手术治疗　对于结石大者，保守治疗效不显者可及时手术。

陈武认为中西医结合治疗胆石症，对于症状较重的湿热型、热毒型病例，由于其感染的细菌毒力较强，且常夹杂厌氧菌感染，除加大中药剂量外，还给予足量、有效、二联以上的抗生素及甲硝唑，若仍未控制症状，则立即转外科手术治疗，以免因化脓性胆管炎导致感染性休克，或胆道穿孔造成弥漫性胆汁性腹膜炎，贻误时机。

肝内胆管结石病治疗效果仍不能令人满意，术后残余结石率可高达60%~70%。纤维胆道镜技术的问世，为治疗胆道结石开辟了一个新途径。术中胆道镜的应用，可明显降低术后残石率。术后残余结石多位于Ⅲ级以上胆管，究其原因除Ⅱ、Ⅲ级以上胆管分枝较难取净外，巨大结石或铸形嵌顿结石位置深在，使手术器械不易取出；且术中使用胆道镜仍存在一定的盲区。而术中无休止地取石，会延长手术时间，增加术后并发症。对于肝内结石不易取净者，均采用肝内置硅胶引流管，可置入Ⅱ、Ⅲ级胆管，管口对准有残余结石的胆管枝，或置在巨大嵌顿结石的下方。术后两周采用液压振荡冲洗胆道。胆管内结石主要是胆色素性混合结石，该种结石质地松软，具有易碎易崩解的特点。在水流的反复冲洗下，结石逐渐被侵蚀而松动。嵌顿结石处多有胆管狭窄，胆管狭窄与局部炎症水肿、肉芽增生有关。用含抗生素的盐水反复冲洗胆道，可减轻炎症水肿。有助于嵌顿结石松动及向下排出，为胆道镜取石创造有利条件。对于泥沙样结石广泛且位置深者，胆管盲端的小结石，在液压震荡反复冲洗下，可使其排出胆管进入肠道。

王波对43例胆石所致的梗阻性黄疸实行中西医结合治疗后并进行了临床分析。胆石症引起的梗阻性黄疸是外科的常见病，它对机体损害的原因主要是通过内毒素血症及高胆红素血症，受损害最明显的脏器是肝、肾。如何防治梗阻性黄疸对机体的损害是近年来研究的热点。王氏认为病因治疗仍是关键，解除梗阻的治疗有非手术和手术两种疗法。中西医结合治疗非手术疗法可使多数患者得到治愈，免除了手术痛苦。在使用药物的问题上应注重对肝、肾的损害；另一部分需手术治疗的患者，通过中西医结合非手术疗法的围手术期处理，使患者度过急性期，从而降低了急症手术率，增加了择期手术率。提高了手术的安全性和患者对手术的耐受性，使手术的成功率大为提高，临床治疗结果肯定了中西医结合对该病的治疗作用。

中医学认为梗阻性黄疸的病机特点是以痛、热、黄为临床表现的热（或湿热）、结相兼为病。其治则应是清热（清湿热）、下结配合运用。根据这一原则。选用茵陈、大黄、黄芩、栀子清肝利胆、退黄。现代药理研究证明该类药能降低奥狄括约肌的紧张度，促进胆汁分泌。茵陈还能减轻肝细胞对毒素的刺激反应及变性坏死，促进肝细胞恢复。黄芩还能降低血中胆红素浓度。金钱草、海金沙促进胆汁排泄。白芍、延胡索入肝经，具有柔肝缓急止痛之功。大黄、虎杖清热毒，利湿退黄。全方配合西药对胆石症引起的梗阻性黄疸的治疗，提高了临床治愈率，降低了手术率和死亡率。

周鸣兴主张中西药排石适应证的掌握准确与否，是排石的成败关键，对多发性复杂的肝内胆管结石、结石症并发急性胆道感染、术后残留结石、再生结石以及胆石症伴有其他脏器疾病或年老体弱不能耐受手术治疗者，只要胆道下段无狭窄的，均可采用中西医结合方法治疗。胆道结石大小选择在11cm以下的，排石容易成功。症状较轻、无严重并发症的较大胆管内结石，仍有望排出结石。在有急性胆管炎症状时，施行排石治疗，对指征恰当的病例可起到因势利导的作用，有利结石排出或使症状缓解，降低手术的发生率和术后并发症和死亡率。但对肝内外胆管有显著狭窄或结石嵌顿，结石较大，数量较多，则难以成功。在治疗中，应恰当掌握中转手术指征，在排石治疗中如出现上腹部持续性闷胀、痛或阵发性疼痛，黄疸出现或加深，出现血压下降、神志变化等急性梗阻性化脓性胆道炎症时，应及时中转手术治疗。

2. 尿石病的病症结合治疗

尿石症除单纯中药治疗或单纯西医治疗外，有不少临床工作者采用中西医结合治疗。诸如中药排石溶石，清热利湿，配合西药抗生素；中药配合解痉止痛，利尿剂；中药配合体外震波碎石（ESWL），中药配合手术治疗；总攻疗法等。为肾结石的治疗积累了较为丰富的经验。

临床上大部分结石患者常因结石表面粗糙，易嵌入输尿管、肾盂，造成局部充血、水肿、炎症、粘连，形成肉芽包裹，日久必有肾气亏虚、瘀血阻滞之象，甚则引起肾盂积水，影响肾功能，合并肾盂积水者，中医认为主要与脾肾阳虚、水液积聚有关，健脾温肾利水药能提高血流动力，增加尿量，使肾盂内压力显著增高，输尿管蠕动频率明显加快，以促进结石的下移和积水的排出，病程久延，服药日久，必见肾虚加重，出现头晕眼花、腰膝酸软、四肢乏力、胃纳欠佳等现象，采用中药攻补兼施的治疗原则，遵循补肾益气与活血化瘀、利水通淋、化石排石与西药利尿、解痉、抗炎相结合的治疗方法，在临床上取得较好的效果。

章氏先行体外震波碎石术，再做推按运经治疗，在治疗前先用B超作结石定位，再针对结石部位，用80~100mA强刺激20分钟，以冲击震荡碎石，再辅以推按运经仪治疗，导引结石下行。此改良法取得了较满意的疗效。

许氏根据本病发病机制，采用中药清热化湿利尿、化瘀软坚散结、溶化排石。使热清湿化，瘀结消散，结石溶化排出。同时配合黄体酮、硝苯地平，使输尿管平滑肌松弛，减少排石的阻力，增强输尿管的蠕动，使尿量增加以达止痛利尿之效果。使其有机配合，突出清利、溶化、松扩、通排之特点。清利即清热化湿，利尿通淋，治其诱发致石之因。溶化使其结石由多化少，由大化小，由小化无。松扩使泌尿系平滑肌松弛及输尿管扩张，解除输尿管痉挛和狭窄，减少结石下移排出的阻力，放宽与通畅结石排出的道路。通排使尿量充分增加，促进输尿管蠕动，加强尿液对结石的内冲洗力，因势利导，使结石通降下行，由静变动，由上移下，由下排出。

管氏认为本病临床症状，属于淋证（石淋）范畴。造成本病的根本因素是肾虚和膀胱湿热，《诸病源候论》曰："诸淋者，由肾虚及膀胱湿热故也。"亏虚肾元和下焦湿热是病因的关键，二者息息相关，互为因果。因此辨证治疗石淋的原则是滋补亏虚肾元和清除下焦湿热。本病初期多为实热，治宜宣通清利，多用甘寒，少用苦寒，忌用补法，重在治石。后期多为虚实夹杂或病起即有虚象者，治宜兼用补法，切忌大利大下或以攻为主。同时配合总攻排石，增加尿液，稀释尿液盐类浓度，提高内冲洗力，增强输尿管蠕动、扩张，推石下移。另外配合肾区叩击、跳跃、跑步、大量饮水等促使结石下移。

总之，尿石症在治疗中，要辨病与辨证相结合。中医治疗的精髓在于辨证施治，中药排肾石同样不能离开这一准则。同时要注意与辨病治疗相结合。一方面要注意肾结石病的并发症，如感染、梗阻及肾功能衰退。合并感染时宜清热利湿、通淋排石、凉血止血法熔为一炉。梗阻情况下排石时应注意利湿淡渗药物的运用；肾功能衰退者要考虑调理药物的运用，待肾功能恢复及化验好转再专一排石。虽然肾结石的并发症较为单纯，但仍然要注重辨证施治。特别要保护胃气，使排石得到顺利地进行。即使是单纯的尿道结石，治疗仍要根据实际情况进行辨证治疗，切忌武断专一排石。如少数患者单侧肾结石可有两侧腰痛，或发生对侧肾区反射痛，如不注意辨证与辨病相结合，容易引起治疗上的失误。另一方面要注意治疗中扶正与排石的辨证用药，如腰酸痛要考虑补肾通络药物的运用，但是药味不宜过多，否则有冲淡排石之嫌。有的肾结石患者平素根本没有临床证候，无法按辨证治疗，只有根据患者体质的全身情况及胃腑承受力的局部情况辨病与辨证相结合进行中药排石。排石与辨证施治要统一，尽量避免将它们孤立起来对待。

二、新进展与新疗法

（一）胆石症的新进展与新疗法

1.纤维胆镜治疗胆管结石

纤维胆镜治疗胆管术后残余结石，简便易行、疗效好、见效快，可避免再次手术的痛苦。对老年患者及高危险胆石患者可以不做手术即可达到减黄及取石的目的。一般无特殊禁忌证，有明显出血异常及有明显心功能不全者慎用。

（1）操作方法

①术中胆管镜：按术中无菌要求，经胆总管造口处置入纤维胆镜，在直视下取石。

②术后胆管镜：取石时间一般于胆管术后6周进行。窦道壁牢固以后拔除T管，经T管窦道或空肠造口窦道置入纤维胆镜

至胆管内取石。

（2）并发症

①发热：一般在38℃左右，且多为一过性，不需特殊处理。如再次引起发热，则需急行胆镜取石术，解除梗阻，控制病情。

②窦道穿孔：常因施术者操作粗暴引起。时间不能小于胆管术后6周，否则因窦道壁过于薄弱，极易引起穿孔，故应当轻柔操作。

③胆道出血和胆管撕裂：胆管黏膜因结石压迫而致黏膜糜烂，甚至发生溃疡，当套取较大结石时，均有不同程度的出血，但多数患者无需特殊处理。

④急性胰腺炎：少见。

⑤腹泻：多因纤维胆镜检查时，灌注生理盐水过多所致（＞3000ml）。

⑥恶心、呕吐：多因操作刺激性强或灌注生理盐水压力过高所致。

（3）纤维胆镜取石的常见困难

①结石过大或处于嵌顿状态：结石直径若超过2cm，则通过窦道十分困难。如结石嵌顿，取石时难以进入该处胆管，此时可采用"活检钳"碎石法，可以取得较好的效果。对此种较大结石，亦可以应用等离子碎石仪、液电碎石、超声碎石和激光碎石等。后两种碎石方法，由于局部产生高温，对胆管黏膜有不同程度的损伤，加之设备昂贵，故现今国外尚无广泛使用。

②结石过小：胆管的末端，是取石过程中的又一个难点。因结石过小，易漏网，又因位于盲端，小结石也不易进网，取石十分困难。

③胆管狭窄：因胆石引起的胆管狭窄多为膜状狭窄。一般用取石网篮或胆道镜身扩张局部，大可获得成功。而极少数病例，因胆管狭窄严重且狭窄部位较长，致使胆镜取石十分困难。处理方法：可用特殊尼龙气囊导管扩张，留置扩张导管持续

半年至一年均可收到较好效果。

④胆管过度弯曲：施术过程中，胆管过度弯曲，致使纤维胆管镜难以进入该处胆管，此时在纤维胆管镜直视下，先向远端要检查的胆管导入取石网，然后将胆镜沿取石网向该处胆管滑入，常可获得成功。

⑤"T"管窦道—十二指肠瘘：此种情况多由于"T"长期压迫十二指肠引起，此时纤维胆镜由窦道口插入时易进入十二指肠腔，而找不到通往胆管的瘘口，甚至使胆管镜取石失败。在窦道内寻找通行窦道口的关键是：一定不要进入十二指肠腔，而是在未进入肠腔前，仔细寻找，就能找到通行胆总管的窦道开口。

⑥"T"窦道过细过长和过度弯曲：此时是由于术中"T"管放置不当引起，常可使取石失败。"T"管放置的正确方法一般应用 F20~F24 管，其长壁应与胆总管纵轴垂直，且应拉直并从右肋缘下锁骨中线处穿出皮肤，使之成为又粗又直又短的窦道，只有如此，才有利于术后纤维胆镜的取石。

⑦取石失败的原因：纤维胆镜取石失败主要是指纤维胆镜已进入胆管而无法取石者。常见原因是胆管狭窄严重且长度过长，或常伴有硬化性胆管炎，使纤维胆镜取石失败。现仍无更好的方法来解决这一难题。

2. 内镜乳头切开取石术

内镜乳头切开适用于胆总管结石患者，或术后胆总管残余结石及胆总管伴胆囊结石之老年患者或高危险的患者。

（1）禁忌证

①胆总管中段狭窄者。

②胆总管末端狭窄部长超过3cm以上者。

③肝内胆管结石伴肝内胆管狭窄者。

④出凝血时间异常者。

（2）术前准备

①术前6小时禁食，术前30分钟肌内注射阿托品 0.5mg。

②检查出血时间、凝血时间。

③术前咽部喷雾麻醉。

（3）操作方法

①常规行 ERCP。

②将电刀固定于常规位置，一般在11点位用混合电流，根据需要将乳头及括约肌切开 1.5~3cm，切开后口应呈钥匙孔样。

③置网篮于胆管内，在透视下套取结石。

（4）术后处理

①术后禁食 48 小时，可饮水。

②半卧位 48 小时。

③测血压、脉搏、体温等。

④预防性使用抗生素。

⑤术后观察有无肠穿孔、出血及便血症状，若有出血，可再次行十二指肠镜检查行电凝止血。

⑥留取大便，筛选结石。

（5）并发症

①乳头切开，切口出血。

②十二指肠穿孔。此为较严重的并发症，多因乳头切开距离过长大于3cm。

③急性重症胆管炎和胰腺炎多为切开不顺利、切口太小、引流不畅所致。

④取石网及结石嵌顿于壶腹部，多因结石直径超过3，乳头切口相对较小所致。

⑤切口再狭窄。再狭窄率为 2%~3%。

⑥死亡率为 1.1%。

3. 胆囊穿刺引流治疗胆囊结石

胆囊穿刺引流术是体外经皮肤或经肝向胆囊穿刺并置管引流的一种技术，适用于胆囊功能尚好的胆囊结石患者，尤其经体外冲击波碎石后有残留结石碎块不能用口服溶石消失者，最适合于胆囊穿刺引流术。

经皮胆囊穿刺取右锁骨中线与右肋缘交叉点进针，针尖指向左肩，针体与锁骨中线交角呈 15° 左右，与腹壁交角 30°~45°。

经皮经肝胆囊穿刺取右腋中线第8、9肋间，用带塑料鞘穿刺针向胆囊床方向穿刺置管。两法均经B超导向，安全准确。

若要进行胆镜取石，则需通过导丝为引线，定期扩大瘘管。一般在穿刺置管后10日，即可取石。取石时先注入造影剂，当显示负影位置后，用取石钳取出，也可在纤维胆镜下取石或作激光超声碎石后取石。在B超引导下，采用带气囊导管，经皮胆囊穿刺，扩张通道，以进一步利于取石，将是一种取石的发展方向。

4.腹腔镜下保胆取石术

适应证、操作方法见前述。

5.腹腔镜胆囊切除术（LC）

腹腔镜胆囊切除术开创了微创外科的新纪元，具有创伤小、痛苦小、瘢痕小及恢复快等特点。LC已成为一种"金标准"术式，大约有90%以上的胆囊切除可用LC完成。特别适用于有症状的胆囊结石，直径＞3cm的无症状胆囊结石及伴有糖尿病的无症状胆囊结石及充满型胆囊结石。术前应严格进行准备，同时准备随时转为开腹手术。LC的设备包括人工气腹机、冲洗吸引系统、腹腔镜系统、高频电刀或激光刀以及配套的气腹针、套管针、牵引钩、剥离钩、窥镜剪、钛夹等。

（1）操作要点 以全身麻醉为最安全。患者取仰卧或截石位，建立良好的气腹状态。选择最佳穿刺孔。组织分离应小心、仔细，避免损伤正常组织结构。对管状结构的阻断要确实、安全。预防钛夹松动、断裂及脱落引起意外。努力提高缝合技术，保证组织结构的完整性。被取下之标本一定要完整取出，不能遗漏，以免增加患者痛苦及并发症发生。切口处理应完善无误。

（2）手术要点

①胆囊周围有粘连时，防止撕拉出血。尽量紧贴胆囊壁细心分离，防止肠道损伤。

②胆囊肥大积液，先行穿刺减压。

③LC手术最常见的并发症为胆漏、胆总管损伤及出血。预防关键在于Calot三角的解剖，处理好胆囊管及胆囊动脉。如果Calot三角呈冰冻状粘连，无法寻找间隙分离，应当中转开腹。

④电凝胆囊床时，不要靠近胆总管，以免热效应引起胆管烫伤，引起狭窄。

⑤手术困难，渗血较多或有引起胆漏可能时，应放置引流管。

⑥胆囊壶腹部或颈部嵌顿，局部无法钳夹牵引，必要时可行局部切开，先取出嵌顿结石后再手术。

（3）LC手术的常见并发症

①胆管损伤：由于术中牵拉常将胆总管作为较长的胆囊管夹住或剪断；Calot三角炎症水肿粘连引起局部变异，分离困难；离开胆囊较远分离电灼Calot三角。

②腹内出血：穿刺针损伤腹壁或腹腔内血管。胆囊动脉出血，胆囊动脉游离困难未能夹闭而电切或撕裂时；胆囊动脉夹闭不完全或钛夹脱落或胆囊动脉后支或副胆囊动脉未夹闭。胆囊床或胆囊床的边缘出血。解剖不清楚，造成肝右动脉撕裂或灼伤。

③胆瘘：胆囊管夹闭不全或钛夹松脱。迷走胆管较粗，未夹闭或电凝不彻底。术中误伤胆管。胆总管远端梗阻未解除。

④胃肠道损伤：腹腔广泛粘连，穿刺时过深或过猛。麻醉过浅致腹腔空隙太小，手术操作困难。分离粗糙，大块组织一次剪断或电灼或牵拉推压用力太大。

⑤胆石残留：游离胆囊管时不慎将胆囊结石挤入胆总管未及时发现。

⑥皮下和纵隔气肿：腹内气压过高或穿刺鞘退出腹膜外时腹腔内二氧化碳气体经套鞘系及周围进入皮下或腹膜外并不断弥散。建立气腹时，气腹针位置不当，被压向腹壁刺孔组织间隙。膈肌裂口或先天性膈疝致胸腹管未闭。气管插管操作气道

或正压呼吸时压力过高损伤胸膜。

⑦膈下及腹腔感染：感染性胆液污染了腹腔。术中肝外侧及肝下间隙积液未抽吸干净。

⑧切口感染：经切口取出胆囊时，感染的胆液、泥沙样胆石污染切口。胆瘘或肠瘘等感染因素存在。

6. 腹腔镜胆总管切开取石术（LCBDE）

（1）适应证

①结石性胆囊炎继发胆总管结石。

②原发性胆总管结石仅需做胆总管切开取石加引流者。

③不合并胆管狭窄的继发性胆总管结石者。

（2）腹腔镜胆总管探查，通过扩张胆囊管和直接切开胆总管前壁两种途径进入胆总管。

①将直径 5mm 的纤维胆道镜或输尿管镜插入胆总管内，直视下将细小结石推入十二指肠内或插入带气囊导管，扩张壶腹部，再利用气囊导管推送，加压冲洗，将结石冲到十二指肠。

②插入纤维内镜，在电视摄象监视仪监视下用套石网取石。

③切开胆总管前壁，直视下用可弯头的取石钳伸入胆总管内夹取结石。事先应对结石大小、位置、数目有所了解。腹腔镜胆总管探查适合于继发性胆总管内孤立性小结石。

（3）并发症

①门静脉损伤、变异的胆囊动脉损伤、变异的副胆管损伤。术中仔细解剖，弄清解剖关系，小心处理条索状物，切勿大块电烧及剪切。

②电刀引起周围脏器的损伤：术者应充分熟悉电刀的工作原理与性能，掌握其安全 操作规范，切忌大块电烧组织，以及留有"电尾巴"。

③胆瘘：原因有 T 管周围缝合不紧、

变异副胆管或继发胆管损伤后未发现及处理，胆管下端残余结石或狭窄。因此，T管周围的缝合要牢靠，胆道镜探查要仔细，并放置腹腔引流管。

7. PTCD

PTCD 经皮肝穿刺胆道造影引流术，是经皮穿刺肝内胆管造影后并置引流管引流，以解除阻塞以上胆管高压，降低血清胆红素，控制感染及引流胆汁的一种方法。

（1）适应证

①阻塞性黄疸术前引流，有助于减少并发症，降低死亡率。

②急性化脓性胆管炎伴有休克、肾功能不全、意识障碍等的患者，无法耐受手术，可急诊行 PTCD 引流。

③晚期胆道系统肿瘤行姑息性引流。

④胆石源性肝脓肿的诊断与治疗。由于 PTCD 的并发症较 ERCP 的高，故有条件者宜先行 ERCP 及 ERBD，失败再行PTCD。

（2）操作步骤

①二针法：先用细长针做 PTC，当胆管显影后再选择合适的肝内胆管，用 PTCD针刺入。一旦刺进胆管，拔出针芯，此时可见胆汁流出。将金属导丝插入 PTCD 针管内，并在 X 线透视下将导丝推送胆管梗阻的部位或较粗大的胆管。固定导丝拔出PTCD 针。用 PTCD 套管入导丝，沿导丝方向插送到胆管内内。固定导管拔出导丝，在穿刺点皮肤上缝扎固定导管。

②一针法：用国产塑料套管 PTC 针穿刺。经右侧经路穿刺进针 10cm 后，拔出套管针芯，缓慢向外退出套管，见胆汁流出或用注射器抽吸到胆汁即停止退针。注入选影剂了解胆管走向后经套管插入金属导丝，再将套管随导丝一道插送至粗大的胆管，拔出导丝，固定套管。

（3）术后处理 每日用抗生素生理盐水冲洗引流管。避免深呼吸或剧烈咳嗽使套管脱出。若胆汁引流量突然减少时，应在X线透视下向套管内注射造影剂了解套管位置。如果是套管阻塞，则将导丝经套管插入更换新套管。如果是套管脱出，则应重新置管引流。

8. PTCS

PTCS经皮经肝胆道镜检查是近年来开展的一种新的胆道镜检查方法，并在此基础上可行胆道镜下取石术。

（1）适应证

①胆总管及左右肝管结石。

②左右肝管狭窄近端胆管内有残余结石。

③原发性肝内胆管结石手术无法取尽时可同时行冲洗及取石。

（2）操作步骤　先行PTC及PTCD引流，术后2周用F14~F16导管沿PTCD瘘管扩张。第3周用F18~F20导管扩张，至瘘管扩张至5mm用3mm胆道镜经瘘管插入行胆道镜检查，并可取石，取石后再插入引流管。

由于PTCD瘘管直径仅为5mm，大于5mm的结石不易取出，本法造成胆道出血、胆瘘及导管脱落的并发症较高，临床应用受到限制。

9. 内镜下鼻胆管外引流术（ENBD）

（1）适应证　适用于急性梗阻性化脓性胆管炎及急性胰腺炎的紧急减压引流、良性和恶性梗阻性黄疸的术前减黄引流、EFT后防止胆道感染、ERCP中发现结石嵌顿或乳头狭窄时、胆总管结石需冲洗或溶石治疗者。

（2）操作方法　先行ERCP，了解胆管梗阻原因及部位，再插入带细套管的导丝，使其越过狭窄部位。拔出套管，将引流管沿导丝插入，边将引流管向前推进，边将导丝向后拔出，向前推进引流管同时向后退出十二指肠镜，并使引流管在胃体内扩圈。从鼻腔插入导尿管，一端从口腔引出，将引流管末端插入导尿管腔内，再从鼻腔拔出导尿管，并固定引流管。经引流管内注入抗生素盐水冲洗胆道后接到负压吸引上。

（3）术后处理

①术后3天用抗生素防止感染。同时行胆汁培养。

②每日引流冲洗，保持通畅，观察胆汁引流量、颜色及有无絮状物、食物残渣等。

③定期复查血、电解质及肝功能，了解黄疸减退情况及症状改善情况。

④若引流管内无胆汁流出，应行引流管造影，了解阻塞部位。若为引流管内阻塞，可在透视下冲洗，若为引流管滑出，则应将导管拔出，必要时重新置管。

（4）并发症　ENBD与PTCD比较前者更安全，并发症很低，成功率达98%以上。主要并发症有出血、穿孔、胆管炎、导管阻塞及滑出等。

10. 其他方法方式

①保留Oddi括约肌功能的空肠盲段肝胆管盆成形术解决肝内胆管结石行胆肠吻合术后反流和引流的矛盾。

②胆总管十二指肠间舌样切除吻合术可以解决逆行胆管炎、盲端综合征或再生结石的并发症。该术式的主要优点是吻合口大，不发生胆汁和肠内容物滞留，且简单安全。

③纤维十二指肠镜治疗胆总管结石，应用纤维十二指肠镜治疗小于1cm的原发性或继发性胆总管结石无疑是胆道外科领域的一大进步。

④经皮胆镜超声碎石配合纤维胆道镜治疗肝内外胆管巨大嵌顿结石的特点。

a. 只对结石起作用，对软组织无作用。

b 不需取石网套住结石再碎石。

c 操作简单，耗时短，患者痛苦小。

d.“硬镜”“软镜”结合可互补不足。

e.经皮胆镜短小灵活，外径较细，可直接进入扩张的 I、II 级肝管。

新发展起来的碎石术有液电压波碎石术、激光碎石术、超声波碎石术，临床上以超声碎石最为常用。

⑤体外震波碎石与纤胆镜联合应用治疗肝内胆管残石有较好的效果。震波治疗结石破碎率为93.33%，使大结石破碎，结石嵌顿解除，然后行纤胆镜取石，结石取净率为96.67%。体外震波碎石解决了纤胆镜对大结石、嵌顿结石取出困难的问题。而纤胆镜则又弥补了体外震波碎石后碎石无法有效排出的不足。二者在临床上联合应用有显著的优越性和互补性。

⑥皮下通道型肝胆管成形术治疗肝胆管结石和狭窄效果较好。

⑦双侧以上肝胆管结石并狭窄的多肝叶部分切除，直视下广泛切开肝胆管，对狭窄部位进行整形，大口径胆肠吻合治疗双侧 II 级以上肝胆管结石合并狭窄，疗效满意。

⑧等离子碎石仪是应用等离子放能原理定点微爆破碎石。PSW-G 定向微爆破碎石仪辅以纤维胆镜，明显提高了取石效率，缩短了取石疗程及次数；减少痛苦，无严重并发症。

⑨腹腔镜治疗胆总管结石代表了当今外科学向微创伤外科发展的方向，给胆总管结石治疗带来观念上的更新，具有强大的生命力。腹腔镜下经胆囊管取石术具有更广阔的前景。

⑩腹腔镜下保胆取石术。

⑪小切口胆囊切除胆总管切开取石术效果较满意。

⑫胆总管十二指肠上缘的吻合治疗术。

避免胆总管十二指肠吻合术后发生盲端综合征和十二指肠牵拉扭曲、吻合口狭窄等问题。

⑬经络耳穴诊断治疗多用机 在患者耳郭探测出各个有关的准确穴位，选配针对胆结石交感、胆、十二指肠、皮质下等各穴卡上输出夹头，用疏密波电磁脉冲治疗20分钟。去夹头后在交感、胆、肝、内分泌、十二指肠、三焦、神门、松肌等穴各贴中药浸泡过的王不留籽 1 枚，每穴按压20下，每日 10 次。15 日为 1 个疗程。一般2~6 个疗程。

（二）尿石病的新进展与新疗法

尿石症的治疗，特别是上尿路结石的治疗，绝大多数结石一旦直径超过 1cm 即不易排出体外，即需手术切开取石。而取石术后复发率又很高，反复手术不但患者增加痛苦，危害健康，也增加了手术的难度和危险性。近年来随着相关科学的发展，医疗器械的不断创新，治疗方式已取得突出进展，并被视为上尿路结石治疗的革命性转变。这些新进展包括输尿管肾镜取石或碎石术、经皮肾镜取石或碎石术等。这已使 90% 以上的上尿路结石患者不需要进行传统的开放式手术取石，而达到免除手术之苦、缩短疗程、提高疗效和节约费用的目的。

1. 经皮肾镜取石术（PNL）

（1）适应证 从理论上讲，经皮肾镜取石术的适应证是很广泛的。但在实际临床应用中，其应用范围随操作者的熟练程度，设备是否齐全而有很大差异。一般地讲，位于肾盂内的单个结石最容易取出，当然巨大肾结石属于例外；其余是位于没有肾盏颈狭窄的肾盏结石和输尿管上段结石；比较难治的是充满肾内腔隙的铸状结石。开始时应选择位于肾盂内的体积又不是很大的结石进行治疗，待技术熟练后再扩大治疗范围。

（2）禁忌证 全身出血性疾病，术中及术后易发生难以止住的出血，不宜应用本方法取石。结石以下尿路有器质性梗阻，且同一手术中无法解除者，不宜采用本方法取石。肾或肾周围急性炎症期不宜施行本方法取石。

（3）操作方法

①体位：可采取俯卧位，半俯卧位（患侧在上）及侧卧位。以俯卧位较常用。

②麻醉：全身麻醉，硬膜外麻醉及局麻。

③穿刺部位：腋后线与十二肋交叉的下方，通过肾实质进入肾盏、肾盂内，而不从肋角部位直接穿入肾盂，可减少术后漏尿等并发症。

（4）治疗步骤

通过膀胱镜向患侧肾盂内插入输尿管导管，以尖端有气囊者更佳，固定导管后即可摆好体位。

向肾盂内注入造影剂，用超声引导穿刺或用 X 线显示肾盂肾盏影像，在荧光屏监视下进行穿刺，进入肾盂内拔除针芯随即有尿液溢出，即可沿穿刺针插入导丝。

用尖刀将穿刺口扩大至 1cm 左右即可开始扩张，用金属扩张器可扩至 F24，用塑料扩张器可扩至 F30。用后者扩张至 F30时，即可保留其鞘，作为通道直接放肾镜观察；用前者则应将扩张器取出，沿导丝插入肾镜鞘及闭孔器，再进行观察。

开始观察时，肾内多有血块，视野呈红色，稍加冲洗即可洗亮，仔细观察肾黏膜状况并找到结石。如结石直径小于 1cm，多可用三爪钳将结石取出，若结石大，取出有困难时则应先行碎石再予取出。超声碎石时碎石头必须紧贴结石，在粉碎过程中结石碎屑也可被吸出体外。用液电碎石虽然能量大，但不能将结石碎屑随时排出体外，需逐个取出。因此多数泌尿外科医师喜欢采用超声碎石，或二者联合应用，先用液电碎石把结石击成数块，然后再以超声粉碎并将碎屑吸出。

结石取出后，应仔细观察有无较大块碎石遗留，有无活动出血。无上述情况则可置入肾造口管。再注入造影剂，证实导管位置在肾内且无外溢，即可固定肾造口管，拔去输尿导管。

肾造口管留置 5~7 日后拔去。

（5）常见并发症　经皮肾镜取石术是一项具有安全、有效、创伤小等优点的治疗方法。常见的并发症为出血、发热及穿刺失败等，应用不当偶可损伤邻近器官而发生较严重并发症。

①出血：多见于穿刺通道出血，可以更换稍粗的肾造口管或置入有袋导尿管，充起气囊后稍外牵引即可压迫止血，很少需手术止血。

②发热：可见于操作时间长，引流不畅或泌尿系原有感染未控制者，一般给予抗生素，并保持肾造口管引流畅通，多可恢复正常。

③损伤周围器官：文献报道有损伤结肠、脾等器官者。损伤结肠多见于以往有肾手术者，发现后无须特殊处理多可自行愈合。损伤脾脏则多见于未用超声引导，技术又不熟练时，只要能够及早发现并及时停止操作，不会造成严重后果。

④空气栓塞：这是一种极为罕见现象，但又很危险的并发症。可发生在利用超声碎石过程中。由于超声碎石时需接负压吸引、将清洗液及碎石屑不断吸出，如果不慎把负压接头接反，则会造成正压向肾内不断注入大量空气，进而逸入血管形成空气栓塞，甚至发生患者猝死。预防方法是标志鲜明，保证不接错。一旦发生空气栓塞，应立即将患者摆成左侧卧位，使空气停留在右心房处，随着时间的推移，空气泡可逐渐被血流冲碎而吸收，使患者度过危险期。由于体外冲击波碎石工作的广泛开展，经皮肾镜取石有减少趋势，但对没有碎石机的单位仍不失为一种有效的疗法。且在鹿角状结石时，单纯应用体外冲击波

碎石治疗,需要治疗的次数多,费用高,病程也长。如能配合经皮肾镜取石,并先将肾盂内结石尽可能取净,过2~3天后再行体外冲击波碎石,将肾盏内结石一次击碎,则可很快将碎石屑排出,以提高疗效、缩短疗程、降低费用。

2 经尿道输尿管肾镜取石术(URL)

经尿道输尿管肾镜取石术的临床应用,是泌尿内腔镜技术的重要发展。它改变了输尿管不能进行直接检查及输尿管疾病必须用开放手术治疗的传统观念。

一般位于输尿管中、下段的结石易于取出,位于输尿管上段的结石在操作中易使之逸入肾盂而致取石失败。如果技术熟练,同时具备可弯性输尿管肾镜,也可通过输尿管肾镜治疗铸形肾结石,目前临床已经广泛应用。此外,结石停留过久,结果周围形成肉芽增生,则输尿管肾镜难以到达结石处,也可致取石失败。结石以下尿路有器质性狭窄,特别是前列腺肥大患者,不能用硬性输尿管肾镜取石。有发生输尿管肾镜折断于膀胱内的报道。尿路急性炎症期及全身性出血性疾患,都不宜采用本方法治疗。

输尿管肾镜取石是一项新的治疗技术,成功率随技术熟练程度不同而异。一般使用得当,成功率可达90%以上。在开展体外冲击波碎石治疗之后,不少患者喜欢接受体外冲击波碎石治疗,因而本法取石在临床上有减少的趋向,但仍不失为好的治疗方法。体外碎石之后,如在输尿管内堆积过多碎石屑,也会造成梗阻,此时应用输尿管肾镜取石疏通尿路仍为有效的治疗方法之一。故世界许多结石治疗中心要求开展全面治疗,技术必须全面。既有体外冲击波碎石设备,又能熟练地开展经皮肾镜取石及经尿道输尿管肾镜取石,以提高疗效,减少并发症。

3.体外冲击波碎石(ESWL)

(1)冲击波碎石原理 利用冲击波通过身体聚焦于结石处,使结石粉碎随尿液排出体外。产生冲击波的能源,现多数仍采用液电原理即高电压,大电容电路,通过在水中瞬间放电产生冲击波,经半椭圆放射体的反射。聚焦于第二焦点(结石可移于此处)以达粉碎结石之目的;也有利用凹形面之后晶体产生冲击波并使之聚焦;或利用电磁波产生冲击波再聚焦者;日本则有利用微爆破作为能源者。

(2)适应证和禁忌证

①适应证:肾、输尿管及膀胱结石。

②禁忌证:全身出血性疾病。结石以下尿路狭窄及尿路急性炎症期。

(3)治疗步骤

根据结石部位选择恰当体位;进行定位,使结石恰好位于聚焦点处;开始进行治疗,工作电压视机型不同而不同,可从该机有效范围之低量开始,如碎石过于缓慢再予适当提高。每轰击100~200次,均需要重新观察结石粉碎情况及定位情况,必要时可给予校正。结石完全粉碎即可终止治疗,但每次治疗轰击次数均应限于2500次以内,如结石过大难以一次粉碎,则可等待7日后再进行第二次治疗。

(4)特殊结石的治疗

①胱氨酸结石:纯胱氨酸结石特别是较大结石,很难用ESWL粉碎。a.明确诊断胱氨酸结石有如下特点:X线透光性较一般结石好,介于草酸钙结石与尿酸结石之间,即平片上呈淡的不透光影。在造影片上呈负性影。结石一般较大,且多为双侧。患者年龄小,有家族性特征,易于复发而且很快可在短期内复发。尿中胱氨酸排出量增加,最好是收集到结石进行分析,可帮助明确诊断。放当碎石治疗中难以粉碎时,应想到胱氨酸结石之可能,一定要嘱患者收集结石碎屑送检。b.结石<2cm

可单独用 ESWL 治疗。c.结石 > 2cm 则用 PNL 治疗难以粉碎。d.治疗后结石极易复发，故必须告诉患者，养成多饮水习惯，定期服用碱化合剂，以碱化尿液防止结石形成，或溶解已形成之较小结石。

②鹿角状结石：部分鹿角状结石应按较大结石进行处理，即视情况可分次治疗或一次治疗。全鹿角结石应视情况采用不同治疗。a.肾盂肾盏无明显积水时，结石并不很大，可先从肾盂及输尿管连接部开始治疗，然后再治疗肾下盏、中盏及上盏部分结石。b.有肾盂及肾盏扩张时，结石可以很大，应分期治疗，甚至需 3~5 日治疗方可使结石完全粉碎，因此治疗期可能很长。为了缩短疗程、提高疗效，可先进行经皮肾镜取石，先经肾镜用超声碎石将肾盂内结石粉碎取出。遗留于肾盘内的结石，可待 2~3 日之后再进行 ESWL 治疗，使碎石经肾造管迅速排出。再待 2~3 日之后结石排完，即可拔管。

③孤立肾结石：治疗方法没有大的区别，但必需明确患者只有一个肾，因此治疗后要密切注意输尿管通畅情况。一旦有梗阻，即应进行处理，以保护肾功能。输尿管内碎石堆积的处理：一般采用仰卧位，由结石中下段开始，逐渐向上进行治疗。每处轰击 200 次左右多可松解。据多处碎石中心统计，输尿管内碎石堆积的情况如下。a.一半以上病例为 < 3mm 之碎石屑堆积。b.其次为下端被一较大的结石堵塞，其上为 < 3mm 之碎石屑。c.为上下皆有较大之碎石堆积，这种情况很少见。故上述方法处理无效时，也可经尿道输尿管肾镜治疗。当看到碎石屑之后，可用超声碎石进行粉碎，往往在冲洗过程中碎石屑即可松开。如无较大块结石，则在拔出输尿管肾镜时，就会有较多碎石屑跟随逸出输尿管。

（5）常见并发症　ESWL 是一项安全有效且无创伤的治疗方法，常见并发症有以下几种。

①血尿：几乎 100% 的病例均出现血尿，但均较轻，一般持续 1~2 日可自行消失。

②绞痛：发生率在 100% 左右，一般均不重，给予对症治疗即可缓解。

③发热：治疗后体温超过 38 ℃者并不多见，一般给予抗生素治疗即可。如果是由于结石较大，治疗后发生输尿管内碎石堆积，引起明显梗阻，则症状多很严重，体温可高达 39℃或更高，同时可伴患侧肾区疼痛。此时不宜久等，可急诊以俯卧位行 ESWL 治疗结石堆积处，以缓解梗阻，体温也可迅速下降。如无效，则应立即行经皮肾造口量管引流，症状可立即缓解。久等易发生患肾感染、积脓，造成肾功能损害及败血症等严重后果，应给予高度重视。

④肾周围血肿：多在肾被膜下，发生率不超过 1%。患者可无症状或仅有少许患侧肾区不适，多在做 B 超扫描及 CT 检查中发现，一般范围均不大。可卧床 1~2 日，待血止后自然吸收，不需特殊处理。肾周围血肿多有高血压，故在治疗前应使用降压药物，待血压控制后再行碎石治疗。

⑤肾衰竭：ESWL 虽是安全治疗方法，但有一定限度，如工作电压过高，轰击次数太多，二次治疗间歇太短，可引起肾实质损害；如为双侧疾病或孤立肾，则可发生肾衰竭。一般一次治疗不超过 2500 次，二次治疗间隔大于一周较为安全。

⑥高血压：有报告其发生率在 1%~10%。但临床报道治疗后少数患者的血压有所下降。所以应做更多严格的随诊，以确定其有无远期并发症。

⑦结石复发问题：它是远期随诊的重要内容之一。现在尚无资料说明其复发率与手术取石后复发率有无区别。但是如果碎石能量过大，是否会有碎石屑嵌入肾黏

膜中，成为结石再形成的核心，而导致结石更易于复发，应予严密观察。

4. 腹腔镜取石术

腹腔镜取石术是微创的，可作为开放手术的替代方法。适应证、禁忌证同开放手术。

第二节 用药规律

一、辨病用药

（一）胆石症的辨病用药

1. 胆石症的辨病用药

（1）抗菌药物应用 胆道感染的致病菌以大肠埃希菌等革兰阴性为多见，但亦可能伴有金黄色葡萄球菌及厌氧菌。有条件的以培养加药敏试验为治疗依据。

①革兰阴性杆菌感染选用的抗菌药物：具体如下。

青霉素类：氨苄西林、哌拉西林。

氨基苷类：庆大霉素、阿米卡星。

第一代头孢菌素：头孢唑林。

第二代头孢菌素：头孢呋辛、头孢替安。

第三代头孢菌素：头孢噻肟、头孢曲松、头孢哌酮、头孢他啶、头孢哌酮/舒巴坦。

喹诺酮类：氧氟沙星、环丙沙星。

②厌氧菌感染选用的抗菌药物：林可霉素或克林霉素、甲硝唑、头孢西丁、亚胺培南。

2. 利胆药和胆石溶解药

（1）药物分类

①利胆药按其作用特点可分为两大类：胆汁分泌促进药，如去氢胆酸，胆酸钠等；胆汁排出促进药，如硫酸镁。

②胆石溶解药：鹅去氧胆酸、熊去氧胆酸等。

（2）作用特点

①胆汁分泌促进药可直接作用于肝细胞而促进胆汁的分泌，使之排出量增加，起到胆道机械洗净的作用。胆石症时利胆药的使用，系通过胆汁分泌增加以冲刷胆道，促进其排出。

②至于胆汁排出促进药如硫酸镁是刺激十二指肠黏膜，反射地引起胆囊收缩，并松弛胆道口括约肌，促使胆囊排空。它并不增加胆汁的分泌。

③胆石溶解药如鹅去氧胆酸是从动物胆汁经半合成而得。胆汁中鹅去氧胆酸增加，可改变胆汁中胆盐与胆固醇的比例关系；并使肝细胞对胆固醇的合成与分泌降低，从而使胆汁中胆固醇含量降低，于是所存在的含胆固醇结石可缓慢溶解，而新结石形成受抑制。

（3）用药原则

①利胆药用于肝胆疾病，是一种辅助性治疗措施。

②结石只有在部分或完全阻塞胆汁流动才产生症状，此时可用哌替啶，加用阿托品则效果显著。

③胆道因结石完全阻塞时，可进行外科手术切开取石，并同时配合用药。

（4）注意事项

①较长时间服用利胆药则胆汁分泌量逐渐减少，出现"肝脏疲劳"现象。

②胆道完全阻塞、严重肝炎及严重肝功能不良患者应忌用利胆药。

③胆石溶解药不适用于治疗胆绞痛、胆管炎和急性胆囊炎，以及胆石已重度钙化的患者。

3. 止痛药物

胆石症急性发作后出现的胆绞痛以及手术以后的疼痛均需用镇痛药物止痛。

（1）吗啡：胆石症急性发病后出现的胆绞痛，须用镇痛药物来止痛。吗啡能抑制大脑皮质痛觉区，有较强的中枢镇痛作用，对呼吸中枢及咳嗽中枢均有明显抑制作用。增加胃肠道及其括约肌的张力，减少胃肠蠕动，延长排空时间。能增加胆道张力，尤以胆道管下端括约肌更为显著，应用时可与阿托品合用。

（2）哌替啶 其作用比吗啡弱，持续时间短，用药后也能增加胆道、支气管等平滑肌的张力，引起胃肠道、胆道和泌尿道痉挛的程度较吗啡略轻。抑制呼吸、镇静及镇咳作用较吗啡弱。用于镇痛时须与阿托品合用。

4. 水、电解质平衡治疗药物

体液和电解质为人体的重要组成部分，有相对稳定性。但在胆石症胆道感染急性发作及其他感染时，由于严重的感染、呕吐、不能进食等造成体液丢失，严重时可导致中毒性休克，使人体重要器官不能有效地维持正常的生理功能。及时正确的液体疗法，对减轻病情、降低死亡率具有重要作用。临床静脉输液只是一种应急的治疗措施。及早地控制和消除感染病灶、恢复口服，才是最根本的治疗方法。临床用药除依据临床表现及体格检查外，更主要是依据血液生化及血气分析的报告，准确计数，充分达到治疗目的。

（二）尿石症的辨病用药

1. 止痛药物

（1）哌替啶 肌内注射后，10分钟出现镇痛效果，持续2~4小时，哌替啶能中等度提高平滑肌张力与括约肌张力，故使用时，应与阿托品合用。常用量为50~100mg，与阿托品0.5mg联合应用。

（2）布桂嗪 镇痛作用约为吗啡的1/3。对内脏、器官的疼痛效果较差，对肾绞痛止痛效果不如哌替啶，可酌情使用。肌内注射每次50~100mg，10分钟后显效。

（3）吗啡：镇痛作用强，同时有镇静作用。对输尿管平滑肌呈兴奋作用，增加其张力。故治疗肾绞痛，应与阿托品合用。常用量5~10mg，与阿托品0.5mg联合肌内注射。肌内注射后5~30分钟显效，持续作用4~6日。因可成瘾，故须慎用。

（4）阿托品 作用于输尿管平滑肌，能解除平滑肌的痉挛。每次肌内注射0.5mg，15~20分钟作用达高峰，持续4~6小时。

（5）维生素 K_3：可适用于肾绞痛急性发作患者，部分患者疗效较好。使用量每次8~16mg，严重肝病者慎用。

（6）硝苯地平 钙拮抗剂，能松弛输尿管平滑肌。舌下含服，能缓解疼痛，5分钟后显效，常用量每次5~10mg。

（7）吲哚美辛 对于炎症性疼痛有作用，而对内脏平滑肌绞痛无效，故不适用于肾绞痛。可用于肾绞痛后余痛或结石引起的炎症性钝痛，常用栓剂100mg，肛内用药每天2次。

2. 治疗血尿

一般血尿可不用止血剂。严重血尿时可用卡巴克洛、维生素 K 等药物。

3. 治疗感染

用药时应依据药物敏感试验的结果，尽量避免使用损害肾功能的药物。尿路感染的致病菌以大肠埃希菌、G- 杆菌等多见，但亦可能伴有金黄色葡萄球菌、铜绿假单胞菌等。一般的尿路感染可使用复方新诺明、诺氟沙星或氧氟沙星，较重者亦可用阿米卡星或第三代头孢菌素，具体联合用药可参考胆石症中的辨病用药之章节。

4. 防治结石复发的药物

（1）枸橼酸钾 枸橼酸是一种螯合剂，能与钙形成螯合物，又能与解离的可溶性络合物化合，而降低血及尿中的钙离子浓度。口服后使尿枸橼酸增高，抑制草酸钙和磷酸钙结晶的生长和聚集，碱化尿液。钾盐本身亦有利尿作用。主要用于治疗低枸橼酸尿草酸钙肾结石、尿酸结石及轻、中、度高尿酸症。含钙结石配合噻嗪类利尿剂。用于吸收性高钙尿Ⅰ型及肾性高钙尿症。此外，还用于胱氨酸结石患者以碱化尿液。常用口服 60mg/d，每日 3 次根据病情可适当增加用量。

（2）噻嗪类利尿剂　具有降低尿钙排泄的作用，还可促进尿镁、锌的排泄。是肾性高钙尿症理想的药物。应用时需同时口服枸橼酸钾和氧化镁。与别嘌呤醇合用可治疗有高尿酸尿症的三型吸收性高钙尿症。常用药物及用量：双氢克尿噻每次 50mg，日 2 次，口服；苄氟噻嗪每次 5mg，日 2 次，口服；三氯甲噻嗪每次 2mg，日 3 次，口服。

（3）磷酸纤维素钠　在肠道内与钙结合成为不溶性复合物，减少钙肠吸收使尿钙排泄降低，但可使草酸盐吸收增多，易继发高草酸尿症。常用量（10~15）g/d，每日 3 次，于用餐时服下，服药期间限制草酸盐摄入，并口服镁剂。

（4）正磷酸盐　正磷酸盐可抑制 $1,25-(OH)_2D_3$ 的合成，减少肠钙吸收而降低尿钙，同时增加尿中枸橼酸和焦磷酸等抑制物的作用。治疗期间尿及血磷水平明显增加，用于治疗低磷血症、吸收性高钙尿症及营养不良引起的膀胱结石患者。需用药为 Na_2HPO_4 及 KH2PO4 混合物。一般从中性磷酸盐开始，以后逐渐增加 Na2HPO4 的含量，成人 1.8g 磷的药物才能发挥作用。

（5）维生素 B_6　$VitB_6$ 缺乏时，乙醛酸在体内代谢过程中不能转化为甘氨酸而转为草酸，使尿草酸排泄增加，促进草酸钙结石形成。$VitB_6$ 常用于高草酸尿症患者。临床应用表明与氧化镁等药物合用，可减少草酸钙结石的复发。常用量每次 10~20mg，日 3 次，口服。

（6）镁剂　镁可减少草酸钙和磷酸钙结晶形成和生长速度，并能与钙竞争同草酸分子结合而发挥其抑制结石形成的作用。口服镁剂还可与肠道内草酸结合而减少草酸吸收。主要用于防治肠源性高草酸症。常用药物为葡萄糖酸镁每次 0.5~1.0g，日 3 次，口服。

（7）别嘌呤醇　可抑制黄嘌呤氧化酶，使尿酸形成减少，还能抑制核苷酸合成，导致尿酸生成减少，降低血尿酸，继而尿酸排泄减少。可酌情用于尿酸结石及高尿酸、草酸钙结石病。常用量：300mg/d，分 3 次口服。

（8）前列腺素 E_2 抑制剂　前列腺素 E_2 能抑制肾远曲小管钙的重吸收而增加尿钙排泄，前列腺素 E_2 抑制剂能够抑制这一作用，从而恢复尿钙的正常排泄。主要用于治疗由梗阻因素或其他因素引起肾小管破坏，继发前列腺素 E_2 增加而引起的尿钙增高患者。对于尿前列腺素 E_2 增高的患者，效果较好。常用药物为吲哚美辛，25mg/ 次，每日 3 次，口服。

（9）乙酰异羟肟酸　是尿素酶的一种竞争性抑制剂。能阻止尿素分解，酸化尿液，主要用于预防感染性结石的形成和复发。常用量每次 0.25g，日 3 次，口服，结合抗生素可提高疗效。

（10）D- 青霉胺　能在尿路内与胱氨酸进行二硫化物交换反应，形成半胱氨酸-青霉胺，降低尿胱氨酸饱和度。在血液中能降低血胱氨酸水平，减少肾小球滤过。进一步降低尿胱氨酸水平，还能干扰胱氨酸代谢。主要用于治疗及预防胱氨酸结石。因不良反应多且严重，故现已少用。常用量为 1~2g/d，分 3 次日服，开始从 150mg，每日 3 次，后渐增加至 410mg，每日 3 次。服药时应保持尿胱氨酸水平在 200mg/d 以下，才有疗石作用。

（11）α- 硫丙酰甘氨酸　能使尿胱氨酸转变为更易溶解的形式，并降低尿胱酸饱和度，用于预防及治疗胱氨酸结石。常规用量：（0.5~20）g/d，从低量开始，逐渐增加，直至尿胱酸水平低于 200mg/d，同时应利尿及碱化尿液。若长期应用，则应逐渐增剂量。

（12）乙酰半胺氨酸　能使尿液中胱氨酸溶解度增加，还能使含钙结石中的基质解聚，有明显促进 EDTA 溶解含钙结石的效果。常用量 0.7g，日服 4 次。

（13）硫甲丙脯氨酸　能与胱氨酸发生反应可减少胱氨酸结石在尿中形成，用于治疗胱氨酸结石患者。常用开始量为 25~50mg/ 次，每日 3 次，口服。根据尿胱氨水平，逐渐增加药量至每天 75~150g。

二、辨证用药

（一）胆石症

胆石症用药规律由于临床辨证角度不同，所以在选方用药方面亦不尽同。一般大致可分为：清热利湿、疏肝理气、泻下通便、清热泻火、消食化滞、活血化瘀、燥湿化痰、软坚散结、滋阴养肝等十余种方法遣方用药。以其提高胆石症的临床疗效。须指出的是，结石病用药大多为疏肝利胆、清热利湿、软坚散结、泻下通腑之剂，对年老体弱者，用量宜酌减；同时应掌握中病即止，不可过剂的原则，免伤正气。当及时根据脉证而更方。凡具疏肝理气、利胆通腑之功效的药物，一般均具有不同程度的排石作用。然而排石之品也只有用之得当才能发挥应有的作用。反之则可能引发结石梗阻。此类药物主要适用于分布在胆总管、肝管中的直径不超过 1cm 且不伴有粘连、嵌顿等情况的小结石，凡不属于上述范围的胆石症，即使循辨证而选用利胆药物，也只能授之于小量，应在积极改善临床症状的前提下重用化石类药物。借鉴有关单位曾报道防己黄芪汤及活血化瘀、软坚散结类药物能溶解结石的经验。临床采用化石药物主要有黄芪、白术、苡仁、金钱草、茵陈、防己、威灵仙、乌梅、鸡内金、山甲片等，并经灵活应用收到了一定的效果。实则排石与化石不仅在药物上互有交叉，而且在具体应用上也需加以配合，两者只有主次之分，并无排斥之意。唯对粘连、嵌顿之大结石，应慎用理气之品；而同时对于无粘连、嵌顿之小结石，又当慎用滋腻之品。总的来说，临证应根据临床表现并参考有关实验室检查结果来决定是选用排石之品或化石之味，其中的关键乃在于结石的大小及其是否伴有梗阻现象，又当根据辨证审因灵活遣方用药。治本须益气，治标须行气活血，配合柔肝软坚。所谓欲软其坚，必柔其性，忌用攻伐破血之品。

2. 名老中医经验

（1）郭云协　郭云协认为：辨证施治是提高溶石效果的有效途径，除了根据临床表现外，诸如患者的体质、体格、性格、饮食嗜好、生活环境、病程长短、舌苔脉象等都可赖之为线索，对于临床表现不典型者尤为重要。并提出了"疏肝利胆为基本线索；从坚结论治；以石治石，以胆治胆"的中药溶解胆石的思路方法如下。

①疏肝利胆为基本治法：胆道胆汁淤积，即所谓肝胆气郁，疏泄失职，精汁郁积而变浊，浊质淤久不散而为石。因此，调节肝胆功能，疏通胆道，纠正和改善病理性胆汁是溶石的前提。利胆中药不下二十种，有疏肝利胆（如柴胡、香附、郁金等）、利胆通腑（大黄、芒硝）、利胆和胃（半夏、陈皮、青皮等）、行淤利胆（大黄、姜黄、山楂等）、育阴利胆（乌梅、白芍等）以及清热燥湿利胆等，各味中药对胆道和胆汁成分的影响不尽一致，在应用时结合临床选用数味即可。

②从坚结论治：胆石属有形之物，"有形者为积，有积者必有瘀，有'块'即有

瘀，所以瘀、痰、积三者互结是结石的本质"。治疗上常选用软坚散结消积之品，如三棱、莪术、鸡内金、山甲、皂刺等品以冀石化。

③以石治石，以胆治胆：这种方法属于中医学的取类比象的认识方法，石成于胆（道），故治从"胆""石"。常用的矿石类药物有玄明粉、硼砂、矾石、硝石等。有些药物据本草记载有柔金化石之功，如《抱朴子》云：火硝"能消柔五金，化七十二石为水"，《医学衷中参西录》言硝石"与皂矾（绿矾）同用，善治内伤黄疸、消胆石"。应用矿石类药物应注意以下几个问题：矿石类药物难以吸收，消化道反应较大，应用时可配合健脾和胃之品。矿石类药物对胆囊巨块结石效果较好，对多发型结石和肝内胆道结石效果欠佳。宜入散剂。这类药物性多重坠，长期过量应用可攻伐"胆气"，反不利于肝胆升发疏泄，起不到应有效果。

动物胆汁是胆石的良好溶剂，可能与其所含胆酸浓度较高有关，不少溶石配方采用了胆汁，有用兔胆汁和鹅胆汁者。从中医理论来认识胆汁究属苦寒之品，应用时一定要掌握好证型和比例。

（2）刘炳午　刘炳午将胆石症辨证用药分为10类。

①清热利湿：常用药物，如金钱草、茵陈、海金沙、虎杖、滑石等。

这类药物传统多用于黄疸的治疗，现代研究表明其多具有明显促进胆汁分泌与排泄的作用。有助于胆石的溶解与排出，对胆石阻滞造成胆汁郁积、感染及由此而发生的肝胆系统病理损害也有一定的治疗作用。故而这类药物是临床治疗胆石症的基本用药，大凡一经诊断为胆石症，即可选用此类药物而不论其黄疸之有无。其中虎杖苦寒，含大黄素等蒽醌类物质，有泻下通便作用，故中满湿盛、脾弱者慎用。

②疏肝理气：柴胡、枳实、枳壳、木香、香附、川楝子、青皮、陈皮、厚朴、佛手、玫瑰花、绿萼梅等。

这类药物传统多用于胁痛等病证，在胆石症治疗中运用尤多。其肝郁气滞者多选柴胡、枳壳、川楝子等，而中满或挟痰湿者则多加入有行气除满，苦温燥湿功效的陈皮、厚朴等。肝阴不足者疏肝理气药不宜多用，并宜选用川楝子、佛手、玫瑰花、绿萼梅等，调理气而无伤耗阴血之弊。

③泻下通便：常用药物，如大黄、芒硝、番泻叶、甘遂、槟榔、郁李仁、决明子、白蜜、瓜蒌仁、首乌等。

一般急性发作时多用大黄及芒硝、槟榔、番泻叶等泻下药；平素便结，体强湿热偏盛者，亦多用大黄；年老体弱、阴血不足者，则选用决明子、郁李仁、白蜜、瓜蒌仁、首乌等缓下、润下之品。甘遂多入丸散，尤宜于痰湿盛者。

④清热泻火：胆石症常常并发胆系感染，重者见发热、剧痛、呕吐，以至烦躁昏谵等火热内盛的症状，此时在运用上述三类药物之外，多须加入清热泻火药。

常用药物：黄芩、黄连、蒲公英、山栀子、连翘、金银花、龙胆草、重楼、白花蛇舌草等。

⑤消食化滞：饮食积滞，是内生湿热的主要原因之一，同时，胆石病患者又多有消化功能失常，所以此类药物是胆石症治疗中的常用辅助药物。

常用药物：鸡内金、麦芽、山楂、莱菔子、隔山消。

⑥活血化瘀：常用药物，有郁金、姜黄、延胡索、三棱、莪术、丹皮、桃仁、王不留行、赤芍、五灵脂等。

郁金、姜黄是传统治疗胁痛的有效药物，现代研究表明此二味有明显的利胆作用和一定的溶石作用。延胡索镇痛作用明显，这三味药都是胆石症治疗中的常用药品。有明显瘀血征象可辨时，则应加入丹参、桃仁、赤芍、五灵脂等，这类药可改善微循环，有利于肝胆病理损害之恢复，三棱、莪术破瘀消症，古人多用于胁下痞块的治疗，现在临床用于胆囊肿大积水颇效。

⑦燥湿化痰：肥胖患者患胆石症者，往往痰湿表现较为明显。苔白腻，或口吐痰涎、胸膈满闷等症。即宜加入燥湿化痰药物。

常用药物：半夏、苍术、茯苓、橘红、苏梗、白蔻、车前、泽泻等。

⑧软坚散结：结石为有形结聚之物，《内经》谓："坚者削之，结者散之"。故临床上治疗胆石症亦常配伍一些软坚散结药物。

常用药物：硝石、鳖甲、牡蛎、夏枯草、浙贝、海蛤壳及土贝母、山慈菇、海藻、鱼脑石、核桃肉等。

⑨滋阴养肝：素体阴亏，或肝胆郁热，耗伤阴液，或过用香燥，均可导致肝阴不足。舌红绛或紫红起刺，或有裂纹，苔光剥或少苔，脉细弦，虚烦者，即应注意滋养肝阴。

常用药物：白芍、生地、首乌、太子参、沙参、麦冬、枸杞、当归、女贞、石斛等。

⑩其他：牛黄及熊胆、猪（羊）胆汁因其含有胆酸，有明显利胆作用，临床亦常用，多配入丸散剂。其中熊胆所含熊去氧胆酸对胆固醇类结石有溶解效果。

祛风湿药威灵仙在胆石症治疗中亦经常应用，其本草学依据是其"去心膈痰水久积，癥瘕痃癖气块"（《开宝本草》）。临床运用本品确有利胆化石止痛之功。

周祯祥对中药治疗胆石症的40首有效方药涉及的64种草药用药频率和规律作了总结分析。其中用药频率1次者14种，2次者18种，3次者8种，4次者2种，5次者4种，6次者3种，7次者2种，8次者2种，10次以上者11种。

64种药物中，常用的有13种，依次为金钱草、大黄、郁金、柴胡、茵陈、枳壳、木香、鸡内金、黄芩、白芍、延胡索、栀子和甘草，用药频率均在20%以上。其中，金钱草、大黄用药频率最高，达90%左右，为临证治疗胆石症所必用。

常用药物在汤剂中的成人1日内服量，分别为：金钱草30~200g，茵陈10~50g，柴胡5~60g，郁金10~30g，大黄5~20g，枳壳5~30g，木香6~15g，鸡内金6~15g，黄芩10~15g，白芍20~50g，延胡索10~30g，栀子10g，甘草6~15g。从统计结果来看，治疗胆石症的药物剂量一般偏大，有的甚至超常规用量，如金钱草即是明证。

用药剂量偏大和以汤剂为主是目前临床运用中药治疗胆石症的基本特点。尤其是金钱草、茵陈为利胆排石的主药，非量大无以奏效。大黄通腑排石、消炎利胆，在胆石症的治疗中有着重要作用，入汤剂以生用或后下为宜。

治疗胆石症的药物出现了相对集中和部分药物使用频率较高的趋势，反映了目前临床运用中药治疗胆石症的基本经验，足资临证参考和借鉴。

（二）尿石症

1. 辨证用药

尿石症辨证用药要根据临床症状及其患者体质情况，环境气候因素等。详细辨证施治，灵活遣方用药，不可拘泥于一方一法。

湿热型：可选用八正散、石韦散、导赤散、龙胆泻肝汤、三仁汤、平胃散、琥珀散等方剂，加适量益气养阴药治疗，以求清利而不伤正。

气结型：可选用金铃子散、越鞠丸、香苏散、沉香散、木香顺气散、香砂枳术丸等。

郁滞型：可选用柴胡疏肝散、回逆散等。

血瘀型：可选用桃核承气汤、失笑散、通窍活血汤、血府逐瘀汤、丹参饮等。

阳虚型：可选用真武汤、右归丸、实脾散、萆薢分清饮等。

阴虚型：可选用知柏地黄丸、大补阴丸、杞菊地黄丸、左归丸、虎潜丸、一贯煎等。

气虚型：可选用四君子汤、参苓白术散、生脉散等。

血虚型：可选用当归补血汤、归脾汤等。

尿血选用小蓟饮子，水肿选用猪苓汤、五皮散、五苓散等。

2. 名老中医经验

田氏将尿石症的辨证施治概括为八法。

（1）清热利湿，通淋排石法　此型尿石症临床最为常见，发病较为突然，腰腹疼痛，伴见血尿、尿频、尿急，黄腻，脉弦滑。常用石韦散、八正散、猪苓汤等方剂，虽均为清利，但其用法各不相同。如湿热蕴结膀胱不甚者，出现小便短赤、尿道灼热者，以石韦散为宜；若湿热较甚，小便短赤或不通，大便亦秘者，当用八正散以泻二阴；若湿热聚于下焦，灼伤阴络尿血者，宜猪苓汤养阴清热利尿。常用药物：金钱草、滑石、车前子、海金沙、川牛膝、石韦、木通、鸡内金、鳖甲、威灵仙、甘草。

（2）滋阴补肾，通淋排石法　尿石症初起多为实证、热证，但久进通利之剂，或素体阴虚者，则易见肾阴不足之证，此时肾阴不足是本，膀胱湿热是标。治宜清养滋补，但应注意清而不凉，滋而不腻，时时照顾脾胃。方用钱乙六味地黄丸，常用药物：生地黄、金钱草、核桃仁、川牛膝、冬葵子、鸡内金、鳖甲、茯苓、益母

草、泽泻、墨旱莲、女贞子。

（3）温肾化气排石法　结石久服苦寒之品，肾阳受遏，气化乏力，肾失开阖，蒸化之权，分清泌浊失司，其本在于肾气虚惫，治疗不可单纯用清利通淋之品，必须施以温补肾气之药，以补代通，使阴阳平衡，气化则石出。常用药物：附子、巴戟天、黄柏、知母、补骨脂、淫羊藿、金钱草、肉桂、石打穿、核桃仁。

（4）升清降浊排石法　古人有"升清可以降浊""欲降必先升之"之说，尿石症结石必阻碍气机的升降。故用升清降浊法，可选用升麻、柴胡之类，类似提壶揭盖法，以调动结石的位置而易于排出。常用药物：升麻、柴胡、萆薢、石韦、金钱草、海金沙、竹叶、冬葵子。

（5）调气和营排石法　结石一症，多有疼痛，皆因湿热阻络，结石壅塞气机不畅所致。故助气机、疏三焦乃利湿止痛之关键，湿得化而热自消，则结石不复成。究其施治，或散于上以宣肺，或调于中以开郁，或通于下以畅达。气不通则血不营运，故挛急而痛。治以辛甘化阳以调气，酸甘化阴以和营。气道通则石可下，经脉调畅，疼痛自除，此即调气和营治结石。常用药物：莪术、厚朴、乌药、桔梗、赤芍、白芍、茯苓、川贝母。

（6）活血通淋排石法　结石症病程日久，久患入络，瘀血内停。此证型多由结石在输尿管某段嵌顿，血脉受阻，梗塞尿路，水液潴留，不通则痛，故疼痛较甚。徐灵胎云："治淋之法，有通有塞，要当有别，有瘀血积塞溺管者，宜先通。"常用药物：炮穿山甲（现已禁用，需以他药替用）、威灵仙、莪术、川牛膝、地龙、丹参、当归、川芎、海金沙、石韦、乌药、金钱草。

（7）化石溶石排石法　泌尿系结石除应根据患者的标本虚实，进行辨证施治外，

还应针对结石采用化石溶石药物，以化解结石，如硼砂口服后可使尿液酸化，有利于化解结石和防止继发尿路感染；芒硝，《中国医学大辞典》言："柔五金、化七十二种石"；滑石主要成分为含水硅酸镁，因其含镁量多，与钙离子在体内竞争草酸根，形成溶解度大的草酸镁，通过尿液排出体外。常用药物：芒硝、滑石、琥珀、硝石、硼砂。

（8）三因制宜排石法　尿石症除依证立法外，还应注意形成结石的其他因素，如季节、个体、病势等，做到因人、因时、因势制宜。如暑日来诊，则应考虑此时人体的生理活动和病变特点，会因暑邪袭来而随之改变。在用药时既要通淋排石，又要照顾暑季易于伤津的特点，选用生地黄、玄参、芦根、荷叶、太子参等清暑益气之品。

此外，对于身体肥胖的患者，则应抓住体肥多湿的特点，配以薏苡仁、茯苓等运脾化湿之品。

在辨证用药时中草药的选用常见以下几种类型。

①利水渗湿药：金钱草、海金沙、滑石、冬葵子、石韦、茯苓、猪苓、泽泻、薏苡仁、车前子、术通、通草、萆薢、地肤子、萹蓄、瞿麦、汉防己、玉米须等。

②芳香化湿药：苍术、砂仁、厚朴、藿香、佩兰等。

③清热药：苦参、淡竹叶、知母、芦根、栀子、鸭跖草、黄芩、龙胆草、生地、赤芍、金银花、蒲公英、穿心莲、半边莲、垂盆草、鱼腥草、马齿苋、白花蛇舌草、白薇、大黄等。

④理气药：柴胡、青皮、陈皮、枳壳、佛手、香橼、木香、川楝子、沉香、玫瑰花等。

⑤止血药：大小蓟、白茅根、地锦草、藕节、地榆、三七、侧柏叶、仙鹤草、茜草、蒲黄等。

⑥活血祛瘀药：川芎、乳香、没药、延胡索、郁金、三棱、莪术、丹参、虎杖、益母草、桃仁、红花、牛膝、泽兰、王不留行、穿山甲（现已禁用，需以他药替用）、琥珀等。

⑦补气药：人参、西洋参、党参、太子参、黄芪、白术、山药、甘草等。

⑧补阳药：仙茅、淫羊藿、杜仲、补骨脂、益智仁、菟丝子、沙苑子等。

⑨补血药：当归、熟地、白芍、龙眼肉等。

⑩补阴药：沙参、麦冬、天冬、石斛、玉竹、黄精、枸杞子、墨旱莲、女贞子等。

⑪收涩药：芡实、山萸肉、金樱子、桑螵蛸、覆盆子等。

⑫消食药：鸡内金、谷芽、麦芽、莱菔子等。

第四章　提高临床疗效的思路方法

一、胆石症

（一）胆石症宜从肝论治

胆石症病位虽在于胆，而病之本却源于肝。中医认为，胆附于肝，胆与肝通过经脉络属构成表里关系。胆为"中精之府"（《灵枢·本输》），贮藏排泄胆汁，而胆汁形成，源于肝之精气，乃"肝之余气，泄于胆，聚而为精"（《东医宝鉴》）。胆汁的正常分泌，有赖于肝阴（血）的生化。胆汁贮藏、排泄受肝阳（气）的疏泄、调节。肝气郁结，或湿热瘀阻，肝之疏泄失常，影响胆汁的排泄，胆汁郁结，日久成石。治疗本病疏肝利胆为根本，《临证指南医案》："内经肝病，不越三法，辛散以理肝，酸泄以体肝，甘缓以益肝，宜辛甘润温之补，盖肝为刚脏，必柔以济之"，临床用药多用柴胡、郁金、白芍以疏肝行气，再配以鸡内金、金钱草等利胆排石。

（二）重视按成分论治

1. 胆固醇结石

首选药为熊去氧胆酸，其作用机制在于通过抑制胆固醇在肠道内的重吸收和降低胆固醇向胆汁中的分泌，从而降低胆汁中胆固醇的饱和度，达到溶石的目的。中药治以利湿化痰、疏肝利胆为主，在随症应用主方的基础上，加用虎杖、芦根、郁金、姜黄等可取得良好疗效。

2. 胆色素结石

对于该型结石的患者饮食上可趋向于高蛋白质、低脂和低糖，治疗上主要针对改善胆道动力，保持胆汁排泄通畅，同时注重防治感染，表现有胆绞痛时轻者予静卧、灌肠排气等处理，重者除给予禁食、胃肠减压、静脉补液等一般治疗外，可应用解痉剂。中药治以软坚散结、疏肝利胆为主，在随症应用主方的基础上可应用金钱草、大黄、黄芩、茵陈、田基黄、连翘、蒲公英等清热散结药物，不但可促进胆石的溶解、崩散，还有预防炎症形成，预防感染，阻断病情发展的作用。

3. 混合型结石

该型结石是由胆固醇、胆色素及钙盐等多种成分组成的，一般胆固醇含量不高于 60%~70%，其在 X 线片上有时可显影。中医治疗方法为以上两法并用，治以化痰散结、疏肝利胆为主，可加用山慈菇、穿山甲（现已禁用，需以他药替用）、生牡蛎等咸味药物加以治疗。

（三）注意个体化诊疗，手术与非手术治疗相结合

胆石症的内科治疗主要用于轻症胆石症、胆石症缓解期和术后残留结石的辅助治疗，然而内科治疗无效的胆石症均是手术治疗的适应证。胆石症往往根据患者具体病情采取手术治疗为主，并辅以内科对症支持治疗。经腹腔镜、经十二指肠镜、胆道镜的手术方法多种多样。治疗阶段辅以溶石，灌注溶石治疗，内外科结合相辅相成，标本兼治，在很大程度上改变患者的一般情况。而手术治疗前的预先溶石治疗也在一定程度上降低了发生胆石症并发症的风险。然而胆石症手术治疗方法和（或）内科保守疗法的选择需要兼顾胆石症患者病因、一般情况综合考虑，即个体化的胆石症治疗，相信医学领域的飞速发展和内外科医生的精诚合作必将使更多胆石

症患者的痛苦最小化。

（四）积极探索胆石症中医预防规律，未病先防

中医历来重视预防，其"治未病"的学术思想作为中医重要防治原则，一直有效地指导着中医临床。虽然胆石症的成因复杂，发病受感染、遗传、性别、年龄、生活方式等多种因素影响，患者个体差异性较大，并且长期以来，临床上多侧重于该病的治疗，而疏于对预防作用的研究。平素饮食上注意三餐饮食规律（尤其是早餐），不可进食过快，暴饮暴食，平素避免油炸、辛辣刺激及高脂肪、高胆固醇食物，可减少结石产生或发病。另外结石术后适当给予疏肝利胆中药口服，平素嘱患者陶冶情操，宽怀大度，可降低胆石症的手术与再手术率。我们只要把胆石症的"治未病"的思想运用于高危人群及胆石症术后易复发等患者，及早进行干预，预防为主，就能进一步减少胆结石的发生及再生。

总之，在治疗胆石症时，始终遵循以预防为主，治疗上重视从肝论治，根据结石不同成分选用相应药物，注意个体化诊疗，以达到中西医结合论治，优势互补，以求得最佳的治疗优化方案，取得最佳的治疗效果。

二、尿石症

在尿石症的治疗中，需要根据病情辨证论治，宜动静结合。在结石活动期即肾绞痛时，采用急则治其标的原则，结石发作之时，就是因势利导之机，也是体内的结石移动的征象。此时宜因势利导，用中药配合西药总攻疗法，能起到结石由"静"变"动"，获得加速排石的效果，使较小的结石迅速排出，使疼痛缓解。在结石静止期，无症状时宜采取缓则治其本的原则。采用中药溶石、化石为主，立法用药时注

意顾护肾气，必用补肾之品，如寄生、川续断、熟地等，通过补肾，以助膀胱的化气行水功能，促进结石的排出和肾盂积水的消失。同时通过辨证论治用药并佐以食疗，达到使结石由大化小、由锐变钝、上下移动的目的，加上利尿内冲洗，使结石排出体外。

尿结石在治疗时间上根据天人相应的原理及内脏的生理病理特殊性，选在6~8月份气温最高季节服药排石是极好良机，因为夏季人体代谢旺盛，各脏器运转较畅，此时服用清热化湿、活血通络、化石通淋之药，加上食用清热解暑、生津利尿的西瓜，结石较易排出。药物治疗对于排肾石来说是一个重要的治疗手段，但它不是唯一的治疗方法。它应该与饮食疗法、针刺疗法、运动疗法及仪器治疗相结合，进行综合治疗。例如饮水过多则可稀释尿液，减少晶体沉淀，冲洗尿道及帮助药物排石，并且可预防结石的再形成。同样饮食问题亦是一个重要的方面，应避免吃草酸含量高的食物以及含钙高的食物，亦应尽量避免进服高嘌呤食物，如动物内脏、鱼、咖啡等，避免结石增大及肾石病的复发。针刺治疗可解痉止痛，促进结石的排出。运动疗法对于排肾石来说，更是不可缺乏的治疗。运动或跳跃可以明显增加输尿管的蠕动，有利于结石的下移。饮水、运动疗法既简便，又经济，它们与药物治疗紧密结合，互相弥补不足，可大大提高中药治疗效果。

主要参考文献

［1］王智峰，祝学光，刘玉兰. 胆石症的诊断与治疗进展. 临床消化病杂志，2006，18（6）：325-327

［2］李月廷. 胆囊结石的成因及中西医结合治疗. 中华腔镜外科杂志. 2012，3（5）：176-177

［3］温玉洁，齐惜椿，刘佳，等. 胆囊结石案［J］. 中医外治杂志. 2019, 28（05）: 72.

［4］孙舒妍，高允海. 胆固醇结石的中西医结合治疗进展［J］. 中国民间疗法. 2021, 29（12）.

［5］闫少卓. 金陈排石汤治疗肝胆湿热型胆囊结石的临床观察［D］. 黑龙江省中医药科学院，2021.

［6］娄静，王菲，赵雷. 中西医综合治疗对胆囊结石患者疗效及总胆汁酸的影响［J］. 河南高等医学专科学报，2021, 33（06）: 719-722.

［7］卢绮萍. 胆石症临床研究 20 年进展、问题与展望［J］. 中国实用外科杂志，2020, 40（1）: 42-47.

［8］刘昌，孟凡迪，王瑞涛. 胆石症基础研究现状与展望［J］. 中国实用外科杂志，2021, 41（1）: 48-51.

［9］王辉，张力，郝宗耀，等. 尿石病相关风险因素的研究现况［J］. 现代泌尿外科杂志，2016, 21（10）: 814-817.

［10］刘川玉，黄佳伊. 现代中医对泌尿系结石分型治疗的概述［J］. 中国中医药现代远程教育，2017, 15（08）: 142-144.

［11］高永磊，张青川. 肾结石的中西医结合治疗进展［J］. 世界最新医学信息文摘，2018, 18（48）.

［12］黄亮，李朝坤. 泌尿排石汤与耳穴贴压结合体外冲击波碎石术治疗肾输尿管结石临床研究［J］. 国际中医中药杂志，2017, 39（01）.

［13］劳国平，胡旭敏，梁健忠，等. 尿石通丸配合推按运经仪对输尿管结石碎石后的排石作用研究［J］. 新中医，2018, 50（04）.

［14］陈超源，章程杰，杨雪军. 具有溶石排石作用的中药规律探讨［J］. 上海中医药杂志，2017, 51（S1）: 293-295.

临床篇

第五章　呼吸系统结石

第一节　支气管结石

支气管结石是指由支气管周围的钙化物，落入支气管；或荚膜组织胞质菌病，以及儿童支气管异物等，在支气管内钙化所形成的结石。支气管结石较为少见，偶有临床报告。

支气管结石最常见的临床症状为咳嗽、咳痰、咯血、咯石、发生继发性肺不张，炎症时可有胸痛、寒战、发热等。中医学虽无支气管结石病名，但以其临床表现当属中医学的"咳嗽""咯血""咯石""胸痛"等范畴。

一、病因病机

（一）西医学认识

1. 流行病学

支气管结石临床较为少见。以前偶有报道。随着现代化检查技术的提高和发展，CT和纤维支气管镜的临床应用，近年来文献报道支气管结石病例逐渐增多。解氏报道，纤维支气管镜检查病例2000例，其中发现支气管结石6例，支气管结石的检出率占0.3%。提示支气结石临床并不少见。一些不明原因的长期咳嗽、咯血患者，要及早进行X线拍片或纤维支气管镜检查确诊，以免临床误诊或漏诊，延误病情。

2. 病因病机

引起支气管结石的病因很多，一般认为是由于气管周围淋巴结钙化，穿入支气管腔内所致。多发于陈旧性结核病病灶。

（1）支气管管外所致支气管结石，多由于肺实质的感染所致。如结核感染、荚膜组织胞质菌病、放线菌病、球孢子菌病、隐球菌病、奴卡氏菌病等，使支气管周围淋巴结发生炎性肉芽肿，并组织坏死，钙盐沉积于坏死组织形成结石，并脱出侵蚀周围的肺组织和支气管壁而穿入支气管腔内。另外还有报道肺结核空洞内结石，未作手术切除空洞，这类空洞结石随着病变发展，空洞与支气管贯通，空洞内结石进入支气管腔内，成为支气管结石。还有矽肺，或肺泡结石随呼吸、咳嗽等运动进入支气管而成。

（2）支气管管内所致支气管结石，多由支气管内异物，如吸入的尘埃，在支气管内被肉芽组织、纤维包裹，钙盐沉着，日久钙化而成支气管结石。另外矽肺也是引起支气管结石的原因之一。

（3）支气管结石的理化性质　支气管结石的成分大部分为磷酸盐，小部分为磷酸钙。结石有黑色、褐色、黄白色或灰白色、质地极硬、表面粗糙。周围有肉芽组织包裹者，则大多表面光滑。

（4）结石的组织学表现为伴广泛营养不良性钙化的不定型坏死物，在特殊的染色下常可检出细菌。邻近的支气管壁可有程度不等的炎症或溃疡形成。

（二）中医学认识

中医学没有支气管结石这一病名，多属于中医学的"肺痿""咯血""咯石""咳嗽"等范畴。其病因病机多为平素体虚，外感风、寒之邪，风寒袭肺，肺失宣肃，肺津不能输布，聚而为痰，"水聚则成石……"痰阻肺络，肺气郁滞，郁久化热，致阴虚火旺，灼痰日久则成砂石。石阻于肺则咳嗽、咳痰，伤络则咯血。或痰邪郁肺，伤络血溢，痰血互结，瘀积于肺，外不得咯出，内不能消散，瘀久则凝为砂石。

1. 痰邪凝聚

寒邪束肺，肺失宣肃，肺津聚而为痰，痰瘀日久则成砂石。

2. 肝火炼痰成石

情志不和，肝气郁结，郁久化火，肝火上逆犯肺则为咳嗽；肺热津伤，炼津成痰，则咳嗽、咳痰；热伤肺络则咯血、胸痛等。炼痰日久成为砂石。多咯黑色或褐色砂石。

3. 阴虚火旺

素体阴虚如有肺结核钙化等。阴虚火旺，火灼肺络，肺损络伤，则痰中带血或咯血，出血过多，阴津亏乏则口干咽燥。

二、临床诊断

（一）辨病诊断

1. 症状

（1）咳嗽　反复发作。个别患者以顽固性咳嗽为唯一症状。当结石穿入支气管内时，常有突然发作的剧烈咳嗽，或阵发性痉挛性咳嗽。为支气管结石的典型特征。

（2）咳痰　咳痰也是支气管结石的典型症状。继发感染时，常出现咯脓痰，伴发热及咳嗽加剧。

（3）咯血　可有反复咯血，或痰中带血，或出现突然大咯血。

（4）咯石　部分患者可在咳嗽、咳痰、咯血时，伴有咯出黑色，或褐色，或灰白色，或黄白色结石。

（5）常伴发胸闷、胸痛、呼吸困难，或伴发热，或伴高血压等。

（6）有肺炎、肺结核、肺霉菌、矽肺等病史者，符合上述指征者，要考虑支气管结石的可能性。

2. 体征

患侧可闻及细湿性啰音，或干性啰音，或双肺呼吸音粗糙，或闻及哮鸣音。肺结核空洞者伴有叩诊过清音。个别患者有桶状胸或杵状指。

3. 相关检查

（1）化验室检查　继发感染时常有血白细胞升高，中性粒细胞升高，反复咯血者可有血红蛋白降低。

（2）影像学检查

①X线检查：X线下多数患者可见肺野内高密度钙化阴影。主要位于肺门区，常与支气管腔所在位置相一致。部分患者可能由结石阻塞引起的继发性感染或肺不张，出现炎症、肿块、肺不张、肺气肿等X线征象。有的胸部高压片可出现病变部位密度不均匀、中央密度减低、边缘不整齐的"筛孔症"和"中空症"是支气管结石X线和重要证象。可能系碳酸钙在结石内沉积不均匀，或者由于"结石核心"所形成X线征象。支气管分层片：支气管倾斜分层对发现结石的存在和确定结石发生的部位及支气管的情况有较理想的诊断价值。临床上对不明原因顽固性咳嗽伴阵发性咯血者，胸片示肺门、纵隔区及沿支气管分布钙化阴影时应考虑本病可能，并进一步行胸部断层摄片和纤维支气管镜检查。

②支气管碘油造影：可显示支气管结石的位置和支气管阻塞的情况。

③CT检查：胸部CT可见支气管腔与结石的关系。若胸部CT发现位于钙化灶以远支气管相应叶段有肺不张或炎症阴影常提示诊断。对可疑的结石，加薄层CT扫描可使诊断的准确性大为提高。支气管结石在CT片上的表现可分为三型：管内型：结石至少有一部分已侵入管腔内；嵌壁型：结石嵌于支气管壁而未进入管腔；管外型：结石位于支气管管腔外，且对相邻管腔形成压迫。

④支气管镜检查：纤维支气管镜可直接对病变部位进行检查。可见支气管结石

多呈灰白色、褐色、黑色和黄白色，不同程度阻塞支气管开口或管腔，结石周围均有肉芽组织包绕，质地极硬，表面大多光滑，与周围支气管壁黏着牢固不易脱落，局部炎症明显。其上覆盖脓性或炎性分泌物。局部冲洗可见结石。对于无明显诱因出现咯血患者，胸片仅有肺门区钙化阴影而未见其他病变及时进行纤维支气管镜检查，可直观反映支气管内病变及支气管结石的情况，有着重要的诊断价值。纤维支气管镜检查时易引起大咯血，操作时要小心。有文献报道，纤维支气管镜对支气管结石的检查率为34.8%~44%。纤维支气管镜虽能直接窥及结石，但对于某些支气管外尚未进入管腔者，或纤维支气管镜达不到的支气管结石，一般窥不到结石没有诊断意义。对于在CT片显示钙化灶部位，配合纤维支气管镜检查，若见病变部位有黏膜炎性肿胀、肥厚、管腔狭窄变形等改变时，即使未见结石也有诊断意义。

（二）辨证诊断

支气管结石属中医学之"咳嗽""咯血""咯石""咳痰"等范畴。临床要根据个体差异，症状体征详细辨证，明确诊断。

支气管结石临床特征与"肺癌""咳嗽""咯血""咯石"等相类似，但依据中医病症进行诊断，在没有咯石的情况下，诊断较为困难。借助于西医学纤维支气管镜、胸部X线平片、CT等检查，诊断较为容易。

望诊：两颧潮红，午后明显，或痰少且黏，或痰中带血，或血多痰少，咯血鲜红，或干咳咯血，反复发作等。多为肺肾阴虚，阴虚火旺；面色青灰，口唇青紫，或咳痰带血丝，或咯血成块色黯，伴胸部刺痛，舌质紫暗，舌有瘀斑瘀点等。多为气滞血瘀；若面色黄或㿠白，痰多色白，或咳痰黄稠，或咯血色红量多，舌红苔白或黄腻。多为痰邪凝滞。

闻诊：咳吐黄稠脓痰，可闻有腥臭气味，或咳声重浊，咳痰有力者，多属实证、热证；声音低微气怯，咳声低微、咳痰无力者，多属虚证。

问诊：口中黏腻，且有甜味，多为痰湿。口苦咽干，口渴不欲饮，多为湿热。口苦咽干、口渴欲饮、五心烦热，多为阴虚火旺。问咳嗽、咳痰有无结石咯出。咯出结石色白者为寒证、虚证。咯出结石色黄褐或黑色多为热证。

切诊：脉濡滑或弦滑多为痰邪阻肺。脉沉弦涩或弦迟多为气滞血瘀。脉细数多为阴虚火旺。脉沉细无力，多肺肾两虚。若见芤脉则为咯血失血过多。

1. 痰邪凝聚型

咳嗽、咳痰反复发作，遇寒冷刺激加重，痰多而白，偶可见痰中带血，或咯出灰白色、黄白色砂石；或伴见胸闷、气短、乏力。舌苔白，脉沉细。

辨证要点：咳嗽反复发作，痰多，遇冷咳嗽加重，或咯出白色砂石，苔白，脉沉细。

2. 气滞血瘀型

咳嗽咳痰，咯血色紫或痰中带血。或咯出黑色或褐色砂石。常伴胸闷胸痛，呼吸困难。舌质紧暗，或有瘀斑瘀点，脉弦细。

辨证要点：咯血色紫，或咯出黑褐色砂石，胸闷胸痛，舌质紫暗，脉弦细。

3. 阴虚火旺型

咳嗽，咳痰，痰少且黏或痰中带血，或见咯血，或突然咯出盈口鲜血，或砂石随血咯出。形体消瘦，五心烦热，或长期低热，口干咽燥，舌红苔黄或剥，脉细数。

辨证要点：咳嗽，咳痰，痰少且黏，咯血多为盈口鲜血，形体消瘦，舌红苔黄，脉细数。

三、鉴别诊断

支气管结石在临床上须与肺结核、肺炎、肺癌相鉴别。

1. 与肺结核的鉴别

肺结核与支气管结石都可出现咳嗽、咳痰、咯血等。肺结核钙化点与支气管结石的 X 线影像又极为相似。所以在临床鉴别方面，首先要结合临床症状，全面分析鉴别。其次再用 X 线高压片、分层片、支气管倾斜分层等手段，仔细观察每一个病灶特征进行鉴别。一般来说：肺结核钙化点多表现为密度均匀、边缘规则光滑之阴影。在胸部高压片上不出现"筛孔症"和"中空症"。支气管结石则可能出现两症。支气管倾斜分层片及纤维支气管镜检查可获得鉴别依据。

2. 与肺炎的鉴别

两者都有咳嗽、咳脓痰或咳痰带血，均出现胸闷、气促、咯血、呼吸粗糙、发热等。X 线拍片支气管结石为点状、大小不等的形状不规则的阴影，部分患者可出现"筛孔症"和"中空症"阴影。肺炎 X 线片多显示圆斑状，或大片致密阴影。必要时作分层拍片进行鉴别。肺炎经抗炎对症处理后阴影消失，支气管结石阴影则仍存在。

3. 与肺癌的鉴别

由于支气管结石阻塞，或长期大量咯血，加之引流不畅，造成支气管瘀血，日久血块不化，X 线影像与肿块相似，易误诊为肺癌，应引起重视。肺癌与支气管结石都有咳嗽或咳痰带血，支气管结石一般有间断性剧咳。肺癌常为刺激性、阵发性干咳，可有声嘶症状。纤维支气管镜检查、X 线分层片、痰细胞学检查、CT 检查等可予鉴别。

四、临床治疗

（一）提高临床疗效的基本要素

支气管结石在支气管内常引起气管黏膜炎性肿胀、肥厚，或引起黏膜出血等，出现咳嗽、咳痰、胸痛、发热、咯石、咯血，甚则咯血不止。根据中医"急则治其标，缓则治其本"的治疗原则。当支气管结石引起大咯血时，应先对咯血急症进行处理，止血为第一要务。在中药止咳、止血的同时，要配合西医补液补血。争取尽快止血，稳定病情。待病情稳定后，针对结石以治本，中药化痰止咳，软坚溶石。对于反复咳嗽，咳脓痰和咯血者，或因结石阻塞所致的肺炎、肺脓肿、肺不张，或纤支镜下取石失败者。应尽快手术治疗，消除病因。

（二）辨病治疗

1. 一般治疗

对于结石小、数量少、症状轻或无症状者，可不予特殊处理。但要严密观察。对于结石大，或数量多、症状重，或合并并发症者，如继发感染咳嗽、咳脓痰，或咯血者，要给予抗生素治疗，给以止血、止咳治疗。

2. 外科治疗

纤维支气管镜取石及手术治疗。

（三）辨证治疗

1. 辨证施治

（1）痰邪凝聚型

治法：燥湿化痰，止咳排石。

方药：二陈排石汤。

药用：金钱草 20g，鸡内金 20g，半夏 9g，陈皮 10g，茯苓 15g，紫菀 15g，浙贝母 15g，砂仁壳 6g，黄芪 10g，白芍 10g，桔梗 9g，甘草 10g。

加减：咯血较多者加荆芥炭、三七粉，同时口服阿胶浆；咳嗽反复发作者加川贝母。

（2）气滞血瘀型

治法：行气活血，软坚排石。

方药：桃仁红花煎加减。

药用：浙贝母15g，鸡内金15g，金钱草20g，丹参10g，赤芍10g，桃仁10g，红花6g，青皮10g，川芎15g，枳壳10g，白芍15g，甘草10g。

加减：咯血较严重者，去桃仁、红花，加地榆炭、荆芥炭；胸痛加郁金；咳嗽较重加款冬花、紫菀、川贝母。

（3）阴虚火旺型

治法：清热止血，化石排石。

方药：丹栀逍遥散加减。

药用：丹皮15g，炒栀子10g，当归15g，地榆炭10g，柴胡9g，百合15g。

2.外治疗法

（1）体针疗法

取肺俞、列缺、太渊、尺泽、大椎、丰隆、三阴交穴。用平补平泻，每日1次，得气后留针20~30分钟。10次为1个疗程。适用于支气管结石痰邪凝滞型。

（2）耳针疗法

取支气管、肺、内分泌、神门。毫针针刺、埋针。两耳交替使用。10次为1个疗程。适用于各型支气管结石。

（3）耳穴压豆疗法

取耳穴：肺、脾、肾、内分泌、神门、皮质下、交感、支气管。用0.5cm×0.5cm胶布将王不留行籽贴于所选穴位上。每日按压5~8次，按压至有酸、胀、微痛感为止。3天换药1次，两耳交替使用。1个月为1疗程。适用于各型支气管结石。

（4）贴敷疗法

①大蓟15g，小蓟15g，柏叶9g，茅根30g，茜草根9g，丹皮9g，大黄15g，栀子9g，藕汁90g，莱菔汁90g。上药烧灰，再用藕汁和莱菔汁调和，外贴膻中穴。每日1次，3日为1疗程。适用于支气管结石肺热咯血者。

②五灵脂30g，白芥子30g，白鸽粪30g，大蒜（去皮）30g，甘草12g，白凤仙草1株，猪脊髓60g，麝香1g，醋适量。先将醋倒锅内加热，入麝香溶化，再将五灵脂、白芥子、鸽粪、甘草共研为细末，过100目筛，同猪脊髓、凤仙花全草、大蒜一起放入醋内，捣成膏，纱布裹之，敷于肺俞、脾俞、膏肓穴。2日换药1次，14日为1疗程。疗程之间休息3日。适用于支气管结石阴虚火旺者。

③金钱草60g，鸡内金30g，白芥子20g，紫菀60g，冰片10g。上药共研细末，用醋调成膏状，分别敷于肺俞、肾俞、脾俞穴位上（双侧），用胶布固定。每2日换药1次，14日为1疗程。适用于支气管结石咳嗽较重者。

3.成药应用

（1）三七粉　冲服。适用于气管结石咯血者。

（2）夏枯草膏　蜜膏，每次10~15ml。每日早晚各服1次。适用于支气管结石阴虚火旺者。

（3）百合固金丸　每次1丸，每日3次。用于支气管结石咳痰带血，咽干舌燥之阴虚火旺者。

4.单方验方

（1）凉膈清金汤　生地10g，山栀6g，茅根10g，黄芩6g，茜草10g，藕节15g，仙鹤草10g，金钱草30g，蒲黄6g，大小蓟各6g。水煎服。每日1剂，分早晚2次服。适用于阴虚内热，咳痰咯血反复发作者。

（2）沙参麦冬汤　沙参15g，麦冬15g，玉竹10g，桑叶6g，白扁豆15g，百合20g，橘皮9g。水煎服，每日1剂。连服3~5剂。适用于支气管结石取石后，调理肺气。

（3）鲜小蓟 60g，白及 15g，生蒲黄 15g，参三七 9g，金钱草 60g，鸡内金 10g，浙贝母 10g，阿胶 10g（烊化）。水煎服，每日 1 剂。适用于支气管结石咯血者。

五、研究进展

支气管结石症发病率较低，临床医生对该病缺乏足够的认识，加之临床表现又多缺乏特征性，故误诊、漏诊率极高。随着快速 CT 和可弯曲支气管镜在临床的普及，结合各种类型异物钳和激光，已经成为临床医生诊治气管结石的主要手段，获得了很好的治疗效果。

主要参考文献

[1] 谢冬，金宇星，费苛，等. 59 例支气管结石病的外科治疗 [J]. 中华胸心血管外科杂志，2015（04）.

[2] 郭国华，肖建宏，彭锦芸，等. 经支气管镜钬激光技术治疗支气管结石的疗效分析 [J]. 中国内镜杂志，2016（06）.

[3] 程渊，章巍，张红，等. 经支气管镜钬激光碎石在支气管结石患者治疗中的应用 [J]. 中华结核和呼吸杂志，2017（01）.

[4] 李珂，李湘萍，郭琳，等. 经支气管镜行钬激光碎石治疗支气管结石患者的护理 [J]. 中华护理杂志，2018（04）.

[5] 张旭，皇甫蓓蓓，杨济生，等. 多层螺旋 CT 图像后处理技术对于支气管结石的诊断价值 [J]. 影像研究与医学应用，2020（23）：31-34.

[6] 李青，李秋香，陈玲. 支气管结石并曲霉菌感染 1 例报告并文献复习 [J]. 中国感染控制杂志，2020（05）.

第二节　肺泡微结石症

肺泡微结石症是极为罕见的慢性肺泡疾病，以两肺肺泡广泛微小结石及合并间质纤维化改变为特征。本病临床症状常不明显，大多数患者常无临床症状或症状轻微，早期可出现轻度干咳和胸闷，随疾病进展，部分病例可出现气促、咯血、杵状指甚至发绀。影像学改变明显而症状轻微是本病的一大特点。中医学虽无肺泡微结石症之病名，但以其临床表现当属中医学的"咳嗽""咯血""咯石""胸痛""虚劳"等范畴。

一、病因病机

（一）西医学认识

1. 流行病学

肺泡微结石症（PAM）由 HARBITZ 于 1918 年首先报告，1933 年病理学家 PUHR 正式命名。流行病学研究发现，肺泡微石症（包括同胞发生）遍及世界各地。多见于欧洲（42.7%）和亚洲（40.6%），我国亦为多发区。日本多因集体体检和家庭体检时而发现（约占 83%）。

肺泡微石症可发生于任何年龄。国外报道，发病年龄 9 个月至 80 岁不等，30~60 岁多见，平均发病年龄 36 岁，欧美多见于 30~50 岁，日本 20 岁以下者占 72%。国外病例，年龄最小为 4 岁，最大者 52 岁。国内在 30 岁以下者近 80%。9 岁以下者占 18.2%；10~19 岁占 30.3%：20~29 岁占 30.3%。国内病例男女之比，为 3 : 1。国外报道无性别差异，50%~77% 有家族发病倾向，为一种常染色体隐性遗传疾病。

2. 病因病机

PAM 是一种罕见的慢性肺部疾病，有家族倾向，多见于同胞兄妹间，病因尚不明确，可能与先天性遗传及代谢紊乱有关。近年来发现 SCL34A2 基因突变是 PAM 主要形成原因。SCL34A2 基因编码肺泡 Ⅱ 型细胞 Ⅱ b 型钠磷酸盐转运蛋白。肺泡 Ⅱ 型细胞具有许多重要的功能，包括表面活性物质代谢的调节，离子运输和肺泡修复。Ⅱb型磷酸钠共同转运子最有可能参与合成表面活性物质磷脂时所必需的磷的再吸收。SCL34A2基因突变影响Ⅱb型钠磷酸盐转运蛋白的合成，继而磷酸盐重吸收减少，伴随磷酸钙螯合作用增强，肺泡细胞外液和肺泡腔内微小结石形成。

Kacmaz等提出PAM的发病机制为：①慢性感染或某种刺激因素导致渗出物形成，因未及时吸收，长时间后形成钙化；②先天缺陷导致肺泡间钙磷代谢障碍或碱性环境和黏多糖沉淀促使局部钙沉积。国外报道，PAM患者中有吸入含钙质的粉状鼻烟、暴露于印刷用油墨、合并乳－碱综合征（milk alkali syndrome）的病例提示环境与饮食因素可能参与了PAM的发病过程。

3.病理变化

本病主要侵犯肺脏。壁层和脏层胸膜一般多游离无粘连，少数发生粘连。肺脏变硬，重量增加，有的达4000g。从胸腔中取出肺脏不萎缩，放入水中下沉。肺尖部及肺前部常有多个小泡，切开肺脏时有砂粒摩擦感。尸检时病肺甚硬，扣之有沙砾感，须用锯才能切开，切面呈细砂纸状纹理。单个结石呈圆形同心形板状结构。结石大小不等，微结石直径大小为0.01~3mm，绝大多数位于肺泡内，可占据25%~80%的肺泡容积。但也可见于细支气管、肺泡壁和纤维化的间质内。无论经支气管肺活检、开胸肺活检，还是尸检标本，均见70%~80%的肺泡内有特征性的层状、年轮状微结石形成。微结石由许多不规则的同心环组成，并有不定型的核，用SE或PAS染色，中央部较周围部色暗。脱钙标本比非脱钙标本清晰。微结石的化学成分类似骨骼，主要为磷酸钙或碳酸钙，不含矽和铁。这种骨组织成分曾由静脉注射核素骨示踪剂99rr-锝二磷酸盐却显示肺部有强烈吸收而得到进一步证实。扫描电镜观察一个肺泡被一个结石填充，切面呈层状、年轮状、同心圆状。透视电镜下亦可见切面明显的这些结构。这种层状结构由高电子密度和低电子密度的层面组成。严重的患者，80%的肺泡内有结石。多个结石之间由纤维条索所隔开，结石周围有时可见巨噬细胞，但无炎性反应。早期肺泡腔内见少许吞噬细胞，肺泡间隔及间质未见明显增生，有灶状淋巴细胞浸润，肺泡壁相对正常，晚期肺泡间隔增宽，纤维组织增生，较多炎细胞浸润，肺泡壁毛细血管床显著减少，肺功能不全并发肺动脉硬化、肺动脉高压和肺源性心脏病，多数死于呼吸循环衰竭。

（二）中医学认识

中医学没有肺泡微结石症这一病名，多属于中医学之"咳嗽""咯血""胸痛""虚劳"等范畴。其病因病机多为禀赋薄弱，先天不足，肾气亏损，肾水干涸，致使肾精不能濡养于肺，以致肺肾不交，阴虚火旺，灼津日久则成砂石。正如《景岳全书·咳嗽篇》所说："五脏之精皆藏于肾，而少阴肾脉从肾上贯肝膈入肺中，循喉咙挟舌本，所以肺金之虚多由肾水之涸，正以子令母虚也……"

1.先天不足，肾气虚弱

或因父母年老体弱，精血不旺，或因近亲配偶，阴阳不调，或因妊娠期失于调摄，胎儿营养不良。正如《虚劳心传·虚证类》所说："有童子亦患此者，则由于先天禀受之不足，而禀于母气者尤多。"《素问·咳论篇》指出："五脏六腑皆令人咳，非独肺也。"强调了肺系受邪以及脏腑功能的失调导致咳嗽的发生。肺肾虚弱，肺之气阴不足，气失所主，而短气喘促精气内夺，根本不固，皆使气失摄纳，出多入少，逆气上奔而为喘。《景岳全书·喘促篇》曰："肾主精髓而在下焦，若真阴亏损，精不化气，则上下不交而为促，促者断之基也。"

2. 后天失养，脾肺气虚

后天的关键在于脾。房劳过度，早婚多育，纵欲妄为，不养真元，以致耗散真元，虚败精液，形气日渐衰微，亦可损及五脏。《医家四要·病机约论》曰："曲运神机则心劳，尽心谋虑则肝劳，意外过思则脾劳，预事而忧则劳肺，色欲过度则肾劳。"如果一脏受损，必然累及他脏，而引起脏腑功能失调。脾为后天之本，气血生化之源，为百骸之母，是宗气出入之所，为气机出入升降之枢。因此，两者不管在生理上或是在病理上都息息相关。《素问·经脉别论》曰："饮食入胃，游溢精气，上输于脾，脾气散精，上归于肺，通调水道，下输膀胱，水精四布，五经并行。"由此可见，在生理上脾与肺有着母子相生的关系。在病理上，脾为生痰之源，肺为储痰之器，肺阴之不足，又责之于脾的生化不足。所以《医门法律·虚劳门》说："饮食少则血不生，血不生则阴不足以配阳，势必五脏齐损。"肺阴亏损，阴虚火旺，灼津为痰，久则成石。

3. 阴虚火旺，热伤血络

《素问·调经论》指出："阳虚则内寒，阴虚则内热。"《济生方·吐衄》认为因热所致："夫血之妄行也，未有不因热所发，盖血得热则淖溢，血气俱热，血随气上，乃吐衄也。"因此，肺阴不足，阴虚火旺，热伤血络则咯血；肺失清肃则咳嗽少痰。再者，阴虚火旺，灼津为石，石阻气机，日久伤络则咯血咯石。

4. 痰浊壅阻，肺失肃降

肺主气属卫，为宗气出入之所，司呼吸，为气机出入升降之枢。由于肾精不得上承于肺，脾气不得散精于肺，使肺阴不足而火旺，火旺灼津为痰，日久累及于脾，脾困痰生上扰于肺，痰浊日盛，肺气受阻，不得宣畅以致发生喘促。

二、临床诊断

（一）辨病诊断

1. 症状与体征

本症病程长，可达数十年，30岁前多无症状，30岁后可有干咳、胸闷、活动后气急等，50岁后可出现不同程度的呼吸功能不全、呼吸衰竭，常并发肺源性心脏病，但亦和发病病程、病情以及患者自身有关。本病初期体征大多无异常，或呼吸音略低，两肺偶闻啰音，后期少数患者出现杵状指、桶状胸或鸡胸。

2. 实验室检查

（1）血常规　无合并感染时正常。合并感染时，可见不同程度增高。

（2）血钙　多数患者正常。

（3）肺功能　初期肺功能正常，进展期约半数出现弥散功能低下，末期肺顺应性减低，肺活量和肺总量下降，发生明显限制性气道功能障碍，弥散障碍，以低氧血症为主。

3. 影像学检查

（1）X线检查　一般根据本病的特征性X线表现与临床表现间的分离现象，即可做出诊断。X线表现见两肺布满弥漫性细小、细砂样结石，数量极多，在两侧下肺野及内侧带密集，肺尖部较少。临床诊断率不如CT准确，现以CT为主要诊断依据。

（2）CT检查　CT肺窗均显示肺实质内有无数散在细小的粟粒结节，直径多在1mm左右。其总体分布较均匀，但下肺野及肺后部相对偏多。在紧邻纵隔（心包）或背侧的胸膜上区，粟粒结节可出现密集融合，形成大小不一的薄层致密带，融合微结石的CT值为200~400HU。当出现不同程度的肺气肿或肺大疱改变时，可呈广泛的胸膜下复发性微小囊包，即肺边缘与肺壁之间有薄层气泡样透亮带，内有多个细条状间隔，从肺尖延续肺底。部分患者因肺野密度普遍增高，衬托对比而形成支气管充气象征。纵隔窗示肺实质内绝大多数单个未融合的结节，因局部容积效应及窗位的改变而未能显示。而上述紧邻胸膜外的密集融合结节影，则显示为沿胸膜的线带状及散在的点簇状钙化影，与肋骨皮质密度近似。带状影的外侧缘沿脏层胸膜锐利连续，内侧缘模糊不规则，向肺内逐渐延伸，色泽变淡呈"火焰征"。若单独观察沿脏层胸膜的线样薄层集聚钙化影，颇似胸膜上涂布了一层钡剂，有人称之为"白描征"。同时支气管血管囊周围亦见零星点状钙化影，上述完全实变的舌叶此时也显示为肺段型大片钙化密度。X线所述"薄壳影""黑胸膜线"在CT上出现在肺底背侧、胸膜下及胸部肺外侧胸膜下。HRCT比常规更能进一步显示肺内微细结构的改变。除可确定细粒状病灶有钙化密度外，还可精确显示肺内细微结构。HRCT表现为沿胸膜下、肺底背侧、心缘及支气管系统、小叶间隔可见直径1mm以下及0.1~0.5mm的微石。直径再小者无法清晰显示，微石沿支气管囊分布偏多，并伴部分小间隔增厚，同时合并肺气肿及间质纤维化。HRCT还可见到肺实质的微小囊泡。上述"薄壳影""黑胸膜线"在HRCT上相当于"黑胸膜线"的部位可见到胸膜下多发性微小囊泡。

（3）核医学检查　骨闪烁摄影、镓闪烁摄影肺病变部位可见明显摄取，以帮助诊断。

（4）支气管镜活检（TBLB）及开胸活检　支气管镜检查，患者痛苦大，且损伤大，一般临床较少使用，尤其是开胸活检临床更为少用。

（5）支气管肺泡灌洗　支气管肺泡灌洗（BAL）液中除细胞数增加外，细胞成分的分类、CD4/CD8之比等未见异常。

（二）辨证诊断

肺泡微结石属中医学之"咳嗽""咯石""胸痛""虚劳"等范畴。以其临床表现，应责之于肺、脾、肾三脏。临床上还应根据个体差异、症状、体征详细辨证。

1.肺肾阴虚

症状轻微，干咳少痰，气短，活动后气喘，或胸闷，口燥咽干，午后潮热，两颧红赤，手足心热，失眠，盗汗，神疲乏力，舌红少苔，脉沉细或细数。

辨证要点：干咳少痰，口燥咽干，潮热盗汗，活动后气喘或胸闷，舌红少苔，脉沉细。

2.脾肺气虚

平时易于感冒，气短自汗，声音低怯，或兼咳嗽，饮食减少，食后胃脘不舒，大便溏薄，面色萎黄，舌淡苔薄，脉濡弱。

辨证要点：平时易于感冒，气短自汗，纳差乏力，大便溏薄，舌淡苔薄，脉濡弱。

3.虚热伤络

咳嗽少痰，或痰中带血，或大量咯血，血色鲜红。潮热、盗汗，口干咽燥，舌质红，脉细数。

辨证要点：痰中带血，或大量咯血，潮热盗汗，舌质红，脉细数。

4.痰浊阻肺

喘咳痰多，或呼吸急促，或胸闷不安。胸闷、胸痛，动则喘息，或恶寒发热，痰稠黄粘，或面色晦滞带青，舌质红，苔黄腻，脉滑数或结代。

辨证要点：呼吸急促，喘咳痰多，胸闷、胸痛，动则咳喘更甚，舌红，苔黄腻，脉滑数或结代。

三、鉴别诊断

依据X线的特殊表现，临床症状与X

线不相称和家族中有相同的患者，可做出诊断。

1. 与粟粒性肺结核的鉴别

本病临床症状较为明显。如午后高热，或午后低热、盗汗，面色苍白和形体消瘦等均很明显。X 线片两肺粟粒状阴影的大小、密度和分布较均匀。单个结节不如肺泡微结石那样明锐。抗结核治疗后，粟粒病灶常在短期内吸收。

2. 与各种转移性肿瘤的鉴别

表现为弥漫性粟粒影。如甲状腺癌、肝癌、肾癌肺转移等。临床上有以上疾病的特殊症状、体征和曾有现代仪器的明确诊断。若与肺泡微结石相鉴别，肺活检可明确诊断。

3. 与转移性肺钙化症的鉴别

如慢性肾衰竭长期透析、复发性骨髓瘤、恶性淋巴瘤、白血病和肺癌以外的恶性肿瘤等基础疾病，可在肺内有弥漫性钙盐沉着的转移性钙化症。但有高钙血症、继发性甲状旁腺功能亢进等病者，钙盐多沉积在肺泡壁，肺泡内很少出现。另外骨闪烁摄影可与本病相鉴别。

4. 与矽肺的鉴别

本病有硅尘接触史。肺部 X 线结节大小不等，夹杂纤维网状阴影。病变分布与支气管的走向相一致。Ⅱ 期或 Ⅲ 期矽肺，两肺上部常出现融合性的矽结节可与肺泡微石症相鉴别。

5. 与肺真菌病的鉴别

组织胞质病愈合时，两肺可出现弥漫性钙化点，且较粗大，数量较少与肺微结石症不难鉴别。

四、临床治疗

（一）辨病治疗

目前西医学尚无去除肺泡微结石或阻止结节形成的有效疗法。在肺泡蛋白沉着症上，有效的支气管肺泡灌洗方法，对肺泡微结石症诊断有用，但尚无治疗的有效报道。平日应避免过度劳累和剧烈运动，应预防上呼吸道感染。一旦发生或伴发并发症。应积极对症治疗。若反复感染或感染后不易控制，或出现大咯血者，应予支气管镜取石或用其他（如手术）方法尽早治疗。

（二）辨证治疗

1. 辨证施治

（1）肺肾阴虚

治法：养阴润肺，滋补肾阴。

方药：补肺益肾汤。

药用：百合 20g，麦冬 15g，生地 20g，熟地 20g，山萸肉 15g，鹿角胶 15g，龟甲 15g，鸡内金 15g，桔梗 12g，川贝 12g，地骨皮 12g，甘草 10g。

加减：气喘、胸闷重者，加麻黄 6g，苏子 10g，白芥子 10g；失眠、盗汗较重者，加牡蛎 30g，酸枣仁 30g；骨蒸潮热，手足心热者加银柴胡 12g，胡黄连 12g，加大地骨皮用量至 20g。

（2）脾肺气虚

治法：健脾益气，滋阴润燥。

方药：生脉散加减。

药用：人参 10g（或党参 30g），麦冬 45g，五味子 10g，玉竹 12g，川贝母 10g，白术 10g，茯苓 20g，鸡内金 15g，甘草 10g，砂仁 10g，青皮 10g，陈皮 10g。

加减：食后胃脘不舒者，加枳壳 10g，川朴 10g；大便溏薄者，加肉豆蔻 12g，减麦冬用量至 15g；气短自汗重者，加黄芪 30g，浮小麦 30g。

（3）热伤血络

治法：滋阴润肺，凉血止血。

方药：百合固金汤加减。

药用：百合 20g，麦冬 30g，川贝母 15g，玄参 15g，白芍 12g，三七粉 6g（冲服），白及 10g，藕节 20g，茅根 20g，山栀子 10g，甘草 10g。

加减：反复咯血量多者，加阿胶 20g，墨旱莲 15g，丹皮 10g；潮热盗汗者，加青蒿 20g，地骨皮 15g，白薇 12g，牡蛎 30g，糯稻根 20g。

（4）痰浊阻肺

治法：清热化痰，降气平喘。

方药：三子养亲汤合麻杏石甘汤。

药用：苏子 15g，白芥子 15g，莱菔子 15g，麻黄 10g，杏仁 12g，半夏 12g，陈皮 12g，茯苓 12g，石膏 30g，瓜蒌仁 12g，五味子 6g，沉香 10g，马兜铃 12g，甘草 10g。

加减：热象明显者，加桑白皮 15g，黄芩 12g；如痰涌量多，喘而不得卧者，加葶苈子 15~30g，大黄 10g；动则喘甚，呼多吸少者，加补骨脂 10g，胡桃肉 20g，冲服参蛤散 9g；咯血者，加大黄炭 15g，三七粉 6g（冲），茜草 10g，白及 12g，墨旱莲 12g；面色晦滞带青或脉结代者，加人参 15g，附子 10g。

2. 外治疗法

（1）体针疗法

①肺肾阴虚型：太溪、三阴交、肾俞、复溜、肺俞。咳甚者加太渊、列缺、风池；盗汗、潮热者加足三里、关元、阴郄；失眠者加神门、安眠穴；痛者加内关、心俞。每日 2 次，每次留针 20~30 分钟。

②脾肺气虚型：脾俞、肺俞、肝俞、足三里。易于感冒者，加阴陵泉、关元、阴郄；胃脘不舒或胀痛者，加中脘、内关、公孙；腹泻或大便溏薄者，加天枢、大肠俞。每日 2 次，每次留针 20~30 分钟。

③虚热伤络型：肺俞、中府、太溪、大椎。潮热盗汗者，加肾俞、太白、三阴交、阴郄；若有实热之象而咳嗽胸闷，血色鲜红量多者，加孔最、鱼际、太冲、涌泉。每日 2 次，每次留针 20~30 分钟。

④痰浊阻肺型：定喘穴、肺俞、膻中、天突、膈俞。痰多黄稠者，加丰隆、尺泽；恶寒发热者加大椎；动则喘甚者，加心俞、关元；心悸、胸闷者加心俞、巨阙、内关。每日 2 次，每次留针 20~30 分钟。

（2）耳针疗法

①肺肾阴虚型：肾、神门、交感、肾上腺。咳甚者加内鼻、支气管、肺、咽；失眠者加脑干；胸痛者加心。方法：根据临床症状在主穴中选 1~3 穴，兼症可选 1~2 穴，两耳交替针疗，先用毫针针刺穴位，使患者感酸胀痛即可，然后将王不留行籽置于 0.5cm×0.5cm 胶布中间贴在其穴上。每日按压 2~3 次，使耳部有发热感为度。3~5 日换治 1 次。注意针前常规消毒。

②脾肺气虚型：肾、神门、交感、肾上腺、脾。易于感冒者加风溪；胃脘不舒者加胃、十二指肠；大便溏薄者加小肠、大肠。方法：根据临床症状在主穴中选 1~3 穴，兼症可选 1~2 穴。两耳穴位可交替使用。针前常规消毒。

（3）埋线疗法

①常规取穴：太溪、三阴交、肾俞、肺俞。咳喘甚者，加膻中、定喘（双）、天突；伴有肺气肿、肺源性心脏病者，加心俞（双）、风门、胸腔区。

②埋线主要器械及准备：医用埋线针 5 支，镊子 2 把，事先高压消毒。将 0、1、2、3 号线，从密封管内取出，浸泡在 80℃左右的温盐水（或温开水）内 2 分钟左右，使线变软后，剪成 4~5cm 长的小段，装入小瓶内，用 75% 酒精浸泡，备用（从小瓶内取出，直接埋线，不需用盐水冲洗）。

③埋线操作方法：首先选准穴位，每次选 2~3 穴做好标记，在穴位下 0.6 寸处作为埋线的进针点，在进针点做常规消毒。用 1%~2% 盐酸普鲁卡因局麻，每穴注入 1~2ml，首先打出皮丘，然后向穴位中心边注药边进针，拔针后再用酒精棉球消毒 1

次。埋线时左手持摄及备用羊肠线，将线中央置于皮丘上，右手持埋线针，缺口向下压线，以15°角度内向穴位中心进针，直到线头全部埋入皮下后再进0.5cm。快速拔针，压迫针眼，用酒精棉球及胶布保护针眼1~2日即可。每月埋线1次，以上穴位交替使用。

（4）贴敷疗法

①咳喘膏：白芥子21g，细辛21g，甘遂15g，生地60g，丁香6g，山萸肉21g，补骨脂21g，冰片3g。将上方研为细末，调适量淀粉，麝香风油精及凉开水等做成直径为1.5cm的药饼，贴敷穴位（肺俞、肾俞、心俞、大椎、定喘、膻中、天突交替运用）上，覆以胶布。每次贴4~6个穴位，每周1次，每次儿童4~6小时，成人6~10小时，连续4次为1疗程，一般3~6个月内重复一疗程。

②固肾保肺膏：吉林参30g，紫河车30g，沉香10g，川贝10g，百合30g，枸杞子30g，山萸肉30g，补骨脂30g，黄芪60g，丹参30g，红花20g，鸡内金30g，金钱草30g，当归15g，淫羊藿30g，桑白皮30g，葶苈子20g，莪术20g，桃仁15g，杏仁20g，麻黄15g，青皮20g，陈皮20g，麦冬20g。将上方诸药浸麻油2000g中一周，文火煎至药枯，过滤，取药油下丹，制成传统的黑膏药，每贴药重14g。贴于膻中、风府、肺俞、肾俞、脾俞、关元等穴。每次两个穴位，交替使用。5天换药1次，3次为1疗程。

4.单方验方

（1）益肾固本汤　黄芪3g，党参20g，白术15g，茯苓20g，五味子20g，补骨脂20g，枸杞子20g，玉竹15g，沙参15g，青皮12g，砂仁12g，葶苈子15g，鸡内金20g，丹参30g，甘草10g。水煎服，每日1剂，分早晚2次服。适用于肺肾阴虚型。

（2）纳气固本丸　人参50g，苏子50g，山药50g，白芥子50g，菟丝子50g，制附子20g，沉香20g，山萸肉30g，丹皮30g，杜仲40g，葶苈子30g，降香35g，蛤蚧3g，胎盘2具。炼制为丸，每次9g，每日2~3次。适用于脾肺气虚型。

五、预后转归

肺泡微结石症病程较长，预后多因发现年龄而异。小儿期、青年期发现者，10~20年后亦少有症状。胸部X线也无显著变化，预后多良好。30岁以后发现者经过10~20年，40岁以后发现者经过10年多数即可出现呼吸衰竭，有因呼吸衰竭死亡的病例。小儿期、30岁前后发现者也要经过30年左右发展至进展期和晚期，并出现呼吸衰竭。肺泡微石症并发肺大疱或自发性气胸较常见，但同时发生肺大疱、自发性气胸和大咯血者，尚未见报道。肺泡微石症的最严重并发症为肺动脉高压和肺源性心脏病。

六、研究进展

Sosman等报告的一组病例，虽多未随访，或仅短期观察无变化，但其中2例观察9~10年，仅见阴影更深、更融合，肺尖显示肺气肿；另2例分别观察14和15年，仍无症状。国内35例中，19例平均观察6年，仅2例病灶阴影略增加（其观察时间分别为5和10年，后1例呼吸系症状渐重），其余17例无改变。症状、体征与发病年龄、病程相关。具有症状的19例平均年龄和病程分别为14.8岁和4.2年。病程超过18年以上者5例，仅1例无自觉症状，仍照常工作；另4例分别出现右心衰竭、自发性气胸和反复大咯血而休息。其余病例，仅1例发生右心衰竭，余均正常生活、工作或学习。

（一）病因病理的研究

肺泡微石症的致病因素，虽有遗传、高血钙、慢性感染、肺淤血，变态反应等学说。但尚无确切结论。从流行病学研究，多认为与遗传有关。初步推测，因近亲配偶染色体单纯逆行遗传所致，国外资料患者中同胞占62.3%，且双亲多为近缘血统结婚，国内病例尤为显著，35例患者，同胞27例，占77.1%。因此，目前倾向近亲配偶染色体单行逆行遗传所致。

（二）治疗与预防的研究

目前对肺泡微结石激素、支气管肺泡灌洗等治疗无效，只能积极预防和治疗肺功能不全、右心衰竭、继发感染等并发症，有条件者可行肺移植治疗。中医学对本症的治疗有一定的潜力，尤其对发现而无症状或症状轻微者，用中医学补肺益肾的方法治疗，以及外治疗法，可延缓病势的发展而延长寿命，提高生存质量。

主要参考文献

[1] 曹智辉，郝长胜，王秀荣，等. 肺泡微石症的CT表现 [J]. 实用放射学杂志，2010（05）

[2] 叶枫，谢佳星，张挪富，等. 肺泡微石症3例并文献复习 [J]. 国际呼吸杂志. 2011（18）.

[3] 贾小青，丁丽芳. 罕见的肺泡微结石症误诊一例分析 [J]. 临床误诊误治，2012（05）.

[4] 凤婧，罗凤鸣. 肺泡微结石症的研究进展 [J]. 中华结核和呼吸杂志，2013（10）.

[5] 邵有和，何志义，陈昌枝，等. 家族性肺泡微石症2例并文献复习 [J]. 国际呼吸杂志，2017（20）.

第六章　消化系统结石

第一节　胆囊结石

胆囊结石是外科临床的常见病、多发病，随着社会的发展，人们饮食结构的改变，胆囊结石的发病率有逐渐升高的趋势。胆囊结石主要分为胆固醇类结石和胆色素类结石两大类。根据我国对胆石标本分析结果表明，胆囊结石中胆固醇结石占70%，23.8%为胆色素结石，其他为混合性结石。

胆囊结石多以急腹症出现，在早期通常约60%的患者无明显临床表现，发作时右上腹疼痛，向右肩部放射，甚则绞痛。伴恶心呕吐，或发热恶寒，部分患者可出现黄疸。属中医学的"胁痛""胆胀""黄疸"等范畴。

一、病因病机

（一）西医学认识

1. 流行病学

胆囊结石的发病率与种族、遗传、地理、环境以及生活习惯和饮食条件有关。南美智利、北欧地区、北美地区及印第安人种的胆囊结石率高于其他区域或人种。2006年的研究发现，北美印第安人胆囊结石发病率数据中女性患病率高达64.1%，男性29.5%；南美洲智利马普切族印第安人妇女的胆囊结石患病率亦高达49%，男性12.6%。全球胆囊结石发病率最低的是非洲撒哈拉以南的黑色人种地区，其发病率小于5%。在中国，到2017年，胆石症的患病率上升到10%~15%，其患病率还逐年上升。我国的胆囊结石成年女性高于男性。随着人们生活的不断提高，食物蛋白和脂肪的摄入量不断增加，胆固醇结石的发病率也将随之增加。

2. 病因病机

胆囊结石的成因非常复杂，与多种因素有关。任何影响胆固醇与胆汁酸和磷脂浓度比例和造成胆汁淤滞的因素都能导致结石形成。如某些地区和种族的居民、女性激素、肥胖、妊娠、高脂肪饮食、长期肠外营养、糖尿病、高脂血症、胃切除或胃肠吻合手术后、回肠末端疾病和回肠切除术后、肝硬化、溶血性贫血等。胆固醇是胆汁中的一种脂类。正常人胆汁中有三种主要成分，即胆固醇、卵磷脂和胆盐，它们按一定比例形成微胶粒悬浮于胆汁中而不易析出。胆固醇溶解度取决于胆盐和卵磷脂的含量。凡三者比例失调，使胆固醇溶解度不足，胆汁内胆固醇即呈超饱和状态。在这种状态下胆固醇结晶析出、沉淀形成结石。

（1）饮食结构不合理，长期高蛋白、高脂肪饮食，使胆固醇摄入量每日＞2000mg，胆固醇处于超饱和状态。

（2）肠道疾病如高位肠瘘、回肠炎、结肠炎等使胆盐丢失，或回肠切除后使肝肠循环障碍。以上因素使胆盐丢失过多，肝内胆汁酸的合成不足以补偿，使胆汁内胆固醇呈超饱和状态。

（3）妇女妊娠时孕激素分泌较高，胆固醇分泌也随之增加；再者随着胎儿的增大，子宫体增大压迫，使胆囊排空缓慢，也容易使胆固醇处于超饱和状态。妇女长期服用避孕药，或流产、生育过多等，使胆囊排空能力下降，胆汁淤积；另外妇女雌激素分泌过多，抑制胆盐分泌，使胆汁胆固醇分泌增加等，都能使胆固醇处于超饱和状态。

（4）胃大部分切除过程中，往往将迷走神经肝支甚至主干一并切断，从而阻断了迷走神经对胆囊及奥狄（Oddi）括约肌的神经支配作用。导致胆囊收缩功能减弱，排空延迟。从而使胆汁淤积、沉淀形成结石。

（5）不能按时进餐或长期空腹，静脉内营养，使胆汁酸分泌减少，胆汁胆固醇过饱和，或胆囊排空障碍，胆汁在胆囊内长期淤积、沉淀。

（6）胆囊细菌感染、蛔虫等可将细菌带入胆道，细菌也可经门静脉血流到肝脏。并排至胆道内，肠道细菌也可通过 Oddi 括约肌反流入胆道使囊壁发炎增厚，胆囊黏膜的吸收、分泌功能异常和胆囊收缩功能异常及由此引起的胆汁淤滞，在胆固醇结石的形成过程中起重要作用，胆固醇过饱和的胆汁刺激胆囊黏膜，导致胆囊黏膜黏蛋白和黏液分泌增加，胆囊黏膜吸收功能亢进，高浓度的胆固醇渗透进入胆囊平滑肌，并在其细胞膜上沉积，影响胆囊收缩排空，引起胆汁瘀滞，成核加速，结石形成。

（7）有学者认为，胆汁游离 Ca^{2+} 升高，可促使胆固醇结晶体形成。胆系钙的调节作用是胆囊结石形成的重要基础。

（8）低密度脂蛋白（LDL）受体是维持体内胆固醇平衡的中心环节，LDL 受体主要分布于肝脏，在肝细胞内摄取血中胆固醇。所以即使肝内胆固醇合成正常情况下，脂蛋白胆固醇的摄取及在肝细胞内分布的改变，就有可能导致分泌胆汁的胆固醇增加。由于 LDL 受体在导致胆汁胆固醇过饱和及胆固醇结石形成中起主导作用，所以这种作用正在受到重视。再有糖蛋白与胆盐结合，使胆固醇沉淀等也是导致结石形成的原因。

3. 病理

胆囊结石多为胆固醇结石，此外也可见少数混合性结石、黑色素结石和棕褐色色素结石等。主要病理改变为胆汁潴留，甚至浓缩成胶状小块，形成胆泥；或胆固醇、非结合胆红素的含量增加，通过寄生虫、脱落的上皮细胞或炎性细胞的核心作用；加上糖蛋白及金属离子参与，最终形成胆固醇结晶或胆红素钙沉淀积滞形成结石。纯胆固醇结石外观呈淡黄色，圆形或多面形，表面光滑或颗粒状，剖面呈放射状，一般较大，大多为单个。混合性结石呈黄白色，质地坚硬，较纯胆固醇结石为小，常为单个多面体形，含胆固醇70%左右。黑色色素结石为不定型或煤渣状，质地较坚硬。

（二）中医学的认识

胆为中精之府，通过经脉与肝互络形成表里关系，胆汁的化生排泄，受肝脏的疏泄调节。若情志不畅，饮食不节，感受湿热，虫积淤滞等可引起肝失调达，胆汁瘀滞而成砂石。

1. 肝气郁滞型

情志抑郁，或暴怒伤肝，肝失条达，郁滞气机不畅，致使肝胆疏泄不利，气而使食积，导致湿、痰、热、食、血随之而郁。胆府以通降下行为顺，疏泄失常，则影响胆汁的排泄，胆汁壅阻，则湿热内生，日久结聚而成石。

2. 湿困中焦型

外感湿热或涉水冒雨，湿邪困阻中焦；或饮食不节损伤脾胃；或忧思伤脾，使脾失健运，水湿不化，积而成痰。痰湿互结，郁而化热，湿热内生，阻滞肝胆，肝胆失于疏泄，使胆汁郁积而发病。

3. 湿热内阻型

外感湿热，或过食肥甘，使痰湿内生，湿浊内困，郁蒸而生热，内外湿热熏蒸于肝胆而久则成石。

4.瘀血阻滞型

气为血帅，若肝气郁结，气结不畅，则血行瘀阻或湿热壅滞肝胆，日久则热与血结，最终可积囊成石。而胆石形成后又可导致一派瘀血之症。因此血瘀既为胆石之因，也为胆石之果。

二、临床诊断

（一）辨病诊断

1.临床诊断

（1）在未引起梗阻或继发感染时，占50%左右的胆囊结石患者可无任何症状。或表现为慢性胆囊炎症状。如上腹不适，腹胀、嗳气、呃逆、消化不良等。进食油腻后症状明显。

（2）胆绞痛　当胆囊结石阻塞胆囊管时，可有右上腹疼痛，为阵发性绞痛，可向右肩胛部放射。胆囊结石嵌顿时，可触及肿大的胆囊。若伴有胆囊炎时腹痛为持续性，且阵发性加重；右上腹有压痛和腹肌紧张；右侧卧位或俯卧位时右季肋部出现疼痛或伴有深部压痛；墨菲征阳性。

（3）常伴有恶心呕吐等症状。

（4）少数患者可出现轻微黄疸，在胆绞痛发作后1~2日内消退，出现轻度黄疸色尿变深等。

（5）无发冷，有发热，但较少见。结石嵌顿或伴发胆囊炎时出现。

（6）Mirizzi综合征，是特殊类型的胆囊结石，形成的解剖原因是胆囊管与胆总管伴行过长或者胆囊管与胆总管汇合位置过低，持续嵌顿于胆囊颈部和较大的胆囊管结石压迫胆总管，引起胆总管狭窄；反复的炎症发作导致胆囊肝总管瘘管，胆囊管消失、结石部分或全部堵塞肝总管。临床特点是反复发作胆囊炎及胆管炎，明显的梗阻性黄疸。胆道影像学检查可见胆囊

增大、胆总管扩张、胆总管正常。

2.相关检查

（1）实验室相关检查

①合并急性胆囊炎时，白细胞总数可升高，中性粒细胞明显上升。

②血脂急性发作期谷丙转氨酶升高，3~4天下降。在胆囊结石中β-脂蛋白、低密度脂蛋白-胆固醇（LDL-C）水平升高，高密度脂蛋白-胆固醇（HDL-C）水平下降。

③胆结石患者血清中胆汁酸明显升高。

（2）影像相关检查

①X线检查

a.X线平片：临床已不常用。

b.口服胆囊造影（OCG）：适用于间隙期的患者。X线平片阴性的胆囊结石在显影的胆囊中表现为充盈缺损。本法可使胆囊区的显示率达80%。

c.内镜下逆行胰胆管造影术（ERCP）：ERCP是将内镜插入十二指肠降部，寻找胰胆管开口的乳头，再经活检孔插入造影导管，注入造影剂进行X线检查的一种方法。它可直接观察乳头形态及胰胆影像的综合诊断方法。

②CT检查：CT对含钙结石诊断颇为精确。但对胆固醇结石因和胆汁内胆固醇密度相近而灵敏度较差，所以直径在1mm以上含钙结石可被检出。

③MRI检查：钙化了的胆囊结石的核磁共振成像图像上呈很低强度的SE信号。

④磁共振胰胆管成像（MRCP）：MRCP是近年发展起来的一种非介入性胰胆管成像技术，无须造影剂，不受操作技术的影响，仅采用重T2加权技术使胆汁和胰液呈明亮高信号而周围器官组织呈低信号，从而获得类似ERCP（内窥镜逆行胰胆管造影）和PTC（经皮肝穿胆道造影）的胰胆管图像。

⑤B超检查：B型超声显像检查法，由

于具有准确、方便、迅速、安全、易于接受等特点而成为目前胆囊结石诊断的首选方法。B超的显像率高，直径0.2cm即可显示，甚至0.2cm以下的小结石及泥沙样结石也可显示。它可以对结石的位置、大小、数量进行诊断，还可以确定胆囊的大小、形态、收缩功能及胆道的情况。

a.如果B超是一个较大的光团，并可随体位改变而变动，那么这样的光团有可能是许多小块结石的结合体，也可能是一个单发性的大结石。

b.若B超显示是一个弧形光带，一般有两种可能性：一种是充盈型胆囊内结石，另一种是由于结石较大，质地较坚硬，超声波难以穿透，仅显示出前壁和边缘的弧形光带。

（二）辨证诊断

胆囊结石临床上一般分无症状型和急性炎症发作型。急性炎症发作型属于中医学"胁痛""胆胀""黄疸"等范畴。临床应根据病因病机，辨证分型诊断。

望诊：急性痛苦面容，或有轻度身黄，小便黄。舌质红，苔白腻或黄腻。

闻诊：低声呻吟，口臭等。

问诊：无寒热往来，有恶心呕吐，或厌油腻，或胁痛胀满，或大便干，小便黄赤。

切诊：肌肤发热，或胁下触及包块，或压痛明显。脉弦数或弦紧，或沉细。

1.肝郁气滞型

右上腹隐痛或窜痛，痛引右肩。性情急躁易怒，每因情志变化而诱发，一般无寒热、黄疸，伴有胃纳呆滞，嗳气呃逆，头目眩晕，妇女可有乳房胀痛、月经不调等，舌质淡红，苔薄白，脉细或弦紧。

辨证要点：右上腹隐痛，纳差，每遇情志变化而发，舌红，脉弦。

2.湿热内蕴型

起病急，胁脘疼痛拒按，呈持续性。伴恶心、呕吐，口苦咽干，厌油腻，肢体困倦，便溏，妇女则可有带下色黄臭秽，舌质红，苔厚腻，脉弦滑或弦数。

辨证要点：右上腹呈持续性疼痛拒按，伴恶心呕吐，舌红苔黄，脉弦数。

3.热毒炽盛型

胁脘痛剧，持续不解，痛不可近，或有高热，甚则昏迷；口燥咽干，烦躁不安，腹胀而满，厌恶油腻，尿赤便干，苔黄有芒刺，脉弦数或沉细。

辨证要点：腹痛不可近，高热不退，烦躁不安，苔黄有芒刺，脉弦数或沉细。

4.血瘀内阻型

右上腹刺痛或酸痛，痛有定处，胁下有痞块；黄疸时有时无，无寒热往来，纳呆倦怠，舌质青紫，舌边有瘀点，脉弦细而涩。

辨证要点：痛有定处，胁下痞块。舌质青紫，舌边有瘀点。

三、鉴别诊断

（一）西医学鉴别诊断

1.与急性胆囊炎的鉴别

急性胆囊炎可引起右上腹痛，炎症侵及浆膜层可能变为剧烈钝痛。右上腹胆囊区有压痛，甚至腹肌抵抗、反跳痛。由于炎症引起胆汁排泄阻塞，也可以有黄疸、胆囊增大，若急性发作过后形成慢性炎症，则胆囊萎缩。也可有牵引痛及恶心呕吐等消化道反应。胆石症与胆囊炎有密切的关系，可以并存。有结石，多并发或继发炎症。无石胆囊炎与有石胆囊炎在临床上很难区分，可借胆囊造影、超声波、放射性同位素、CT、胆道扫描等加以鉴别。必要时可剖腹探查，同时解决治疗与诊断问题。

2. 与胆囊穿孔的鉴别

多有胆囊炎史，或合并胆石症及胆囊坏死。患者右上腹疼痛突然加剧，腹膜刺激症状明显。如周围有慢性炎症或有粘连，则可形成局限性腹膜炎，否则可致弥漫性腹膜炎，全腹压痛及反跳痛，腹肌抵抗明显，甚至出现移动性浊音。腹腔穿刺有胆汁，腹透膈下无游离气体，与一般单纯性胆石症不难鉴别。

3. 与悬浮胆囊的鉴别

悬浮胆囊的胆囊很大，绝大部分游离，仅靠浆膜、胆囊管和血管与肝相联结。无感染时，有囊样感，腹壁软，压痛不显著，活动以肝为中心，可至盆腔或左腹部。可因扭转引起血行障碍而坏死，出现右上腹部绞痛、剧痛等症状。与胆囊结石发作、感染可能相似，但胆囊结石平日不会有这样大的游离胆囊，不难鉴别。

4. 与胆囊癌的鉴别

胆囊癌多位于胆囊颈部，约80%的患者同时有胆囊结石，有2%~3%的胆结石患者兼有癌性病变，转移较迅速，直接侵及邻近肝组织，或转移至附近淋巴结，压迫胆道形成黄疸。患者常有慢性胆囊炎症状，右上腹钝痛，并呈持续性。晚期出现恶病质。胆囊区如能触到肿块，有助于与单纯胆石症鉴别。

5. 与传染性肝炎的鉴别

传染性肝炎有时可有胆石症样钝痛、黄疸，但常有食欲不振、疲倦无力和低热等前驱症状。肝大、触痛，并不局限于胆囊区，无腹肌抵抗，脾也可稍大，白细胞中淋巴细胞增多，肝功不良，尿胆素、尿胆原阴性，多出现于流行期间。

6. 与胰腺结石的鉴别

胰腺结石一般是上腹部剧痛，伴有胃肠症状，脂肪便，可能有糖尿，有时可出现黄疸。可触及肿大胆囊，难与胆石症鉴别。光导纤维十二指肠镜检查逆行胆道、胰管造影有助鉴别。CT扫描具有很高的鉴别率。

7. 与慢性胰腺炎的鉴别

慢性胰腺炎往往是复发性急性胰腺炎的后遗症。胰腺全部或部分增厚、变硬，腺泡萎缩、减少，结缔组织增生，有时胰管梗阻，晚期有钙质沉着，甚至形成结石。主要症状是上腹部钝痛、消化不良、恶心、呕吐等，有时上腹痛可能放射至左上腹和左侧背部。慢性胰腺炎，尿胰淀粉酶不一定增高。纤维结肠镜检查，胆道、胰管插管造影，可与胆囊结石鉴别。有时两病可同时存在，临床上主要应区别以何为主。

8. 与慢性胃炎的鉴别

慢性胃炎钝痛，可以偏向右上腹部痛，有许多胃部疾病的症状，颇似间歇期胆石症，但病史不同，慢性胃炎无胆石症之热型。确切的慢性胃炎分型有待胃镜检查。

9. 与胃下垂的鉴别

胃下垂主要表现是胃部胀满、嗳气、呕吐、消化不良、右上腹和下腹部钝痛，但无黄疸，也不发热。钡餐检查可以确诊，不难与间歇期胆石症鉴别。

10. 与急性胃炎的鉴别

急性胃炎有右上腹部痛者较少，主要是上腹部痛。细菌或细菌毒素引起的急性胃炎可有剧痛，呕吐严重，颇似胆石症。但急性胃炎可有腹泻，且吐后感觉舒适，胆石症则不然，病史也不同。胃炎患者，很少出现黄疸，强酸强碱或来苏水等腐蚀剂所致的腐蚀性胃炎，有时可有剧痛，甚至有腹肌紧张、压痛等，但有服腐蚀剂史，有特殊气味。

（二）中医学鉴别诊断

胆囊结石多由湿热蕴蒸日久所致。黄疸、腹痛是其主要临床表现，但有相当一部分隐性胆囊结石者，可无腹痛和黄疸。胆囊结石约有30%出现一过性黄疸，但症状较轻，一般在1~2日内可自行消退，此时要与黄疸性肝炎相鉴别。

腹痛：胆囊结石继发或并发胆囊炎、胆囊颈部梗阻性胆囊炎、胆囊穿孔时，可出现腹痛甚则绞痛，或腹痛拒按，常伴有恶心呕吐、恶寒发热、口苦咽干。多在忧虑愤怒，饮食不节进食后或在剧烈运动之后突然出现。上腹疼痛剧烈、腹痛拒按，疼痛向右肩背放射。伴口苦、恶心、呕吐、高热者为湿热蕴结之实证、热证病情较重。右上腹不同程度的绞痛、钝痛或胀痛，呈间歇性，伴有口苦咽干多为肝郁气滞所致，病症较轻。

四、临床治疗

（一）提高临床疗效的基本要素

1. 审时度势，三因制宜

胆囊结石虽多以湿热为主要病因。但由于地理条件、环境因素、饮食习惯之异同，个体差异各不相同。在诊断治疗中要纵观上下，明审左右。北方人由于气候环境及以面粉、肉食为主，加之经常饮酒，一般体质较好，所以在疏肝理气之中重用泄里通下、清热利湿之品，取效颇佳。南方人则以大米和蔬菜为主，且无喝酒之嗜好，体质相对稍差，所以疏肝解郁之药佐以清热利湿、甘凉滑利之品，亦收奇功。对于年轻体壮者则以通利、清降、大剂峻下为主。对年老体弱或稚阴稚阳之体，则宜使小剂，淡图其效。

2. 以通为务，疏中兼益

胆囊结石主要由情志不畅，饮食不节等，致肝胆功能失调。肝气郁结，疏泄不利而胆失通降，致使胆汁郁积。郁久化热，蒸汁日久而成石。脾胃亦受肝胆之调节。同时脾胃又是气机升降之中枢。气机升降失调，则影响胆之通降。胆汁通降失常而郁之，郁久则使胆汁蒸熬而成石，互为因

果则治当兼顾。所以在治疗本病时，除了大量应用疏肝理气清热之品外，要加入补益脾胃之药。防止疏利太过久致脾虚而侮肝，最终导致久病不愈而难治。疏中兼益，使中气充足，则可助推排石之力。不通是胆石症疼痛的主要病理所在。阴阳以通为常，五脏以通为顺，六腑以通为用，气血以通为运，经络以通为畅。五脏六腑、阴阳气血、经络器官皆为一体，互相贯通。只有畅通无阻，才能维持各自的生理功能，也使组织器官强壮不衰。故"以通为补"，它在生理、病理、立法、治疗预防中皆有重要意义。"通"为治则中一根本大法，通可指通下、通腑、通便。疏肝理气、通下泄热、消积导滞、行气导滞、疏肝利胆、活血化瘀、辛开苦降、软坚散结、逐瘀化石等，均属通法之列。临床加减运用，辨证施治，方获捷效。

3. 重用清热祛湿之法，活血化瘀贯于始终

依据中医理论，湿热是形成本病的重要因素，因湿热蕴结煎熬胆汁，日久成石。所以治疗本病的关键应以祛湿热为主。而治疗湿热，则应导热下行。通利二便使邪有出路，则保持胆腑中清不浊。古人云："治湿不利小便非其治也。"因此利小便可使湿祛热除。六腑以通为用，通降下行为顺，通则不痛。通则达清热消炎排石之功。古曰："痛不通，气血壅。"本病以疼痛为主症，中医认为气血瘀阻肝胆所致。所以在治疗本病时在清热利湿之品常用活血化瘀之药，以达事半功倍之效。

4. 内外结合，双管齐下

胆囊结石病因多种多样，但机制总是湿热内蕴，气机不畅，郁久化火，火热之邪伤津熬液而成石。治多清热通利为主。在中药利胆排石之基础上，加用外治法刺激穴位或外贴化石膏，促使胆囊收缩能力加强，利于结石排出和消除炎症，缩短疗

程，提高疗效。

（二）辨病治疗

1. 一般治疗

（1）卧床休息，给易消化的流质饮食，忌油腻食物，严重者禁食、胃肠减压，静脉补充营养、水及电解质。

（2）急性发作期，主要由胆石嵌顿于胆囊颈所致，胆囊急性炎症时胆囊结石发作时常合并感染，应做抗感染治疗。腹部疼痛时可应用解痉及镇痛药物，如654-2（山莨菪碱）、阿托品及哌替啶（哌替啶）等。

2. 溶石疗法

由于效果差，并发症多，现已很少使用。

3. 取石

经皮经肝或经皮经腹胆囊取石术：1985年日本的 Akiyama 首先报道经皮经肝胆囊取石术治疗胆囊结石合并急性胆囊炎30例成功，在超声引导下刺入胆囊置管引流，置入导管逐渐扩张，一周后，用胆道镜置入网篮取石，对巨大结石则先行冲击波碎石或激光碎石，然后取出结石。结石大小、类型、数目等不影响病例选择。只有胆囊萎缩和增厚及胆管结石的患者不适用此方法。其优点是取石、碎石结合，使胆囊结石治疗较彻底；又保留胆囊功能，创伤轻、痛苦小、疗程短、恢复快，近期疗效显著。本法缺点是远期疗效差，复发率高（随访3年约50%）。在今后发展中尚需解决的问题如下。

①提高结石清除率。

②减轻或改善慢性胆囊炎症的病理改变。

③防止或减少结石再形成。

4. 手术治疗

胆囊切除术已有一百余年的历史，本术式现已成为腹部外科较为安全，经典的常规手术之一。近二十多年来，随着基础科学的发展和临床诊治技术的不断进步，胆囊手术的种类和方式也逐渐增多。除经典的开腹胆囊切除和胆囊造瘘术外，又出现了小切口胆囊切除术胆囊大部分切除术、化学性胆囊切除术及腹腔镜胆囊切除术等，尤其是腹腔镜下胆囊切除术，现已成为胆囊切除的主要手术方式。手术方式的选择应根据患者的病情缓急、病变严重程度、患者的身体状况、术者的技术熟练程度及习惯，就诊医院的设备条件等来决定手术方式。

（1）胆囊造口术　是一种暂时的减压、置管、引流的急救手术，随着目前医疗条件的逐步提高及抗生素的广泛应用，本术式被选择的机会渐渐减少，但在病情危笃的急症病例仍不失为一种有效而合理的紧急处理措施。

（2）开腹胆囊切除术　是治疗胆囊器质性病变的经典手术方式，经一百多年的实践经验已证明了它的安全性、可靠性、有效性和应用的广泛性。

（3）胆囊大部切除术　对于完整切除胆囊十分困难的急性或慢性胆囊炎症病变，或勉强切除胆囊后有可能损伤胆总管、肝总管、右肝管及右肝动脉者，许多学者提出采用"胆囊"大部切除术。

（4）腹腔镜胆囊切除术（laparoscopic-cholecystectomy，LC）　是目前胆道外科最常用的手术，分为顺行性（由胆囊管开始）切除和逆行性（由胆囊底部开始）切除两种。传统的开腹胆囊切除术针对性差、创伤大、伤口愈合慢、易出现并发症，导致患者痛苦大、术后恢复不良的问题。自从腹腔镜胆囊切除手术发展以来已经是治疗胆囊结石的金标准。腹腔镜胆囊切除术安全性好、创伤小、出血少、痛苦轻、恢复快、没有明显手术瘢痕等优点明显，其过程经历了由开始时的四孔、到常规的三孔向两孔的发展历程，目前又向单孔隐蔽瘢痕发展。

行胆囊切除时，有下列情况应同时行胆总管探查术。①术前病史、临床表现或影像检查证实或高度怀疑胆总管有梗阻，包括有梗阻性黄疸，胆总管结石（choledocholithiasis），反复发作胆绞痛、胆管炎、胰腺炎。②术中证实胆总管有病变，如术中胆道造影证实胆总管内有结石、蛔虫、肿块，胆总管扩张直径超过1cm，胆管壁明显增厚，发现胰腺炎或胰头肿物，胆管穿刺抽出脓性、血性胆汁或泥沙样胆色素颗粒。③胆囊结石小，有可能通过胆囊管进入胆总管。术中应争取行胆道造影或胆道镜检查，以避免盲目的胆道探查和不必要的并发症。胆总管探查后一般需作T管引流，且可能有一定的并发症。

（三）辨证治疗

1. 辨证施治

（1）肝郁气滞型

治法：疏肝解郁，理气止痛，利胆排石。

方药：四逆散合三金汤。

药用：柴胡10g，枳壳10g，白芍10g，甘草10g，金钱草30g，广郁金10g，鸡内金10g，虎杖10g，延胡索10g。

加减：郁久化热加金银花、蒲公英、黄芩；腹胀嗳气加木香、砂仁、代赭石；胁下作痛、恶心呕吐加丹参、姜半夏、竹茹；大便秘结者加大黄、芒硝。

（2）湿热内蕴型

治法：清热化湿，通理攻下，利胆排石。

方药：大柴胡汤合三金三石汤。

药用：柴胡9g，黄芩9g，法半夏9g，赤芍15g，枳壳9g，大黄（后下）15g，金钱草30g，海金沙30g，鸡内金15g，石韦15g，滑石15g，硝石15g。

加减：绞痛去半夏、滑石，加虎杖、延胡索、砂仁、乳香、没药；发热重者加茵陈、焦山栀、黄柏、木通。

（3）热毒炽盛型

治法：清热解毒，通下泻火，利胆排石。

方药：龙胆泻肝汤合大承气加减。

药用：龙胆草9g，柴胡9g，黄芩9g，焦山栀9g，大黄（后下）10g，元明粉10g，枳壳10g，川厚朴10g，黄柏10g，茵陈30g，金钱草30g，广郁金9g，鸡内金15g。

加减：高热者加黄连、银花、连翘；痛甚加延胡索、川楝子。

（4）瘀血阻滞型

治法：活血化瘀，软坚散结，利胆排石。

方药：血府逐瘀汤加减。

药用：柴胡9g，桃仁9g，红花9g，川芎10g，虎杖10g，川牛膝10g，三棱10g，莪术10g，金钱草30g，鸡内金10g，广郁金10g。

加减：有热者加金银花、黄芩、败酱草、连翘；痛甚加延胡索、川楝子。

2. 外治疗法

（1）针刺疗法

①体针疗法：阳陵泉、胆俞、足三里。配穴：呕吐者，加内关；疼痛重者，加上脘、中脘；高热者，加曲池、内庭；黄疸者，加至阳；出现休克者，加涌泉、足三里、人中、十宣。手法：强刺激，每日2次，每次留针20~30分钟。

②耳针疗法：胰、胆、肝、交感、神门、十二指肠。方法：选上述压痛明显2~3穴，强刺激，留针30分钟，每日2次。出现休克者，加取皮质下、肾上腺等穴位。

③综合疗法：山东威海市医院以电针治疗胆结石60例，治疗结果有54例排石。最多一例排石122块。取穴：右耳神门、交感、胰胆、胆囊下（在胰、胆下约0.2cm）；左耳胰、胆及十二指肠。同时体针双侧阳陵泉及胆囊穴或于胆经上寻找压痛点，加减选穴。用针麻仪通电20~45分钟，每日2次，或连续3~5次为1疗程，并配合

一般治疗。

④水针疗法：把七叶莲做成每支 2ml 含生药 10g 的注射液，取穴为右侧阳陵泉及支沟各注射 1 ml。有显著止痛效果。

（2）耳背放血疗法　耳后放血选耳背较明显的一条血管（以耳轮沿的血管为主），经揉搓充血后，用手术刀划破放血数滴，贴以消毒敷料，每周 1 次，两耳交替进行。同时可配合针刺阴陵泉、三阴交，快速进针、平补平泻，每周 1 次。

（3）药物贴敷疗法　金钱草 30g，郁金 20g，白芷 30g，青皮 30g，虎杖 30g，乳香 20g，血竭 20g，大黄 60g，元明粉 60g，薄荷脑 10g，共研细末，装瓶备用。用时取药 60g 左右，蜂蜜适量调成膏摊贴于 10cm×10cm 及 4cm×4cm 不吸水棉纸上，将胆囊投影区皮肤和神阙穴用灭菌生理盐水洗净，外贴药膏用塑料薄膜和胶布固定。24 小时换药 1 次，15 日为 1 个疗程。

（4）膏药外贴排石法　近年来在临床上发现任何药物摄入人体都多少有些不良反应，长期服用"排石汤"的患者，有的引起脱发，还有的导致纳呆，胃脘痞满等不良反应。根据膏药大师清代吴师机所言"凡汤丸有效者，皆可熬膏"之理，经过大量临床实践，研制出"利胆化石膏"，外贴局部胆区阿是穴和神阙穴，此种方法简单便捷，且无毒副作用。

利胆化石膏：金钱草 30g，鹅不食草 30g，鱼脑石 20g，鸡内金 45g，海金沙 30g，珍珠母 90g，石韦 36g，虎杖 50g，茵陈 30g，延胡索 18g，白芥子 6g，片姜黄 18g，郁金 18g，赤芍 30g，王不留行 60g 等。将上药分别加工成粗末，混合均匀，用香油浸泡 7~10 日，香油与药比例为 1∶5，香油超过药面 2cm，放入砂锅熬至药物焦黄，而后过滤去药渣，待油熬至沸腾时下丹，黄丹为 5∶9（500g 油下丹 900g），至滴水成珠收膏。每 2 天换 1 次，12 次为 1

疗程。

利胆化石膏的组方，主要根据胆石症大多由于肝胆气郁、湿热蕴结、瘀血内阻，最后导致胆汁失于疏泄，聚结成石的病机而设。临床表现主要是上腹部疼痛、阵发性加剧、痛引肩背、呕吐等因结石堵塞胆道而引起的一系列症状。治疗则以疏肝利胆，清化湿热，活血化瘀，排石止痛为法，方中重用金钱草为利胆排石之要药，能清化湿热，溶石止痛；鹅不食草具有较强的利胆排石作用；鱼脑石解毒排石；鸡内金健胃消积，软化结石；珍珠母溶散消石；石韦扩张胆管、胆道；虎杖、茵陈清利肝胆湿热；赤芍、郁金、延胡索、片姜黄活血化瘀，理气止痛；白芥子为引药，带领诸药入右胁皮里膜外，直达病所发挥作用。诸药协同，共奏利胆溶石，理气止痛，化石排石之效。

适应证：直径在 2cm 以下及泥砂样的胆囊、肝内外胆管结石；肝内广泛性小结石；手术后胆道残余结石、复发性结石；胆囊炎、胆管炎所致的右胁胀痛、痛引右肩等症。

膏药外贴化石法的特点：一膏一病，针对性强。采用"神阙穴"和"阿是穴"贴敷。通过临床观察对缓解胆石症所致的症状，一般 1~2 贴见效。利胆化石膏中所配药物具有较强的利胆排石作用，药量也比较大。采用穴位贴敷，其西医学解释可能是显著降低奥狄括约肌的紧张性，使其松弛，并能促进胆囊的收缩，达到利胆排石、理气止痛之功效。清代外治大师吴师机说："膏药的功用，一是拔，一是截。凡病所结聚之处，拔之则病自出，无深入内陷之患，病所经由之处，截之则邪自断，无妄行传变之虞。"很明确指出了膏药不但能治疗疾病，还可以防病之延伸或转移。经临床观察利胆化石膏，排石效果好。

（5）按摩疗法

①第七至第九胸椎背部压痛点及两侧胆囊穴，用点法或按法重刺激2~3分钟。②左背部压痛点平面的脊柱棘突作旋转复位。③沿背部两侧膀胱经用滚法治疗约6分钟，再按胆俞、肝俞、膈俞各1分钟，最后用擦法治疗背部膀胱经，以透热为度。④在两侧胁肋部用擦法治疗，以微微透热为度，然后施按、揉法于两侧章门、期门各1分钟，以酸胀为度。

（6）综合外治法

①中药外敷加耳穴压豆法：金钱草500g，生大黄、玄明粉各600g，槟榔、威灵仙各250g，郁金、白芷、木香、虎杖各300g，枳壳、陈皮各200g，薄荷脑50g，麝香少许。将上药粉碎后拌和调匀，过100目筛，装罐备用。用时取该散20g左右，用蜂蜜适量调成膏状摊在塑料布上，将肝胆投影区用水洗净擦干，再把备好的消石散膏贴于右日月穴（乳头直下，第七肋间隙取之），用胶布带固定，7~14日换药1次。2周为1疗程。

耳压穴及按摩方法：将王不留行籽粘于5mm×5mm医用胶布上，分别固定在肝、胰、胆、胃、十二指肠、神门、三焦、直肠穴处。6次为1疗程，一般1个疗程内见效。同时治疗期间嘱患者早餐或午餐前20分钟进食猪蹄1只。

②体针加耳穴压豆法：将王不留行籽粘于5mm×5mm医用胶布上，每次贴压一侧耳朵，两耳交替使用，3日后更换；嘱患者在餐前及餐后10分钟自行按压耳穴，每次按压约3分钟，以耳郭有灼热感及微痛为度。

耳穴取：肝、胆、神门、胃、三焦、内分泌及胆、胃、三焦在耳背的对应点。

体穴取：肝俞、胆俞、日月、期门、胆囊穴（其中肝俞、期门有肝内胆管结石者配之）。

针刺背俞穴时，传感最好反射至肝胆区，针胆囊穴时针感要气至病所。治疗当中，属患者午、晚餐前半小时服红烧猪脚半只或1只。

3. 成药应用

（1）胆宁片 每日3次，每次5片，饭后服用。疗程1~3个月。

（2）金胆片 每日3次，每次5片，饭后服用。1~3个月为1疗程。

（3）胆石通胶囊 清热燥湿，通里攻下。每日3次，每次6粒，饭后服。1。3个月为1疗程。

（4）胆益宁 疏肝理气，通利不下。每次6片，每日3次。连服3个月。

4. 单方验方

（1）消石散 郁金粉0.6g，白矾末0.45g，火硝粉1g，滑石粉1.8g，甘草梢0.3g。以上为1日量，分2次吞服。适用于胆囊结石肝郁气滞型患者。

（2）玉米须50g，海金沙30g，金钱草20g。水煎服，每日1剂。适用于胆囊结石湿热内蕴型。

（3）三七、鸡内金各等份，上药研末，每次6~10g，每日2~3次，温开水冲服。适用于胆囊结石瘀血阻滞者。

（4）鸡内金、鱼脑石、广郁金、生大黄按6∶1.5∶2∶1的比例共同加工成粉末，混合均匀后装入胶囊，每粒约0.4g，每次6~8粒，每日服3次，饭后温开水吞服。以1个月为1个疗程。一般服药2~4个疗程，最长6个疗程。如胆囊急性炎症明显，胁肋疼痛较剧。

（5）海浮石60g，生甘草60g。共为细末，每服3g（饭前服），日3次。适用于胆囊结石。

（6）金银花30g，连翘30g，金钱草30g，郁金30g，茵陈30g，木香18g，黄芩、枳实各12g，大黄20g，芒硝6g，水煎服，日1剂。适用于胆囊结石热毒炽盛型。

（四）名医治疗特色

1. 陈苏生

胆石症以湿热蕴结致肝失疏达为主机。认为治疗必以疏、清、滑、利为主。疏肝理气则气机升降正常，胆汁排泄畅达。并注意配以甘凉滑利之药以消痈化石、清热利湿。柴胡与牡蛎同用，一升一降，软坚散结，宣畅气机临床较为常用。在结石排净之后，并给以疏肝活络之品以善其后。防止结石复发。［陈熠. 陈苏生治疗胆石症经验. 四川中医，1993（1）: 3］

2. 董建华

董建华等认为，治疗胆石症应药疗与食疗相结合。胆石症病程长，反复发作，需长期治疗而且发病与饮食结构关系密切。因此药疗的同时，应配合食疗。食疗方多以山楂、鸡内金、萝卜、芹菜、橘皮等理气活血消食导滞之品为主，康复阶段可单独进行食疗。胆石症患者多有情志刺激和人际关系失调，多具有特异的身心素质，故应"告之以其败，语之以其善，导之以其所便，并之以其所苦"（《灵枢·师传》）。［赵志付. 胆胀病 150 例临床研究. 中国医药学报，1991（1）: 29］

3. 吴金源

吴金源认为，胆石症属于"胁痛"门中的"痰瘀胁痛"范畴，致病原因是"水、气、火"郁滞少阳，升降失司，胆失和通；胆石症的治疗归纳为：肝郁为根，石为痰体，热结为主，闭塞为患，和通为治，化痰为旨，治肝为先，以通为补，以辛散结，以咸软坚，以燥化饮，帅气化瘀，并认为畅通三焦，和顺通达是刻意追求的总目标，疏瀹气机是贯穿理法方药的总原则。［吴金源. 胆石症的辨证施治. 天津中医，1989（2）: 6］

4. 张笑平

张笑平认为胆石症药物分排石和化石两类。所能具有疏肝理气、利胆通腑之功效的药物多具有不同程度的排石作用；活血化瘀、软坚散结类药物多具溶石化石之功。临床多采用黄芪、白术、苡仁、金钱草、茵陈、防己、威灵仙、乌梅、鸡内金等化石之品灵活运用，与排石之药加以配合。对粘连嵌顿之大结石应慎用理气之品；而同时对无粘连、嵌顿之小结石，又当慎用滋腻之品。［张笑平. 治疗胆石症怎样分选排石与化石两类方药. 中医杂志，1991（8）: 50］

五、预后转归

胆囊结石患者急性发作时呈急腹症。常可导致胆囊积脓、坏疽、穿孔，或诱发胆囊癌等导致死亡。特别是高龄患者的功能状态低下，及合并有重要脏器的慢性疾病，手术后易导致严重并发症致死。所以对已确诊为胆囊结石的高龄患者，在身体条件允许的情况下，必须早期手术治疗。

近年来通过对胆囊结石和胆囊癌的关系探讨，其研究表明：胆囊结石可诱发胆囊癌变。胆囊结石形成的某些致石因子很可能与诱发胆囊黏膜上皮细胞癌变的因子相同，通过细胞内信息传递，激活癌基因或抑制抗癌基因，或结石机械性刺激并发慢性胆囊炎长期反复发作，部分呈上皮不典型增生或肠上皮化生等癌前病变。

六、预防调护

（一）预防

1. 消灭肠蛔虫

胆石症的发生与胆道蛔虫有密切的关系。胆道蛔虫病不但给患者带来很大痛苦，并可发生胆石症，胆石的核心 70%~80% 是蛔虫残骸。胆道蛔虫来自肠蛔虫，因此对胆道蛔虫病的患者，治疗要彻底，间断服用利胆排虫药物，消灭肠蛔虫，以预防结石的形成。

2. 饮食要有节制

一要定时进餐，使脾胃升降协调，消化功能正常。二要定量饮食，每餐不宜过饱，以达原量七八成为宜。三要节制偏嗜，过食肥甘会加重湿热之邪，偏嗜辛辣，则助热伤津。四要节制食用干硬、油炸的食物，避免损伤血络，宜食稀软的食物。五要食清淡易消化，并富有营养的食物。

3. 禁止酗酒

因酒助湿势，饮酒可使湿热内生，加之结石阻于肝胆，气机疏泄失调，胆汁不循常道，溢于肌肤，形成黄疸，若暴饮白酒导致重型胆道感染甚至丧命者亦多有之。二是忌食辛辣如生葱、生蒜、韭菜等，因辛辣能助热邪，对胆石疾病有碍无益。三是在服中药期间，忌食绿豆，以免减弱药力。

4. 其他

不吃有蛔虫卵污染的生菜及其他有污染的食物，养成饭前洗手的习惯。尽量避免长期服用口服避孕药。

（二）调护

首先情志要舒畅，保持乐观态度，增进新陈代谢，提高自身抗病能力。

1. 急性期

要禁食，使胆囊充分休息，以缓解疼痛。由静脉补充营养，但要多饮水，注意补充钠和钾盐。疼痛缓解后，根据病情渐进调配饮食，给予清淡流质或低脂肪、低胆固醇碳水化合物。

2. 慢性期

①热量供给低于正常热量 8.37MJ（2000卡）/日，肥胖者应限制热能。

②低脂肪：含脂肪多的食物可促进缩胆囊素的分泌，使胆囊收缩。胆囊炎时胆汁分泌障碍，脂肪消化吸收也受到影响，高脂肪可诱发胆囊疼痛。故需严格限制脂肪摄入量，每天小于 20g，以后可逐渐增加到 40g 以内。主要应严格限制动物性脂肪，而植物油脂有助于胆汁排泄，可以适量选用，但应均匀分布于 3 餐饮食中，避免在 1 餐中食用过多的脂肪。

③低胆固醇：过多胆固醇大部分重新分泌于胆汁中，胆汁胆固醇浓度增高，每天摄入量以 < 300mg 为宜，重度高胆固醇血症应控制在 200mg 以内。禁止食用含胆固醇高的食物，如肥肉，动物肝、肾、脑等内脏，鱼子、蟹黄、蛋黄等食物。

④要多吃含有维生素 A 的食物，如绿色蔬菜、胡萝卜、西红柿、小白菜、菠菜、韭菜、玉米、萝卜等。多吃水果，如橘子、苹果、香蕉等。

⑤做饭要用植物油，以炖、烩、蒸为主。

⑥要多吃能促进胆汁分泌和松弛胆道括约肌及利胆的食物，如山楂、乌梅、玉米须（泡水代茶饮）。

⑦忌吃高脂肪食物，因它能引起胆囊收缩，使胆囊结石嵌顿，如肥肉、猪油、油煎、油炸食品，以及油多的蛋糕、糕点等。

⑧忌暴饮暴食，因可促进胆汁分泌，胆囊强烈收缩引起发炎、绞痛等。

⑨忌辛辣刺激的调味品，如辣椒、辣椒油、五香粉、咖喱粉及花椒面等。

七、专方选要

排石方：金钱草 120g，海金沙 40g，柴胡 20g，黄芩 20g，川楝子 20g，木香 25g，茵陈 40g，大黄 20~40g，白芍 40g，鸡内金 20g，本方疏肝利胆，清热利湿，化瘀排石。适用于胆囊结石瘀阻型。水煎服，日 1 剂。治疗胆囊结石 51 例，治愈 34 例，治愈率为 67%；显效 11 例，占 22%；无效 6 例，占 11%。[于景献，李艺辉. 金文华治疗胆系结石经验. 黑龙江中医药，1993（6）：4]

秦黄硝石胶囊：秦艽 10g，黄连 15g，姜黄 10g，茵陈 15g，金钱草 15g，鸡内金 10g，芒硝 5g，研末装成胶囊，每粒重 0.6g，含生药 3.5g。每次服 3~4 粒，每日 3 次，睡前 30 分钟服。60 天为 1 个疗程。治疗胆囊结石 26 例。结石消失 3 例，结石减少 10 例，无变化 13 例。[庄诚，尹思源，何支昭，等. 秦黄硝石胶囊治疗胆石症的临床初步观察. 成都中医药大学学报，1995，18（2）：22]

金虎排石汤：金钱草 50~80g，虎杖 25g，茵陈 20~30g，柴胡 15g，广郁金 15g，丹参 15g，枳壳 15g，威灵仙 15g，炙鸡内金 10g，广木香 10g，益母草 30g，每日 1 剂，水煎分 3~4 次服。服药期间如出现右上腹疼痛，可能是排石先兆，不必停药；右上腹剧痛时可给以山莨菪碱等解痉止痛。一般 1 个月为 1 疗程。28 例胆囊结石，总有效率为 92.1%。[沈小英. 金虎排石汤治疗胆石症 38 例. 江苏中医，1994，15（6）：12]

柴金排石汤：柴胡 15g，金钱草 30g，郁金 20g，海金沙 15g，枳实 12g，赤茯苓 12g，生大黄 10g，山栀 12g。本方疏肝利胆排石，适用于胆囊结石湿热者。每日 1 剂，水煎 3 次，饭后温服。2 个月为 1 疗程。有炎症者加蒲公英、地丁、败酱草各 30g；腹痛甚者加延胡索、白芍；恶心呕吐者加生姜、竹茹；纳差者加山楂、神曲；腹胀者加厚朴或大腹皮 15g；黄疸甚者，重用茵陈 60g，田基黄 40g。[姚静健. 柴金排石汤治疗胆石症 102 例. 江苏中医，1995，16（1）：12]

消石妥：鸡内金 3g，生黄芪 2.5g，知母 1g，白芍 2g，白术 3g，王不留行 2g，枯矾 6g，芒硝 6g，硼砂 2g，穿山甲（现已禁用，需以他药替用）1g（为处方配量比例）本方行气活血，柔肝软坚。适用于胆囊内早期泥沙结石较好。对胆囊内大的结石要

坚持服药。取鸡内金、生黄芪、知母、白芍、白术、王不留行 7 味药水洗 2 遍。与配好剂量芒硝、硼砂、枯矾入 100℃烘箱烘 2 小时后，进行粉碎装胶囊。每粒含生药 0.3g。每次服 3~5 粒，1 日 3 次，饭后服。3 个月为 1 疗程。忌生冷、油煎食物。[杨爱华等. 消石妥治疗肝胆结石 126 例临床小结. 江苏中医，1996，17（10）：24]

大柴胡汤加减：生大黄 10~30g，柴胡 12~24g，半夏 10~12g，枳壳 10~15g，黄芩 12~18g，赤芍 20~40g，白芍 20~40g，茵陈 30~60g，三棱 10~15g，莪术 10~15g。本方功能清热泻火，活血止痛。适用于胆囊结石急性发作期。大便秘结加芒硝、桃仁；胆囊肿大痛剧加川楝、延胡索，并重用三棱、莪术；腹胀加木香、香附、炒莱菔子；高热加金银花、蒲公英，重用柴胡、黄芩。每日 1 剂，水煎服。[蕴玉莲等. 大柴胡汤加减治疗胆囊炎、胆石症急性发作 47 例. 四川中医，1995（8）：28]

清化排石汤：金钱草 30g，海金沙 30g，龙胆草 10g，川楝子 10g，茵陈 15g，王不留行 15g，郁金 10g，柴胡 10g，黄芩 10g，枳壳 10g，川军 6g，蒲公英 15g。旨在清热解毒利湿，疏肝解郁利胆。适用于邪毒内蕴之胆囊结石。热重于湿者去柴胡、王不留行，加金银花 30g，竹茹 10g，元明粉（冲）10g；湿重于热者去王不留行、郁金，加萹蓄 10g，瞿麦 10g，六一散 10g，厚朴 10g。急性发作期水煎服，每日 3~4 次，每次服 150~200ml；缓解期水煎服，每日 2~3 次，每次服 150~200ml；症状稳定后，每日早晚各服 1 次，每次服 150~200ml，饭后 1 小时服。3 个月为 1 个疗程。对 1.0cm 以下的胆囊结石效果良好。且止痛效果较佳。[韩树勤，清化排石汤治疗胆囊结石 187 例疗效观察. 北京中医，1995（2）：21]

自拟胆净散：金钱草 30~50g，龙胆草

10g，川郁金 20g，虎杖根 20g，生鸡内金 15~30g，生大黄 6g，北柴胡 10g，香附米 10g，焦三仙 30g，消石 6g，枳壳 10g，每日 1 剂，水煎 2~3 次服，2 个月为 1 疗程。服药期间忌食油腻、鸡蛋及寒凉食物，药后多做上肢活动。适用于胆石症。胆热湿滞热重加生山栀、北黄芩；湿重加茯苓、白芥子；肝胆气郁加川厚朴、小枳实、川楝子、陈皮；胆热脾虚减消石用量，加苍白术、肉豆蔻、台乌药、广木香、党参、黄芪；巩膜发黄加绵茵陈、穿山甲（现已禁用，需以他药替用）；恶闻油腻加香橼、佛手；胁肋痛重加赤芍；胃痛背酸加延胡索、荜茇。［刘贵权等，刘贵权辨证治疗胆石症 2450 例临床观察．辽宁中医杂志，1999，26（8）：356］

益气消石汤：西党参 15g，生冬术 15g，磁石（醋煅先煎）30g，广金钱草 20g，枳实 10g，制香附 10g，郁金 10g，生鸡内金 10g，小青皮 10g，生大黄（后下）3g，生甘草 9g。水煎服，每日 1 剂，上、下午各服 1 次，每次 200ml。适用于老年胆石症，2 个月为 1 疗程。舌苔厚腻加炒莱菔子、姜半夏各 10g；舌质红加川石斛（先煎）30g，知母 10g。［许雅萍，益气消石汤治疗老年胆石症 56 例．浙江中医杂志，1999，34（5）：191］

自拟清胆汤：柴胡 30g，黄芩 30g，金钱草 30g，茵陈 30g，当归 20g，白术 20g，大黄 7g，水煎服，每日 1 剂。7 天为 1 疗程，1 疗程后，大黄酌减，再行第 2 个疗程，待诸证明显缓解后仍继续服 2 个疗程，以巩固疗效。适用于胆囊炎胆石症。气滞型，症见脘胁胀痛，恶心，不欲饮食，加延胡索、川楝子、郁金各 20g；血瘀型，症见脘肋刺痛，痛处不移，舌黯，脉涩，加桃仁、红花、丹皮、赤芍各 20g；热甚伤阴时所出现口干咽燥，心中烦热，酌加沙参、麦冬等滋阴养肝之品。［李大勇，自拟清胆汤

治疗胆囊炎胆石症 43 例．辽宁中医杂志，1999，26（4）：168］

消石饮：金钱草 1000g，海金砂 300g，虎杖 300g，枳壳 150g，木香 150g，延胡索 150g，胡桃肉 150g，五味子 150g，茵陈 200g，郁金 200g，鱼脑石 200g（先煎），生大黄（另煎）80g，前 11 味水煎浓缩与生大黄另煎液混合至 1500ml，每次 50ml，日服 3 次。适用于胆囊结石。服药期间停服其他药物，无特殊情况，生活，工作照常。本组平均服药时间为 2.68 个月。［沈良成．沈路消石饮治疗胆囊结石 180 例．浙江中医杂志．1999，34（4）：146］

八、治疗共识

（一）病因病机

胆囊结石的主要成分为胆固醇或胆色素，还有少量比例不等的钙盐、黏液糖蛋白等。按胆石的主要成分可将常见的结石分为胆固醇结石和胆色素结石两大类，后者还可再分为棕色色素结石和黑色色素结石。此外，偶尔可见到以脂肪酸盐为主要成分的脂肪酸盐结石或以蛋白质为主要成分的蛋白结石。而胆囊结石多数为胆固醇类结石。根据我国对胆石标本分析结果表明，胆囊结石中胆固醇结石占 70%，23.8% 为胆色素结石，其他为混合性结石。胆囊胆固醇结石的形成是大量体外环境因素与体内遗传因素复杂的相互作用的结果。胆固醇代谢异常、胆囊功能异常、成核异常及致石基因等因素在胆石形成中都起到了重要的作用。

李月廷在胆囊结石的成因及中西医结合治疗中综述道：胆固醇结石的形成原因主要包括：①肝脏分泌过量的胆固醇。②胆囊胆汁中促成核因子活性增强。③胆囊黏膜的吸收、分泌功能异常和胆囊收缩功能异常及由此引起的胆汁淤滞。④遗传

因素。流行病学调查显示，胆囊胆固醇结石的发病率在各人种间存在很大差别。胆固醇结石的发生具有一定的遗传倾向，在特定种族的人群中发病率很高，单卵双生者胆汁胆固醇饱和度往往相似；家庭内女性胆石患者胆汁胆固醇饱和度与其姐妹接近；胆石患者第一代子孙的胆石发生率高于正常人的5倍。这些现象都强烈提示胆石症具有遗传特征。

随着超声波诊断技术的广泛应用，胆汁淤积的发病率也越来越高。胆汁淤积物主要由黏液胶和颗粒物质组成，黏液胶含黏蛋白30~70mg/ml；颗粒物质主要由胆色素（9.0%）、钙（0.6）、胆固醇（12.8%）和其他颗粒物质（77.6%）组成。临床上胆汁淤积多见于以下几种情况。

1. 长期胃肠外营养（TPN）

长期TPN患者。70%左右患有胆汁淤积症，胆汁淤积物中大都含有胆色素钙盐，几乎没有胆固醇单水结晶，淤积物的84.6%是颗粒物质。TPN与胆色素钙盐的沉积的关系尚不明了。可能与FPN使胆囊汁中的胆固醇含量降低、胆色素含量增高有关。

2. 妊娠妇女

临床资料表明，26%~31%的妊娠妇女有胆汁淤积，多数患者在妊娠期和围生期无任何症状。妊娠妇女胆汁淤积物以胆固醇结晶为主，对其组成尚无更深入的研究。

胆石症的形成，中医认为不外乎情志失调、饮食不节、湿邪阻滞三方面的因素。长期情志不舒可使肝郁气滞、疏泄失权，胆汁通降不利；暴饮暴食、饥饱失常、恣食肥甘厚味、浓茶冷饮，易损伤脾胃，化湿生热，煎熬胆汁；地处潮湿，起居失宜，感受寒湿或湿热，能影响脾胃之运化，土壅木郁、胆气郁滞以上三因均可造成胆汁瘀结，积久成石。有医生认为，西医学关于结石形成原因的论述对中医认识和治疗结石病有重要启发。结石是一种继发病因，同时又是一种病理产物，其中凝聚着痰、瘀、浊。因此，从治疗学角度看，痰、瘀、浊可以说是结石的本体。血之浊可因气滞、血瘀、痰阻、湿聚、热灼等原因发生，而这几方面就是结石病产生的基本因素。结石形成之后，反过来又会对机体发生影响，加重气滞、血瘀、痰阻、湿聚、热灼等，因果之间互相影响，形成恶性循环。大多数学者认为，气郁、湿聚、血瘀是胆石症的基本病因病机。山东中医药大学朱振铎等认为胆属少阳，居半表半里，与肝同主疏泄，调畅气机，若各种病因作用于肝胆，阻碍气机，使肝失疏泄，胆汁排泌不畅，胆腑"中浊不清"。日久化热，煎灼胆汁沉积而为石。正如《中藏经》所言："邪热渐强，结聚而成砂。"胆石一旦形成，进一步阻碍气机，使精微不得输布，滞缓而为瘀，瘀热互结，更促进了胆石的形成，使其增多、增大。因此，热蕴瘀阻是胆石症的主要病理因素。

（二）辨证思路

1. 湿从寒化，温疏并举

本病主要致病因素为湿热蕴结导致胆汁瘀积日久而成石。孙仲云则认为：在病程中亦可出现湿从寒化现象。形成寒湿的基础是阳气不振，即叶天士所谓"湿胜阳微"。凡湿邪致病易气机阻滞，宜温疏并施，可获"气行湿化"的功效。药选淫羊藿，味辛性温，入肝肾二经，与金钱草相伍，具有溶石和排石的特殊作用。丹溪云："司疏泄者、肝也；主闭藏者、肾也。二者悉具相火。"人的生命活动皆有赖于相火之力。这种动力是生命活动的本源。佐黄芪甘温益气，有利于改善脏腑功能活动，以助众药推石下行之力。疏寓以通。胆主疏泄，以通为"和"。湿性趋下，需加疏理升降之品，首推柴胡，此乃升阳解郁上品，与黄芪共为补肝疏导常用药。

2. 疏肝解郁，兼顾脾胃

钱秋海认为肝气郁结，使胆气失于通降，胆汁郁积化热而日久成石。石阻气机又可犯胃，使胃气上逆而不降。反之，胃失和降，脾胃功能调节失常，使胆气不能下降，胃热内炽，伤津耗阴，煎熬胆汁加重肝胆湿热，从而促使结石形成。两者互为因果，要详辨其病理转归恰当辨证方能奏效。

3. 结石顽症，侧重化瘀

胆囊结石一般病程都比较长。根据"久病必瘀""坚者削之"的原则，在积极改善临床症状的前提下要重用溶石药物，而活血化瘀、软坚散结的药物有溶解结石的作用。胆石症在临床上缺乏典型的瘀血征兆。但结石长期刺激胆囊壁等处造成局部充血、水肿、炎症及粘连，胆汁理化状态改变。采用化瘀通络法使胆道通畅，利于结石下行。软坚散结使结石的结构发生松解，利于结石由大变小，最后变成渣屑排出或溶化于胆汁之中。药理实验证实，将两枚性质相同的结石，分别放入金钱草煎剂及蒸馏水中，1个月后，前者结石化为沙，后者结石不变，说明金钱草有溶化结石的作用。动物实验还表明活血化瘀药可改善微循环、降低毛细血管通透性，具有抗炎、消水肿、解痉镇痛的作用，更主要是加速胆道血流和胆汁畅通，有利于结石排出。

（三）治法探讨

贺瑞麟认为胆囊结石一般分为3型。但3型互为因果。临床要正确掌握和运用中医辨证。治当以理气活血、清热燥湿、通结攻下为大法。在做好手术准备的前提下，应抓住胆石阻塞胆管造成不通的主要矛盾，正确运用中西药解除梗阻，排出结石。对虚寒型患者，则应投以"虚者助之使通，寒者温之使通"之剂，不宜多服苦寒药物。总攻治疗期间，当补或攻补兼施，并应兼顾脾胃，不令攻伐太过；吴金源则认为：肝郁为根，石为痰体，热结为主，闭塞为患，和通为治，化痰为旨，治肝为先，以通为补，以辛散结，以咸软坚，以燥化饮，帅气化痰。以畅通三焦、和顺通达为刻意追求的总目标，疏通气机是贯穿理法方法的总原则。郭云协认为胆囊结石的溶石治疗是一个非常复杂的问题，由于结石形成的机制，组成成分、患者体质状况、并发症各异、对药物反应性不同，很难设想用一种溶石剂（一方一药）溶解所有胆石。所以在治疗中应以疏肝利胆为基本线索，从"坚结"论治（胆囊结石为属形之物），以石治石，以胆治胆（矿石类如玄明粉、硼砂等）之方法。

（四）分型证治

胆囊结石传统证治分为肝郁气滞型，湿热内蕴型，热毒燔炽型。治疗则以疏肝理气利胆排石、清热利湿通里攻下、清营凉血解毒扶正祛邪。临床也有分为五型论治者。河北李虎臣等将本病分为湿热内蕴型、肝郁气滞型、脓毒型、痰湿凝滞型、气阴两虚型。一般临床较为常见的分4型。

1. 肝郁气滞

治宜疏肝解郁，理气止痛，利胆排石。方用四逆散合三金汤。药用：柴胡、枳壳、白芍、甘草、金钱草、广郁金、鸡内金、虎杖、延胡索。

2. 湿热内蕴

治宜清热化湿，通里攻下，利胆排石。方用大柴胡汤合三金三石汤。药用：柴胡、黄芩、法半夏、赤芍、枳壳、大黄、金钱草、海金沙、鸡内金、石韦、滑石、硝石或元明粉。

3. 热毒炽盛

治宜清热解毒，通里泻火，利胆排石。方用龙胆泻肝汤、大承气汤、茵陈蒿汤。

药用：龙胆草、柴胡、黄芩、焦山栀、大黄、元明粉、枳壳、川厚朴、黄柏、茵陈、金钱草、广郁金、鸡内金。

4. 瘀血阻滞

治宜活血化瘀，利胆排石。方用血府逐瘀汤合排石汤。药用：柴胡、桃仁、红花、川芎、虎杖、川牛膝、三棱、莪术、金钱草、鸡内金、广郁金。

（五）中药研究

中草药在临床出现的概率，湖北周桢祥对40首效方作过用药分析。40首效方共涉及药物64种。其中最常用的有13种，依次为：金钱草、大黄、郁金、柴胡、茵陈、枳壳、木香、鸡内金、黄芩、白芍、延胡索、栀子、甘草用药频率均在20%以上。其中金钱草、大黄的频率最高达90%左右。为临床治疗结石病所必用。

（1）增加胆汁分泌的中药　柴胡、黄芩、大黄、青皮、陈皮、茵陈、虎杖、香附、海金沙、滑石等。

（2）舒张奥狄（Oddi）括约肌的中药　大黄、柴胡、黄芩、玉米须、金钱草、郁金、茵陈、枳实等。

（3）促进胆囊疏泄的中药　金钱草、海金沙、茵陈、虎杖、滑石、大黄、芒硝、番泻叶、甘遂、槟榔、郁仁、决明子、白蜜、瓜蒌仁、首乌等。

（4）具有溶石作用的中药　海金沙、威灵仙、海浮石、石决明、生牡蛎、朴硝、泽泻、枳壳、浙贝母、山慈菇、昆布、乌梅、川楝子、珍珠母、黄芪、白术、薏苡仁、鸡内金等。

（七）评价及瞻望

食疗在利胆排石、溶石方面的作用正在受到人们的重视。吴新同等人用B超观察吃熟猪蹄或油煎鸡蛋胆囊收缩情况，结果表明30分钟后胆汁分泌增加，胆囊收缩加强，1小时最明显，尤其是食熟猪蹄者更佳。这可能与猪蹄能通经络的作用有关。临床也证明在胆石症患者无明显炎症和急性发作期，配合辨证用药对促进结石的排出有良好的正向作用。亦有报道，蘑菇、黑木耳、核桃有一定的化石防石作用。食疗药膳是中医学宝库中重要的组成部分，可食可药，取材广泛、简便易行，又无毒副作用，很值得深入研究和开发利用。

当胆囊结石急性发作期间，初期要禁食，通过胃肠外供给营养；待疼痛减轻病情缓解后，可给予较高碳水化合物流质饮食随后病情进一步好转，则可用低脂少渣半流饮食；逐步过渡到低脂少渣软饭。

中医尚无胆囊结石一词。属于"胆胀""胁痛"等范畴。中医证型与西医分期不能严格等同。但有学者大致划分为：气郁型，相当于胆囊结石稳定期或经排石的缓解期；其次是湿热型，相当于发作期或并发严重胆系感染期；毒热型大多见于较大结石嵌顿，局部充血水肿及炎症导致的休克期。

通过观察分析中医分型与胆囊大小、胆囊壁的厚度及结石大小、数目、部位有着密切关系。B超作为现代化检测工具，为胆囊结石中医辨证分型提供了客观依据，对中医诊断具有极高的参考价值。

目前治疗都趋于采用综合疗法。也就是在中药西药排石溶石的基础上，同时配合针灸、耳压、推按运经等方法进行治疗。最常用的就是"总攻"疗法。此法既能提高疗效，又能缩短疗程。但由于地理、体质、年龄差异。"总攻"方案要灵活运用。较大的结石要采取手术或体外碎石后再行中、西总攻方案。

主要参考文献

[1] 王智峰，祝学光，刘玉兰. 胆石症的诊断与治疗进展［J］. 临床消化病杂志，2006，

18（6）：325-327

［2］Laura M.Stinton, Eldon A.Shaffer. Epideniology of Gallbladder Disease: Cholelithiasis and Dancer［J］. Gut and Liver, 2015, 6（2）：172-187.

［3］中国中西医结合学会消化系统疾病专业委员会. 胆石症中西医结合诊疗共识意见（2017年）［J］. 中国中西医结合消化杂志，2018, 26（2）：132-138.

［4］李月廷. 胆囊结石的成因及中西医结合治疗［J］. 中华腔镜外科杂志. 2012,（5）3：176-177.

［5］温玉洁, 齐惜椿, 刘佳等. 胆囊结石案［J］. 中医外治杂志. 2019.28（05）：72.

［6］崔倩倩, 朱萌萌. 肝硬化合并胆囊结石中西医研究进展［J］. 中医研究. 2018.31（06）：78-80.

［7］孙舒妍, 高允海. 胆固醇结石的中西医结合治疗进展［J］. 中国民间疗法. 2021.29（12）：113-117.

［8］闫少卓. 金陈排石汤治疗肝胆湿热型胆囊结石的临床观察［D］. 黑龙江省中医药科学院. 2021.

［9］刘昌, 孟凡迪, 王瑞涛. 胆石症基础研究现状与展望［J］. 中国实用外科杂志. 2021.41（1）：48-51.

第二节　原发性胆管结石

原发性胆管结石是指原发于肝内外胆管内的结石，是最常见的胆道系统疾病。结石阻塞胆管引起胆汁淤滞，继发细菌感染而导致急性胆管炎发生。胆管反复炎症可造成局部管壁增厚或瘢痕性狭窄，而胆管炎症和狭窄又可以促进结石形成。胆管狭窄近端被动扩张，内压增高。临床上患者常出现右上腹绞痛、发热、黄疸夏科氏（charcot）三联征。感染严重可出现休克和精神异常（Reynokds 五联征），症状反复久

之出现胆汁性肝硬化，继而出现门静脉高压症。

原发性胆管结石常遍布于肝内、外胆管系统，根据结石所在部位分为肝外胆管结石和肝内胆管结石。肝外胆管结石多位于胆总管下端；肝内胆管结石可广泛分布于两叶肝内胆管，或局限于某叶胆管，其中以左外叶和右后叶多见。中医学没有"肝胆结石"一词，根据其临床表现，可归纳为中医学"胁痛""腹痛""胆胀""黄疸"等范畴。

一、病因病机

（一）西医学研究

1. 流行病学

肝胆管结石的发病率与种族和地理、环境、饮食习惯、年龄、性别等有关。

胆石症的结石类型与年龄、性别、饮食及结石部位的关系：胆结石按结石化学成分分为：①胆固醇结石；②胆色素结石；③混合性结石。20~79 岁组，胆固醇结石超过一半，而胆色素结石不到 1/3；20 岁以下，80 岁以上组，则胆色素结石接近 3/5，而胆固醇结石稍多于 1/5；混合性结石比例亦随年龄而改变，但无显著差异。在性别方面，女性胆醇结石占多数（女：55.1%；男：41.4%），而男性以胆色素结石占多数（男：44.5%；女：32.9%）。在饮食上，高脂肪、高蛋白质、高糖饮食者，胆固醇结石较多，而胆色素结石较低；普通饮食及素食者胆色素结石较高。在结石发生部位上，有资料表明：胆囊结石中，胆固醇结石占 62.2%，胆色素结石占 22.6%；在肝胆管结石中，胆固醇结石占 4.3%，而胆色素结石占 82.1%。混合结石与上述相关因素中无显著性差异。

2. 发病机制

原发性胆管结石与胆囊结石相比，其

结石种类差异较大，结石成因亦有不同。据全国胆石调查资料：胆囊结石中，胆固醇结石（CS）占50.58%，胆色素结石（PS）占36.76%；而原发性胆管结石中，82%为胆色素结石，16.59%为胆固醇结石。原发性胆管胆固醇结石与胆囊胆固醇结石，由于其结石部位不同，其结石形成机制也有差别，新近的研究成果为此提供了依据。

（1）胆道感染　正常胆汁为无菌，而并发胆管结石的胆汁中常见大肠埃希菌、克雷白杆菌、肠球菌、假单胞菌、脆弱类杆菌等需氧菌与厌氧菌混合感染。其侵入途径有经肝动脉、门静脉或直接侵入胆道的来自肠道的细菌。其中最主要的感染途径是来自于经Oddi括约肌途径的胆道逆行感染。胆道蛔虫常引起Oddi括约肌痉挛、炎症损伤，虫体和虫卵既是梗阻因素，又带进肠道细菌。钻入胆道的虫体、产卵及炎症产物均可成为结石的核心。氧、羟自由基能使胆红素钙的生成加快，沉淀颗粒增大。胆道发生感染会导致氧自由基增加，进一步促进结石形成。感染可刺激胆管壁组织持续性过度增生，发生慢性增生性胆管炎和胆管狭窄。慢性增生性胆管炎的反复发作又可通过产生黏蛋白及造成胆管狭窄胆汁淤滞等病理改变促成新结石的形成。

（2）胆汁淤滞　胆汁淤滞促进细菌定植进而发生胆道感染，大量产生葡萄糖醛酸苷酶。胆汁与葡萄糖酸苷酶相结合则易发结石。同时，一些黏液脓性物形成胆泥，加重了胆道梗阻，最终形成肝胆管结石。

（3）胆道寄生虫　除胆道蛔虫外，其他胆道寄生虫还有吸虫类，如华支睾吸虫其虫体和虫卵均可形成结石的核心。在我国广东、华南及南亚地区肠道蛔虫病由于环境、饮食因素而极为常见，报告的肝胆管结石病例中，蛔虫和华支睾吸虫残体成为结石核心者约占半数以上。胆道蛔虫经Oddi括约肌上行感染成为胆道寄生虫形成

肝胆管结石的最重要的途径。

（4）胆系解剖异常　Matsumoto在研究中发现，无论肝内胆管结石存在与否，肝胆管系统的狭窄和扩张在形态学上是一致的，而且肝内胆管狭窄的部位在肝门的近端附近。有理由认为这些狭窄可能是先天形成的。由于异常走向和开口的变异肝内胆管走向迂曲，而且与汇入胆管的角度较小，因此该支胆管胆汁引流缓慢，导致胆汁淤滞或不能排空，特别是高位胆管狭窄是原发性肝内胆管结石的高危因素。

（5）遗传与环境因素：肝胆管结石的形成与遗传存在相关性。先天的因素包括　①组织发育异常，如胆总管囊肿或Caroli病相关的胆管狭窄或扩张。②遗传性疾病，如溶血性疾病。正常胆管上皮细胞表达的胆固醇酯转运蛋白（CETR）对碱化和增溶胆汁具有重要作用。环境因素也参与肝胆管结石的形成。东西方肝胆管结石发病率明显不同，亚洲各国发病率也存在差异。我国肝胆管结石患者则多分布在华南、西南、长江流域及东南沿海等广大区域。

（6）免疫学因素　黄志强等在研究肝内胆管结石形成的机制时发现，胆汁中免疫球蛋白（Ig）水平明显增高，并与胆汁中的糖蛋白、β-G活性、酸性黏多糖的含量及pH值呈现明显正相关关系，故提出胆汁中的免疫球蛋白促使和参与色素性结石的形成。冉崇福等发现在兔胆色素结石中有Ag及特异性Ig存在。而Ag及特异性Ig可以形成免疫复合物，免疫复合物是胆色素结石的雏形，Ag-Ab亲和力可能是兔胆色素结石形成的力学机制之一。曾勇等报道，在兔胆红素钙结石成石过程中，血清和胆汁Ig有明显改变，而胆汁中Ig的含量与细菌感染密切相关，IgA在成石过程中起着主要作用。

3. 结石的分类

（1）胆固醇结石　由于胆汁中所含的胆固醇过多，溶解不掉而逐渐沉积。单发者居多，质地坚硬、呈圆形或椭圆形，结石内约含胆固醇98%，外观呈淡黄色或灰黄色，表面光滑，光彩很好看，切面有放射状线纹。也有多发结石呈多面或粒状，X线平片不显影。

（2）胆色素结石，是我国最多见的一种结石。形状不定，质软易碎，剖面无核心或分层，称"东方型结石"。结石由胆色素、钙盐、细菌、虫卵等组成。结石的大小不等，小的像泥沙，大的有黄豆大小，外表为黑色或棕红色，数目较多，体积较小，常常随胆汁的排放流动，成为胆总管结石。

（3）混合性结石　不论是胆色素结石或胆固醇结石，在结石形成后，又可以在原来的结石外面，再有胆固醇或胆色素、钙盐的沉积，从而形成胆色素胆固醇混合性胆石。由于所含成分比例不同，可表现各种颜色和形状，一般多见的为球形或多面形，颜色有灰白色、黄色、棕色、黄绿色、黑色，剖面为层状，各层色调不一，X线平片常可显影。

我国的胆结石根据各地报道，混合性结石最多，胆色素结石次之，胆固醇结石最少。由于胆石可堵塞各种不同部位，所以引起胆石症的症状也各不相同。这与胆石的大小、位置、有无炎症有很大关系。

4. 病理变化

梗阻和感染是胆管结石的基本病理改变。结石、梗阻、感染，三者关系密切，互为因素。肝脏与胆道系统是一个完整的系统，肝脏疾病必定影响胆汁分泌或胆道畅通；胆管结石，不论梗阻或感染均对肝脏产生影响。胆总管下端结石亦对胰腺产生影响。所以原发性胆管结石的病理应涉及胆管本身的炎症、狭窄和肝实质、胰腺

的病变。肝外胆管结石与肝内胆管结石既有联系，又各有特点，分述如下。

（1）肝外胆管结石的病理　肝外胆管结石引起的病理改变，主要取决于结石造成的梗阻程度及有无继发性感染。由于结石造成的梗阻，一般是不完全的和间断性的。梗阻近侧的胆管有不同程度的扩张和管壁增厚，胆管内常有胆汁郁积，极易继发革兰阴性杆菌感染。梗阻和感染可使近侧胆管内形成更多的结石。因胆管梗阻不完全，一般较少影响肝组织。壶腹部结石易造成完全性梗阻，可影响胰液的排出，此时，如发生胆管感染，可产生胆管内高压，胆管中的脓性胆汁和细菌毒素可逆流而上，突破肝毛细血管进入血液循环，引起败血症、休克，即所谓梗阻性化脓性胆管炎。此时常有肝细胞损害，肝细胞坏死，甚至形成胆源性肝脓肿。

①肝外胆管的炎症、梗阻及扩张：一般胆管结石症患者的胆总管都有不同程度的扩张，胆总管的扩张能力相当大，有报道直径4.0cm的胆结石亦能从胆管进入肠腔。由于结石的刺激及胆管的扩张，胆管壁内的平滑肌、弹力纤维和腺体一般均未减少。有弹力纤维断裂、纤维组织增生、溃疡修复等病理改变。管壁的增生及修复导致管壁增厚，同时，胆石可以直接造成胆管壁的损伤，使胆管形成瘢痕，造成胆道狭窄、梗阻。管周可以见到中性粒细胞浸润，严重者胆管周围可形成脓性病变。病变进一步发展，则管壁可有明显破坏，影响胆道的正常功能。梗阻以上胆管扩张及其程度，视梗阻持续时间，胆管本身的可扩张性，胆管周围组织及肝实质的改变，肝胆汁的分泌压力等因素的影响而定。因此，原属正常的胆管易于扩张，而长期慢性炎症使胆管壁纤维性增厚、肝硬化、肝功能减退等，胆管扩张便可能产生不明胆道梗阻与黄疸：胆道梗阻既不是黄疸的充

分条件，也不是黄疸的必要条件。不完全梗阻、间断性梗阻、肝内节段性梗阻等，临床上并不出现黄疸，但有生化及肝胆病理方面的改变，只有肝外胆管完全性梗阻时，才出现黄疸。

②肝脏的病理改变：主要为胆汁性肝硬化及胆源性肝脓肿，见肝内胆管结石部分。

③胰腺的病理改变：肝外胆管结石位于十二指肠壶腹部，造成胆道阻塞时，由于胆总管、胰管的解剖关系，可导致胆液反流，胆液进入胰管，即可引起胰管的破坏。阻塞的胆道往往使胆汁的性质发生改变；在细菌的作用下正常结合的胆盐可变化未结合的胆酸，胆液中的卵磷脂在磷酸酯酶A的作用下，可变为溶血性卵磷脂。这些物质进入胰腺后激活胰酶，在胰酶的作用下又可激活胰肽酶E和磷脂酶A，进而造成胰腺炎。胆石症所引起的胰腺病变主要是慢性间质性胰腺炎，病变主要在纤维结缔组织间隔之内。间质可有轻度水肿，并有不同程度的炎性细胞浸润。若病情较重，还可在间质内出现小脓肿灶，长期的慢性炎性刺激可以引起间质的纤维结缔组织增生，如增生较重，则增生的纤维组织可包绕小叶而形成结节状，使胰腺功能出现不同程度的降低。

胆石症也可诱发急性出血性胰腺炎，此时胰腺出血坏死明显，病变严重，可波及周围的腹膜和脂肪组织，形成脂肪组织坏死和急性炎症反应。死亡率较高，但临床较为少见。

从理论上说，胆液流入胰管可造成胰腺的各种酶激活导致胰腺炎，而临床上，由胆石症引发的胰腺炎并不多见。在动物实验中，向胰管内注入胆液，高压注射可引起炎症反应，低压注射则无明显影响，某些正常个体偶尔也可出现胆液反流而无炎症反应。因此，胆液反流时的压力是引发胰腺炎症的一个因素。只有反流的胆汁在各种因素作用下产生较高压力时，才有可能导致胰腺炎。

（2）肝内胆管结石的病理　肝内胆管结石引起的病理变化包括胆管炎、胆管狭窄和肝脏病变，少数可并发胆管癌。

①胆管的病理改变：肝内胆管结石常引起胆管炎。按病理组织学可将胆管炎分为三型：慢性增生性胆管炎、慢性肉芽肿性胆管炎、化脓性胆管炎。

a.慢性增生性胆管炎：以胆管壁广泛的纤维结缔组织增生和胆管周围大量炎性细胞浸润为特点。与胆管有关的腺体增生也很明显，包括管状腺和泡状腺。管状腺主要为透明、嗜酸性柱状上皮排列而成的小管组成，其管腔不规则或呈囊状，由胆管上皮陷入胆管壁而形成，绝大多数的管状腺以产生酸性黏蛋白为主。泡状腺主要位于胆管周围组织，围以宽大的纤维束，可产生浆液或黏液物质。含结石胆管周围组织中增生的泡状腺主要是产黏液的腺泡。从而致胆汁中有大量酸性黏液物质。

b.慢性肉芽肿性胆管炎：以胆管壁和胆管周围组织肉芽肿改变为特点，肉芽肿主要由上皮样细胞及郎罕氏巨细胞组成，其周围尚有巨细胞增生。

c.化脓性胆管炎：在慢性增生性胆管炎基础上并发急性感染所致，以管壁溃疡、急性化脓性炎症和胆管周围组织的急性化脓性炎症为特点。溃疡浅面为化脓性炎症，周围围以增生的泡状腺和管状腺。

②炎症性胆管狭窄：主要指肝总管上段及1~2级肝胆管的狭窄。由于胆管壁的炎症，溃疡形成及修复所致纤维瘢痕增生、缩窄而致。狭窄部肝胆管呈环状，常位于肝总管上端、左右肝管开口部和二级肝胆管开口处，有时为多发性。沿长轴切开胆管，狭窄部呈舌状或小丘状突出。镜下见此处大量纤维组织增生，及弹力纤维中断，

附属腺增生、炎症细胞浸润。狭窄近端胆管扩张，扩张部可呈囊状、圆筒状、纺锤状或豆荚状，其内可充满色素结石或胆泥，有时见肝内外胆管呈广泛性、均一性狭窄，管壁增厚变硬，形如硬化性胆管炎的改变。

③肝脏的病理改变：肝内胆管结石阻塞胆管时能引起肝脏的广泛病变，常导致胆汁性肝硬化和胆源性肝脓肿等病理改变。

a.胆管阻塞引起的肝脏病理改变：胆石是造成胆道阻塞的常见原因之一。胆管阻塞所造成的肝脏早期病变是汇管区周围出现水肿，汇管区范围扩大，汇管区内小胆管轻度扩张，胆管周围有一些中性粒细胞浸润。随着病变的进展，胆管周围的炎性细胞浸润现象更为明显。炎性细胞渗出，一方面和胆汁淤积时细菌感染有关；另一方面，胆汁本身的刺激也可引起胆管周围炎性细胞浸润。有时炎症浸及小胆管内而引起小胆管积脓。汇管区的炎症可波及邻近的肝小叶，并在肝实质内引起炎性细胞浸润，使肝细胞出现变性和坏死。长期慢性的胆管阻塞可使汇管区内纤维结缔组织增生，进而出现纤维化。在胆道阻塞早期就可于肝小叶中心见到毛细胆管的淤胆现象，肝细胞间的微胆管扩张、并有胆柱形成。微细胆管破裂，胆汁、胆柱侧从微胆管中溢出，根据电子显微镜观察结果：接近淤胆处的细胞有不同程度的胆液分泌抑制现象。

b.胆汁性肝硬化：肝胆管结石长期嵌顿，完成阻塞胆道，造成胆汁滞留，胆液外溢。胆汁酸刺激肝细胞，引起胆汁性肝硬化。但临床并不多见。胆汁性肝硬化的肝脏，呈深绿色或棕绿色，较正常肝脏大，表面呈颗粒状或结节状。肉眼能见到肝门区扩张的胆管，且胆管周围结缔组织含量增加。早期胆汁性肝硬化不易诊断，因其大部分小叶结构仍然存在，血管关系也正常，只见到胆管周围的纤维结缔组织明显增多。此时汇管区变宽，范围扩大，纤维结缔组织增多。纤维结缔组织围绕着胆管增生、呈同心圆样排列。增生的结缔组织可向周边的肝实质内扩张，影响肝小叶，有的甚至可达到中央静脉周围。长期胆管阻塞、胆汁淤滞或外溢，胆汁酸刺激肝细胞以致变性及液化坏死，并可导致肝小叶周边区的肝细胞萎缩。慢性胆管炎周围的纤维组织增生，可从门脉区向小叶间延伸，引起肝小叶结构破坏，出现小的坏死灶，残余的肝细胞出现结节性增生，此时就出现肝硬化的镜下结构，形成胆汁性肝硬化。长期肝硬化，又可导致门静脉高压的一系列变化。

c.胆源性肝脓肿：胆结石阻塞胆管继发胆道感染，是形成肝脓肿的主要原因。根据统计资料显示：胆石阻塞引起的肝脓肿在逐渐升高。胆石症所造成的肝脓肿多系胆石阻塞胆管之后，由于胆汁淤积、细菌继发感染所致。胆石本身对胆管和肝脏的直接损伤亦能造成肝脓肿。胆石症所继发的肝脓肿多数为多发性小脓肿，单发的孤立的大脓肿较少见。肝脓肿范围较大时，其组织坏死相当严重，肝小叶内的网架也遭到破坏，因此，病变肝组织即使恢复也要遗留下瘢痕灶。广泛的肝脏组织破坏和瘢痕形成可以造成坏死后性肝硬化。另外，若胆管内压力持续增高，可使小胆管破裂，含大量游离胆红素颗粒的脓性胆汁，经坏死肝细胞进入肝窦，形成胆小管肝静脉或门静脉分支瘘。感染胆汁进入血液，可形成胆源性败血症及感染性休克以及血胆症。

（二）中医学的认识

本病多由情志不畅、饮食不节、过食肥甘厚腻、蛔虫上扰，或手术等，致使肝胆失于疏泄。肝胆气郁，气机停滞，湿热蕴结，瘀血内阻，阻碍肝胆疏泄功能，胆汁久瘀不畅而凝结为砂石。其主要表现以下几个方面。

（1）肝郁气滞　情志不畅或外伤、手术致肝胆失于疏泄，气机停滞、瘀血内阻、致胆气郁结，郁久化热、升降失司、疏泄失常、胆液滞留、湿热熏蒸，日久结成砂石。

（2）湿热蕴结　感受湿热之邪，或嗜酒肥甘，湿热之邪蕴结中焦，气机不利，疏泄失常，胆汁郁滞，久而化热凝液成石。

（3）脾虚湿聚　各种原因致脾胃亏损，运化失职，湿浊内生，聚而成痰，阻于肝胆，气机失常，胆汁疏泄不畅，久而成石。

石阻气机，气机不畅，升降失和，疏泄失常，郁滞不通，则痛、黄、热诸症悉出。

胁痛：常为肝胆管结石的主要症状。肝居胁下，其经脉布于两胁，胆附于肝，其脉络于肝。若肝气郁结，郁久成瘀，瘀血阻滞；或脾失健运，湿热互结，气机不畅等，均可致砂石阻滞胆道，经络受阻，而致胁痛。

腹痛：也为肝胆管结石的常见主要症状。多由外感湿邪，湿热之邪浸入腹中，使脾胃运化功能失常，邪滞中焦，气机阻滞不通；饮食不节，过食肥甘之品，使湿热内生，湿热阻积，蓄结肠胃，影响脾之健运，使中土气机失于调畅，腑气通降受阻；情志不畅，肝失疏泄，气机郁滞，横逆犯胃，致使肝胃不和，气机不畅；蛔虫上扰，逆入胆腑，阻碍气机，亦使气机不畅，疏泄不利，不通则痛。

黄疸：主要由蛔虫上扰，逆入胆道，阻滞胆汁疏泄，郁久成石，石阻气机，使胆汁外溢于肌肤，再如暴饮暴食，伤及脾胃，过食肥甘，或外感湿邪，均可导致脾胃功能受损，脾失健运，湿壅中焦，则脾胃升降失常。脾气不升则肝气郁结不能疏泄，胃气不降，则胆道排泄胆汁失常，湿邪郁遏，导致胆汁溢于肌肤等而为黄疸。

二、临床诊断

（一）辨病诊断

1. 临床诊断

（1）肝外胆管结石　慢性期症状不典型，可有轻微腹痛或消化不良的症状。急性期结石阻塞胆管并继发胆管炎，会出现典型的夏科（Charcot）三联征，即腹痛，寒热和黄疸。痛连肩背，恶心呕吐，尿黄，大便可呈陶土色。在梗阻较完全的情况下，可在前述症状的基础上，出现急性梗阻性化脓性胆管炎（AOSC）的 Dargon 与 Reynold 五联征，即毒血症和感染性休克的症状。查体　巩膜黄染，上腹压痛，可有轻度肌紧张，可能触及肿大胆囊，或有肝大。

（2）肝内胆管结石　慢性肝内胆管石梗阻时，肝区不适，闷痛，有反复发作的不规则发热。急性梗阻时，上腹剧痛，呈持续性，可放射到右肩背部、剑突下或下腹部，发冷发热，晚期有轻度黄疸。查体　上腹压痛，肝区有叩击痛，可触到肝肿大。

2. 相关检查

（1）实验室检查　在临床上，对于无症状的胆管结石，其实验室检查常无明显改变，也较少运用实验室检查。但在急性发作期常利用实验室检查以协助诊断，并对治疗提供依据。

① 胆管结石急性发作期的患者要检查血常规。当合并胆道感染时，白细胞总数常升高到 $10 \times 10^9/L$ 以上，重度感染时，白细胞总数可升高到 $20 \times 10^9/L$ 以上，并出现核左移及中毒颗粒，血小板减少。严重呕吐，不能进食的患者，常有电解质紊乱，表现为血钾降低，甚至出现酸碱平衡失调。血培养，常有细菌生长。

② 胆管结石合并黄疸的患者，应首

先排除肝脏本身的病变所致的黄疸，应检查肝功能，乙肝六项。由于肝脏有较强的代偿功能，故其肝功结果可能仍为正常，但这并不能排除肝功有损害，应结合临床，进一步选择其他检查方法。肝功实验室检查的改变，表现为：亮氨酸氨基肽酶（LAP）活性升高，由于 LAP 主要存在于肝细胞及胆管上皮内，故当阻塞性黄疸，肝内胆汁淤积时，常有明显改变；碱性磷酸酶（ALP）升高；γ-谷氨酰转肽酶（γ-GTP）升高；谷氨酸草酰乙酸转氨酶（GOT）及谷氨酸丙酮酸转氨酶（GPT）改变；血清碱性磷酸酶同工酶中 ALP_1 阳性。单纯肝内某一支胆管结石梗阻时，常不出现黄疸，当合并肝外胆管结石时，则出现黄疸，直接胆红素阳性，间接胆红素阴性，总胆红素定量升高，间接胆红素定量微增或正常；尿颜色加深，尿胆原阴性，尿胆红素阳性；大便呈白陶土样，偶可在粪便中查到结石。由于黄疸时，脂溶性维生素 K 吸收减少，导致部分凝血因子合成障碍，可出现出血时间、凝血时间延长。对胆红素代谢实验检查，可了解黄疸的程度及治疗进展情况。

③对于肝外胆管结石的患者，治疗期间突然出现上腹部刀割样疼痛，呈阵发性加剧，且用解痉止痛药，效果不佳者，要及时查全血细胞、血清淀粉酶、尿常规、尿淀粉酶，以便早期发现胰腺炎。

（2）影像学检查

①B 型超声波检查：B 型超声波检查由于具有准确、方便、迅速、安全、无创、可重复及易于接受等优点，已成为肝胆管结石诊断的首选方法。B 超的显像率高，可探查直径 0.2cm 的结石，甚至 0.2cm 以下的小结石及泥沙样结石也可显示。它可以对结石的位置、大小、数目进行诊断，还可确定胆囊的收缩功能及胆道情况。帮助临床医师选择制定治疗方案。B 超检查无不良反应，患者无痛苦，重症患者还可进行床旁超声检查，方便患者，重复检查及追踪观察可以了解病情变化及治疗效果。

尽管 B 型超声有诸多的优越性，但是也有其不足之处，其一：B 超诊断的准确率劣于其他有创检查（如经皮肝穿刺胆管造影，PTC）；其二：有时会出现假象而导致判断失误；其三：B 超只能提供的是切面情况，而不能显示整个胆道的情况。三维立体成像能在很大程度上弥补 B 超之不足。

②腹部 X 线平片：由于腹部平片对胆石症诊断准确率较低，只有 10%~15%，仅含有足够钙的结石，才能在腹平片上显示阳性结果。所以，目前已很少用腹平片来作为胆石症的诊断。但此检查对结石性质的诊断有一定帮助。如果结石不含钙或含钙较少，在腹平片上显示阴性结果。

③口服胆囊造影：此项检查主要用于胆囊疾病的诊断。用口服胆管造影可显示胆管病变；用口服染色造影有助于胆管内胆红素结石的诊断。目前，临床很少用此项检查来诊断原发性肝胆管结石。

④静脉胆道造影：静脉胆道造影是将造影剂静脉注射或滴注进入血液循环，造影剂与血浆蛋白结合进入肝脏，被肝细胞摄取、结合，排泄到胆汁中，当胆汁中造影剂达到 1%~2% 时即可显示胆道。本法造影剂不需要在胆囊内浓缩，即可使胆道显影。一般适用于口服胆囊造影失败，不能耐受口服造影剂，以及用于胆囊切除术后仍有症状的患者。此项检查对肝外胆道显影较好，但血清胆红素过高时，胆道显影率很低。

⑤CT 检查：CT 用于胆管结石疾病诊断时，其扫描层厚，层距应选用 5mm，必要时行冠状位，矢状位图像重建。CT 检查可显示肝内胆管结石的数目、部位，可以鉴别黄疸原因是否为结石，其准确率高于 B 超。

⑥胆管系统的放射性核素检查：一些放射性药物能被肝细胞自血液中清除，并可分泌到毛细胆管，与胆汁一起经胆道系统排泄至肠道，故可以显示放射性药物在胆道系统流过径路的图像。根据肝胆管各部位显影时序、形态、相互关系，充盈及清除过程的变化。可观察出肝胆管的狭窄、阻塞、扩张等病变。主要用于肝胆结石导致的黄疸与内科黄疸的鉴别。在黄疸鉴别上，实验室检查价值有限，口服或静脉造影受胆红素水平或肝、肾功能损害程度的影响，经皮肝穿刺胆道造影虽然诊断价值高，但属于有创检查，有一定危险性，故其应用亦受到一定限制。而放射性核素检查在胆道系统疾病诊断避免了上述缺点，所以在临床上有一定实用价值。

⑦经皮肝穿刺胆管造影（PTC）：PTC是通过皮肤、肝脏穿刺胆道，将造影剂直接注入胆道进行造影的方法，是一种顺行性胆道直接造影法。可在一些复杂病例得到清晰的胆道图像，对肝内结石和肝管狭窄做出极有价值的诊断。对肝门胆管汇合部有梗阻者有时需做双侧PTC。PTC对鉴别诊断和对手术方式的选择上有重要意义，是目前胆道外科的一项重要诊断技术。

⑧内窥镜逆行胆胰管造影（ERCP）：ERCP是用十二指肠纤维镜通过十二指肠，在直视下将细导管插入胆道下端开口处，将造影剂注入胆道，使其显影。应用纤维十二指肠镜检查及经乳头插管做胰胆管造影以来，在临床上为直接观察十二指肠的病变、为黄疸的鉴别诊断和胰胆系统疾病的检查提供了新的检查方法，它对提高十二指肠疾病及胰胆管疾病的正确诊断起重要作用。ERCP不仅能显示胆胰系统，必要时还可以取活组织进行病理检查，这一点是其他方法所不能比拟的。

⑨B型超声（B-US）、CT、PTC、ERCP临床应用价值的比较：B-US和CT的应用，明显提高了阻塞性黄疸的诊断水平，但与PTC相比，B-US和CT只能提供切面的情况，而PTC则能显示整个胆道，因此在诊断肝内外胆管扩张、梗阻部位及梗阻原因的准确性方面不如PTC高。据Gold报道，CT显示胆管扩张的准确率为92%，B-US为72%，而PTC几乎达100%。在梗阻的定位和原因上CT分别为68%和32%，B-US分别为48%和37%，而PTC基本正确。因此在阻塞性黄疸的诊断上，B-US宜做首选，而以PTC作为B超的进一步补充和决定性的检查手段。一般认为对胆道病变，CT意义并不大。与ERCP相比，PTC费用低，易于掌握，造影对胆管内有气泡的机会少，不致混淆小结石，肝内胆管结石显影较清楚，但它不能显示梗阻下方的胆管，更不能观察十二指肠乳头和胰管的病理变化，而且当肝内胆管不扩张时，穿刺不易成功，这时需配合ERCP。因此可用PTC和ERCP配合，检查一些疑难患者，或先做PTC，然后行ERCP，这对了解病变范围及确定未来手术方式均有意义。

（二）辨证诊断

肝胆管结石临床分急性发作期（脓毒型）和慢性期（肝郁气滞型）。属中医学"胁痛""胆胀""黄疸""腹痛"等范畴。临床要根据病机转归，详细辨证、明确诊断。

望诊：急性痛苦面容，多为急性发作期，常伴有全身皮肤发黄，巩膜黄染。若皮肤出现血点、瘀斑，则为热毒炽盛，迫血妄行。浑身发抖、寒战，则为寒战高热。舌淡，苔薄白或薄黄，为肝郁气滞；舌苔黄腻为湿热内蕴；舌质绛，苔黄燥或黑，则为热毒燔炽之症。

闻诊：闻声音，低声呻吟，少气无力，则为虚证；呻吟声高气粗，呼吸急促，则为实证之急性发作疼痛难忍者；若有谵语，则以热毒燔炽之神昏。闻气味，呼吸急促，有臭味，多为热毒燔炽之症。

问诊：口苦且黏，不欲饮，为湿热蕴结；口干且燥，嗽不欲咽，为瘀血阻滞。右季胁隐痛或胀痛，有时痛引背部及右肩，则为肝郁气滞；胸脘痞满，食欲减退，则为湿热蕴结；右侧上腹疼痛或刺痛，痛有定处，则为瘀血阻滞。湿热内蕴，则高热不退，或身热不扬；寒热往来或恶寒发热，则为急性发作；四肢发凉，神疲乏力，则为热毒燔炽之正虚邪陷。小便黄赤、量少，大便秘结，多为热证、实证；小便黄赤浑浊，大便不爽，多为湿热蕴结。

切诊：皮肤发热，脉弦数或滑数，多为湿热之实证；腹疼拒按，脉弦数或细数，多为热毒燔炽；四肢发凉，脉微欲绝，多为火毒过盛，正虚邪陷之证。

1. 肝气郁结

右胁隐痛或胀痛，痛引右肩，或恶寒发热，或有黄疸，胸脘痞满，食欲减退，恶心呕吐，口苦口干，急躁易怒。苔薄黄或薄白，舌质淡。脉弦或弦数。

2. 湿热内蕴

右季胁持续性或阵发性绞痛，或腹痛拒按；脘腹胀满，纳呆，恶心呕吐，渴不欲饮；高热不退或寒热往来，身热不扬；全身发黄，小便黄，大便干燥，舌质红，苔黄腻。脉弦数或滑数。

3. 热毒燔炽

持续性右上腹或右季胁部剧痛拒按；腹部硬满胁下痞块，高热不退，黄疸加重；或见神昏谵语；精神萎靡，或大汗淋漓，四肢厥逆。舌质红绛，苔黄燥或黄黑。脉弦数或细数，或脉微沉细无力。

三、鉴别诊断

（一）西医学鉴别诊断

1. 与原发性硬化性胆管炎的鉴别

原发性硬化性胆管炎是一种慢性的胆管炎症性狭窄。当急性发作时，可表现出腹痛，间歇性、不规则发热，慢性持续性的梗阻性黄疸。临床表现上难与原发性胆管结石鉴别。原发性硬化性胆管炎，多见于成年男性，患者一般不伴有胆管结石，亦无胆道外伤病史。其临床表现有胆石症的症状，而 B 超、CT 检查证实无结石，再结合胆管造影检查，即可与原发性胆管结石做出鉴别。

2. 与胆道蛔虫病的鉴别

本病发作时，突然起病，出现强烈的上腹部或右上腹绞痛，持续不停，可为剧烈的"钻顶"痛，疼痛难忍，可伴有恶心、呕吐。若胆道继发感染，可出现寒战发热、黄疸，临床上易与原发性胆管结石发作期相混淆。胆道蛔虫病多见于儿童及青少年，发病前无任何症状，腹部检查在早期无阳性体征，查体时发现与患者所表现的严重症状不符合，一旦蛔虫退出，症状顿消；而胆石症多有前期症状，缓解后也不像胆道蛔虫患者恢复得那么快，若患者吐出蛔虫，更有助于诊断，若出现胆绞痛时，嘱患者口服食醋 20ml，疼痛消失者可诊为胆道蛔虫病。

3. 与 Mirizzi 综合征相鉴别

由胆囊颈或胆囊管结石嵌顿压迫肝总管引起的梗阻性黄疸，及由此引起的一系列症状称为 Mirizzi 综合征。发病时表现为右上腹痛、发热、黄疸症状，易与胆管结石相混淆。1948 年由 Mirizzi 首次报告并描述了本症。该综合征包括：①胆囊管与肝总管解剖上呈并行关系；②结石嵌顿于胆囊管或胆囊颈部；③因结石及其继发性炎症引起肝总管机械性梗阻；④复发性胆管炎。由于 Mirizzi 综合征的症状无特异性，仅从临床症状上难以与胆管结石相鉴别，借用 B 超、CT 和 ERCP 检查可做出鉴别诊断。Mirizzi 综合征 B 超检查特征有：①胆囊颈水平以上胆管扩张；②结石嵌顿于胆囊颈；③结石水平以下胆管正常。

4. 与胆道出血相鉴别

由于各种原因引起胆道出血后，可出现右上腹绞痛、发热、黄疸等症状，需与胆管结石鉴别。本病多有蛔虫引起的胆道感染、肝创伤、胆道结石、胆道肿瘤等病史，发病时伴有血便、呕血、急性贫血症状，无肝硬化及溃疡病史。而胆管结石极少有大量出血现象，因此二者不难区别。

5. 与 Caroli 病相鉴别

本病发病时亦出现发热、恶心、呕吐、右上腹绞痛、黄疸等症状。但同时可伴有黑便或呕血，肝、脾肿大。肝大与病程成正比，但肝表面光滑、边钝、压痛不明显，质地中等。本病即先天性胆管囊性扩张症，是一种染色体隐性遗传所致的先天性疾病。法国的卡罗利（Caroli）于 1958 年首次发现描述了本病，并提出作为一个独立的疾病。由于本病为先天性疾病，故儿童、青少年即可发病，也有一部分患者是在长期淤胆形成肝内胆管结石及胆道感染后才出现临床症状。借助 B 超、CT，特别是 PTC、ERCP 可明确诊断 Caroli 病。PTC 表现：肝内胆管呈节段性、单发或多发的囊性扩张，可呈柱形、念珠形。医者将其生动形容为"好像很多棒糖挂在树枝上"。B 超检查：典型病例可见肝内胆道的囊性扩张区，其表现与多发性肝脓肿的 B 超图像相似，但病史与病程有助于两者的鉴别。Caroli 病应与肝胆结石引起的继发性胆管扩张症相鉴别。Longmire 提出鉴别要点为：①患者自幼有长期、反复发作的胆道病史；②长期胆道病史，胆道造影的 X 线长期随访比较中，

如早期正常，以后 X 线造影有改变，不属于 Caroli 病；③患者有黄疸或胆道梗阻症状和体征，经过治疗后，症状和体征消失，且 X 线胆道造影属正常或继发性病变者，不属于 Caroli 病。

6. 与 Oddi 括约肌功能紊乱症相鉴别

本症临床表现复杂、常不典型。腹痛是最常见的症状，通常较剧烈，可为持续性或间歇性，多位于右上腹，可放射到背部或右肩胛区，有时伴黄疸、恶心、呕吐，需与胆管结石鉴别。Oddi 括约肌功能紊乱症是指 Oddi 括约肌功能性或器质性病变引起的临床综合征。过去曾有多个名称："胆道功能紊乱""胆道痉挛""胆囊切除术后综合征""十二指肠乳头狭窄"。近年来，随着对本病认识的深入。提出将之称为"Oddi 括约肌功能紊乱症"更为确切。本病的确诊有时极为困难，患者临床表现及实验室检查可作为参考，但均无特异性。Becker（1993 年）等指出，术中胆道测压或胆道器械性探查均不是诊断 Oddi 括约肌功能紊乱的可靠方法。虽然本病确诊较困难，但是借用 B 超、胆道造影等方法，易与胆管结石相鉴别。

7. 与胆管癌相鉴别

包括肝外胆管所有部位的癌。在胆管癌早期，胆管未完全梗阻时，可能无黄疸表现。随着病情进展胆管管腔逐渐变小，甚至完全堵塞，黄疸也由轻逐重，呈持续性进行性加重。90%~98% 的胆管癌患者合并有黄疸症状，黄疸是本病最早和最主要的临床表现。发病早期也常伴有纳差、上腹不适、腹痛。腹痛性质多为隐痛、钝痛，也可能出现胀痛和绞痛，并向腰背部放射，可能为肿瘤引起胆管阻塞，胆压升高及肿瘤侵犯胆管周围神经有关。胆管结石所致腹痛，多为剧烈绞痛、程度较重。借助 B 超及 PTC 有助于胆管癌与胆管结石的早期鉴别。在 PTC 的 X 线片上，胆管癌所在部

位的胆管呈不规则狭窄变化。

8. 与急性胆囊炎及胆囊穿孔相鉴别

急性胆囊炎发作时，常有右上腹绞痛，有上腹压痛，腹肌现象，墨菲氏征阳性。若炎症引起胆汁排泄障碍，亦可出现黄疸，伴有纳差、恶心、呕吐等症状。胆囊炎和胆管结石有时可并存。借助B超、胆囊造影，常能与胆管结石相鉴别。胆囊穿孔时，出现右上腹痛突然加剧，可形成局限性或弥漫性腹膜炎，伴有发热。体检呈"板状腹"，压痛、反跳痛明显。腹部穿刺可抽出胆汁，一般较易与胆管结石鉴别。

9. 与肝脓肿的鉴别

肝脓肿患者多出现肝区钝痛、发热、恶寒等症状。其疼痛性质多为钝痛，较少出现胆结石绞痛。肝内胆管结石患者肝区疼痛，常向右肩、背部或剑突下放射。肝区有闷胀感。其疼痛为反复发作，或呈持续性胀痛。但肝脓肿，发热恶寒较重。B超、CT有助于与胆管结石相鉴别。若穿刺抽出脓液可确诊为肝脓肿。

10. 与肝癌相鉴别

早期肝癌无典型、特异症状。逐渐可出现右上腹钝痛，其疼痛性质有别于胆石症之绞痛。早期可伴有乏力、纳差等症状。晚期出现消瘦、腹部包块且活动度差、质硬，常伴有癌性低热。血清甲胎蛋白试验、B超、CT、腹水检查有助于鉴别诊断。腹腔有广泛癌性淋巴结肿大转移时，更易确诊。

11. 与急性门静脉炎相鉴别

急性门静脉炎发作时，其临床表现为右上腹突然疼痛，或钝痛；常伴有高热、肝脾肿大，可有轻度黄染，中毒症状出现较早。血中白细胞可达7×10^{10}/L，血培养可呈阳性，全身情况较差。有时，本病确诊较困难，但利用实验室检查、B超、CT检查易与胆管结石相鉴别。

12. 与肝硬化相鉴别

代偿期的肝硬化，症状多较轻，且缺乏特异性。常见乏力、纳差、恶心、腹胀、上腹不适感或隐痛；失代偿期的肝硬化常有消瘦乏力、不规则低热。有时需与间歇胆石症鉴别。待本病出现腹水、蜘蛛痣时，则易与胆石症鉴别。本病一般病史较长，常有肝功能减退的临床表现。晚期易诊断，早期确诊本病靠肝穿刺活检。根据病史较长，实验室检查有肝功能减退，结合B超、CT一般不难与胆石症鉴别。

13. 与急性坏死性胰腺炎相鉴别

腹痛是本病的主要表现，多数为突然发作，疼痛多剧烈，常位于上腹中部，可呈持续性钝痛、钻痛、刀割样痛或绞痛，多向腰部、背部呈带状放射，以左侧为著，有时疼痛可弥漫至全腹。起病时有恶心、呕吐，伴有麻痹肠梗阻时，有明显腹胀，但呕吐可减轻。发病后多有发热，可呈中度发热或高热，但不伴有寒战，热型呈弛张高热。本病虽然有与胆石症合并胆管感染时相似的腹痛、高热，但少有黄疸，只有胰头部炎性水肿压迫胆总管时才会出现黄疸。查体，可在腹部扪到肿块，有明显压痛。腹部皮肤可出现蓝绿或棕色斑，或在脐周皮肤出现蓝色斑，腹肌紧张明显。可出现休克，有濒死感，死亡率较高。腹部穿刺为血性腹水。发病8小时后血清淀粉酶增高。尿淀粉酶增高后下降较慢，可持续1~2周。根据上述症状、体征及实验室检查可与胆石症鉴别。

14. 与慢性胰腺炎相鉴别

腹痛为本病常见症状，可轻、可重。疼痛与体位有关，卧位加重，前倾坐则可减轻。发作常有发热、黄疸。间歇期可无症状。有时需与胆石症鉴别。B超检查可见胰腺增大或缩小、钙化、囊肿等病变；ERCP可见胰管变形，结石和梗阻；腹平片可见位于L1-3邻近沿胰管分布的钙化斑点。这些均是诊断本病的重要依据。

15. 与胰腺结石相鉴别

本病发作时，表现为上腹部疼痛，伴恶心、呕吐，有时可出现黄疸，肝、胆囊肿大，需与胆石症鉴别。本病可能有尿糖升高，疼痛有时与体位有关，卧位时加重，前倾位减轻，而胆管结石疼痛常与体位无关。CT与ERCP可帮助与胆石症鉴别。

16. 与胰管蛔虫病相鉴别

本病少见，发病较突然。表现为上腹部阵发性绞痛，可有寒热。有时伴黄疸，难与胆石症鉴别。胰管蛔虫病发作似胆道蛔虫病，腹痛偏向左上腹部，且放射至脊背部及左背部，尿胰淀粉酶增高，过去无胆石病史，可以此与胆石症鉴别。ERCP有助确诊本病，并与胆管结石鉴别。

17. 与急性胃炎相鉴别

本病发作时，表现为上腹部疼痛，有时剧烈，伴恶心、呕吐。严重者有发热，需与胆石症鉴别。但本病发作前数小时至24小时常有服不洁食物史，伴有腹泻，且呕吐后感觉舒适。肝胆管结石则不然，且无此病史。本病少有黄疸，且发热多为低热。强酸、强碱等腐蚀剂所致的腐蚀性胃炎，腹痛剧烈，腹肌紧张、有压痛，但有腐蚀史及特殊气味。口腔黏膜及舌苔亦有腐蚀性改变，易与肝胆管结石鉴别。

18. 与慢性胃炎相鉴别

本病病程迁延，部分患者可无任何症状及体征。当有胆汁反流存在时，出现持续性上腹部疼痛，伴纳差、恶心、呕吐，颇似间歇期胆石症。但慢性胃炎多无发热、黄疸症状。慢性胃炎查体时可有上腹部轻压痛、舌炎、舌乳头萎缩、贫血、消瘦等表现。而胆石症发病时，症状较明显。胃镜可明确本病并可进行分型。

19. 与胃痉挛相鉴别

本病较常见，发作时表现为上腹部疼痛，有时较剧烈。颇似胆石症。但本病发作常有诱因，如进不洁食物、寒冷、精神紧张、蛔虫等。查体常无腹肌紧张，有时可见胃蠕动波形。无发热、黄疸。注射阿托品十几分钟后，症状多缓解。因此可与胆石症相鉴别。

20. 与消化性溃疡相鉴别

本病主要指发生在胃和十二指肠的慢性溃疡。本病发作时表现为上腹疼痛，不适感，伴恶心呕吐，颇似胆石症症状。但本病疼痛多与进食有关。胃溃疡疼痛多在餐后1/2~2小时出现，至下一餐前消失；十二指肠溃疡疼痛多在餐后3~4小时出现，持续至下次进餐，进食后可减轻症状，甚至完全缓解。十二指肠溃疡多有夜间疼痛，也可向背部放射。本病多伴有反酸、胃灼热、流涎，有别于胆石症症状。消化性溃疡亦无发热、黄疸症状。上消化道钡餐及胃镜检查可明确本病诊断，从而与胆石症鉴别。

21. 与消化道穿孔相鉴别

本病发生时，表现为剧烈腹痛，大多由上腹波及右下腹及全腹，伴有恶心呕吐。查体：腹肌紧张，呈板状腹，全腹压痛、反跳痛，移动性浊音（＋），腹穿有肠内溢出物或脓液。本病多有病因，大多数患者有消化道溃疡病史，少部分见于胃癌穿孔及吞食尖锐异物后。腹部透视膈下有游离气体，呈"月牙状"，为本病特异性。由此可与胆石症鉴别。

22. 与胃黏膜脱垂症相鉴别

本病发作时，表现为右上腹痛。由于脱垂间歇出现，故疼痛亦呈周期性。易与间歇性结石病混淆。但本病疼痛与体位有关，采取左侧卧位或将床脚抬高，可缓解症状。上消化钡餐多显示脱垂的特异征象，十二指肠球部可呈"香蕈状"或"降落伞状"变形，借此易与胆石症鉴别。

23. 与肝曲结肠癌相鉴别

本病发作时，表现为右上腹部阵发性

疼痛，有时疼痛较剧烈，颇似胆石症。但本病出现不完全梗阻时，可有腹胀、肠型、肠鸣音亢进等体征。粪检可出现黏液血便或大便潜血试验阳性。而胆结石病粪检，可发现有小结石。晚期出现贫血、恶病质，体重明显减轻，更易鉴别。钡灌肠可见肝曲结肠有管腔狭窄，充盈缺损；纤维结肠镜发现肝曲结肠有新生物，或管壁僵硬，取活检，可明确诊断。

24. 与异位急性阑尾炎相鉴别

少部分患者阑尾异位，阑尾及盲肠位肝曲内，而几乎无升结肠。当异位阑尾发生急性炎症时，表现为右上腹痛，而且疼痛较剧烈，伴恶心、呕吐，右侧腹肌紧张。阑尾穿孔后，则出现腹膜炎症状，有时与胆石症混淆。但阑尾炎体检时有固定的压痛、反跳痛，可有发热，但无黄疸。无胆石症病史。B超有助于鉴别诊断。

25. 与右肾结石和右输尿管上段结石相鉴别

本病发生时，起病突然，右上腹绞痛，伴恶心、呕吐。发病早期不伴有其他症状，易误诊为胆石症。但本病腹痛多有向下腹部及会阴部放射，且多伴有血尿或镜下血尿。查体时，肾区有叩击痛，右上腹无明显压痛，无腹肌紧张。X线腹平片，约有95%可显示结石；X线不显影的结石，在造影片上显示负性阴影，若插入输尿管导管并注入空气造影，则结石显影更为清晰。

26. 与右游走肾相鉴别

本病发作时，右上腹可有剧烈绞痛。右上腹可触及包块并有压痛，包块呈肾形，可移动，随体位改变而改变。活动后疼痛加剧，平卧休息时症状减轻。当出现"游走肾"扭转时疼痛更加剧烈，并可有血尿或镜下血尿。B超及肾盂造影时改变体位可明确诊断。

27. 与右侧肋间神经痛相鉴别

右侧肋间神经痛（6~9肋间神经）多可引起右上腹疼痛，且剧烈，需与胆石症鉴别。但本病多为腹壁痛觉过敏，用手指轻触右上腹皮肤，即可引起剧痛，且皮肤有麻木感，沿肋间神经有压痛。一般不难与胆石症鉴别。

28. 与右侧大叶性肺炎及右侧胸膜炎相鉴别

本病发作时，可有右上腹钝痛，或疼痛剧烈，伴有发热，右上腹肌紧张、呼吸浅快，有时误诊为胆石症。但本病常有胸痛、咳嗽，并咳出具有特异性的铁锈色痰。胸部平片可见肺部呈炎症性改变及胸膜肥厚，部分患者可有胸腔积液显示。易与胆石症鉴别。

29. 与钩虫病相鉴别

钩虫病可引起十二指肠炎，出现右上腹剧痛，并向背部放射，易误诊为胆石症。但本病可出现黑便或潜血试验阳性、血清中嗜酸性细胞升高，大便中找到钩虫卵更能明确诊断。在胃镜检查中可看到十二指肠球部有钩虫和局部炎症，因此不难与胆石症相鉴别。

（二）中医学鉴别诊断

肝胆管结石在中医学属于"胁痛""腹痛""胆胀""黄疸"等范畴，其病位在肝胆，病机为肝失疏泄，胆失通降，湿热壅阻，湿热互蒸，蕴久成石所致，证型包括肝胆蕴热证和肝胆湿热证。

1. 与肝经湿热证鉴别

肝胆湿热证与肝经湿热证在病因病机及主要症状方面颇相类同。如都由外感湿热或内伤饮食，湿热郁滞，气机失于疏泄、条达而致病，均可见胁痛，口苦等症状。但由于病位有异，所以治法有别，临床不可不辨。肝胆湿热证，胆经症状较突出，如黄疸日渐加深，伴有耳聋、咽干、目眩、呕吐苦水等；而肝经湿热证，黄疸可有可无，或见黄疸而较轻微。若肝经湿热证的黄疸日趋加深，说明病位已从肝及胆，湿热之邪已弥漫肝胆二经。两证的侧重点不同，前者偏于胆，后者偏于肝，以此为辨。

2. 与肝火上炎证鉴别

肝为阴中之阳脏，其性升发，情志郁结，恼怒伤肝，化火上冲，则引起肝火上炎证。肝胆湿热证则因湿热蕴结肝胆所致。火为热之甚，其性上炎，又易灼伤津液。而湿为阴邪，湿邪黏腻而滞。因此，决定了二证不同的临床表现。肝火上炎证见胁痛、眩晕、呕吐、头痛、目赤、耳鸣、烦躁易怒、口苦、小便黄赤、大便秘结、舌红、脉弦；肝胆湿热证则出现胁肋胀痛、口苦、口渴而不欲饮、心烦、纳呆、呕恶、小便短赤、大便不调等。

3. 与胆热证鉴别

胆热证因外邪入里化热，或七情郁结化热，累及胆腑而成，以眩晕、口苦、咽干、耳鸣耳聋、心烦不寐、舌红、脉弦数为主要临床表现。有时出现善惊易怒，情绪易于激动。肝胆湿热证则湿邪与热邪胶结于肝胆，病程相对较长，且有湿热内阻的胸闷泛恶纳呆症状。

4. 与胆郁痰扰证鉴别

胆郁痰扰证多伤于七情失调，郁结化热化痰，郁于胆腑，并可蒙蔽心窍，阻遏气机，使心神不定，胆失决断，故烦躁、夜寐不安、心悸、怔忡、舌苔黄、脉弦滑。肝胆湿热证则为肝胆脏腑均病，除了与胆郁痰扰证相似的表现以外，还同时出现肝胆湿热症状。

5. 与脾胃湿热证鉴别

脾胃湿热证多因饮食不节，过食肥甘，酿成湿热；或素体脾胃虚弱者，久居湿地，湿邪郁久化热；或外感湿热之邪，使运化失司，症见脘腹痞满，呕吐，纳呆，肢体困倦，大便稀软或溏薄，舌苔黄腻、脉濡数。肝胆湿热证因湿热蕴结于肝胆而成，但亦可因脾胃湿热证，郁蒸肝胆转化而来。

因此，临床上可见纳呆、呕吐等症。但后者以烦躁易怒、面红目赤、黄疸为特征。前者病位在脾胃，后者病位在肝胆。

四、临床治疗

（一）提高临床疗效的基本要素

1. 审势利导，疏利气机

肝胆管结石多由情志不和，饮食不节，过食肥甘厚味，损伤脾胃。脾胃升降失常，气机升降失调，则势必导致胆汁输泄不利；情志不畅，致使肝气郁结，肝失疏泄，胆失通降，而气机宣泄不利，导致胆汁郁滞，煎熬日久则成石。因此，在肝胆管结石的治疗中，不能一味苦寒攻下，应抓住转利枢机，恢复肝胆宣泄、脾胃升降之枢机的关键。"胁为少阳之枢，而小柴胡汤为枢机之剂"。运用小柴胡汤和解少阳，疏利气机，使气机宣畅，同时配以排石、溶石、化石之药，使结石消排畅通无阻而病愈。

2. 抓好环节，兼顾其他

在肝胆管结石的辨证和治疗过程中，牢牢抓住痛、黄、热三个环节。应用疏肝利胆、通理攻下、清热利湿、活血化瘀等治法。若久病或过服清利药而致体虚者，责在脾胃，可间服健脾益胃之品。但仍不可放弃疏肝利胆排石的治疗原则。若热厥津脱者，应给予回阳救逆，并适当给予西医抗休克治疗。总之，在治疗过程中，既要抓好痛、黄、热三个环节，应用好基本方，又要具体情况，处理好兼有征象。使辨病与辨证相结合，掌握好化石方药中以清、利、通、降之法为主根据，以补、柔、运、化等法为辅，兼顾其他的原则。才能取得较好的临床治疗效果。

（二）辨病治疗

原发性胆管结石包括肝外胆管结石和肝内胆管结石。对于肝外胆管结石，采用目前的各种治疗措施，基本上可达到较满意的效果。而肝内胆管结石是一种难治性疾病，是胆道外科学的难点，也是胆道外科医师研究、探讨的焦点之一。综合治疗是解决这一疾病的出路，这几乎是胆道外科学界的共识。在具体的临床工作中，我们应该一方面根据本院的仪器、设备及医师采用某种治疗手段的技术水平、熟练程度和经验积累；另一方面应根据患者的自身体质及经济接受能力。总之，应在综合治疗的指导思想下，具体问题，具体分析。

1. 溶石治疗

溶石分为口服溶石及灌注溶石，现已废弃。

2. 无瘢痕外科治疗胆管结石的技术

（1）纤维胆道镜取石　纤维胆道镜（纤胆镜）的问世为胆道残余结石的治疗开辟了一条较理想的治疗途径，使胆道手术治疗效果有了明显的提高。纤维胆道镜可在术前、术中、术后使用，可以随意弯曲，细的胆镜可以进入病理扩张的Ⅲ、Ⅳ级胆管，并可窥见Ⅴ级胆管。纤胆镜可以直接取石或注入溶石药物溶解、冲洗结石，亦可导入激光、超声碎石或直视微爆碎石；并可用胆镜碎石钻直视下钻孔，或结合体外冲击波碎石。利用纤维胆道镜取石，报道颇多，结石取尽率各家报道均在96%以上，取得了较好疗效。

①经T形引流管瘘通道或Ｖ形引流管瘘管取石：纤维胆道镜多应用此种途径治疗手术后残留结石。取石前先行经T形管作胆道造影或B超检查，明确胆形态及残石部位、数目、大小。取石时间一般在手术后4~6周为好，此时T形引流管瘘管能形成牢固的纤维瘘管壁。对于较大的结石可利用机械碎石、激光微爆碎石等方法应用，联合取石。

②超声导向经皮肝纤维胆道镜取石：术前纤胆镜的应用，需先经皮肝穿刺引流（PTCD），建立瘘管，再将其逐步扩张，最后经此瘘管将纤胆镜插入胆道取石。应用B超导向进行经皮肝穿刺肝内胆管，避免了医务人员及患者与X线的接触，B超导向定位准确、方便易行、成功率高，适于肝内胆管扩张性肝内结石病例。选择有扩张的肝管穿刺，右肝管多选择第7~9肋间，左肝管可经剑突下偏右1.5cm左右进针。在准确确定穿刺点并测量进针深度、方向后，作好皮肤标志，常规消毒铺巾，用尖刀划创达腹膜，多可一次穿刺成功。在PTCD置管后5~7天，可逐渐扩张瘘管，直至插入纤维胆道镜，进行镜检或取胆石。经皮经肝穿刺胆镜取石是一种有价值的方法。但它是一种侵入性操作，可能有并发症，如发热、出血、肝内胆管撕裂、气胸等，但只要穿刺部位选择准确，操作轻巧，器材选用合适，这些并发症多可避免。

③术中纤胆镜的应用：术中纤胆镜，可弥补术前检查的不足，直接发现并取出结石，同时术中可以指导一般胆道器械取石，减少盲目用器械取石对无结石胆道的损伤。术中应用纤胆镜可以提高结石的取净率。有报道可达95.4%以上，减少了胆道残余结石的发生率和再次手术的概率。

（2）纤维内镜下Oddi括约肌切开取石　目前较多用的方法是经口纤维十二指肠内镜下行胆总管括约肌切开术，切开十二指肠乳头和胆总管括约肌壁内部分。此外亦可经纤胆镜行胆总管括约肌切开术，但这只适用于有手术后T形管瘘管或有经皮肝穿刺引流瘘管者。内镜乳头切开治疗胆总管结石，有很高的排石成功率。据Hogan分析62例患者内镜乳头切开术，结果结石直径< 10mm的有96%被成功排出，结石直径在11~20mm的有94%成功。操作时先作逆行性胰胆管造影（ERCP），证实有胆道结石后，经内镜活检孔插入顶端装有金属丝的导管，通以高频电，切开胆总

管括约肌。术后 1~2 周多能自动排出结石。若 1~2 周内结石未能排出，可将装有网篮的导管插入胆总管内将胆石取出，或用碎石钳将稍大的结石夹碎，然后用网篮取出。但 Oddi 括约肌切开取石术后，有可能导致乳头外瘢痕形成狭窄，应注意预防。

（3）经鼻—胆道置管技术　将纤维十二指肠镜经口插入至十二指肠乳头部，再经内镜插管孔插入一导管，通过乳头部，沿胆管上行，直达胆石以上。然后，将十二指肠镜缓慢退出，将导管保留，近端露出口外。再从鼻腔插入胃管，从鼻、咽至口，拉出口外，将胃管与导管在口外连接后，将胃管连带导管近端从鼻孔拉出，保留导管并固定于鼻外。通过鼻胆管可作胆道引流减压、注射造影剂造影等用。

（4）激光碎石　激光碎石是将激光利用纤胆镜通过 T 形管窦道或 PTCD 插管途径导入，将光能转化为声能，产生冲击波而碎石。在 1981 年 Orri 等首先报道运用激光治疗胆总管内残余结石。这种方法主要适用于胆总管结石，肝内结石，特别是肝内残余结石。激光碎石是一种治疗胆管结石的好方法，能量可通过细软纤维管传送，这种细软管能通过各种内窥镜的细小通道。目前最适合的激光是脉冲式激光系统，因为它把光能转化成声能，光热少，避免了周围组织的损伤和穿孔。其最适宜波长为 504nm。这种波长的激光能被色素石最大程度吸收，因而可用较低能量碎石。周东海等人应用胆道镜联合钬激光碎石治疗术后肝内胆管难取性结石 37 例，成功率 97.3%，且在碎石过程中无胆管壁灼伤、胆道穿孔等并发症的发生。

（5）微爆破肝胆管结石的碎石（MEBC）MEBC 是由湖南医科大学附属湘雅医院提出并研制成功的。主要适用于肝胆管结石，MEBC 是将定向微爆破技术应用于人体肝胆管内结石，利用微量炸药爆破时产生的

冲击波压力破碎胆石，减少了剖腹手术取石率。湖南湘雅医院采用 MEBC 治疗结石 235 例，一次性破碎胆石成功率达 93.2%，2 次爆破成功率为 96.8%，实际疗效几乎达 100%。术中无不适感，术后无不良反应和不良反应，具有安全性大、易操作、可反复进行、费用低等优点。四川省绵阳市人民医院通过对比腹腔镜下胆道镜联合微爆破碎石术与开腹手术联合微爆破碎石术的临床观察 62 例，其中腹腔镜下联合微爆破碎石治疗 28 例，开腹手术联合微爆破碎石术 34 例，两组成功率均为 100%，但胆道镜联合微爆破组的手术时间、胃肠道功能恢复时间、住院时间及出血量较开腹组有统计学意义。

①MEBC 的适应证：肝胆管内嵌顿结石；结石大，经纤胆镜下无法取出的胆总管结石；高龄或肝内胆管扩张性的肝内结石；复杂的肝内胆管扩张的肝内结石。

②MEBC 的禁忌证：有严重凝血功能障碍的患者；门静脉高压患者及大量腹水患者；严重心、肝、肾等重要脏器功能不全的患者，超声证实肝内有大量的液性暗区患者；对碘、普鲁卡因过敏患者；结石合并有胆管严重狭窄患者。

③插入微爆器的途径：经 T 形管或 U 形管瘘管途径；经 B 超定位导向经皮经肝（PTCS）穿刺造瘘后的瘘管。

④炸药的用量：MEBC 在一般正常的条件下，装药量 1.0~1.5mg 即可击碎新鲜人胆石，一般需要 1~2 次，个别需 3~4 次。在结石类型中，胆固醇结石较难破碎，胆色素结石较易破碎，混合型结石属于二者之间。

⑤MEBC 后的处理：常规使用维生素 C、K 及抗生素 3~7 天，以预防出血及胆道炎症。并隔日用 20~40ml 生理盐水加庆大霉素 2 万 U 缓慢冲洗管道 1 次。

⑥并发症：MEBC 是一种爆炸性碎石

方法，因此在爆破碎石中有可能造成胆管穿孔、血管损伤、肝管内膜损伤。若选用PTCS途径有可能造成引流管阻塞、发热、出血、瘘管穿孔、肝内胆管撕裂、气胸等并发症。熟练操作过程，将微爆器对准结石引爆，一般可避免这些并发症。

（7）腹腔镜用于胆管结石的治疗　腹腔镜在用于胆结石的治疗中，主要用于胆囊结石的胆囊切除术，随着手术经验的不断积累及技术的提高，现在也可用于胆总管结石的治疗。

4. 原发性胆管结石的手术治疗

原发性胆管结石目前的主要治疗措施是手术治疗，特别是其见效快，远期疗效好，这些已被广大胆道外科医生所公认。口服溶石，其排石率低，疗效一般都不太满意。手术治疗原发性胆管结石虽不一定是首先选择的治疗方法，却是主要的治疗方法。手术时机应尽量择期手术，将手术选择在急性炎症的间隙期，患者身体一般状况得到改善以后。因为急性期时，手术常不能取尽结石或矫正其他病变，导致多数病例需再次手术，而且严重并发症较多。术前应通过B超、PET-CT或ERCP了解结石位置和范围，有无胆管狭窄情况，以便决定最佳手术方案，取得理想治疗效果。本章节主要介绍手术的适应证及一般原则、手术方式及要点，至于手术的具体操作方法应属手术学范畴，在此不再赘述。

（1）肝外胆管结石手术　尽可能在手术中取净结石；切除感染的病灶，解除胆管梗阻和狭窄；保证术后胆管引流通畅，减少结石复发。

①胆总管切开取石和"T"形管引流术适应证：a.胆总管结石成块状，可以一次取净者；

b.胆总管直径<2cm，且管壁尚未纤维化，结石取出后胆道可恢复正常，胆汁也能通畅引流不致再形成结石者；

c.Ⅰ～Ⅱ级肝内胆管有可能取出的结石，而且无明显胆管狭窄者；

d.胆总管下端特别是壶腹部或乳头无瘢痕挛缩致引流不畅者。

②胆肠内引流术适应证：a.胆总管内结石为泥沙样，不易取净；

b.胆总管扩张大于2.5cm且管壁已明显纤维化，结石取出后不能缩小；

c.胆总管下端有明显狭窄，或Ⅰ～Ⅱ级胆管有狭窄和无法取出的结石；

d.过去曾做过胆总管切开取石引流术，后又有结石再生并屡发急性胆管炎者。

③手术方式及要点：胆肠内引流术包括胆总管十二指肠吻合术和胆总管空肠吻合术。

a.胆总管十二指肠前壁吻合术：于胆总管下段，（十二指肠起始部上缘）作纵向切口，十二指肠球部前壁作横向切口，进行侧侧吻合。因吻合口呈三角形，术后易狭窄，致结石再生和感染。而胆总管十二指肠舌状切除吻合，不易发生吻合口狭窄。方法是在胆总管下段之前壁和十二指肠球部前壁各作一条紧靠的平行切口，用弯血管钳分别钳夹已切开的胆总管和十二指肠夹角壁组织的两端，在血管钳间将其作舌形（V形）切除，移去血管钳，间断缝合舌状切缘。

b.胆总管十二指肠后壁吻合术：斜行切开十二指肠球部前壁约5cm，将十二指肠后壁及其紧贴的胆总管前壁一并挖去一块圆形组织，直径1.5~1.8cm，缝合其边缘，使之成为洞式吻合。此种吻合不易狭窄，但操作较复杂。

c.胆总管十二指肠端侧吻合：将胆总管的十二指肠后段游离，予以切断，远端缝闭，近端与十二指肠球部上缘之纵切口吻合。为防止食糜反流，作植入式吻合，即游离出十二指肠后段胆总管约2cm，切断后，近端从十二指肠球部上缘切口中植入约 1.5cm，植入口边缘作间断的浆肌层缝合。

（2）肝内胆管结石的手术治疗　在肝内胆管结石的治疗中，黄志强教授提出的二十字标准：清除结石，通畅引流，消除狭窄，去除病灶，留有后路，这一原则已被公认。近年来新设计的几种手术方式：如间置空肠胆管十二指肠吻合术，保留Oddi 括约肌的结构和功能游离空肠襻胆管成形术等，也是基于这一原则设计的。

手术适应证：并有肝外胆管结石梗阻，并发急性化脓性胆管炎及肝胆管炎未能得到有效的控制，有频繁发作的梗阻及胆道感染症状，位于一侧肝胆管及肝叶胆管内结石，双侧肝胆管结石，肝胆管梗阻、黄疸，肝左外叶结石，并发膈下脓肿、胆瘘等并发症。

术前准备：各种常规检查，配血。术前纠正重要伴随疾病如糖尿病、慢性肺部感染、门脉高压等。术前有梗阻性黄疸的患者应注意保肝治疗，肌内注射或静脉用维生素 K，改善凝血机制，使凝血酶原时间恢复到正常范围。术前常规驱虫，以免术后蛔虫进入胆道引起感染等并发症。术前1 天应用抗生素，术前 3 天用肠道抗生素，对有梗阻性黄疸患者可以减少细菌移居，减少术后感染。做好术中造影，术中胆道镜应用的准备工作。

手术方式：a. 肝胆管探查取石：将胆总管的探查切口向上延伸，达肝总管上端或甚至剪开左肝管的横部，通过此切口可以直接显露左、右肝管口及尾叶肝管的开口，有利于清除各主要肝胆管内分支的结石。

b. 肝内胆管切开取石：一般只适用于肝左外叶下段支的孤立性结石，或同时伴有下段支开口缩窄及肝内胆管的囊状扩张。此时在清除结石之后，可扩张狭窄处，放置支撑引流管或做肝内胆管空肠吻合术。

c. 肝叶、肝段、半肝切除：用于难以取尽或伴有较明显的肝胆管和肝实质病变的区域性结石，可将结石同病变肝组织一同切除。最常用的是左外叶或左半肝切除，对伴有严重的肝胆管病变的右侧结石，亦可做肝右叶切除。

d. 胆管 - 空肠 Y 形吻合：用于胆总管有明显扩张，直径达 1.5cm 以上的患者。一般用十二指段以上之肝外胆管全长与空肠做侧吻合，当不过分增加手术的复杂性时，亦可切断胆总管下段，用胆总管上端侧与空肠侧壁施端侧吻合。

以上四种手术方式可以根据具体情况单独使用或联合应用。在治疗肝胆管结石的同时，应改善胆汁的引流，因此常需要加做胆道内引流术。最常用的是 Roux-en-y 胆管空肠吻合术。在各种手术方式中，以肝叶切除术辅以胆肠内引流术最为彻底，手术远期效果亦最好。

在肝胆管结石手术中，纤维胆道镜起着重要作用。文献报道 4141 例肝内结石患者，术后残石率达 30.36%，而术中应用胆道镜协助取石，残石率降至 13.3%。术中应用胆道镜可以明确结石的部位、形状、大小、数目，同时对胆管狭窄的有无、性质、程度做出准确的判断，以制定恰当的手术方案。

（三）辨证治疗

肝内胆管结石和肝外胆管结石，均属中医学之"胆胀""黄疸""胁痛""腹痛"等范畴。在其辨证治疗方面，一般分述报道者较少，在此辨证治疗中，亦一并论述。

1. 辨证施治

（1）肝气郁结型

治法：疏肝理气，利胆排石。

方药：胆道排石汤 1 号。

药用：茵陈 30g，广郁金 15g，赤芍 15g，金钱草 30g，黄芩 12g，炒枳壳 10g，佛手 10g，柴胡 10g，鸡内金 15g，半夏

6g，生姜 6g，大枣 10g，虎杖 10g，大黄 10g。

加减：痛甚加延胡索、川楝子；黄疸较重者，加大茵陈用量。

（2）湿热内蕴型

治法：清热利湿，利胆排石，通里攻下。

方药：胆道排石汤 2 号。

药用：柴胡 9g，白芍 10g，枳实 10g，茵陈 30g，金钱草 30g，虎杖 15g，玉米须 20g，延胡索 10g，龙胆草 10g，鸡内金 15g，牡丹皮 15g，广郁金 10g，甘草 10g。

加减：如果属于热胜于湿者，加黄连、大青叶、板蓝根、生石膏、知母等清热解毒，养阴生津之品；湿胜于热者，加三仁汤；湿热俱盛，加连朴饮；若湿热内蕴，浊气上逆，加竹茹、代赭石、半夏、生姜等降逆止呕之品。

（3）热毒燔炽型

治法：清营凉血解毒，通下排石。

方药：胆道排石汤 2 号合犀角地黄汤。

药用：柴胡 9g，白芍 9g，延胡索 10g，茵陈 30g，虎杖 15g，金钱草 30g，龙胆草 15g，鸡内金 15g，枳实 10g，郁金 10g，牡丹皮 15g，水牛角 10g，生地 15g，甘草 10g。

加减：回阳救脱用参附汤、生脉散。

2. 外治疗法

（1）针刺疗法

①体针疗法：肝俞、期门、日月、胆俞、足三里。配穴：黄疸者配至阳；寒热往来，疼痛拒按者加曲池、内庭、上脘、中脘；四肢厥逆，出现休克者加人中、十宣、涌泉。强刺激，每日 2 次，留针 20~30 分钟。针刺时使针感反射至肝胆区，得气为好。

张庆年针刺治疗 216 例，经 B 超检查结果：痊愈 25 例，占 11.57%；排石 214 例，占 99.07%。总有效率为 100%。取穴：

太冲、日月、阳陵泉、胆俞。胆俞斜刺 0.8 寸，针感向右少腹或肝胆区传感；日月直刺 1.5 寸（注意勿伤肝脏），针感向剑突下感传或局部酸胀；阳陵泉刺 1.5~2 寸，针感沿胆经向上传感至右少腹或肝胆区。3 穴同时针刺，均用提插泻法，运针 1 分钟。用 X 线观察到针刺后胆囊明显收缩，且浅刺效果不如深刺，补法不如泻法，针刺 1 穴不如同时针刺 3 穴。

②耳针疗法：肝、胆、胃、三焦、阳陵泉、交感、十二指肠。配穴：内分泌及胆、肝、胃、三焦在耳背的对应点。方法：每日 2 次，强刺激，每次留针 15~20 分钟。每次选主穴 2~3 穴，及其他穴的对应点，或加取皮质下、肾上腺、内分泌等穴。

（2）耳穴压豆法　方法是将王不留行籽置于 0.5cm×0.5cm 的胶布中心，并贴在耳穴上按压，两耳交替（隔日）治疗 1 次。30 天为 1 疗程。疗程间隔 10 天。主穴取胆、肝、脾、胃。胆绞痛加膈；大便秘结加大肠；失眠加交感、神门；心慌加心、肺等。早、中、晚及睡前各按压 1 次，以压至耳郭潮红、耳郭有烧灼感或躯体经络传感为度。

（3）药物贴敷疗法　大黄 60g，金钱草 60g，栀子 40g，黄芩 40g，茵陈 40g，郁金 40g，青皮 30g，枳实 30g，乌梅 30g。以上共研细末后加入鲜牛胆汁 1 个及食醋适量，调成稠膏，压成直径约 2cm，重约 2g 的药饼备用。取穴：丘墟、阳陵泉、太冲、期门、日月、肝俞、胆俞，两侧穴位交替使用。取本品贴敷于穴位，用胶布固定，每日 1 次，14 次为 1 疗程。治疗 44 例，结果　痊愈 16 例，显效 21 例，有效 3 例，无效 4 例。

3. 成药应用

①礞石滚痰丸：每次 4g，每日 3 次吞服。配合中药汤剂。

②胆益宁：每日 3 次，每次 4~6 片，

口服。连续服用 2~3 个月。

③利胆排石片：每日 2 次，每次 6~10 片，温开水送服。连服 2~3 个月。

④乌军治胆片：每日 3 次，每次 4 片，口服。1~3 个月为 1 疗程。

⑤胆乐片：每日 3 次，每次 4~5 片，口服。儿童酌减。1 个月为 1 个疗程。连服 2~3 个疗程。

⑥金胆片：每日 2~3 次口服，每次 5 片。连服 3 个月。

⑦胆石通胶囊：口服。每次 4~6 粒，每日 3 次，开水送服。连续服用 2~3 个月。

⑧利胆片：每日 3 次，每次 6~10 片，口服。连服 3 个月。

4. 单方验方

①胆道排石汤 I 号：柴胡 13g，郁金 13g，金钱草 30g，木香 18g，枳壳 12g，大黄 10g。水煎服，每日 1 剂。适用于肝郁气滞型肝胆管结石。

②胆道排石汤 II 号：金银花 30g，连翘 30g，金钱草 30g，茵陈 30g，郁金 30g，木香 18g，枳实 12g，大黄 10g，芒硝 4g。水煎服，每日 1 剂。适用于热毒燔炽型肝胆管结石。

③白芍 25g，柴胡 20g，木香 20g，郁金 25g，大黄 25g，芒硝 15g，黄芩 20g。水煎服，每日 1 剂。适用于肝郁气滞和湿热内蕴型肝胆管结石。

④柴胡 15g，黄芩 15g，白芍 15g，郁金 15g，茵陈 15g，鸡内金 12g，枳实 12g，生栀子 10g，半夏 10g，大黄 10g，芒硝 6g。水煎服，每日 1 剂。

⑤柴胡 12~15g，茵陈 30~60g，金钱草 30~90g，威灵仙 15g，山栀 12g，郁金 15g，生山楂 30g，枳实 12g，生大黄 10~30g。水煎服，每日 1 剂。适用于肝气郁结型肝胆管结石。

⑥金钱草 30~60g，生白芍 15~20g，大黄 6~15g，柴胡 15g，茵陈 30g。水煎服，每日 1 剂。适用于肝胆结石伴黄疸者。

⑦胆宁汤：茵陈、虎杖、生大黄、青皮、陈皮、郁金、生山楂、鸡内金，常规用量。水煎服，每日 1 剂。适用于肝郁气滞之肝胆结石。

⑧柔肝煎：生地、制首乌、枸杞、茵陈、虎杖、生大黄、生山楂、鸡内金、玫瑰花、佛手、绿萼梅，常规用量。水煎服，每日 1 剂。适用于肝胆管结石，湿热内蕴者。

⑨柴胡疏肝散加减：柴胡、白芍各 10g，郁金 10g，生地 10g，虎杖 10g，川芎 6g，陈皮 6g，黄芩 6g，当归 6g，佛手 6g，绿萼梅 6g，川楝子 6g，大黄（后下）6g。水煎服，每日 1 剂。适用于肝郁气滞型肝胆管结石。

⑩一贯煎加减：生地 10g，石斛 10g，首乌 10g，枸杞子 10g，沙参 10g，白芍 10g，茵陈 10g，虎杖 10g，当归 6g，陈皮 6g，玫瑰花 6g，绿萼梅 6g，大黄（后下）6g。水煎服，每日 1 剂。适用于肝肾阴虚型肝胆管结石。

⑪参苓白术散加减：太子参 10g，茯苓 10g，生薏仁 10g，山药 10g，白术 10g，石斛 10g，扁豆 10g，茵陈 10g，大腹皮 10g，虎杖 10g，陈皮 6g，大黄 6g。水煎服，每日 1 剂。适用于脾虚胃弱型肝胆管结石。

⑫柔肝利胆汤（经验方）：熟地 10g，首乌 10g，当归 10g，枸杞子 10g，白芍 10g，赤芍 10g，郁金 10g，川楝子 10g，虎杖 10g，茵陈 10g，太子参 15g，黄芪 15g，佛手 6g，大黄 6g，川芎 6g。水煎服，每日 1 剂。适用于脾肾两虚型肝胆管结石。

⑬乌梅 5g，片姜黄 9g，大黄 5g，鸡内金 9g，佛手 9g，枳实 9g，茵陈 15g，焦栀子 10g，滑石 30g，甘草 3g。水煎服，每日 1 剂。方中不用乌梅、姜黄，则疗效不显，且不持久。据药理报告：乌梅能促进胆囊收缩，促进胆汁分泌；姜黄在 5% 煎剂中可

促进食欲、止痛，且有促胆囊收缩、胆汁分泌功用。

⑭ 金钱草60g，海金沙16g，广郁金12g，枳壳12g，生鸡内金10g，赤芍10g，槟榔片10g，青皮10g，陈皮10g，生大黄9g，九香虫9g，谷芽12g，麦芽12g。水煎服，每日1剂。加减法：阴虚者，加石斛、生地、麦冬；湿热者，加茵陈、栀子；瘀滞者，加丹参、三棱等；发热者，加柴胡、黄芩；呕吐者，加半夏、竹茹。方法：早8:00服利胆排石汤200ml，9:30服玄明粉20g；10:00用餐（清炖猪蹄1~2只，或猪油煎蛋2个）。连续治疗7天为1个疗程。

⑮ 脓毒型用利胆汤3号：茵陈30g，金钱草30g，柴胡15g，龙胆草15g，郁金15g，大黄15g，芒硝（冲）15g，姜黄15g，黄芩15g，虎杖15g，败酱草15g，枳实9g，蒲公英24g。水煎服，每日1剂。适用于热毒燔炽型肝胆管结石。

⑯ 柴胡、木香、大黄、郁金、姜黄、茵陈、焦山栀、陈皮、芦根、玉米须。常规用量。每日1剂，水煎服。加减法：结石如米粒大小者加风化硝、乌梅；结石直径大于1cm加虎杖、皂刺、青皮；发热加黄芩、黄连、银花等；剧痛者，加金铃子散；恶心、呕吐加姜半夏、左金丸；食欲不振者，加苍术、炒谷麦芽；阴虚加北沙参、麦冬、玉竹等；病重者可配合西医治疗。服药期间宜低脂、低胆固醇饮食，忌辛辣、酒、精制糖类饮食。

⑰ 柴胡20g，郁金20g，枳壳20g，川楝子20g，广木香15g，虎杖15g，大黄15~20g，芒硝10g（后下），陈皮12g，制香附25g，广金钱草15~30g。水煎服，早晚饭前20分钟分服，12天为1疗程，停3日后进入第2疗程。适用于肝郁气滞型肝胆管结石。

⑱ 金钱草30~60g，广郁金15g，生大黄（后下）10~15g，鸡内金10g，玄明粉（冲入）10g，猪蹄1只（药前或药后服）。气滞者加炒柴胡10~15g，枳实10g；血瘀者加三棱、莪术10~15g，每日1剂，水煎服。7天为1疗程。适用于湿热内蕴型肝胆管结石。

⑲ 火硝（冲服）6g，桂枝9g，鸡内金9g，茵陈24g，夏枯草24g，郁金18g，怀牛膝15g，枳壳12g，柴胡12g，橘核12g，王不留行12g，金钱草30g。每日1剂，水煎服。正气匮乏者，加黄芪、党参、白术、炙甘草。适用于肝胆管结石湿热黄疸者。

⑳ 郁金15g，木香15g，黄芩15g，茵陈26g，川楝子9g，虎杖30g，玉米须20g。将广木香打成粗粉，以渗滤法提取有效成分，另将余药混合煎汁，共煎2次。务使水面高出药材，沸后70分钟过滤，滤液沉淀24小时，取上清液浓缩，加入蔗糖，出料前5分钟加防腐剂，过滤。滤液与木香提取液混匀，分装备用。日服100ml，每日3次，于饭前15分钟服用。30天为1疗程，每疗程之间间隔7天。适用于肝胆管结石肝郁气滞型患者。

㉑ 当归、赤芍、桃仁、制半夏、虎杖、炒枳实、金钱草、郁金、决明子、制首乌、大黄、延胡索、皂角子。常规用量。每日1剂，水煎服。黄疸明显、大便秘结者，加茵陈、玄明粉，重用大黄；恶心呕吐，加陈皮、厚朴；发热者，重用黄芩、蒲公英、红藤；胀痛明显加柴胡、木香、川楝子。症状控制后可将上药制成蜜丸继续服用。

㉒ 丹皮10g，郁金10g，桃仁10g，制土鳖10g，炙升麻10g，川楝子10g，白芍30g，生地30g，海金沙35g，仙鹤草35g，金钱草35g，麦冬35g，茵陈15g，鸡内金15g，柴胡5g，枳壳5g，大黄12g（后下）。诸药用水800ml，煎取汁450ml。每日1剂，分3次口服，每次服150ml，饭后温服。适用于肝胆管结石肝郁气滞型黄疸较重者。

㉓滑石 30g，鸡内金 30g，海金砂 30g，石韦 30g，金钱草 60g，赤芍 20g，木通 20g，枳实 15g。右上腹剧烈疼痛者，加川楝子、延胡索、郁金各 15g；湿热盛者，加瞿麦、车前子、泽泻各 12g；便秘、小便短少者加大黄 10g（后下）。水煎服，每日 1 剂。适用于肝胆管结石湿热内蕴者。

㉔柴胡 9g，生大黄（后下）9g，炒枳壳 9g，炒黄芩 9g，姜半夏 9g，生白芍 9g，制香附 9g，川郁金 9g，延胡索（打碎）9g，元明粉（冲服）9g，过路黄 9g，川楝子 12g，茵陈 30g，金钱草 30g。水煎服，每日 1 剂。适用于肝胆管结石肝郁气滞者。

㉕鲜满天星 50g，茵陈 50g，青皮 50g，郁金 30g，生大黄 15g（后下），香附 15g，金钱草 10g，柴胡 10g，黄芩 10g。上腹刺痛明显，舌边有瘀点者，加丹参 10g，三七粉 3g；脘腹胀满、体倦乏力者，去大黄，加云苓 15g，鸡内金 10g；气虚者，加黄芪 15g，炒白术 10g。水煎汁 250ml，早晚空腹服，服药期间每 2 天吃猪蹄 1 只，连服 40~60 剂为 1 疗程。适用于肝胆管结石肝郁气滞型。

（四）新疗法选萃

1. 腹腔镜应用于胆总管结石的治疗

1987 年第一例腹腔镜胆囊切除术（LC）在法国获得成功。由于腹腔镜外科创伤小、痛苦少、恢复快等优点，这种技术被迅速广泛推广，而且不断拓展其手术范围。1990 年 4 月一例腹腔镜胆总管探查术（LCDE）得以完成。在开展 LCDE 初期，由于手术有一定难度，故成功率低而并发症高，受到一些外科医生的怀疑甚至否定。随着经验积累，近年来亦有腹腔镜治疗胆总管结石的报道，其结果令人鼓舞。

手术方式及主要操作技术如下。

①经胆囊管途径：对于胆囊结石合并胆总管结石者，在常规完成 LC 及术中胆道造影后，经胆囊管向胆总管置放带气囊的 Forgarty 导管或 Dormia 篮或细口径纤胆镜。在荧光透视或直视下利用导管、取石篮或胆道镜套取结石或将结石推入十二指肠。取石后，胆囊管用钛夹钳闭，胆总管通常不需放置引流。

②腹腔镜胆总管切开术：在电视腹腔镜监视下显露胆总管，用手术剪纵向剪开胆总管约 1.0cm，然后使用小口径纤维胆道镜放入胆总管内套取结石或将结石推入十二指肠内，也可结合碎石术将结石碎裂后取出。取尽结石后，胆总管内通常需放置 T 管引流，胆管壁可用吸收线连续或间断缝闭。T 管拔除时间及指征与开腹手术相同。

2. 手术治疗肝胆管结石的新术式

（1）小切口胆总管切开取石术　该手术取右侧肋缘下胆囊底部体表投影的内侧 1.0cm 斜切口，长 5~6cm，不切断肌肉依层进腹。术者佩戴五官科用头灯，将光线置入术野，顺胆囊颈部游离胆囊管直到与肝总管胆总管三管汇合处，确定胆总管，常规方法切开胆总管，用自制特殊取石钳（有一弯曲度）探取胆总管结石。本术式宜选择体型偏瘦患者，手术时腰背部垫高 5cm 左右，可使胆总管与切口距离缩短。易于取石及探查。

（2）皮下通道型肝胆管成形术　本术式主要用于肝内胆管结石，避免了反流性胆管炎，胃肠分泌功能紊乱等并发症。因为该术式保存了胆囊，胆总管和 Oddi 括约肌的功能，也保存了胃肠道的生理通路。

手术要点：常规开腹后游离胆囊底部及壶腹部，沿胆囊纵轴切开胆囊壶腹部与切开的肝门胆管进行吻合。吻合完成之后，置 T 管使两横臂伸入左右肝管，尾端从胆囊底部引出，在关腹时，将带 T 管的胆囊底部留在肌层外，用银夹标记，然后手术后 14~21 日拔出胆囊引流管置入纤胆镜进行一系列取出残石，冲洗肝内胆管等操作。检查后无需再置管，无需缝合引流孔。

（3）间置空肠胆管十二指肠吻合术 由于上段空肠中细菌数量较少，蠕动推送功能强而使空肠保持空虚状态并由此得名"空肠"。空肠能截取游离较长一段肠袢仍保持良好血运而能在腹腔内转移较远的距离，所以在消化道外科中广泛用于胃、食管、胰腺，胆道进行的吻合，所以 Roux-en-Y 胆肠吻合术是当前我国最经常采用的术式。国外临床和病理研究结果认为，这种术式有术后消化性溃疡发病率及并发症增高的缺点，以及抑置肠袢中菌丛改变，细菌数量增多引致胆道感染发生之虞。间置空肠胆管十二指肠的吻合术胆汁仍排入十二指肠，能与食物中的脂肪充分混合并将之乳化，有利于胰脂肪酶的消化，理论上避免了 Roux-en-Y 胆肠吻合术引起消化性溃疡发病率增加的缺点。实际的远期临床效果，有待于积累更多的资料，并与其他术式比较优劣。

手术要点：制备空肠袢，如以空肠袢长度来抗反流，则游离空肠上段取 50~60cm；如作空肠人工乳头，则取空 20cm，自横结肠系膜提至肝下间隙，注意保证游离空肠袢有良好血运。切断的两空肠断端行段端吻合，并关闭系膜上的空隙。缝闭空肠袢近端，顺蠕动，行肝胆管与近端空肠袢对系膜缘肠壁吻合，远端空肠袢与十二指肠降部前壁，十二指肠乳头相对应的部位吻合。如肝内胆管结石处理比较困难，估计残余结石可能性较大，应将空肠袢近端埋置在上腹部剑突下的皮下，以备术后残余结石引起胆管炎复发时，切开盲袢行胆道镜治疗。

（五）名医诊疗特色

1. 路志正

肝胆管结石的治疗应以化石溶石为要。

即"结者散之，坚者削之"。长期情怀不舒可使肝郁气滞，疏泄失职，胆汁通降不利；暴饮暴食，饥饱失常，恣食辛辣，肥甘厚腻，浓茶冷饮，损伤脾胃，化湿生热，煎熬胆汁；地处潮湿，起居失宜，感受寒湿或湿热，影响脾胃运化，土壅木郁，胆气郁滞不通。以上三因均可造成胆汁的瘀结，久而成为结石。结石的产生，可阻碍气机，瘀滞血行，内生痰湿，这是本病的共同特点。在治疗上，我们认为与其峻攻不如渐磨，逐渐消磨之法，更适用于老年及体弱患者。《内经》中早有"结者散之""坚者削之"的原则，此为消法的立论依据。《医学心悟》对消法亦有精辟论述："消者去其壅也，脏腑经络肌肉之间本无此物，而忽有之，必为消散，乃得其平。"消即是通过消导和散结的方法，以使有形之邪得以渐消缓散。溶石、化石法，是以辨证论治为基础，消法为主的治疗方法，方从法立，以法统方，灵活遣药，以期达到结石变小，减少或消失的目的。

2. 刘学勤

肝胆管泥沙样结石是胆道系统常见多发病，临床治疗比较棘手，尽管应用胆道排石汤或"总攻疗法"，往往效果不佳。原因在于药证不合，苦寒排石剂不能统治所有胆石症。惟辨证用药，方取"化石"之效。肝胆管结石所致病症，属中医"胁痛""腹痛"等范畴。认为病位在肝、胆。肝、胆互为表里，肝为主疏泄，喜条达，恶抑郁。唯以柔肝养肝，佐以利胆，方收"化石"之效。

五、预后转归

原发性肝胆管结石是亚洲人的常见疾病，发病率高，约占全部胆石症的 50%。若不及时治疗，可导致胆管感染、肝脓肿、坏死后性肝硬化、胆汁性肝硬化、门脉高压，并可促使或诱发急性胰腺炎、糖尿病、胃癌、胆管癌等病变。在胆管结石的这些并发症及继发病变中，有些是预后极差的，如胆管癌5年存活率约为5%，急性坏死性胰腺炎死亡率为25%~30%；有些则是较为常见，如严重的胆管感染、肝脓肿。有文献报道：肝脓肿由胆石阻塞继发胆管感染而成为肝脓肿者占22%~42%。原发性肝胆管结石的并发症及并发症较多，严重影响人们的身心健康及生活质量，因此应利用目前的诊治技术对此疾病进行早期诊断、早期治疗。尽管目前治疗原发性胆管结石有很多措施。如各种溶石疗法，各种非手术治疗及诸多方式的手术治疗，但远期效果仍不尽如人意。中医中药治疗胆石症是我国治疗胆石症的一大特色，而且积累了丰富的临床经验。因此，我们应该走中西医结合的道路治疗胆石症，以提高人们的生活质量，追求远期疗效。

六、预防调护

（一）预防

1. 避免胆道感染

胆管结石与胆道感染关系密切，应采取积极措施避免胆道感染。

首先应积极治疗各种胃肠疾病，特别是肠道感染，以防导致逆行性胆道感染。其次应选用有效抗生素治疗全身其他部位的感染病灶，避免通过血液途径导致的胆道感染，特别是重视治疗门静脉炎等疾病。养成良好的饮食及卫生习惯，不进食被污染的食物，堵住病从口入这一感染途径。养成饭前便后洗手的习惯，经常洗澡。改善居住的卫生环境。

2. 防治胆道蛔虫

蛔虫有可能形成结石的核心。蛔虫卵进入肠道后可通过门静脉进入肝脏，也可直接进入胆道。应加强预防措施，并积极开展卫生宣传，让广大群众了解蛔虫的分布情况，生活史及感染途径，不吃被蛔虫卵污染的生菜之类食物。养成饭前便后洗手的习惯，减少感染的机会。

3. 改善饮食结构，采取均衡饮食

流行病学调查发现，以素食为主者，胆管结石发病率较高；以高蛋白、高脂肪、高糖饮食者，则以胆固醇结石为主的胆囊结石发病率较高。因此应积极提高我国的生活水平，并注意均衡饮食。西方国家也正在提倡并推广均衡饮食。

4. 坚持体育锻炼，避免过度肥胖

临床调查发现，胆石症患者中，肥胖体型的人占比例较大，因此应积极进行室外活动。体育锻炼不仅可以提高人体素质，而且也有助于预防高血压、心脏病等其他疾病。

5. 保持心情舒畅，避免精神紧张

人的心情在外界不良刺激下，会产生紧张、抑郁、恐惧、烦躁、焦虑等反应，这些容易影响机体的功能，导致疾病。精神紧张时，交感神经兴奋，能抑制消化道的运动，减弱胆道收缩，不利于胆液的排出。因此在工作和生活中应有乐观、豁达、积极向上的人生观。如患有胆石症或其他疾病，思想上不要压力太大，要配合医生治疗，相信依靠目前的医学技术水平能够治愈疾病。

（二）调护

（1）患胆管结石后，要定期复查，观察疾病的变化及发展趋势。如合并有高热、呕吐、黄疸、腹胀等症状，患者暂禁食，予以静脉补液维持水电解质及酸碱平衡，应用有效抗生素，保肝治疗。

（2）如患者在"夏科"三联征基础上出现寒战、高热等全身中毒症及神志淡漠、烦躁不安、血压下降等症状，即"夏科"五联征时应严密观察病情变化，作好抗休克治疗。

（3）观察腹痛变化情况，尤其注意疼痛性质的变化，疼痛剧烈时，可予以解痉止痛，尽量不用易成瘾的止痛药如吗啡等。

（4）如果病情进展严重，出现手术适应证，应积极做好术前准备工作。

七、专方选要

茵陈利胆汤：茵陈20g，金钱草20g，柴胡8g，香附12g，郁金10g，川芎10g，炙鳖甲15g，鸡内金10g。气滞型：两胁胀痛，低热，腹胀，口苦咽干，心烦，厌油腻。舌苔薄白，脉弦（当于结石稳定期）。基本方减茵陈、金钱草用量，加枳壳、陈皮、赤白芍等。湿热型：发热，胁肋胀痛，右上腹部拒按，厌油腻，纳呆，小便黄，大便干或黏腻不爽，甚或出现黄疸。苔黄厚腻，脉滑数（相当于结石发作期伴感染）。基本方加黄芩、大黄等。毒热型：持续性右胁肋部剧痛，高热，有时寒战，精神萎靡，口苦口渴，小便黄赤，大便秘结，舌红绛，脉滑数或细数（相当于结石嵌顿伴严重感染）。基本方加水牛角（量大）、丹皮、玄参、大黄等。每日1剂，分2次煎，早晚服，3剂为1疗程。症状控制后（即缓解期），改为每月连服5剂，连续6个月。

三金排石汤（自拟）：大黄9g，柴胡9g，枳壳10g，黄芩9g，乌梅10g，茵陈20g，金钱草50g，郁金15g，鸡内金10g。每日1剂，水煎服，10剂为1个疗程，间休5日，观察期为3个疗程。气郁型：症见右上腹胀痛，向右肩背放射，口苦乏味，厌油腻，口干少津，大便秘结，心烦易躁，偶伴低热，舌苔薄白或正常，脉弦紧。证属肝胆气结，脾胃失疏。治以疏肝理气，活血化瘀，疏运脾胃。施以基本方加广木香12g，川楝子10g，赤芍10g。湿热型：主症发病急，阵发性右、中上腹部剧痛，寒战高热，心烦喜呕，纳呆，尿赤

便结，身目黄染，舌红苔黄，脉弦滑。证属肝胆气结，气滞血瘀，郁滞生热。治以基本方加蒲公英30g，紫花地丁30g，栀子12g，芒硝10g，竹茹10g。脓毒型：均见持续性上腹部绞痛，高热不退，神志淡漠，嗜睡谵语，小便赤黄，全身黄染，重症出现鼻衄，黑便，昏迷不醒，血压下降，舌苔干或黄苔有芒刺，脉或弦或洪数或细弱。证属气滞血瘀，积热生火，火毒弥散。治以清热解毒，扶正救阴，升压开窍。基本方加人参15g，生石膏10g，麦冬15g，连翘30g，栀子12g。低血压加生脉散及安宫牛黄丸。湿热型和脓毒型病例同时给予抗感染治疗。

枳香金黄汤：枳壳12g，木香12g，黄芩15g，生大黄15g，金钱草30g。适用于肝内胆管结石，症见右上腹部间歇性疼痛，伴胸闷或胸痛，无明显发热及黄疸，舌苔薄白或薄黄，脉弦。或症见右上腹持续疼痛，阵发性加剧，间歇发热，有时出现黄疸，舌苔黄厚或黄腻，脉弦滑。水煎服，每日1剂。肝郁气滞型加川楝、延胡索各12g，郁金10g，柴胡6g；肝胆湿热型加茵陈30g，山栀10g，虎杖20g，木通6g。

疏肝利胆排石汤：柴胡6g，山栀9g，生大黄6g（后下），陈皮6g，元明粉15g（冲服），茵陈30g，延胡索30g，金钱草30g，玉米须30g，木香6g，制香附12g，郁金9g，当归15g，白芍15g，解痉止痛，利胆排石。适用于胆道结石。水煎服，每日1剂。热甚者加板蓝根30g，黄连30g，黄芩9g，金银花15g；纳呆者加生鸡内金9g，炒谷芽、麦芽各12g；嗳气者加姜半夏9g，旋覆花9g，竹茹9g；腹胀者加枳实9g，厚朴6g，乌药9g；大便次数较多者去生川军、元明粉；小便较少者加泽泻15g，车前子30（包），木通6g。

通用胆道排石汤：茵陈20~50g，郁金10~15g，柴胡10g，黄芩10g，枳壳10g，

木香 10g，大黄 6~10g（后下）。疏肝解郁，通降清利，宣畅少阳气机。适用于胆道结石。小便不利加金钱草 20~30g；恶心呕吐加法半夏 10g，纳差、厌油或每因进食脂肪即诱发疼痛者加山楂 15g，有瘀血症者加桃仁 10g 或丹参 20g；脾虚明显，泄泻者，去大黄或减量，加白术 10g。每日 1 剂，水煎 2 次，每次煎成 200~300ml，饭前温服；病情重，每日 2 剂，日夜服。

清热利胆排石汤：龙胆草 20g，鸡内金 30g，海金沙 30g，枳壳 12g，木香 3g，栀子 12g，川楝子 18g，陈皮 20g，延胡索 20g，虎杖 15g。日 1 剂，10 剂为 1 疗程。对腹部绞疼、呕吐甚者，加用针刺，用提插捻转手法进行强刺激，主穴为合谷、内关、章门、支沟、阳陵泉。以解痉止痛，和胃止呕，扶助正气。

八、治疗共识

（一）病因病机

肝胆管结石的成因，或情志不畅、肝失疏泄；或膳食失宜、痰湿热结；或蛔虫上扰阻碍气机等，引起胆汁郁滞，积结成石。结石必阻遏气血运行，影响肝胆疏泄，气、血、石三者相互作用，互为因果。肝内胆管结石最显著的特点是肝胆疏泄失常，胆道不利，气滞血瘀，而胆汁滞留是本病发生的重要因素。而肝内胆管结石同时合并有肝胆道狭窄及胆道感染。在胆道外科中还很难彻底解决问题。中医学认为，肝内胆管结石属中医"胁痛""胆胀"范畴，如《灵枢·胀论》云"肝胀者，胁下满而痛引小腹""胆中足少阳之脉……足动则痛，口苦，善太息，心胁痛，不能转侧……""胆胀者，胁下痛胀，口中苦，善太息"等。所述症状和肝内胆管结石症状相似，发病原因在于肝胆湿热，肝气郁结及气滞血瘀而致。

以往对本病认识多局限在"火热煎熬，湿热蕴结"，近代认为与地域饮水、个体差异（包括素体阴虚火旺）、寄生虫、湿热蕴结、火热燔灼有关。费开扬认为"寒"亦是形成人体结石的重要原因之一。"热则流通，寒则凝滞"，寒凝冰冻，亦可成石。多因禀赋不足，素体阳虚，或久病之后阳气衰微，或误投、过服寒凉之剂，凉药冰伏，重伤阳气而致"阴寒内盛，水寒冰冻"。在治疗上针对水寒冰冻成石者，在遣方用药治疗时，溶冰排石与溶冰化石灵活运用，取得较好效果。

赵玉风等通过 B 超观察：肝胆湿热型以胆囊增大和胆囊壁粗糙、胆囊颈管及胆总管结石、结石在 1.0cm 左右为主。患者暴饮暴食后，胆汁排泄过快，大量胆汁快速流动，1.0cm 左右结石被推动到胆囊颈管及胆总管内，再也不能向前移动，引起结石嵌顿。此时胆汁排泄不畅，结石压迫管壁，使胆道括约肌痉挛，更致胆汁排泄受阻，加上细菌感染，导致胆囊、胆颈管、胆总管炎症水肿故出现右上腹疼痛、发热、黄疸等临床症状。

（二）辨证思路

1. 软肝利胆，攻补兼施

王玲认为：肝气郁结日久，则导致气滞血瘀。瘀血停积于肝胆经脉，日久而成石。石阻气机，使肝郁化热，耗伤肝阴。特别是中老年患者，身体虚弱，肝阳不足，寒凝于胆，胆汁瘀积而成石。所以对于中老年肝胆结石，要以软肝利胆，攻补兼施为要。不能一味苦寒攻下。

2. 病在少阳，不可盲攻

余光明认为：疾病的发生、发展，主要在脏腑经络的正常生理功能失调。胆腑要维持正常的生理功能，除本腑功能正常外，还有赖于本经的经气运行正常。如果本腑、本经气机不利，都会影响藏泄功能，发生运行障碍，所盛精汁，不能传导而出现"精汁郁滞"。少阳为阳枢，枢机不利，精汁不行，还可内生浊热，而变生他病。其次，胆附于肝，经脉相连，互为表里。肝主疏泄，肝的疏泄功能表现在调畅气机、调畅情志、促脾运化三个方面，其功能正常与否，对胆腑的藏泄功能影响很大。肝失疏泄，气机郁滞、升降出入失常，致使胆腑藏泄失调，而"精汁郁滞"，久则成石。在治疗上不能一味苦寒攻下，应抓住转利枢机、恢复藏泄功能这个关键，除非是合并阳明实证或黄疸病可言攻下外，不能一见到"口苦""不大便"等症，或一经确诊为胆囊炎、胆石症就妄投攻下，此则犯"少阳不可发汗""不可吐下"之戒。在辨证中，根据具体情况，应牢牢抓住少阳病病机，采用小柴胡汤治疗。对于阳明兼症加入芒硝以泄里实。

（三）治法探讨

谭卫泽认为：肝内胆管残余结石、胆汁瘀滞、胆道感染未完全控制是肝内胆管结石复发导致再次手术的几个主要原因。再次手术操作困难。病死率高，有的经多次手术亦不能解决问题。因此如何提高治疗肝内胆管结石的疗效成了当前亟待研究解决的问题。肝内胆管切开取石，肝胆管盆式内引流术就是一种在清除病灶、解除梗阻、改善引流等方面取得较满意效果的手术，但仍不能避免结石的复发，且仍有一定的残石率。笔者应用中西医结合的方法，用中药继续治疗，不但提高了疗效，并且在控制感染，排出结石及预防复发等方面获得了满意的效果。利用肝胆管切开取石后建立的宽大通道在术后短期内以清热利胆药物配合治疗，至患者症状体征基本消失后视其为气郁型而予以疏肝利胆、理气排石，可以解除结石排出过程中所遇到的狭窄。在获得肯定疗效后，为减少患者长期煎药之不便，嘱患者经常以生大黄代茶饮，增强抗感染和利胆排石的作用，预防结石复发。通过临床实践体会到，在建立宽大的内引流后予以中药治疗，其疗效无疑比单纯手术好。

谢启舜：应用当归龙荟丸治疗43例，1次15粒，1日3次，连续服用。结果：显效者36例，好转5例，无效2例。总有效率95.3%。显效、好转、无效患者平均疗程分别为34、80、12日。在中西医结合治疗胆结石中，湿热型排石率为98.8%，而气郁型仅为39.2%。可见，如何将气郁型转化为湿热型是提高排石率的一个重要的方法。万传贵等认为：高脂餐有类似的作用。但从临床运用的情况来看，仍有半数不能转化成湿热型。中医历来有"膏粱厚味助湿"的论述，但其致"湿热"还嫌不力。所以万传贵等在临床治疗中用辛燥药胡芦巴、姜黄、补骨脂组方，经与高脂餐配合运用，就能使气郁型迅速转化成湿热型。又"久病必瘀"，这也是胆囊收缩无力，胆管闭塞，括约肌紧缩的重要原因，采用活血扩管、利胆的药物石韦、栀子、水蛭，使括约肌舒张，胆汁分泌增加，胆总管成倍的扩张（在超声切面显像动态观察下可见），再加上耳压穴位使胆囊强烈收缩，从而提高了排石率与治疗效果。

周立人则以点穴疗法为主，也取得了较好的疗效。发病后应争取及早点穴，症状缓解后再给必要的补液、抗炎等治疗。点穴采用11~16cm长，1.6cm直径带柄点穴棒。在膀胱经的第一侧线上取肝俞、胆俞、胃俞等特定穴，必要时配合第二侧线上的魂门、阳纲、胃仓等穴，施以持续强刺激按压。根据胆管的走行，胆总管下嵌顿的患者取坐位点穴，取穴右胃俞；胆囊颈部嵌顿的患者取俯卧位点穴，取穴右胆俞。取穴时要手按寻找"反应点"，即酸胀痛反应强烈的位置为佳。点穴时间以症状完全缓解为准，或者间歇点穴直到 B 超显示结石退回或部分及全部排出为止。轻者需数十分钟，重者需数小时。30 例胆总管下嵌顿，结石大小在 0.7~2.0cm，或成堆，点穴后嵌顿全部解除，一般排石大小在 0.8cm 左右，最大排石 1cm 左右，大结石（如 1.5~2.0cm）均退回胆总管的中段以上并移动。取背俞穴不必过于拘泥尺寸，而应仔细寻找"反应点"。"反应点"的敏感性个体差异较大。敏感性强的人，首次点穴局部酸痛反应异常强烈，甚至拒绝治疗。但点穴不久即可缓解，此类患者疗效十分显著。点穴必须保持强刺激，持续性按压，症状不缓解不能采取间歇式点穴。点穴时间的唯一依据是临床症状是否完全缓解、切忌半途而废和急于求成。点穴治疗时间与嵌顿程度、嵌顿时间成正比。因此点穴治疗越早，疗效越好。

李代全治疗本病采用多法配合，以通为主。认为：腑有"动而不静""降而不升"的生理特点，以通降下行为顺，滞塞不通为逆。胆石症的发病机制就是因各种内外因素，尤其是腑气不通导致脏腑功能失常而引起气机阻塞，胆汁不能疏泄，气郁化火，火邪伤津，长期火热之邪煎熬津液而成为结石。这种气机阻塞，"不通则痛"，导致上腹部及肩背部疼痛。故其基本治则应是"通则不痛"。选用以通为主，多法配合的治法能有效地促进六腑气机的运行协调，排除积滞而恢复正常状态。"利胆排石汤"是由大承气汤加味而成，大承气汤苦寒泻下，荡积泄热，从而达到通则不痛的目的。通过临床证明：腹泻次数越多，其效果越好，这更充分说明了"通下"在治疗胆石症中的重要作用。并且停药后腹泻即止，无任何不良反应。在配合治疗上，运用推按运经仪刺激穴位，使胆囊收缩力量加强，胆囊内压更高，胆管扩张的力量加强，更有利于结石排出和消除炎症。这是中医治疗胆石症的另一手段。心理疗法是根据中医七情致病而采取的。由于胆石症患者几乎都有肝郁气滞的病机，因此，舒其情志，使患者不仅从心理上战胜疾病，而且使其能处在一种宽松、舒适的环境中接受治疗，这样可以获得非药物所能达到的治疗作用。运用阿托品、硫酸镁配合在于扩张胆管，缓解痉挛而起到解痉止痛、利胆排石的作用。且硫酸镁还导泻，可加强通下。一药二用。此法简便、疗程短、疗效快、不手术、不针刺、无痛苦、无副作用，患者乐意接受，易于推广。

李德峰等认为：肝胆结石在治疗方面峻攻不如逐渐消磨。其观点是：肝胆结石的形成，西医学认为与神经调节功能紊乱，胆汁滞留和胆道感染有关。中医学认为，胆为中精之府，以通降下行为顺，如情志刺激、饮食不节、湿热侵袭均可使胆气郁阻，胆汁瘀结，凝结成石，阻碍气机。在治疗方面逐渐消磨更适用于老年及体弱患者。《内经》中有"结者散之""坚者削之"的原则，为消法的理论根据。《医学心悟》亦有精辟论述，"消者去其壅也，脏腑经络肌肉之间本无此物，而忽有之，必为消散，乃得其本"。消即是通过消导与散结的方法，以使有形之邪得以逐渐消散。消法常选用鸡内金、木香、枳实、大黄、郁金、莪术等。采用耳穴压籽疗法对腧穴刺激而发挥对整体的调节功能。配合加服金石散以行气散结、化瘀排石。故能取得满意效果。本法简便易行，经济实惠，对一些不愿手术或不能手术如合并糖尿病的或年老体弱的患者，无疑是一最佳选择。

张笑平认为凡具疏肝理气、利胆通腑之功效的药物。然而排石之品也只有用之得当，才能发挥应有的作用，反之则可能引起梗阻等情况，也就是说它有其特定的适应指征，主要适用于分布在胆总管、肝管中的直径不超过 11cm 且不伴有粘连、嵌顿等情况的小结石，凡不属于上述范围的胆石症，即使循辨证而选用于利胆药物，也只能授之于小量。主要应在积极改善临床症状的前提下重用化石类药物。借鉴有关单位曾报道防己黄芪汤及活血化瘀、软坚散结类药物能溶解尿结石的经验。临床采用化石药物主要有黄芪、白术、苡仁、金钱草、茵陈、防己、威灵仙、乌梅、鸡内金等，并经灵活应用收到了一定的效果。实则排石与化石不仅在药物上互有交叉，而且在具体应用上也需加以配合，两者只有主次之分，并无排斥之意。唯对粘连、嵌顿之大结石，应慎用理气之品；而同时对于无粘连、嵌顿之小结石，又当慎用滋腻之品。总的来说，临证应根据临床表现并参考有关实验室检查结果来决定是选用排石之品抑或化石之味，其中的关键乃在于结石的大小及其是否伴有梗阻现象，又当根据辨证审因灵活处方用药。

（四）中药研究

1. 单药研究

大黄作为通里攻下、清热解毒之品，在胆石症的治疗方面起着主导作用。无论是胆囊结石，还是肝胆管结石；无论是排石，还是溶石其出现率达 90% 左右。其功能是：通里攻下、清热解毒、活血化瘀、止血、疏通导滞、抑制炎症、促进肠道及胆道蠕动等多种功效，且具降温、降低内毒素活性，提高细胞吞噬功能，达到扩容和改善微循环的作用，无论是否气、血、津液、阴阳等虚证，都能迅速奏效。

2. 复方研究

消溶肝胆结石片，由黄连、吴茱萸、良姜、香附、白术、枳壳、神曲、牛胆汁膏等纯中药组成。具有显著的消溶肝胆结石，调肝理气，和胃止痛的作用。对于肝内胆管结石、胆总管结石、胆囊结石效果良好，为一种安全有效的治疗方法。在服药期间，胆汁流量增大。肝功能恢复正常，食欲增强，食量增加，瘦弱者体重增加，与此同时，血脂下降，肥胖者体重减轻，显示出良好的双向调节作用。消溶肝胆结石片和西药配合，起到了化石、溶石、消炎利胆的作用。使大的结石化小，较多的结石化少，临床症状即可消失。尽可能地减少了患者手术或激光术等方法的痛苦。

庄诚等对徐庶民老中医的秦黄硝石胶囊作了实验观察。药物组成：秦艽 10g，黄连 5g，姜黄 10g，茵陈 15g，金钱草 15g，鸡内金 10g，芒硝 5g。按上述比例制成胶囊制剂，使每粒胶囊重 6g，含原生药 3.5g。经临床观察表明，秦黄硝石胶囊能明显地消除或减轻患者腹胀痛不适的症状，增进食欲、改善消化道功能、总有效率达 83.3%，并有一定排石作用，且未见明显毒副反应，初步证明该制剂是对胆石症有一定临床疗效的新中药制剂。

西医学认为，胆结石的形成不仅与胆固醇含量过多有关，更重要在于在胆汁胆固醇运载过程中，在"成核因子"（黏蛋白）的作用下易形成"胆固醇单水结晶"，进一步形成结石。同时胆囊瘀滞也为胆固醇结晶在胆囊内长久滞留集聚成石创造条件。从本资料实验室检查结果来看，本品能降低黏蛋白含量，减少成核时间和沉淀压积。所以，"秦黄硝石胶囊"的作用机制可能是：促进胆囊收缩和排胆，并使 Oddi 括约肌弛缓扩张，有利于引流胆汁，减少和防止胆道感染，也减少胆固醇结晶在胆囊内滞留这一成石条件。同时，能降低黏蛋白含量，就抑制了由胆固醇与磷脂形成"胆固醇单水结晶"这一成石环节，从而达到防治胆石症的目的。

主要参考文献

[1] 吴欣. 中医药治疗胆石症综述 [J]. 辽宁中医药大学学报, 2014, 16（6）: 244.

［2］陈建军. 中西医结合治疗胆石症体会［J］. 河南中医, 2009, 29（11）: 1115.

［3］黄志强. 黄志强胆道外科手术学［M］. 第 2 版, 北京: 人民军医出版社, 2010.

［4］温玉洁, 齐惜椿, 刘佳, 等. 胆囊结石案［J］. 中医外治杂志, 2019, 28（05）: 72.

［5］闫少卓. 金陈排石汤治疗肝胆湿热型胆囊结石的临床观察［D］. 黑龙江省中医药科学院, 2021.

［6］卢绮萍. 胆石症临床研究 20 年进展、问题与展望［J］. 中国实用外科杂志, 2020, 40（1）: 42–47.

［7］刘昌, 孟凡迪, 王瑞涛. 胆石症基础研究现状与展望［J］. 中国实用外科杂志, 2021, 41（1）: 48–51.

［8］顾喆, 陆品相, 骆轩明. 流体力学在胆石症疾病的研究进展［J］. 当代医学, 2022, 03.

［9］Tazuma S. Gallstone disease: Epidemiology, pathogenesis, and classification of biliary stones (common bile duct and intrahepatic)［J］. Best Pract Res Clin Gastroenterol, 2006, 20（6）: 1075–1083.

［10］白亦煮, 李江, 蔡晓蓓, 等. 胆道流体力学改变对肝内胆管结石成因的影响［J］. 中华消化外科杂志, 2014, 13（5）: 398–400.

［11］Tsui WM, Lam PW, Lee WK, et al. Primary hepatolithiasis, recurrent pyogenic cholangitis, and oriental cholangiohepatitis: a tale of 3 countries［J］. Adv Anat Pathol, 2011, 18（4）: 318–328.

［12］Perdue DG, Cass OW, Milla C, et al. Hepatolithiasis and cholangiocarcinoma in cystic fibrosis: a case series and review of the literature［J］. Dig Dis Sci, 2007, 52（10）: 2638–2642.

第三节　胰腺结石

胰腺结石又称胰石症, 近些年来由于慢性胰腺炎发病率增多以及各种影像检查手段的增加, 对胰腺结石的检查率有增加的趋势。国内、外报道的胰石症检出率不一。国外胰石症的检出率占同期慢性胰腺炎的 30%~60%, 而国内的检出率则较低, 为 10% 左右, 这可能是由于国内的慢性酒精性胰腺炎少于胆道疾病有关。胰腺结石一般分为两种类型: 一是胰管内结石, 亦称真性结石, 其成分以碳酸钙为主; 二是胰实质内钙化, 亦叫假性结石, 是由胰腺炎的反复发作, 钙沉着在脂肪坏死部分, 主要由碳酸钙和氢氧化钙相结合而成。

胰腺结石的主要临床表现为上腹痛、腹泻、脂肪泻及并发糖尿病。部分患者可有黄疸, 或出现寒战高热。属中医学的"胃脘痛""胁痛""腹痛""泄泻"等范畴。

一、病因病机

（一）西医学认识

1. 流行病学

胰石症是较少见的疾病, 多见于男性, 男女之比为 3∶1, 以 40~50 岁最多见。临床上通常分两种类型: 胰管内结石, 亦称真性结石; 胰实质内钙化, 称为假性结石。二者可同时存在也可单独存在。胰石症的发病率近年来有增高趋势。

胰石症合并胰腺癌近年来渐得到重视,《日本病理解剖检辑报》报道的 211 例胰石症, 其中 31 例并发胰腺癌, 占 14.8%。欧美文献报告胰石症合并胰腺癌者占 3.6%~25%。国内何氏报告为 16.7%。Paulinc.Netto 认为胰石症与胰腺癌有因果关系, 即慢性胰腺炎可引起胰石症, 胰石症可加重炎症, 而炎症刺激的结果可导致恶变。从胰石症合并胰腺癌患者的年龄来看，较胰腺癌患者提前20岁。日本报告以胰石合并胰腺癌年龄在30~40岁者多，占40%，而一般胰腺癌以50~60岁居多。

2. 发病机制

（1）胰腺生理　在了解胰腺结石的病理因素之前，有必要了解一下胰腺的生理及周边关系。现简要叙述如下：胰腺为灰红色、质较软、呈分叶状腺体。呈长条形横卧于腹后壁上部，从右到左可分为头、颈、体、尾四部。从胰尾部开始，横贯胰腺实质全长的为主胰管，沿途收纳许多小支管而渐变粗。主胰管穿过胰颈后转向后下，继续向右，在距离幽门8~10cm处，最后开口于十二指肠降部内侧壁的大乳头，引流胰液进入十二指肠。副胰管有70%与主胰管相通。胰管与胆管关系：胆总管在胰腺上缘走向下、后、内方，至胰腺段则转向右、下后方，然后斜穿十二指肠壁时，与胰腺管汇合并略膨大，形成胆胰管壶腹，并称Vater壶腹，后在距离幽门8~10cm处开口于十二指肠乳头，在胰管及胆总管末端及Vater壶腹处均有括约肌围绕，统称为Oddis括约肌，它们包括胆总管括约肌、胰管括约肌和壶腹括约肌3个部分。所以有时胆总管结石也可通过括约肌进入胰管。

（2）胰腺结石的病因　胰管结石的病因迄今尚不十分明了，从大量资料统计的结果证明，胰管结石与酗酒、胆道疾病、慢性胰腺炎、遗传性因素、甲状旁腺功能亢进、低蛋白血症等有关。此外，胰石症与家族史有关亦有报道。日本已报道10多个家族患此症。其他如胆道疾病、甲状旁腺功能亢进，亦与之有关。蛋白质长期缺乏亦可造成胰腺的细胞变性、纤维化等与胰石症相类似的改变。

①酗酒：酗酒是胰腺结石的重要致病因素，况且与饮酒开始时间以及饮酒量的大小关系极为密切。饮酒可引起低蛋白血症，更重要的是酒精可使胰腺分泌的消化酶和胰液成分浓缩形成蛋白栓，阻塞胰管，继而钙质沉积并与脱落上皮细胞、管内碎屑等物质，共同形成一种复合物，最终形成胰腺结石。

②复发性胰腺炎：慢性胰腺炎反复发作，炎症可使胰管肿胀，形成胰管狭窄或闭塞，使胰液不能顺利进入十二指肠而滞留，黏稠度增加，磷酸钙盐、碳酸钙盐浓度亦随之增加，胰腺泡和胰管细胞发生坏死脱落，脂肪及被脂肪酶分解成的酸易与水中的游离钙结合成不溶性磷酸钙盐和碳酸钙盐等盐类，而致使胰腺结石形成。结石一旦形成又可使胰腺反复发炎，二者互为因果。

③营养缺乏：由于各种疾病或其他因素，引起营养缺乏，蛋白质摄入量严重不足。蛋白质缺乏时，可引起胰腺分泌减少，胰腺细胞变性，胰组织萎缩、纤维化。最终导致钙化或形成结石。

④胆道疾患：胆道蛔虫进入胰管，引起胰管蛔虫阻塞，或蛔虫卵性肉芽肿，导致胰管阻塞，胰液滞留；也导致胰管结石形成。再有胆总管结石通过奥狄氏括约肌进入胰管而致胰腺结石。

⑤其他因素：甲状旁腺功能亢进、胰管蛔虫等，均与胰腺结石形成有一定关系。

（3）胰腺结石病理　胰腺结石大多为白色，少数为黄白色或灰白色、质地较硬、形状亦不规则，有的结石如桑椹状，或胰液中漂浮有结石；有时结石则集中于胰尾部；有的结石则遍布整个胰腺呈树枝状分布至胰小管内也有结石。胰腺结石常伴发胰管扩张，各胰小管亦可见有扩张。多发性结石胰管扩张，多呈串珠样改变。

（二）中医学认识

中医学没有胰腺结石一词，属中医学之"胃脘痛""腹痛""泄泻""胁痛"等范畴。其主要病因是饮食不节，饮酒过度，或情志所伤等，损伤肝脾，肝失疏泄，脾失健运，传导失职，腑气不通，致使湿、热、食瘀积中焦而发本病。

1. 湿热内阻

饮食不节，暴饮暴食，伤及脾胃，脾失健运、气机不畅，通降不利，水湿内停，滞留日久，积湿生热，湿热内生，熬煎胰液而成结石；或饮酒过度，恣食肥甘厚腻辛辣之品，导致湿热积滞、内蕴，蕴结日久则生热化火，火灼胰液日久而渐成结石。

2. 气滞血瘀

多由情志不畅，抑郁伤肝，肝气不舒，气机不畅，而致气血瘀滞；或恼怒伤肝，肝气郁结，失其条达、肝气横逆，乘犯脾胃，导致肝胃不和。脾失健运，胃失和降，湿邪内停，积久化热，热瘀互结，日久成石。

3. 脾胃阳虚

久病脾虚或劳倦过度，引起脾阳不振，中焦虚寒，水湿不化；或感受寒湿之邪，寒湿停滞，内容于胃，胃失濡养，脾胃受损，则湿、热、食等积结于中焦而发本病。

二、临床诊断

（一）辨病诊断

胰石症的诊断并不太困难，根据长期酗酒史、腹痛症状，有的伴有不同程度的糖尿病，则可做出初步判断，再进行实验检查、X 线平片、超声、CT 及 ERCP 检查则可做出确定性诊断。胰腺结石的症状可分为早期和晚期两种表现。

1. 症状

（1）腹痛　是最常见的症状、轻重不等，主要因胰腺管阻塞以及胰腺纤维化的结果。经常表现为上腹胀痛，若为酒精性胰石症，常表现为剧烈疼痛，并反复发作持续时间较长。病因不明者，剧痛较少，多为上腹隐痛、钝痛。

（2）消瘦、脂肪泻　系由于结石性慢性胰腺炎所致的胰腺外分泌功能减低所致。脂肪泻的状况当视胰腺受损的情况而有不同的表现。

（3）黄疸　约有 1/4 的患者可以出现黄疸。系因患者纤维化、坚硬的胰头压迫胆总管下端所致，黄疸可为持续性，也可为间歇性，以后者较为常见。

（4）恶心呕吐　急性发作伴发急性胰腺炎时，可有 80% 的患者出现恶心呕吐。

（5）发热　多为中度发热，少数可有高热。

（6）腹水　结石梗阻胰管，胰液外溢，刺激腹膜和肠系膜，引起渗血和渗液，形成腹水。腹水的主要特点：腹水中的淀粉酶、酯酶含量增高，蛋白质含量也增高，腹水常为血性、浆液性或脓性。迅速大量腹水对利尿剂反应不良。腹腔放液后，腹水迅速回升。

（7）胸腔积液　胰腺结石并发急性胰腺炎时，可有少数患者出现胸腔积液。

胰腺结石的晚期症状，主要表现为胰腺进行性慢性损害所带来的并发症。胰腺结石常继发糖尿病、慢性胰腺炎、急性胰腺炎、胰腺囊肿等。

2. 体征

胰腺结石一般无明显体征。上腹部有轻微压痛，或可触及肿大的胆囊。继发胰腺炎时，可有上腹部疼痛、拒按，或有巩膜黄染，皮肤发黄；或皮肤失去弹性。形体明显消瘦。

3. 实验室检查

（1）血液检查　伴发急性胰腺炎时，血中白细胞增高，中性粒细胞增高尤为显著。血糖升高，多在 10mmol/L 左右。肝功能可出现胆红素指标升高。

（2）酶学检查　血清淀粉酶、尿淀粉酶、血清胰蛋白酶、血清脂肪酶、过氧化氢酶、淀粉酶同工酶等，在慢性胰腺炎发作期或胰腺结石引起胰管阻塞时，可有不同程度升高；而当胰腺腺泡广泛破坏，纤维化时可下降。

（3）粪便检查　因缺乏胰蛋白分解酶及脂肪酶而致消化不良，镜下可见脂肪球和肌肉纤维；胰外分泌不足的患者，粪氮排泄增多，粪糜蛋白酶降低。

（4）尿液检查　慢性胰腺炎合并胰腺结石患者，由于胰岛细胞的破坏，可出现糖尿病。尿糖检查呈强阳性。

4.影像学检查

（1）X线检查　X线平片胰石症在X线平片上可显示3种类型。

①弥漫型：系一些大小不等的结石，散在的分布于胰腺上。

②孤立型：为一个或多个块状结石，多在主胰管内。

③混合型：在同一张X线片上可见有粟粒状结石和块状结石并存。胰腺结石往往在胰头部最多，尾部较少，体部居中。结石大者对主胰管阻塞较重，绝大多数伴有胰管阻塞，并发症亦多见。

（2）B超　B超检查是胰腺结石直接成像无创伤的检查方法，并且能反复检查和进行术后观察随访，可以准确提示胰管的扩张程度和结石部位，以及结石梗阻的部位，一般梗阻部位多为胰头及主胰管起始部。B超成像多提示：回声较强，并有强光团回声。

（3）ERCP　通过内窥镜除可进行造影观察胰管的变化，结石的数目、大小、部位外，同时可进行胰液检查，以进一步了解有无恶变的可能。取胰液测CEA，若胰液的CEA活性 < 30ng/ml（血浆CEA < 2.5ng/ml）则为阴性，若胰液CEA > 30ng/ml（血浆CEA > 2.5ng/ml），则要考虑阳性。应进一步检查如超声导向下细针穿刺细胞检查。通过胰管插管时（注胰泌素刺激后），收集胰液检查癌细胞，阳性率亦较高。胰管内超声及胰管镜：有选择地联合检查，可提高正确诊断率。

（4）CT检查　CT扫描检查是诊断胰腺结石的重要手段。并能揭示胰腺组织呈慢性炎症及钙化改变，胰腺周围脂肪组织消失以及胰管的扩张改变。由于CT属于断层扫描，显示结石在胰腺中的整体分布不及B超，但对诊断有无并发胰腺癌，则具有独特的价值。临床若能与B超检查结合起来，则可提高胰管结石的检出率。

（二）辨证诊断

胰腺结石并发胰腺炎症时，临床上一般分急性发作期和慢性期。中医均无此病名。急性发作期多属于中医学的"胃脘痛""胁痛""结胸证"等范畴的实证，慢性期多属于中医学的"胃脘痛""腹痛"等范畴的虚实夹杂型。

望诊：急性痛苦面容，伴发热时可有寒战、面赤等，或有疼痛时身有冷汗，或抱腹搂胸，或形体消瘦、浑身乏力，呕吐物多为胃内容物，身黄、目黄、小便黄，伴腹水者可见腹部隆起，舌质红或有瘀斑瘀点，或舌体胖大，苔白腻或黄腻。

闻诊：疼痛剧烈时有呻吟声，呕吐物有酸腐味，或有口臭。

问诊：问有无寒热往来；是否暴饮暴食，或饮酒过度，是否常食肥甘厚味；问呕吐物，问呕吐后是否腹痛缓解；问体重是否减轻；问大便，是否泻下肉质样大便，或是否大便干燥；问小便是否黄赤。

切诊：切肌肤是否灼手，上腹部是否有压痛，或疼痛拒按，触摸胆囊是否肿大，胁下有否包块等，脉象多呈弦数、弦紧，或沉数。

腹痛：腹痛剧烈，反复发作，或疼痛如绞，疼痛拒按，大便干燥或腐臭，发热恶寒多为过食肥甘厚味、饮酒过度所致之实证；若腹胀腹痛，或攻窜作痛，或痛引两胁，或胁下有痞块，舌质紫暗或有瘀斑者。多属气滞血瘀；若腹痛绵绵，按之痛甚，或反复发作，便溏腹泻，消瘦者，多为脾胃气虚之证。

恶心呕吐：呕吐酸腐，口臭，发热、大便燥结或泻下腐肉者，多属实证、热证；凡泻下清谷，呕吐清涎，多属虚证、寒证。

1. 湿热内结型

上腹疼痛剧烈如绞，或疼痛拒按。反复发作，或持续数天。寒热往来，恶心呕吐，或呕吐物酸腐，呕吐后腹痛不减，兼或有身黄、目黄，大便干燥，或泻下酸腐便，小便短赤而黄，或个别患者并发腹水等。舌质红、苔黄腻，脉弦紧或滑数。

辨证要点：上腹疼痛剧烈，反复发作，或持续数天。恶心呕吐后腹痛不减，呕吐物酸腐，多为胃容物，舌红苔黄腻，脉弦紧或滑数。

2. 气滞血瘀型

上腹部胀痛，或两胁攻窜作痛，或疼痛固定不移，恶心呕吐，或呕吐物带血，大便干燥，胁下可触及痞块，舌质紫暗或有瘀斑，脉弦紧或弦数。

辨证要点：两胁胀痛或上腹部疼痛不移。恶心呕吐，舌质紫暗或有瘀斑瘀点，脉弦紧或弦数。

3. 脾胃阳虚型

上腹部钝痛，或疼痛长时间反复发作，或于进餐后加重，或腹部长期隐隐作痛，按之痛甚。四肢困倦，呕吐清涎，腹胀便溏或腹泻，泻下恶臭。形体消瘦，舌体胖大而淡，苔白或腻，脉滑数无力或沉细。

辨证要点：上腹部痛反复发作，按之痛甚，呕吐清涎，泻下恶臭、形体消瘦、舌体胖大有齿痕，苔白或腻，脉沉细无力。

三、鉴别诊断

（一）西医学鉴别诊断

1. 与急性胰腺炎的鉴别

胰腺结石与急性胰腺炎往往相互掩盖，临床很难鉴别。都是上腹剧痛或恶心呕吐，急性胰腺炎可出现腹肌紧张、休克等坏死性胰腺炎表现，胰腺结石也可并发急性胰腺炎，但疼痛呈间歇性反复发作，遇进食后或酗酒时疼痛剧烈，或有较轻压痛。B超和CT有助于鉴别。

2. 与消化性溃疡鉴别

反复上腹痛的患者应与溃疡病相鉴别，尤其十二指肠球部后壁穿透性溃疡，与胰腺粘连，引起顽固性腹痛，制酸剂不易控制，消化性溃疡穿孔满腹疼痛，多急骤发作，十分剧烈，如刀割或烧灼样。胰腺结石的腹痛多由轻变重的演变过程，疼痛部位于上腹偏左及背部。B超和CT检查可鉴别两者。

3. 与胆石症和急性胆囊炎的鉴别

胆石症、急性胆囊炎、胰腺结石等都有右上腹疼痛，但疼痛的方式不同。胆石症疼痛多发生在饱餐和食后1小时内，或腹部受震动后发作，疼痛开始时呈持续性钝痛，以后逐渐加重，直至绞痛，坐卧不安、弯腰、打滚、拳头紧压腹部等。胆囊炎疼痛常呈持续性、膨胀性疼痛，疼痛常发生在夜间或饱餐、脂肪餐后。胰腺结石疼痛多在饮酒过度或高脂餐后突然发作，反复恶心呕吐。B超有助于鉴别。ERCP可显示胰管扩张胰管内有结石。

4. 与急性肠梗阻的鉴别

急性肠梗阻多为阵发性腹部绞痛，有腹胀、肠鸣音亢进、淀粉酶正常、X线显示水气并存的水平样征象。胰腺结石血液、尿中淀粉酶明显增高。

5. 与阑尾炎的鉴别

两者均为初起上腹部慢痛，后逐渐加重，或突然疼痛；同时均伴恶心呕吐，大便正常或干燥等症。但胰腺结石上腹疼痛为反复发作，或持续数天甚或一个过程。而阑尾炎上腹疼痛经过一段时间，一般都在24小时左右疼痛转移至右下腹麦氏点，常伴有恶寒发热等全身症状，阑尾炎多有麦氏点压疼及反跳痛。临床注意鉴别。

（二）中医学鉴别诊断

1. 腹痛

胰腺结石与阳明腑实证，两者均都有中焦实热，大便干燥，腹痛等症。但阳明腑实证为满腹胀痛，心下痞满，潮热谵语。胰腺结石之实证则为上腹疼痛，反复发作，恶心呕吐较为严重，或可有脂肪泻。

2. 胁痛

胰腺结石与病毒性肝炎虽都属中医学"胁痛"之范畴，但病毒性肝炎之胁痛与胰腺结石之胁痛有所不同，病毒性肝炎疼痛多在右肋即胃脘右边，且固定不移，多为胀痛或刺痛，可触摸到肿大肝脏，常伴有全身黄染；胰腺结石之胁痛，多在胃脘右边偏上疼痛，疼痛呈间歇性反复发作，一般无黄染，个别患者有黄疸，经过一定时间（一周内）可自行消退。

3. 胃脘痛

单纯性急性胃炎与胰腺结石并发急性炎症发作期都有胃脘疼痛，恶心呕吐。其病因有酗酒、暴饮暴食，或饮食不洁等。急性胃炎胃脘痛多按之痛减，常伴呕吐食物残渣及胃容物吐后痛减；胰腺结石胃脘痛多偏右且疼痛按之疼甚，或食后加重，呕吐物多有酸臭味和酸腐物，吐后疼痛不减。

4. 泄泻

胰腺结石和慢性肠炎都有脾胃虚弱的泄泻。但慢性肠炎之泄泻腹痛喜按，疼痛多在下腹，泻下便溏稀薄且黄；胰腺结石之泄泻，腹痛在腹部，且按之痛甚，泄泻常伴有脂肪球，多为酸腐肉质便。

四、临床治疗

（一）提高临床疗效的基本要素

1. 把握病机，防微杜渐

胰腺结石在不伴发胰腺炎时，一般可无明显症状和体征，仅在常规X线检查或B超检查时才被发现。一旦发现，即便是症状不太严重的胰腺结石，也应积极进行治疗。应采用内科保守治疗，或中药清里攻下，清胰排石治疗。在身体状况、年龄及病情许可的情况下，应及早进行手术治疗。以免因胰腺结石梗阻，引起胰腺急性炎症表现，或胰腺出血、坏死、休克，甚至死亡。胰腺结石常导致胰腺炎反复发作，并且极易引起胰管梗阻出现急腹症。所以胰腺结石的早期诊断和早期治疗，防止出现急性并发症，是提高临床疗效的基本要素。

2. 中西合璧，标本同治

胰腺结石临床常合并胰腺炎而出现上腹部剧烈疼痛、恶心呕吐，呕吐物为酸腐胃内容物。大便干燥或脂肪泄等热毒炽盛之证。单纯西医抗感染治疗，虽能控制感染，防止变症发生，但结石不能排出，病因难除，迟早还可引起胰腺感染发炎。单用中药清里攻下、清热排毒、清胰排石虽能控制感染，排出结石消除病因，但中药一般效果较慢，疗程较长，感染不能及早控制，势必要导致变症发生，而延误病机。所以胰腺结石的临床治疗，要根据中医的"急则治其标，缓则治其本"的治疗原则。施以中西结合治疗，在中药清里攻下，清胰排石的同时，给予西药抗感染治疗，及早控制病情，配合中药清胰排石，缩短胰腺结石的疗程。提高临床治疗效果。发挥中、西医各自长处，以达"标本同治"之功效。在中西医结合病情不能很好控制时，应及早进行手术治疗。

（二）辨病治疗

胰腺结石的西医内科保守治疗，尚无常规方案及药物。一般多对症处理，如疼痛给予解痉止痛药，适量补液及抗感染治疗。目前西医治疗胰腺结石的唯一手段是手术治疗。一旦确诊，根据病情，体质和年龄，及早进行手术治疗。胰石症治疗目的是祛除结石、解除梗阻、防止胰腺进一步毁坏并防止恶变、缓解疼痛。

常用的手术方法如下。

1. 经内窥镜取石术

此法仅用于胰管无狭窄的胰石。若无胰管狭窄可将括约肌切开取石，当结石较大时，可经超声碎石或激光震波碎石后取出。结石经过超声碎石后，结石破碎得较小，亦可自行排出。若胰管有狭窄因素存在结石虽经破碎取出，而梗阻因素并未解除，日后仍将形成结石。

2. 胰腺部分切除术

指结石局限于胰体、胰尾的多块结石并且该部胰腺毁坏较为严重者。当胰体、尾切除后胰管的近端无狭窄，不影响胰液排出，可将胰腺的残端缝合。当胰管近端有狭窄因素存在时，可将残端胰管下空肠行套入式，或端 – 侧式 Roux-y 式吻合。由于胰岛细胞大部分在胰尾部、体部，在一个病态的胰腺上切除过多的胰腺体、尾，则将导致严重的胰腺内分泌功能不足。因此，胰体、尾应多保留一些，近端有狭窄时可行胰 – 空肠吻合。

3. 取石结合内引流术

胰管结石合并胰腺囊肿一方面取石，另一方面将囊肿与肠道做内引流术。

4. 胰实质切开取石

适应于胰头、体部结石，并伴有胰管多处狭窄者。胰头、体孤立性结石近端又无狭窄者，在结石处切开纤维化的胰腺组织取出结石，将切开的胰管及胰腺妥善缝合。但这种情况的病例较少见。一般情况下胰管的多处结石均伴有多处狭窄和扩张。为解除梗阻，有时将胰管大部或近于全部劈开，将结石取净，将劈开的胰管与空肠行侧吻合。由于胰腺大部分已纤维化，因而劈开胰管时出血并不太多。

5. Whipple 手术

适应于胰头部多发性结石、胰头毁坏或有恶变者。胰十二指肠切除破坏性大对生理扰乱严重，应严格掌握其适应证。为减少损伤，若无恶变征象时，可采用改良式（保留十二指肠）胰头切除。胰石症的治疗尚未形成一固定术式，其原因在于结石的大小、部位、胰管的狭窄程度、胰腺组织的纤维化范围等无一定的模式，则在治疗上有一定的难度。具体采用哪种手术方法要从多方面考虑再予以实施。

6. 胰十二肠切除术

胰结石并发胰腺癌的治疗，当术中疑为癌变时，应行术中冰冻切片病理检查。经确诊后进行如下治疗：肿瘤局限于包膜内，位于胰头则行胰十二肠切除。若病变在胰腺的范围较广，未发生周围转移，可行全胰切除。术后内、外分泌不足行替代治疗。胰头部肿瘤并压迫胆总管下端出现黄疸时行胆管空肠内引流术。当肿瘤不能切除或切除不彻底时，可行术中放射治疗。亦可采用动脉插管灌注化疗药物。

（三）辨证治疗

1. 辨证施治

中医辨证治疗应根据年龄、性别、气候环境、体质强弱，阴阳虚实等进行八纲辨治。

（1）湿热内结型

治法：通里攻下，清胰排石。

方药：清胰汤合小承气汤加减。

药用：柴胡 9g，黄芩 15g，黄连 9g，连翘 15g，大黄（后下）6g，枳实 6g，厚朴 12g，金钱草 30g，鸡内金 15g，龙胆草 10g，白芍 10g，延胡索 9g。

加减：热甚加金银花；湿重加薏苡仁、茯苓、半夏；恶心呕吐加竹茹、半夏、陈皮、生姜。

（2）气滞血瘀型

治法：活血化瘀，泻热导滞。

方药：清胰汤合膈下逐瘀汤加减。

药用：柴胡 9g，黄芩 10g，黄连 6g，大黄（后下）6g，白芍 15g，赤芍 10g，延胡索 9g，木香 6g，香附 10g，丹皮 20g，桃仁 6g，红花 6g，川芎 15g，金钱草 30g，鸡内金 20g。

加减：体虚去桃仁、红花，加党参、黄芪；痛甚加川楝；呕吐加竹茹。

（3）脾胃虚弱型

治法：健脾益气，消石排石。

方药：参苓白术散加味。

药用：党参 9g，白术 6g，茯苓 15g，砂仁 6g，鸡内金 20g，桔梗 9g，炒扁豆 15g，黄芪 12g，柴胡 9g，延胡索 9g，金钱草 60g，大黄（后下）6g，甘草 6g。

加减：兼有虚热加丹皮、地骨皮；有实热加黄芩、连翘；有瘀者加乳香、没药。

2. 外治疗法

（1）针刺疗法

①体针：取中脘、梁门、内关、阳陵泉、足三里、下巨虚、胰俞、胃俞、胆俞、内关穴。每次选 2~4 穴。瘀血加膈俞、血海。强刺激，用泻法。得气后留针 20~30 分钟。行针 3~4 次。

②体针止痛：针刺阿是穴，痛止为度。疼痛剧烈，针刺金津、玉液放血疗法，可立即止痛。针刺内关、足三里强刺激留针 30 分钟。适用于胰腺结石疼痛剧烈者。

③耳针：取胆区、胰区、交感神经区埋针疗法。

（2）耳穴压豆疗法

取耳穴：肝、胆、胰、交感、胃。用橡皮膏把王不留行籽固定在所选穴位（两耳均贴）。每次按压 20~30 下，每日按压 4~6 次。两耳交替使用，3 日换药 1 次。

（3）药物外敷疗法

①大蒜 60g，芒硝 60g，大黄 30g。先将大蒜和芒硝共捣烂如泥。敷于最痛处，1 小时后将药泥去掉。再将大黄粉用醋调成糊，敷于此处 6 小时。每日敷药 1 次。适用于胰腺结石上腹疼痛较重者。

②如意金黄散，调成糊状，敷于疼痛处。

（4）按摩止痛　用拇指按压 6、7 胸椎棘突间 3~5 分钟可紧急止痛。

3. 成药应用

清开灵注射液：用清开灵注射液 40~60ml 分别加 5% 葡萄糖氯化钠注射液、10% 葡萄糖注射液 500ml 中，40~60 滴／分钟的速度静脉滴注。适用于胰腺结石伴发急性胰腺炎者。

实痛片：由延胡索、木香、香附等组成。每次 5 片，每日 3 次。适用于胰腺结石上腹疼痛者。

延胡索止痛片，每次 3 片，每日 3 次口服。适用于胰腺结石气滞血瘀型。

4. 单方验方

（1）生大黄 30~45g。水煎，分 2~3 次代茶饮。连服 3~5 天。便秘者煎 3~5 分钟；服药后水泄者；煎药时间应为 15~20 分钟；腹痛减轻后大黄量减至每天 15g，适用于胰腺结石上腹剧痛，大便干结者。

（2）番泻叶 15~20g，泡茶饮，每日 3~4 次。直至血、尿淀粉酶正常。适用于湿热内结型胰腺结石。

（3）柴胡 12g，黄芩 15g，胡黄连 10g，白芍 15g，延胡索 10g，木香 9g，大黄（后下）10g，芒硝 10g（冲）。水煎服，每日 1 剂。适用于胰腺结石急性发作期疼痛、呕吐者。

（4）黄芪20g，半夏6g，茯苓30g，黄芩15g，白术6g，金钱草30g，鸡内金20g，地龙10g，王不留行10g，延胡索10g，木香6g，陈皮9g。水煎服，每日1剂。适用于胰腺结石脾胃虚弱型。

（5）金钱草60g，鸡内金20g，王不留行10g，乳香10g，没药10g，柴胡10g，木香6g，延胡索10g，硼砂3g（冲），大黄30g，甘草6g。水煎服，每日1剂。适用于胰腺结石气滞血瘀者。

（6）金钱草30g，鸡内金30g，砂仁10g，赤芍15g，白芍15g，柴胡10g，延胡索15g，枳壳10g，王不留行20g，番泻叶（后下）30g。水煎服，每日1剂。适用于气滞血瘀型胰腺结石。

（7）大黄30g，芒硝20g，黄芩10g，水煎10分钟。每日4~6次，口服。适用于湿热内结型胰腺结石。

（8）金钱草30g，大黄20g，鸡内金20g，海金沙20g，黄芩15g，延胡索15g，佛手10g，竹茹6g，连翘15g。水煎服，每日1剂。适用于湿热内结型胰腺结石。

（9）金钱草60g，鸡内金20g，海金沙30g，砂仁6g，大黄20g，延胡索15g，王不留行15g，硼砂3g（冲）。水煎服，每日1剂。气滞血瘀加柴胡10g，木香6g，桃仁10g，红花6g，赤芍15g，白芍15g；湿热内结加金银花10g，连翘20g，黄芩15g；脾胃虚弱加党参10g，茯苓20g，陈皮10g，白术6g；疼痛较重者，大黄用量加大至40g，同时加木香9g，川楝子6g，乳香10g，没药10g；恶心呕吐较重者加竹茹10g，姜半夏10g。

五、预后转归

胰管结石早发现早治疗，根据患者病情选择好的治疗方法，可治愈，预后一般较好。

六、预防调护

（一）预防

（1）调整情绪　平时保持乐观情绪，坚持陶冶情操。培养良好文化修养，不要过于疲劳。

（2）注意饮食控制　首先注意不要暴饮暴食。不要过于节食，防止引起营养不良，造成脾胃虚弱。平常少食或不食动物油脂类及含胆固醇较高的食物。避免过食辛辣刺激食物。

（3）严禁酗酒　因酗酒是导致胰腺结石的重要因素。所以要严格控制饮酒，不可酗酒。

（4）多食新鲜蔬菜　特别是含纤维素较高的蔬菜。经常保持大便通畅。

（二）调护

对胰腺结石的护理，要密切注意病情变化，及时采取对策进行调理。

（1）要注意体温、呼吸、心率、血压及神志的变化。

（2）注意呕吐物及排便情况，若大便不畅要及时畅通大便，若为脂肪泻，要给予富有营养的饮食及辅助治疗，要及时补液，调整水、电解质平衡。对泄泻次数较多者给予止泻药，注意补充胰酶。

（3）注意腹痛情况　一般对症处理疼痛缓解后，尚可做其他治疗。若经中、西药物治疗后疼痛仍剧烈者，要立即准备手术，避免意外情况发生。

（4）注意饮食调护　可进食高蛋白、高糖、低脂肪膳食。对于由胰腺结石引起胰腺出血、坏死，导致胰岛丧失功能所致的糖尿病，要注意控制饮食，不要进食含糖过高食物。注意控制热量。

（5）注意体育锻炼，增加活动量。练习气功、打太极拳等，经常做上腹部按摩等。

七、专方选要

排石清胰汤 I 号：金钱草30g，柴胡15g，生大黄（后下）15g，龙胆草15g，丹皮15g，郁金15g，赤芍15g，当归15g，芒硝10g（冲服），甘草8g。内热炽热者加黄连、栀子；腹满燥实者加厚朴；疼痛甚者加延胡索；气虚者去芒硝，加党参、黄芪。每日1剂，水煎2次，取汁300ml，每日分3次口服。连续服用1个月为1疗程。

排石清胰汤 II 号：金钱草30g，柴胡15g，枳实15g，生大黄（后下）15g，龙胆草15g，牡丹皮15g，郁金15g，赤芍15g，当归15g，金银花15g，鸡内金15g，芒硝10g（冲），甘草6g。水煎服，每日1剂。适用于胰腺结石。症见：腹部疼痛、腹胀、恶心呕吐、大便干燥者。内热炽盛加黄连、栀子；疼痛较重者加延胡索、木香；气虚加黄芪、党参。

八、评价及瞻望

胰腺结石临床一般较少见，在国内这方面报道甚少。近年来随着B超、ERCP、CT等影像诊断技术水平不断提高和普及，胰腺结石的检出率也逐年增多。但治疗方法和手段较少。西医学多采取手术治疗，常给患者带来一定的痛苦和创伤；中医学多以清里攻下、清热解毒、排石清胰中药治疗已经取得了令人满意的效果。但疗程较长，并且给患者带来一些麻烦。所以缩短胰腺结石疗程，减少胰腺结石患者的痛苦和创伤，提高胰腺结石治疗效果的新疗法、新药物，探讨中西医结合治疗和新途径，有待同道们进一步发掘和研究。

主要参考文献

［1］何振平，郑树国，王曙光，等. 胰腺结石并发胰腺癌的临床特征与诊断［J］. 肝胆胰外科杂志，2007（06）.

［2］洪德飞，李松英，许斌，等. 胰管结石合并壶腹部周围病变的诊断及手术方式探讨［J］. 中华普通外科杂志，2006（11）.

［3］赵向前，冯玉泉，周宁新，等. 胰管结石19例临床分析［J］. 中华肝胆外科杂志，2004（06）：35-37.

［4］李兆申. 胰腺疾病内镜治疗研究进展［J］. 中国实用外科杂志，2003（01）：33-36.

［5］毕旭东，李忠廉，付晓光，等. 胰管结石的诊断和治疗（附35例临床分析）［J］. 中华消化杂志，2007（01）.

［6］陈镇武. 胰腺结石患者的临床分析及处理策略［J］. 当代医学，2011，17（15）：46-47.

第四节 食管结石

食管结石是指食管内发生的结石。食管结石临床较为少见。研究表明构成食管结石的成分主要包括未经消化的食物、细小木渣、药物和口香糖等；这些食物或异物滞留于食管或进食后胃内压力升高，引起剧烈呕吐，致使不易消化的食物从胃内移位于食管，嵌顿于较狭窄的食管部位；或贲门痉挛狭窄，使食物不能正常进入胃腔在食道滞留日久，被组织包埋，经过一定时间而形成结石。

一、病因病机

（一）西医学研究

食管结石临床报道较少。对病因病机的研究亦甚少。综其各家报道其病因病机如下。

（1）进食大量不易消化的植物性食物，如柿子、山楂等（特别是未成熟的果实），进入胃腔后，经胃蠕动与胃酸揉和发生凝固形成胃石。胃石多并发胃炎，由于急性胃炎剧烈呕吐时，胃内压力急骤升高，致使胃石从胃内移位于食管，并于较狭窄部位嵌顿，经过一定时间被组织包埋所致。

（2）食入过量柿子、山楂等，在胃内不能消化，引起剧烈呕吐，使不易消化的柿子、山楂等携胃酸上移至食管狭窄部嵌顿或憩室内，由所含之果酸、果胶、鞣质（鞣质）、矢布醇、植物纤维等在胃酸作用下凝结聚积成块，再由分泌物包裹，日久而成食管结石。

（3）由于贲门失弛缓症、贲门痉挛等，使进食的瘦肉、脂肪等，不能顺利进入胃腔，使之滞留于食管，与食物残渣或分泌物产生凝聚反应，形成动物性结块，聚集日久成为食管结石。

（4）酗酒能造成胆碱能神经损伤，既损伤肌肉神经丛的节后副交感神经元，同时也损伤脑干和外部的迷走神经纤维，导致贲门痉挛。加之醉酒后昏睡，食管蠕动减弱，使进食的柿子、山楂、脂肪或瘦肉等，不能进入胃腔，在食管滞留，使所含的果胶、矢布醇、鞣质等在酸性环境中形成胶结，或与不易消化的纤维组织凝结成块，滞留食管日久组织包埋而形成结石。

（5）食管结石理化性质　食管结石多为圆柱形。动物性结石可见肉纤维束，颜色多为橙黄色。植物性结石颜色多为褐色。凝集时间越长，结石越坚硬。成石时间短者，则相对疏松。

（二）中医学认识

中医学没有食管结石一症。与中医学的"噎证""食噎""反胃"等相类似。多因饮食不节，损伤脾胃，或过食肥甘，或饮酒过度，皆可导致湿热痰浊，痰热互结，上壅聚于食管，凝聚日久则成石。

1. 痰湿凝聚

饮食不洁，或过食生冷酸涩之食物，损伤脾胃，水湿不化，湿聚生痰，痰湿凝聚，阻碍气机，气机郁闭于上，郁久化热，

进而热灼痰湿而成核、成石。

2. 瘀热阻滞

过食肥甘厚味，或饮酒过度，使湿热内生，酒食助湿生热、生痰，则痰热壅盛，痰热互结，上壅于食管，瘀热阻滞日久，热灼煎炼痰核而成石。

二、临床诊断

（一）辨病诊断

食管结石临床较为少见，其症状、体征与食管炎、反流性胃炎相似。临床一般借助于纤维胃镜和 X 线检查协助诊断。

（1）X 线检查　食管造影可见食管某段管腔扩张，造影剂分流及通过受阻。或 X 线检查，可见食管肿物，虽能诊断有肿物，但不能确定其性质。

（2）内窥镜检查　纤维胃镜检查可直接触及结石，一般在食管中下段处或食管末端段可见黑褐色，或橙黄色圆柱形结石，纤维胃镜下可见结石周围充血水肿，或食管黏膜有点状糜烂。纤维胃镜检查对诊断食管结石有极高的价值。

（二）辨证诊断

中医无食管结石这一病名，以其恶心呕吐，吞咽困难，胸痛胸闷等主要临床表现，当属中医学之"噎证"范畴，与"反胃""胸痹"中的某些症状相类似。一般诊断要详细询问病情，四诊合参，详细辨证诊断。

望诊：由于进食哽噎和呕吐，可见精神疲乏，身体消瘦，或面色无华等营养不良之征象。舌质淡或红，舌苔白腻或见黄腻。

闻诊：可闻及患者低声呻吟，或见语言低弱，时有嗳气等。

问诊：问饮食，是否进食柿子和山楂，是否有酗酒史。问疼痛，是烧灼样疼痛，

或是进食后疼痛加重。问呕吐，是进食后呕吐，或是食入即吐。问大便，大便干燥，或腹泻等。

切诊：属痰湿者脉多弦滑或濡；属瘀热者脉多弦数或细数。

1. 痰湿凝聚型

有进食柿子等食物史。进食梗噎感，或反复呕吐，胸痛胸闷，食管有异物感，进食干性食物疼痛加重，或有腹痛腹泻，舌淡，苔白腻，脉弦滑或濡。

辨证要点：呕吐反复发作，或饮水即吐，进食哽噎，食管有异物感，胸闷胸痛，或腹痛腹泻，舌淡苔白，脉弦滑。

2. 瘀热阻滞型

多有进食柿子或不易消化的食物，及酗酒史。进食梗噎，或食入即吐。恶心呕吐反复发作，胸骨后刺痛或灼痛，进食时加重，口干口苦，大便干燥，舌红苔黄腻，脉弦数或细数。

辨证要点：进食梗噎，反复恶心呕吐，胸骨后刺痛或灼痛。舌红苔黄，脉弦数。

三、鉴别诊断

（一）西医学鉴别诊断

1. 与食管肿瘤的鉴别

食管肿瘤和食管结石的症状基本相似，均可出现进食梗噎，食入即吐，食管或胸骨后疼痛，进食后加重。但食管结石一般多由进食柿子或山楂后出现上述症状。食管肿瘤多无此诱因。食管肿瘤多为进行性消瘦明显。临床可借助于纤维胃镜加以鉴别。

2. 与食管炎的鉴别

食管结石与食管炎二者均可有吞咽困难，或持续性吞咽困难和呕吐，均可出现胸骨后烧灼样疼痛。但食管炎上述症状多出现在进食后，食管结石上述症状多出现在进食当中。食管炎虽有吞咽困难，但哽噎感不太严重。

（二）中医学鉴别诊断

食管结石的主要症状为进食梗噎，反复呕吐，呕吐为间断性者多属痰湿凝聚。进食梗噎持续性吞咽困难和呕吐，饮水即吐者多属瘀热阻滞。由于本病并无专属的传统医学诊断，故多与噎膈、胃痛、痞满、呕吐等病的相关证型相鉴别。

四、临床治疗

（一）辨病治疗

食管结石的治疗，一般多采用纤维胃镜取石的方法。对于特别大的食管结石，嵌顿较紧者，需采用手术治疗。

1. 一般治疗

多采用内服碱性药物，或发泡剂等治疗。对继发食管炎者，给予抗生素等治疗。

2. 胃镜下治疗

（1）胃镜下取石　在胃镜直视下，用网蓝、异形钳、抓钳等，分次将结石取出。适用于结石时间较短，结石相对松散者。

（2）胃镜下碎石　在胃镜直视下，将结石打成洞穴通道，然后通过活检孔用塑料管注入 5% 碳酸氢钠溶液。待结石松动后，用四脚抓钳将结石抓碎，或逐块抓出，或逐步推入胃中。适用于动物性结石，或结石时间长，结石较坚硬者。

（3）胃镜下钢丝绞割法　在胃镜直视下，使用圈套器将钢丝圈套部通过活检孔导入食管，套住食管结石，确定无其他黏膜组织套入后，收紧钢丝，将结石绞割成碎小结石。然后注入 5% 碳酸氢钠溶液，使碎石进入胃腔，从肠道排出，或使用抓钳将碎石取出。

3. 手术治疗

对食管结石较大，嵌顿较紧，质地较硬，不易碎石取出者，应采用手术治疗。

（1）手术适应证

①结石较大，造成嵌顿较紧，经有经验的医师食管镜取石失败，临床表现有穿孔可能者。

②结石较大，形态特殊，如多角形、边缘锐利，估计镜下取出困难或有危险者。

③结石嵌顿造成严重呼吸困难，或已引起食管穿孔，并发颈部、纵隔、胸膜腔感染者。

（2）手术要点

麻醉：应选用全麻，气管内插管。颈段食管亦可选用局麻。

体位：位于颈段食管的结石可取平卧位，经颈部作切口；位于胸段食管，一般取右侧卧位，经左胸部作切口。

切口：颈部切口沿左胸锁乳突肌前缘作斜切口；胸部切口取右侧第六肋间或肋床，后外侧标准切口。

操作步骤：具体如下。

经胸食管切开术：进胸后探查病变位置，剪开纵隔胸膜，纵行切开食管纤维膜、肌层及黏膜层，取出异物，用肠线或细丝线缝合黏膜及肌层，放置胸腔闭式引流。

食管切开术：沿胸锁乳突肌前缘切口，长6~8cm，肌内和颈动脉鞘向外侧拉开，食管、气管牵向正中。切断甲状腺一侧的血管支，将甲状腺向内牵引，注意保护喉返神经，游离食管，确定病变部位后，纵行切开食管取出异物。用肠线或细丝线缝合黏膜及肌层。

术后并发症：主要为食管狭窄、缝合口漏、胸腔感染、纵隔感染等。食管狭窄者可于病情稳定之后，进行食管扩张，严重者可再次施食管狭窄段切除术。缝合口漏易引起纵隔感染，处理较为困难，且死亡率较高，应及时引流，选用有效抗生素。胸腔感染者，应及时行胸腔引流，使肺膨胀。若已形成固定的脓腔可施手术剥离胸膜，切除脓腔。

4.注意事项

（1）对病程较短而结石较小的患者，可试行内镜下取石。

（2）对病程较长而结石较大者，不宜内镜下取石，以免在结石引起食管壁溃疡的基础上，误伤食管导致穿孔。

（3）手术切口以左侧为宜，以便解剖食管和探查有无胃内残余结石。

（4）开胸取石过程中，可先经鼻胃管向食管内注入适量液状石蜡，试行将结石推至胃内，利于完整取石，避免切开食管可能形成的食管瘘。

（5）如不能将结石推至胃内，食管纵向切口的长度以方便取石为宜。

（6）取石后间断分层缝合食管切口，游离部分带蒂胸膜包埋食管切口。

（二）辨证治疗

1.辨证施治

（1）痰湿凝聚型

治法：化痰和胃，消食溶石。

方药：保和丸加减。

药用：半夏9g，茯苓15g，陈皮9g，神曲10g，麦芽10g，砂仁10g，鸡内金15g，代赭石10g，竹茹6g，苏子10g，甘草6g。

加减：胸闷胸痛者加菖蒲、郁金、丹参；体虚加黄芪、党参。

（2）瘀热阻滞型

治法：活血散结，消石导滞。

方药：枳实导滞丸加减。

药用：丹参10g，赤芍15g，郁金10g，鸡内金15g，砂仁10g，神曲10g，枳实6g，苏子9g，大黄6g（后下），茯苓15g，半夏6g，旋覆花6g，代赭石10g。

加减：热重加板蓝根、黄芩；胸痛加薤白、檀香等。

2. 外治疗法

（1）体针疗法

取穴：膻中、上脘、足三里、内关、膈俞、胃俞。以泻法为主，体穴得气后留针15~30分钟。背部俞穴点刺不留针。每日1次。10次为1疗程。1个疗程不愈可继续第2疗程。

（2）耳针疗法

取耳穴：膈、胃、食道、神门、交感。毫针针刺法，或埋压法。

（3）耳穴压豆疗法

取耳穴：胃、膈、脾、食道、神门、交感、枕。用0.3cm×0.5cm胶布将王不留行籽贴于所选耳穴上。每天按压8~10次（于餐前餐后各重按1次），每次按压2分钟。3天换药1次，两耳变替使用。

3. 单方验方

（1）芒硝，每次2g，每日2次。先用少量温水送服，10分钟后再大量饮水。适用于各型食管结石。

（2）鸡内金30g，苏子10g，研末过200目筛。每次吞服3g，每日3次。适用于痰湿凝聚之食管结石。

（3）鸡内金10g，神曲10g，炒麦芽10g，炒山楂30g。先将山楂炒焦研末过200目筛，再将前3味水煎取汁。每日1剂。服汤剂前先吞服炒山楂末3g。每日2次分服。适用于食管结石之植物性结石。

（4）大黄6g（后下），砂仁6g，鸡内金15g，水煎服，每日1剂，早晚2次分服。适用于食管结石之动物性结石。

五、预防调护

（一）预防

食管结石的发病原因，主要是过食柿子、山楂、不易消化的纤维性食物和酗酒等。所以改变不良的生活习惯和饮食习惯，是预防食管结石的关键。特别是在柿子成熟季节和盛产柿子、山楂的山区，要加强宣传教育。不食用不成熟的柿子和山楂；尽量避免过食柿子、山楂。严禁酗酒。特别是在进食山楂、柿子、瘦肉时不能酗酒。

（二）调护

一般针对病因进行治疗和护理，对于胸骨后疼痛、吞咽困难、恶心呕吐严重者，要禁食干性食物，或适量进食清淡食物、流质饮食，或禁食水。对结石取出后继发食管黏膜充血、水肿、炎性表现，或有糜烂者，应及时给予抗感染治疗、健胃消食、促黏膜修复等药治疗。

主要参考文献

[1] 危北海. 中医脾胃学说应用研究[M]. 第1版, 北京：北京出版社, 1993：175.

[2] 白檬维. 食管植物性结石1例[J]. 中国社区医师, 2012, 1（32）：12.

[3] 王超, 刘兰仔, 陈见苏, 等. 食管巨大结石2例的急诊内镜治疗分析[J]. 创伤与急诊电子杂志, 2016（04）.

[4] 陈涛, 钟芸诗, 姚礼庆, 等. 食管嵌顿性异物内镜治疗分析[J]. 中华消化内镜杂志, 2012（09）.

[5] 孟凡涛. 钬激光碎石术与传统术式治疗胃结石的临床比较研究[J]. 中国中西医结合消化杂志, 2017, 25（12）.

[7] 中华医学会消化内镜学分会. 中国上消化道异物内镜处理专家共识意见（2015年, 上海）[J]. 中华消化内镜杂志, 2016, 33（1）：19-28.

[8] 王静, 陈芳, 刘晓川, 等. 我国23例食管结石的内镜下诊断及治疗分析[J]. 中国内镜杂志, 2011（07）.

第五节　胃石症

胃石症是指进食某些食物或药物后在

胃内聚集形成特殊的凝固物或硬块，既不能被消化，也不能顺利通过幽门部的异物。胃石症是胃石引起的上腹部不适、腹痛、腹胀等临床症状，可进一步导致溃疡、出血、梗阻或穿孔等并发症，其发病率逐年增加。

属中医学"食积""积聚""胃痞"等范畴。

一、病因病机

（一）西医学认识

1.流行病学

胃石症临床并不少见。多发于柿子、山楂成熟季节，和盛产柿子、山楂的地区。可发于任何年龄，有资料报道发病年龄最小者仅4岁。患有慢性胃炎、胃溃疡、胃蠕动变缓、胃酸过高、部分幽门梗阻、部分胃切除等，胃功能减弱者，忌食含有果酸、果胶、鞣质（单宁）、矢布醇的柿子、山楂、黑枣等生冷食物和不易消化的食物纤维等，均可发生结石。

2.发病机制

胃石是胃内形成的异物凝固块或硬块，既不能被消化，也不易通过幽门，为内源性胃异物。根据胃石的成分主要分为植物性胃石、动物性胃石、药物性胃石和混合性胃石四类。

（1）植物性胃石　主要是空腹食入黑枣、柿子（尤其是不成熟带皮的柿子）、山楂、酸菜、果核、麦皮、椰子、海带、麦壳等所致。山楂、柿子、黑枣等含有大量果酸、矢布醇、红鞣质等，经与胃酸作用后，由胃的机械性收缩辗转再与食物残渣、胃黏液胶结而成胃石。

（2）动物性胃石　多由食入较多的动物毛或头发，在胃内与未嚼碎的肉块，脂肪酸、胶质脂等凝结而成。常混有食物残渣、脱落的上皮细胞和细菌等。因而常有恶臭味和酸腐味。

（3）药物性胃石　多因长期服钙、铋剂等药物、中药残渣、药丸以及钡造影剂等。在一些胃功能较差的患者中，与胃内食物残渣互结，胃蠕动功能降低，久结成胃石。

（4）混合性胃石　主要由毛发和植物纤维凝结而成。患者多有异嗜症或精神病，如咀嚼吞咽头发、毛线、烟头等异物在胃内与食物残渣、胃液等胶结而成。

同时，过量饮酒或胃功能低下的人也易形成胃石症。突然大量饮酒，形成酒精中毒，患者长时昏睡，使胃蠕动减慢，胃功能减弱。加之食入大量不易消化食物，在胃内停留时间过久，凝结而成胃石。

（二）中医学的认识

中医学认为本病多由饮食不节、寒湿凝滞、过食生冷致使脾胃失和，脾失健运，湿浊不化。风、寒、痰、食互结于中焦，日久成石。或脾胃虚弱，运化无力，滞留于胃，复感寒湿之邪，或过食生冷，壅聚中焦，凝结成石。

1.寒湿凝聚

《卫生宝鉴》云："凡脾胃虚弱，或饮食过常，或生冷过度，不能克化，致成积聚结块。"《诸病源候论》载曰："食生冷之物……不能消之，结聚成块，卒然而起，其生无渐，名曰暴症。"均可以说明进食生冷之物，脾胃不能消化，致其停留胃中，结聚成块，并逐渐发生。其症常突然发作，故称暴症。常出现胃脘作痛，或胃痛暴作，恶寒喜暖，得温痛减，遇寒痛重，呕吐痰涎等。素体脾胃虚弱，过食生冷寒凉之品，凝结于胃，复感寒湿之邪。痰湿寒邪互结而成，凝结于胃，胃不得降，气机阻滞不通而发疼痛。

2.食滞痰阻

脾胃虚弱，饮食失节，导致食积不化。

脾胃损伤则脾失健运，不能运化水湿，湿邪郁久而生痰。痰食凝聚则积而成块。《景岳全书·痢疾·论积垢》云："饮食之滞，留蓄于中，或结聚成块，或胀满硬痛，不化不行，有所阻隔者，乃为之积。"说明饮食所伤可成积聚，积聚日久，阻滞气机，则为疼痛满腹；郁久化热，则嗳腐吞酸；气机不畅，胃不能降，浊气上逆，则为呕吐。

3.气滞血瘀

情志不畅，肝失疏泄，肝气横逆犯胃，致使胃不能降。伤于寒凉生冷之食，胃气更伤，无力运化，致使水谷停留，食积中焦，积阻气机，气行则血行，气滞则血凝，血瘀内阻，则痛有定处，固定不移，或刺痛拒按，食后痛甚。

4.久病体虚

脾胃虚弱，复感外邪，或饮食所伤，损及脾胃，胃纳不固，而为呕吐。《万氏家传养生四要》指出："酒客病酒，酒停不散，清则为饮，浊则为痰……""酒毒湿热非常，肆意痛饮，脏腑受害，病发不一。"饮酒太过，脾胃受损，气机升降失常，运化失职，食停于胃，积久成块而发胃石。

二、临床诊断

（一）辨病诊断

1.临床诊断

（1）症状 临床症状依据胃石的性质、大小，对胃功能的影响程度及可能引起的并发症而定。小的胃石可无症状。大的胃石可引起餐后上腹部不适、饱胀或疼痛。柿胃石大多于进食大量柿子后几小时到数天内表现类似急性胃肠炎的症状。如柿胃石不能排出，则和其他胃石症一样，呈慢性间歇性反复发作，常见症状为餐后上腹部不适，两餐间完全缓解。体积较大的胃石，上腹部可有重压感及一定程度的梗阻

表现，或引起黏膜损伤致溃疡及出血。严重者可导致穿孔和腹膜炎。

（2）体征 上腹部压痛。较大的胃石可扪及光滑且能移动的硬块，可被误认为肿块。常伴有贫血现象。

2.相关检查

（1）实验室检查 部分患者可呈小细胞低色素性贫血。柿胃石患者初发期有时粪中可见柿皮样物。有出血者大便潜血可呈阳性反应。

（2）X线检查 在胃充气情况下立位腹部平片可显示不透光胃石的团块影位于胃腔；透光胃石则需作胃钡剂造影才能确诊，表现为游离可动的团块使胃呈现充盈缺损，圆形、卵圆形或略有不规则的充盈缺损影可随蠕动或触诊而复位，其特征可和胃内肿瘤相鉴别。一般柿胃石体积较大，有时柿胃石可分成数块，各种形态不一。

（3）纤维内镜检查 纤维内镜下可直视观察胃内结石的形态、性状等。植物性胃石因结块成分不同，可呈黄色、棕色、褐色或绿色，常为圆形、椭圆形的单个或多个游离团块。毛胃石一般为黑色或棕褐色，呈"J"形或肾形，可充满胃体或伸入十二指肠。纤维内镜还可了解胃部是否合并胃炎、溃疡等其他征象，必要时还可钳取结块成分或并发症的胃组织进行分析。因此，有条件的医院疑胃石症者应把纤维内镜检查作为首选的诊断手段。

（4）B超检查 B超对胃石诊断有一定帮助。通常嘱患者饮水500~1000ml，坐位或半卧位检查，可见到胃内有界限清晰的强回声团块影像，浮于水上层，并可随体位变化或胃的蠕动而改变位置。

（二）辨证诊断

胃石症多由饮食不节、过食生冷，致使脾胃失和，脾失健运，湿浊不化。风寒、痰、食互结于中焦，日久成石。或脾

胃虚弱，运化无力，滞留于胃，复感寒湿之邪，或过食生冷，壅聚中焦，凝结成石。

望诊：神疲乏力，面色萎黄或面色黯，大便溏薄或黑便，舌暗淡体胖或紫暗，苔白厚而腻。

闻诊：口气秽臭，大便腥臭等。

问诊：胃脘部胀痛，泛酸，胃灼热感，不欲饮食，恶心欲呕，乏力，便溏等。

切诊：上腹部不定型活动性包块，边缘清晰，四肢不温，脉沉缓或弦紧。

1. 脾胃虚弱型

临床症状：多见于儿童和年老体弱者，食过柿子等物后，出现腹痛胃痛按之痛减，恶心呕吐，厌食，上腹部不定型活动性包块，边缘清晰，四肢不温，神疲乏力，面色萎黄，大便溏薄，舌暗淡体胖，苔白厚而腻，脉沉缓或沉弱。

辨证要点：上腹部有活动性包块。素体虚弱，胃功能低下，进食不容易消化的食物后，上腹部胀痛，按之则稍减。恶心呕吐，厌食，神疲乏力，大便溏，舌淡苔白，脉沉弱。

2. 食滞痰阻型

临床症状：上腹部有活动性包块。胃脘疼痛不适或沉坠胀满感。多发于食入柿子、黑枣、异物后，恶心呕吐，吐出少量清液或黏液或呕吐泛酸。平卧时上腹隆起，边缘清楚，质硬，触之可移。甚或腹痛如绞，呕血、黑便，舌质紫，苔白厚，脉弦滑或弦数。

辨证要点：上腹部有活动性包块。轻则胃脘疼痛胀满，恶心呕吐泛酸；重则腹痛如绞，呕血黑便，舌质紫，苔白厚，脉弦滑或弦数。

3. 寒湿凝滞型

临床症状：上腹部有活动性包块，质硬。胃脘痛突然暴作，恶寒喜暖，得温痛减，遇寒痛甚，喜热饮，呕吐痰涎。舌淡苔白，脉弦紧或弦数。

辨证要点：上腹部有包块，质硬，推之可移，胃痛暴作，恶寒喜暖，呕吐痰涎，舌淡苔白，脉弦紧或弦数。

4. 瘀血内阻型

临床症状：胃脘疼痛或刺痛，痛有定处，按之痛甚。恶心欲呕，胀满嗳气，反复发作，日久不愈。触之可见上腹部活动性积块，边缘清，推之可动，有压痛，平卧时上腹隆起。病久体重下降，精神衰退，面色黯，大便不爽或黑便，舌质紫暗有瘀斑，苔薄黄，脉弦涩或弦而有力。

辨证要点：胃脘刺痛，痛有定处，按之痛甚；胀满嗳气，恶心欲呕，反复发作；面色黯，舌质紫暗，有瘀斑，脉弦涩或弦而有力。

三、鉴别诊断

（一）西医学鉴别诊断

1. 与急性胃炎的鉴别

两者都有上腹部不适或疼痛，食欲减退，恶心呕吐等。但急性胃炎上腹部触及不到包块，抗感染治疗后各种临床特征可以消失。胃石症可在上腹部触及圆滑移动的包块。抗感染治疗虽可缓解症状，但上腹部包块仍存在。

2. 与消化道溃疡鉴别

两者均有上腹部疼痛。胃及十二指肠溃疡之上腹疼痛多是长期的反复发作的和节律性疼痛，常伴有烧灼感和泛酸等症状。胃石症疼痛，多有突然发作，疼痛拒按，常伴有恶心呕吐或大便秘结。

3. 与胃癌的鉴别

两者虽在上腹部都可触及肿块。但胃癌肿块质硬，边界清楚，表面呈结节状，推之不移，常伴有黑色大便。胃石症肿块边界虽清楚、质硬，但表面不光滑，推之可移动，常伴大便干燥。X 线检查在胃充气情况下立位腹部平片可显示不透光胃石侵犯胃泡的团块影；透光胃石需做胃钡剂造影才能确诊，表现为游离可动的团块，使胃呈现充盈缺损，圆形或略有规则的充盈缺损，可随蠕动或触诊而移位。

内镜检查仍为推荐首选的检查诊断方式。

（二）中医学鉴别诊断

1. 与上腹胀痛的鉴别

凡胃痛暴作、得温痛减、遇寒痛重、喜热饮，苔薄白，脉弦紧者为寒邪客胃、气机阻滞。患者多有感寒或过食生冷史。凡脘腹胀满不食、得矢气后胀减、嗳腐吞酸，或吐食、苔厚腻、脉滑者为情志不舒饮食停滞。患者多有暴食史致胃中气机阻塞，病证较轻。凡胃脘胀痛、痛有定处而拒按，按之痛甚，或有针刺感、食后痛甚、舌质紫黯，或有瘀斑、瘀点脉涩者为瘀血停滞。气为血帅，血随气行，气滞日久，则导致血瘀内停，故病证较重。

2. 与呕吐的鉴别

凡呕吐酸腐者为食滞内阻、浊气上逆。呕吐清水痰涎者为痰饮内停，胃气不降之证。

3. 与腹泻的鉴别

凡大便溏泻者为脾胃虚弱、运化无权、水谷不化，为虚证。凡泻下粪便如败卵者，为食滞肠胃。食物不化为宿食停滞之征，大便干燥，则为食滞日久，郁久化热。

4. 纳呆的鉴别

凡脾阳不振、运化失常而饮食减少者为虚证；凡食阻中焦不思饮食者为宿食内停之象。

5. 病邪主次的鉴别

上腹胀满不适、嗳气、纳差、呕吐、苔白腻、脉弦滑等症，以气机不畅、湿阻中焦为主。上腹胀痛拒按、腹块坚硬、苔白质黯、脉弦细，以血瘀为主。

6. 正邪盛衰的鉴别

凡病程较短，腹胀痛轻微或伴恶心呕吐、纳差、精神尚佳、苔白、脉弦滑者为邪气盛、正不衰。凡病程较长、脘腹胀痛而拒按、纳差、大便溏泄或秘结、体瘦乏力、面色苍白、精神欠佳、舌质暗、脉沉细者为正衰邪盛。

四、临床治疗

（一）提高临床疗效的基本要素

1. 辨虚实，分缓急，审因求治

胃石症可发于任何年龄，但以儿童及老年人为多，究其原因多为脾胃虚弱，运化水谷乏力；或过食生冷，伤及脾胃所致。《卫生宝鉴》云："凡人脾胃虚弱，或饮食过常，或生冷过度，不能克化，致成积聚结块……"西医学研究表明，凡有胃炎、胃酸过高、胃溃疡、胃排空障碍、高度胃扩张、部分幽门梗阻及年老体弱等，引起胃蠕动变缓，加上过食生冷之柿子、黑枣等食物，使之在胃内滞留胶结成石。两者观点基本相同。可见胃石症是以脾胃虚弱贯穿于始终。脾胃虚弱，蠕动无力是形成胃石症的根本所在。《诸病源候论》载曰："食生冷之物，不能消之，结聚成块，卒然而起，其生无渐，名曰暴症。"这说明胃石症常起病较急，常出现食欲不振，腹胀，或喷射性呕吐，痉挛性疼痛等标实之证。此为本虚标实，虚实夹杂之证。若遵循急则治其标，单用消食导滞，破瘀散结，通里攻下之品，虽能去痫，但势必造成正气更虚，而病情延愈。临床治疗应在健脾益气的基础上，给以破瘀散结，消食导滞之药。才能达到事半功倍之效，才能提高临床治疗效果。

2. 中西结合，优势互补

胃石症的治疗西医学多采用器械或手术解决，若单用纤维胃镜、十二指肠镜、

活检钳等直接碎石取石，则极易损伤胃黏膜，胃石较大者碎石后逐个取出，重复操作，加大患者痛苦；单用中药治疗，患者虽无大痛苦，但疗程较长，势必给患者带来较多麻烦。临床治疗要采用中西医结合治疗。使其优势互补，提高疗效，缩短疗程。先用纤维胃镜、十二指肠镜、活检钳、碎石器械等，将胃石钳碎或微爆碎石，然后服用中药消导之剂，将碎石从肠道排出。或化石药物与中药同服，既能消除化石药物不良反应又能缩短疗程，提高疗效。

3. 临床用药重在消积导滞

《严氏济生续方》云："夫积者，伤滞也，伤滞日久，停留不化，则成积矣。"说明胃石症是"食积"所致，是"积证"。临床治疗要重用消积导滞之品。一般治疗胃石症鸡内金为必用之品，配以神曲、麦芽、莱菔子、砂仁、厚朴、川楝子、槟榔、延胡索、枳实、青皮等行气消积之品。并佐以破瘀消积软坚散结、通里导滞之大黄、芒硝、三棱、莪术、穿山甲（现已禁用，需以他药替用）等，增强消石排石之力，使胃石消溶，或从肠道排出，提高临床治疗效果。

（二）辨病治疗

1. 一般治疗

适用于胃石形成时间较短，质地不太坚硬者。

（1）碳酸饮料　常用的碳酸饮料为日常生活中的可乐饮料，其作用机制为饮料中碳酸溶液溶解胃液中的黏液、胃石中的某些成分，可乐中的二氧化碳气泡透过胃石表面膨化、融化其内的致密结构，使之崩解，便于胃石排出。

（2）碱性药物　可服碳酸氢钠2g，每日3次，或氢氧化铝胶10ml，每日3次。这些碱性药物可软化柿石，便于胃柿石从肠道排出。

（3）胃内灌注　以5%苏打水反复灌注冲洗，并适当腹部外加压，使黏着的黏液逐渐溶解，胃石因而缩小，以便自幽门排出。亦可用番木瓜蛋白酶500g，加碳酸氢钠溶液胃内滴入；或乙酰半胱氨酸钠胃内灌注，使胃石溶化。

（4）胃酶片，每次3g，每日4次。胰酶片，每次2g，每日3次。或给以液状石蜡及双醋酚汀等口服。

（5）动物性胃石如羊脂形成的胃石，可定时饮热水、醋等使羊脂皂化渐渐缩小以至融溶。

2. 纤维胃镜取石

（1）破碎法　在纤维胃镜下将胃石移至窦部用异物钳、活检钳、圈套器破坏胃石圆滑的表面，或用纤维胃镜端碰击胃石，并使胃石尽可能破碎，使胃石从肠道排出。此种方法简单方便。

（2）纤维胃镜下液电冲击波碎石、钬激光碎石等碎石技术　这些碎石方式均需使用特殊仪器设备。全程可在直视下进行，但使用中仍需注意避免损伤正常胃组织。面对较大或质地坚硬的胃结石，仍有无法达到预期效果的可能。

3. 外科手术治疗

胃结石较大、坚硬难溶，经内科治疗、内镜下碎石等治疗未能奏效，或并发较严重、出血、穿孔或梗阻者，以采用外科手术治疗为宜。

（三）辨证治疗

1. 辨证施治

（1）脾胃虚弱型

治法：健脾和胃，消石散结。

方药：六君子汤加减。

药用：党参10g，半夏9g，陈皮12g，茯苓21g，白术6g，鸡内金30g，槟榔10g，神曲12g，三棱6g，莪术10g。

加减：痛甚加延胡索6g，川楝子9g；

呕吐者加竹茹 6g，生姜 6g。

（2）食滞痰阻型

治法：消食导滞，化积开胃。

方药：小承气汤合保和丸。

药用：半夏 6g，茯苓 15g，神曲 12g，莱菔子 9g，陈皮 9g，连翘 15g，大黄 15g，枳实 6g，厚朴 9g，鸡内金 15g，炒山楂 6g。

加减：腹胀腹满，食欲不振加砂仁 3g，麦芽 10g；大便不通腹痛者加延胡索 6g，大黄（后下）、槟榔各 6g。

（3）寒湿凝滞型

治法：温中化石，消积和胃。

方药：消积理中汤。

药用：党参 9g，白术 9g，茯苓 15g，干姜 6g，鸡内金 15g，大黄（后下）6g，芒硝 15g，白芍 15g，地骨皮 12g，三棱 6g，莪术 9g。

加减：痰湿重加半夏 6g，厚朴 9g，枳实 6g；有热者加黄连 3g，连翘 9g。

（4）瘀血内阻型

治法：活血化瘀，消石散结。

方药：桃仁承气汤加减。

药用：大黄 10g（后下），芒硝 15g，桃仁 9g，当归 12g，芍药 12g，丹参 15g，鸡内金 15g，神曲 12g，焦山楂 12g，陈皮 9g。

加减：瘀血较重者加红花 6g，三棱 6g，莪术 6g；兼有瘀热者加丹皮 21g，琥珀 3g（冲服）。

2. 外治疗法

（1）体针　取足三里、天枢穴。如胃纳差加中脘；呕吐加中脘、内关；脾胃虚弱，加脾俞；寒凝积滞可用艾条灸中脘；疼痛加阴陵泉、太冲。每次取 2~3 穴，每日或隔日 1 次，10 次为 1 疗程。

（2）耳针疗法　取胃、脾、皮质下、交感、神门、内分泌。每次选 2~3 穴，强刺激，留针 30 分钟。

（3）按摩挤压法　可于腹壁外用手按摩挤压使结块破碎。或轻轻按摩上腹部肿块处，有的患者经按摩或严重呕吐后，胃石可松解消失。

（4）药物外敷法　大黄 30g，鸡内金 30g，神曲 15g 共研细末过 100 目筛为 1 次量。用醋调成稠糊或饼状，用白布 6cm×8cm 固定于胃腔部 3~5 小时后，去除药饼，每日 1 次，连续敷用 10 天为 1 疗程。

3. 成药应用

保和丸：每次 10g，每日 3 次。温开水送服。主治食积停滞、胸脘痞满、嗳气吞酸、腹胀、食欲不振。

木香槟榔丸：每次 10g，每日 3 次，开水送服。主治胃肠湿热积滞、气结腹满便秘，为泻下健胃剂。

枳实导滞丸：每次 10g，每日早晚各 1 次，口服。主治积滞内阻、生湿蕴热，症见胸脘痞闷、腹痛后重，或大便秘结、小便黄赤、舌红苔黄腻、脉沉实者。

枳实理中丸：每次 1 丸，每日 2 次，开水送服。主治中焦虚寒腹痛，可除痞满、逐痰饮。

4. 单方验方

① 消食散：神曲 15g，炒麦芽 15g，吴茱萸 6g，焦槟榔 10g，赤芍 15g，青皮 10g，鸡内金 10g，厚朴 10g，大黄 6g，大腹皮 10g。水煎服，每日 1 剂。本方适用于胃石症有上腹沉坠不适，胀满疼痛，恶心呕吐，便秘，腹部包块等症状者。

② 平胃散：陈皮 10g，厚朴 10g，苍术 10g，炙甘草 6g。主治胃结石脾胃湿盛之不思饮食、胃腹胀满、恶心呕吐、便溏、舌苔白腻而厚者。

③ 调胃承气汤：大黄（去皮酒洗）9g，芒硝 12g，炙甘草 6g。主治腹胀满拒按、苔黄、脉滑数之胃石症。

④ 良附丸：高良姜 10g，香附 6g。主治胃脘胀痛、喜温喜按之胃石症。有疏肝行气，逐寒止痛功用。

⑤大承气汤加味：广木香10g，砂仁（后下）5g，制大黄（后下）10g，枳实10g，芒硝（冲）10g，炒白芍30g，鸡内金10g，炙甘草10g。水煎服，每日1剂。适用于胃石症，大便不通，上腹疼痛伴饱胀、嗳气、冷酸、食入即吐者。

⑥温脾消石汤：苏梗9g，厚朴12g，吴茱萸3g，高良姜3g，内金15g，槟榔15g，炒三仙各15g，枳壳15g，川军15g，苍术9g，莱菔子30g。每日1剂，水煎服。适用于中焦寒湿、食滞不化之胃石症。

⑦软坚散结汤：苍术15g，厚朴15g，陈皮12g，莪术15g，三棱12g，内金（醋制）10g（研末冲服），牡蛎30g，生瓦楞子15g，昆布15g，海藻15g，槟榔15g，大黄15g，枳实5g。每日1剂，水煎服。适用于胃石症之口臭、纳呆、脘腹胀满且疼，大便干结等实证者。

⑧健脾化滞汤：党参12g，白术15g，茯苓12g，枳实12g，三棱6g，莪术6g，麦芽9g，陈皮12g，半夏曲9g，甘草6g。水煎服，每日1剂。适用于胃石症脾胃虚弱者。

⑨槟榔消石汤：槟榔12g，枳壳10g，厚朴12g，三棱15g，莪术15g，焦三仙各12g，白芍15g，木香6g，陈皮10g。年轻体壮，病程短者加大黄10g，牵牛子5g；年龄大，体虚者加黄芪20g，三棱、莪术均减为10g；病程长，有虚寒之象者加附子8g。

⑩化痰消石汤：金钱草30g，鸡内金30g，海金沙20g，炒莱菔子20g，陈皮20g，枳实20g，苍术20g，大黄20g，甘草5g。水煎服，每日1剂。适用于胃石症，痰食互结之恶心呕吐，嗳气频繁，吐酸水者。

⑪胃石汤：鸡内金（研末冲服）12g，炒麦芽30g，炒莱菔子15g，槟榔15g，草果10g。病程短、形体壮实者合大承气汤；大便潜血者加白及、炒大黄；病程长，结石坚固难化者加三棱、莪术祛瘀散结；若体虚势缓，力不耐攻者合半夏泻心汤。每日1剂，水煎分2次服。

⑫消积活血汤：青皮10g，陈皮10g，焦三仙各10g，三棱10g，莪术10g，焦槟榔10g，海蛤粉15g，香附10g，枳实10g，延胡索粉3g（冲服），鸡内金10g（研末装胶囊分服）。水煎服，每日1剂。适用于食积不化，蕴结于胃，气滞血瘀之腹痛时有拒按或按之痛甚，时有胃灼热，大便干，舌苔薄黄，舌质稍暗，脉弦细之胃石症。

⑬消食散结汤：白芷12g，干姜9g，陈皮10g，延胡索10g，半夏10g，炒莱菔子15g，槟榔10g。水煎服，日1剂。适用于脾胃虚弱之胃石症。

⑭消柿石散：白芷12g，干姜9g，陈皮10g，延胡索10g，半夏10g，炒莱菔子15g，槟榔10g。将柿肉或柿皮、黑枣焙焦存性，研为细末，鸡内金生用研细为末，按2：1的比例混合每日3次，饭前服，每服6g。10天为1疗程。本方来源于民间的"对食丸"，即因哪种食物而伤食，就用该食物焙焦存性研末冲服，加上消积化滞的鸡内金疗效更为显著。

⑮胃石散：鸡内金50g，青皮20g，陈皮20g共碾粉过200目筛而成散剂。取10g，饭前30分钟温水送服，每日3次，3天为1个疗程。本方适用于各型胃结石。

五、预后转归

胃结石一般经碎石后可自行从肠道排出，或经中药溶石排石后胃石消失。排石后经调理治疗一般无后遗症。

由于胃石机械性磨损胃黏膜，往往可引起黏膜损伤性溃疡出血，严重者可致穿孔和腹膜炎。原有胃炎和溃疡的患者，因胃酸分泌增多，再进各种干鲜水果及生冷物品，易导致胃内结石，反之胃内结石也可加重原有胃部疾患的病情，或诱发胃炎或溃疡，二者常互为因果。胃石引起的溃疡，80%发生于胃小弯，胃石取出后炎症、溃疡常可自愈。

体积较大的胃石，常并发幽门梗阻，胃石排出后可自然消失。若胃石进入肠道，可引起肠梗阻，按肠梗阻处理。

胃石症伴有胃恶性病变者，极罕见。一旦胃石症诊断成立，经中医消石，西医保守治疗胃石消失者，一般预后良好，如并发症严重，有出血、休克倾向者，则应及早外科手术治疗。

六、预防调护

（一）预防

（1）患有胃炎、胃酸过高、脾胃虚寒、胃排空障碍、部分幽门梗阻或高度胃扩张患者，及年老体弱者，在劳累后、空腹或饥饿时，最好不吃或少吃柿子、黑枣、山楂之类易成石食物。

（2）不可食用未成熟及未去皮的柿子，也不要与白薯或香蕉一起吃，因白薯和香蕉可刺激胃酸分泌，容易导致胃石症发生。

（3）避免过多食入柿子、黑枣、山楂、果核等干鲜果品，特别是柿子，食用前应去皮，空腹时少食或不食。

（4）警惕食入带毛发的食物。尤其是慢性胃炎及溃疡的患者更应注意。警惕有异食癖患者随意摄入。

（5）合并幽门梗阻及手术后的患者，应少食高纤维的食物，进食应注意细嚼慢咽，以防形成胃内结块。

（6）避免酗酒、醉酒等导致胃肠功能失调情况出现。

（二）调护

1. 护理

（1）早期发病的胃石症患者，一般情况尚好，生活多能自理，定时测量体温、脉搏、呼吸、血压。此时患者由于胃内积块而不能正常进食，并常有呕吐，所以要注意观察其24小时出入液量，注意水电解质的平衡，必要时给予支持疗法；对呕吐患者要注意其口腔卫生。对采取手术治疗者，术后可根据病情辨证施护，按照外科术后护理常规护理。

（2）胃石较大，伴有慢性消耗症状者，常引起患者及家属的疑虑、恐惧，一旦确诊，当及时说明病情，做好解释工作。

（3）避免进食生冷、油腻、刺激性食物，减少高纤维食物，少食多餐，生活要有规律。

（4）注意观察病情，住院患者出现呕血、黑便、疼痛加剧时，应及时报告医生。

2. 药物康复

对康复阶段患者，可继续辨证选用健脾和胃、补气养血的药物和方剂。如党参、茯苓、白术、苡仁、山药、玉竹、石斛、黄芪、当归、赤芍、陈皮等药物。汤剂或丸剂有：参苓白术散、四君子汤、八珍汤、麻仁滋脾丸等可促进康复。对术后或有并发症者，还可针对具体病情采用中西医综合疗法或理疗等，以促进康复。

3. 食疗

脾虚不复、食欲不振、舌淡、苔白者，可食用参苓粥（《圣济总录》），即党参30~40g，茯苓15~30g，生姜6~10g，水煎去渣留汁入粳米100~150g煮粥，临熟时下鸡子一枚及盐少许，继续煮至粥熟而成。常食此粥能健脾益气。

脾胃虚寒者，食性偏温热；食欲不佳者，可在色香味上调剂饮食，并应以清淡饮食为主。食物以营养高而量少为好，禁忌辛辣刺激及硬固食品。

七、专方选要

枳实消石汤：枳实12g，鸡内金12g，大黄6g，三棱12g，莪术15g，陈皮10g，厚朴 12g，苍术 12g，白术 12g，焦三仙各 15g。本方适用于胃石症突然发作之实证者。体虚、年龄大者加黄芪 15~30g；体壮实、年轻者加焦槟榔 10g。水煎服，每日 1 剂。

消导承气汤：厚朴 6~15g，枳实 6~15g，大黄 6~15g，鸡内金 10~20g，焦三仙 10~20g，槟榔片 10g。水煎服，日 1 剂。气虚加党参或人参；呕吐者加半夏、旋覆花；腹痛加延胡索、白芍；大便稀酌减大黄。

旋覆代赭汤：旋覆花 10g，生赭石 20g，半夏 10g，槟榔 10g，鸡内金 10g，香附 10g，白术 10g，莱菔子 10g，川大黄 6g（后下）。适用于胃石症，食积不化，蕴结于胃，病程不超过 1 周，气滞血瘀者。水煎服，日 1 剂。病程超过 1 周者，治疗以消滞散积，行气活血为主，处方以桃仁承气汤化裁：桃仁 10g，川大黄 10g（后下），芒硝 6g（冲），丹参 20g，木香 6g，桂枝 6g，白芍 15g，内金 10g，莪术 10g，枳实 10g，炙草 10g，厚朴 10g，莱菔子 10g。水煎服，日 1 剂。

桃仁承气汤加味：桃仁 10g，丹参 12g，大黄 10g，芒硝 6g，木香 6g，桂枝 6g，白芍 6g，鸡内金 6g，莪术 6g，枳实 6g，炙甘草 6g，厚朴 6g。每日 1 剂煎服。症见恶心呕吐，不思饮食，食则呕吐加剧，时有胃灼热，口有酸味，痛时拒按，大便偏干，舌苔薄黄偏腻、舌质稍暗，脉弦细略滑。

加减六磨汤：大黄 10g，槟榔 10g，木香 10g，陈皮 10g，三棱 10g，莪术 10g，苍术 10g，白术 10g，沉香 6g，枳实 15g，神曲 15g，麦芽 15g，山楂 15g，厚朴 15g，鸡内金 20g。水煎服，每日 1 剂。分 2 次温服。适用于胃柿石症。体虚年龄大者加党参 10~15g，黄芪 15~30g；体实年龄轻者加槟榔为 15~20g。

八、治疗共识

（一）病因病机的研究

胃石症形成的原因种类较多。一般多由于在盛产柿子地区和柿熟季节，进食大量柿子、黑枣果核等生冷酸涩食物所致，或因进食纤维性蔬菜，植物残渣等而致。动物性结石如羊脂类、瘦肉类、毛发混杂类等较少见。也有报道因食黏米面而成胃石者。其机制多由食滞于胃，饮食内停，损伤脾胃，脾失健运，气机阻滞，痰湿凝结，积聚成块而形成胃石。钟氏和张氏认为胃石形成的主要原因在于脾胃虚弱。如胃炎、胃酸过高、胃排空障碍、胃部分切除后、部分幽门梗阻等。致使脾胃运化功能降低。过食生冷寒涩之品，使脾胃更伤而脾失健运，气机阻滞，痰食凝聚而成胃石。临床有食积、痰积、热积、寒积之分。

西医学研究表明：柿子、山楂、黑枣等，所富含的鞣酸、胶酚、树脂等在胃酸的作用下，易形成大小不等的黏稠团块，加上食物中的纤维、食物残渣等，在胃蠕动的搅拌下形成不能通过幽门排出的大团块。经胃碾转而成胃石。马氏报道柿子所含鞣酸，成熟果实含量不足 1%，而未成熟果实含量可达 25%；鞣酸与胃酸结合成为不溶于水的鞣酸蛋白而沉于胃内。李氏报道柿子与黑枣中含有 14% 的胶质和 7% 的果胶，未成熟的柿子含有大量柿涩酚。这些果胶、胶质、柿涩酚与胃酸结合后产生凝块，将沉淀物和残渣聚集，越积越大而成团块。

关于山楂胃石成因目前尚有争议，有待科研工作进一步研究与验证。徐氏报道认为，山楂是营养丰富的水果，所含的果胶、鞣质，同形成胃石有密切关系。生山楂含果胶高达 6%~7%，山楂越不成熟，所含果胶越多，亦越容易胶凝；适合于胶凝的 pH 值为 2.0~3.5。pH 为 3.1 时胶凝的硬度最大,而 pH 值过低或过高时,不能使果胶胶凝。一旦进食大量生山楂后,如胃内环境又有适合果胶胶凝的 pH 值时,就可在胃内凝结成块。此外,山楂还有少量的鞣质亦易于形成胃石。

王氏根据 9 例山楂胃石的体内环境模拟成石试验,提出空腹吃山楂后饮茶、饮酒及饮食中增高胃液酸度的情况是主要诱发因素,至于山楂胃石形成的原因尚不明了,认为由富含多酸的山楂在酸性环境中更易溶出一些尚不了解的成分在某种个别或诱发因素影响下产生凝固反应而成石。

(二)辨证思路

本病临床上以上腹部疼痛胀满,或上腹部可触及硬块为主症,常有嗳气、恶心、呕吐、食欲不振,病久则出现乏力、消瘦、贫血等慢性消耗症状。其形成多由饮食不节,食滞于胃,积聚成块,脾胃受损,阻碍气机所致。临床上有食积、热积、寒积、痰湿之分,更有虚、实、寒、热之别。一般儿童、年老体弱者多为脾胃虚弱。平素脾胃虚弱,饮食不节,食积不化,蕴结于胃。脾胃受损,气机不畅,气滞则血凝,出现一系列虚实夹杂之症。治疗当遵坚者削之的原则,给以健脾培土,消滞散结,活血化瘀为主;青壮年体质较好者多出现实证、热证。如胃脘灼热疼痛,得热加重,伴口臭、口苦、咽干、大便干结,苔黄腻等。治疗应以消食导滞、通里攻下、清热散结为主。属食积者,脘腹痞闷沉重,口吐痰涎,口淡不渴,苔白腻,多因过食生冷之物,聚结于胃,脾胃受损,胃失和降所致;属热积者,胃脘灼热疼痛,得热加重,伴口臭、口干、苔黄腻,多因积滞日久化热所致;属痰湿者,上腹痞满,有重压感,呕吐痰涎,食欲不振,苔白腻,则因积滞于胃,脾失健运,痰湿内生,阻遏

气机所致。

以上诸因,滞胃日久,蚀伤胃膜,形成溃烂,胃络受损,波及血分,可致胃病加重,久之气血化生乏源,出现虚实夹杂之候。

(三)治法探讨

早在《内经》中就有"坚者削之,留者攻之,结者散之,客者除之"的治疗原则,后人多循此法治疗本病,取得较好的疗效。如崔雅庭等,自拟消导承气汤(厚朴 6~15g,枳实 6~15g,大黄 6~15g,鸡内金 10~20g,焦三仙 10~20g,槟榔片 10g)治胃石,气虚加党参或人参;呕吐加半夏、旋覆花;腹痛加延胡索、白芍,治疗 9 例胃结石,服药最少 4 剂症状消失,最多 13 剂,后经 X 线钡餐造影,均获痊愈。

据马山报道,药用槟榔 14g,大黄 8g,半夏、鸡内金、莱菔子、三棱、莪术各 12g,焦三仙 20g,钩藤 15g,丹参 30g,陈皮、连翘、茯苓各 9g,青黛、甘草各 6g。水煎服,1 日 1 剂,治疗 15 例,分别服 4~15 剂,均获痊愈。

钟畏三等中医以温胃健脾、破瘀软坚、攻里通下法治疗 23 例,痊愈 20 例(其中 2 例最后 1 周加用 5% 碳酸氢钠洗胃或服碳酸氢钠),治愈率为 86.9%。其中 8 例胃石大于 6cm×8cm。见效最短 10 天、最长 90 天,在第 24 天前后排石者较多,3 例(分别服药 37、86、158 天)无效,手术 11 例,另 1 例入院不久死亡。其认为本病系过食寒涩之品,中伤脾胃所致,因此治以温中健脾、破瘀散结、攻里通下法。用附子、麻黄、桂皮、良姜、吴茱萸温化寒湿兼温阳,三棱、莪术、桃仁赤芍破瘀散结。无严重并发症的,宜先中西结合治疗,经 3 个月无效考虑手术。对于合并急性胃穿孔或穿通性胃溃疡、巨大胃石合并急性胃扩张、胃大出血、幽门梗阻、肠梗阻者,应

积极采用手术治疗。

张淑娥认为胃石症为食积不化，蕴结于胃气，气滞血瘀所致。治疗应以消滞散积，活血行气为主。方用青皮10g，陈皮10g，焦三仙30g，三棱10g，莪术10g，焦槟榔10g，海蛤粉15g，香附10g，枳实10g。水煎服，每日1剂。同时用延胡索粉3g冲服，鸡内金粉10g（装胶囊分服）。并加服能使柿团松软、碎裂的碳酸氢钠每次1g，每日3次。临床取得了较为满意的效果。

张景江认为胃石形成在1周以内者用旋覆代赭汤加减，胃石形成在1周以上者，运用桃仁承气汤加减治疗。共治疗5例，3例病程在1周以内者，服药3剂，便行痛止诸症消失。2例病程在30天以上，服药15天诸症消除。均经钡餐检查，胃内透亮区完全消失。

（四）分型证治

目前临床上仍以食滞痰阻、寒温凝聚、血瘀内结三型为证治原则：过食酸涩之果固然是形成胃石症的主要原因，但患者素有胃疾、脾胃虚弱也是造成胃石症的重要内在因素，临床分型应加上脾胃虚弱型，因此临证时辨证处方应灵活兼顾。现分述如下。

1.脾胃虚弱型

以六君子汤化裁。常用药物为党参、半夏、陈皮、茯苓、白术、鸡内金、槟榔、神曲、三棱、莪术。痛甚加延胡索、川楝子。

2.食滞痰阻型

消食散合二陈汤加减。常用药物为神曲、炒麦芽、焦山楂、焦槟榔、鸡内金、赤芍、厚朴、大腹皮、大黄、吴茱萸、茯苓、半夏、陈皮、炙甘草。痰湿较重兼有食滞、苔腻者，加苍白术、焦楂炭以燥湿健脾；脾虚重者，加六君子汤，健脾和中以扶正气。

3.寒湿凝聚型

良附丸合正气天香散，常用药物为高良姜、香附、乌药、干姜、紫苏、陈皮、香附。寒甚者，可加吴茱萸、附片；兼见脘腹痞闷、纳呆、嗳气或呕吐者，是为寒挟食滞，可加枳实、鸡内金、半夏、焦槟榔等以消食导滞，温胃降逆。

4.血瘀内结证

膈下逐瘀汤，常用药物为当归、赤芍、川芎、桃仁、红花、五灵脂、丹皮、乌药、延胡索、香附、枳壳、甘草。加川楝子、三棱、莪术、生龙牡粉等以祛瘀软坚散结。如积块大而坚硬作痛，可合鳖甲煎丸以化瘀软坚，并有补益之功。或加六君子汤以补益脾胃，攻补兼施。

（五）中药研究

目前一般认为胃石经中药治疗后，胃石消失的机制有二：一为溶解；二为碎石后随胃蠕动进入肠道，最后排出体外。

从治疗本病的方药来看，既有健脾和胃，消积化食药物，以促进胃液分泌，增加消化功能，有助于分化、吸收；又有行气破结之品，以加强胃肠蠕动，排除胃肠积气积物，重在攻坚破结，结合通腑泻下，使积滞从肠道排出。体现了中医既注重局部又重视整体的特色。

从临床资料证明鸡内金、神曲、山楂、麦芽、莱菔子等，健脾开胃，消食化滞。大黄、枳实、厚朴、三棱、莪术、槟榔、龙骨、牡蛎、瓦楞子等药具有软坚散结、化瘀通里、溶碎排石之效，相互配伍，具有消石、排石的功效，结合辨证，可取得显著疗效。

现代药理研究及动物实验证明，枳实、鸡内金可促进胃肠蠕动；厚朴、陈皮、白术可调节胃肠平滑肌；鸡内金还可使胃液分泌量及酸度增加且加快胃排空；神曲、麦芽含大量消化酶，故可助于消化。

主要参考文献

［1］于皆平，沈志祥，罗和生. 实用消化病学
  ［M］. 第2版，北京：科学出版社，2007：402.

［2］刘贞，冯佳，刘文格，等. 上消化道异物
  330例临床诊治分析［J］. 临床内科杂志，
  2018（06）.

［3］崔艳霞，丁辉，杨玉秀. 碳酸饮料溶石联
  合内镜碎石术治疗植物性胃石症的效果
  分析［J］. 中华胃肠内镜电子杂志，2017
  （01）.

［4］柳舟，董卫国，刘玉兰，等. 雷贝拉唑与
  兰索拉唑对幽门螺杆菌阳性的消化性溃疡
  患者安全性与有效性的Meta分析［J］. 临
  床内科杂志，2014（09）.

［5］金世禄，徐燕平. 胃石症的类型及诊治
  进展［J］. 中华临床医师杂志（电子版），
  2012（01）.

［6］许亚男，吴龙奇. 76例胃结石患者内镜治
  疗与药物保守治疗效果的比较分析［J］. 临
  床内科杂志，2020，37（01）.

［7］孟凡涛. 钬激光碎石术与传统术式治疗胃
  结石的临床比较研究［J］. 中国中西医结合
  消化杂志，2017（12）.

［8］高咏梅，刘云峰. 胃镜联合口服药物序贯
  治疗胃石症疗效观察［J］. 河北北方学院学
  报（自然科学版），2016（06）.

［9］张舒静，陈星，汪嵘，等. 上消化道结石
  103例的内镜特点及治疗分析［J］. 中华临
  床医师杂志（电子版），2015（01）.

第六节　肠结石

肠结石又叫粪石，是指进食柿子、山楂、果核、毛发及异物等不易消化的物质，在肠腔部位凝聚日久所致的结石。常引起腹胀、腹痛，或痛如刀绞，大便干燥不通，或腹痛拒按频繁呕吐等肠梗阻表现。

多发生在小肠部位，也有发生在乙状结肠者。初期一般多无明显临床特征，在继发肠梗阻手术时，才被发现。属中医学"腹痛""肠燥""便秘""积聚"等范畴。

一、病因病机

（一）西医学认识

1. 流行病学

肠结石多发生于秋季柿子和山楂成熟的季节，多发于盛产柿子和山楂的山区。一般多发于儿童和老人。早期诊断比较困难，所以临床单纯性肠结石报道较少。只有在继发肠梗阻手术时才被发现。有报道在7000余例肠梗阻中，肠粪石占0.48%。李卫贤报道柿石致肠梗阻36例，年龄3~5岁10例，7~13岁12例，20~22岁仅3例。

2. 病因病机

（1）多由于进食不易消化的动物性食物，或植物性食物、异物等。如柿子、山楂、果核、果壳、瘦肉、羊脂、毛发、尼龙丝、毛线等。进入胃腔后，在胃腔内滞留，并积聚成团块，或与胃黏液凝结经胃机械性碾转成硬块。由于结块较小，常通过幽门进入肠腔，在肠腔内通过肠黏膜吸收干燥，与粪便凝结而成。

（2）食入柿子、山楂、果核等不易消化的纤维，或柿子、山楂所含果胶、矢布醇等，与胃酸胶结成块。进入肠腔后与粪便在肠内胶结、凝结成团块，在肠内滞留，滞留日久通过肠黏膜吸收水分，使之干燥、硬化成为粪石。

（二）中医学认识

粪石症的临床表现与中医学的"腹痛""积聚""便秘""肠燥"等相类似。其病因病机多由饮食不洁、过食生冷、暴饮暴食，或过食肥甘厚味，或脾胃虚弱，食滞不化等所致。《卫生宝鉴》云："凡人脾胃虚弱，或饮食过常，或生冷过度，不能克化，

致成积聚结块……"《严氏济生续方》曰："夹积者，伤滞也，伤滞日久，停留不化，则成积矣。"由此可见：粪石之形成多由过食生冷或肥甘厚味等，导致热结寒滞，食虫阻积等，致使脾胃运化失常，气血郁塞阻闭。肠道气血痞结，气血不通则痛，肠道不利则闭。

二、临床诊断

（一）辨病诊断

肠结石早期临床症状一般不太明显，但多有进食柿子、山楂等食物史。根据临床特征，结合病因，临床辅以B超、X线腹平片，诊断一般不太困难。

1. 症状

腹痛：早期偶有腹痛、腹胀，引起梗阻时可出现满腹胀痛、拒按，或腹痛如绞。

便秘：可有习惯性便秘，或有大便不尽感，引起梗阻时可无排便和排气。

呕吐：粪石引起梗阻时，若梗阻部位在空肠上段时，频繁呕吐后症状可缓解；若梗阻部位在小肠，高位小肠梗阻引起的呕吐，其呕吐物容量甚多，初为胃内容物和胃液，其后为小肠液及胰液和胆汁。

2. 体征

腹部可扪及肿块，质地较硬。触之表面不平，可有一定活动度。引起梗阻时可出现腹膜刺激征。

3. 相关检查

（1）乙状结肠镜检查　粪石在乙状结肠部位者，可采用乙状结肠镜检查。镜检多发现粪石部位肠黏膜呈结节状高低不平、水肿充血明显，或见结肠远端肠腔狭窄，或结肠带被破坏。粪石表面有较多分泌物附着。

（2）B超检查　B超检查可有强回声团，对本病诊断有重要意义。

（3）腹平片　肠结石多发生于小肠，腹平片可显示小肠积气、积液及阶梯样气液平面，多为完全性肠梗阻，大部分腹平片不显示结石的影像。

（4）钡灌肠或全消化道造影　可见有肠腔内充盈缺损，多见于不完全性肠梗阻。

（二）辨证诊断

1. 湿热阻滞型

腹痛、腹胀、腹部扪及包块，大便秘结，或黏滞下坠，肌肤发热，口干口苦，饮食欠佳。舌红，苔黄腻或黄燥，脉弦滑或弦数。

辨证要点：腹胀痛，腹可扪及包块，大便秘结或黏滞下坠，口干口苦，舌红苔黄腻或黄燥，脉弦数。

2. 气血瘀阻型

腹胀腹痛，或腹部刺痛拒按，恶心呕吐，腹部可触及肿块，咽干口苦，腹胀无矢气，大便不通，小便黄。舌质紫暗，或有瘀斑瘀点，苔黄或少苔，脉弦紧或沉涩。

辨证要点：腹痛拒按，恶心呕吐，腹胀无矢气，腹部有肿块，舌紫暗，脉弦紧。

3. 脾胃虚弱型

腹胀或腹部隐痛、按之痛甚，腹部柔软，可触及较硬肿块，形体消瘦，食欲不振，大便重坠或有泻下黏滞，舌淡，苔白，脉沉细无力或弦细。

辨证要点：腹部隐痛、按之痛甚，可触及较硬肿块，大便重坠或黏滞，舌淡，苔白，脉弦细。

三、鉴别诊断

（一）西医学鉴别诊断

1. 与胃肠炎的鉴别

肠结石初起多无症状，引起梗阻时多出现与急性胃肠炎相类似的症状，如恶心呕吐，腹疼腹泻等。但急性胃肠炎呕吐和腹泻较为频繁，呕吐后症状可缓解。腹部多柔软。肠结石呕吐频繁且呕吐物甚多，甚或呕吐胰液和胆汁，泻下多为黏滞或大便秘结，腹部可触及包块。B超和腹透可加以鉴别。

2. 与肠癌的鉴别

两者均可出现腹痛、腹胀和大便干，腹部均可扪及包块。但肠癌大便时干时稀交替出现，常出现便血。肠结石大便干燥，无矢气。有时B超检查和腹平片亦极难鉴别。临床要根据症状、体征详加鉴别。

（二）中医学鉴别诊断

腹痛：腹胀腹痛、腹痛拒按，甚或疼痛如绞多属实证。多为瘀血阻滞或湿热阻滞；腹部隐痛，按之痛甚，腹部柔软，多为脾胃虚弱。

恶心呕吐：呕吐频繁，呕吐物较多，伴大便不通，无矢气者，多为瘀血阻滞之实证；呕吐频繁，呕吐物不多，伴大便黏滞者，多为湿热或脾胃虚弱之虚证。

四、临床治疗

（一）提高临床疗效的基本要素

1. 以疏为最，以通为要

中医学认为本病多由湿热内结、瘀血阻滞日久，郁久化热，热结肠燥，阻塞气机，使肠道阻闭不通而诸证悉生。若不及时治疗可继发肠梗阻，甚则出现肠坏死等急腹症。所以肠结石要根据临床表现和结石诱发因素，及早诊断，及早治疗。肠腑以通为用，以通为补。故肠结石的治疗原则应"以疏为最、以通为要"。通则不痛，通调下降则为顺。所以及早进行消食导滞、灌肠、泻下、调理肠胃治疗，尽量疏通肠道是提高本病疗效的基本要素。

2. 早期诊断，尽快手术

肠结石初起多无明显症状和体征，诊断较为困难，或以急性胃肠炎症状出现，

临床极易误诊，延误病情。柿石性肠梗阻早期多为单纯性梗阻，内科保守治疗效果欠佳。所以及早结合腹部平片或透视、B超等检查，明确诊断，尽早手术，是提高肠结石临床治疗效果的基本要素。

（二）辨病治疗

1. 一般治疗

①由于肠结石所致的肠梗阻呕吐量大，胃液、胰液、小肠液大量丢失，而胃液和小肠液中含有两倍于血浆的钾离子，故钾离子丢失较为严重；大量补液，葡萄糖也会使钾离子进入细胞内，从而造成低血钾症。在治疗中应注意补钾，及时纠正水电解质平衡。

②禁食禁水，胃肠减压。

③若低位肠梗阻给予灌肠疗法。

④口服硫酸镁治疗。

2. 手术治疗

当患者出现肠梗阻，经保守治疗无效时，应及早施以手术治疗。一般采用肠管切开取石解除梗阻，当结石嵌顿处肠壁已坏死穿孔时，可考虑行肠管部分切除端一端吻合术。若术前诊断肠结石为胆源性，由于胆囊内残留结石有可能再次引起梗阻，明显的胆肠瘘可发生胆管炎，并有胆囊癌发生率增高的迹象，胆肠瘘持续发展侵蚀血管引起大出血亦有报道，因此，原则上均应手术处理。

肠结石术后最常见的并发症为腹壁伤口脓肿及腹腔感染，少数病例可于3年后复发。

（三）辨证治疗

1. 辨证施治

（1）湿热阻滞型

治法：消积化滞，通里散结。

方药：大承气汤加味。

药用：大黄10g（后下），厚朴10g，枳

实 10g，芒硝 10g（冲），火麻仁 10g，炒萝卜子 10g，金钱草 30g，鸡内金 20g，苡仁 10g，延胡索 10g。

加减：呕吐加半夏、生姜、竹茹；腹痛重加川楝、木香；发热加金银花、连翘。

（2）瘀血阻滞型

治法：软坚散结，祛瘀通腑。

方药：桃仁承气汤加减。

药用：桃仁 10g，大黄 10g（后下），枳实 6g，厚朴 10g，当归 15g，川芎 15g，红花 6g，赤芍 15g，芒硝 10g（冲），金钱草 30g，鸡内金 15g，柴胡 9g，延胡索 10g。

加减：兼有气滞加木香、陈皮；呕吐较重加代赭石；疼痛较重加川楝、木香、乳香。

（3）脾胃虚弱型

治法：健脾和胃，消积导滞。

方药：润肠丸加减。

药用：大黄 10g（后下），桃仁 10g，麻子仁 10g，当归 10g，鸡内金 20g，茯苓 15g，半夏 9g，陈皮 9g，党参 15g，金钱草 20g，砂仁 6g。

2.外治疗法

（1）针刺疗法　足三里、中脘、内庭、合谷、内关、天枢、曲池。腹痛加章门、气海、关元。用泻法，强刺激，得气后留针 20~30 分钟。腹疼剧烈　可针刺中脘、足三里、阿是穴。强刺激，用泻法。

（2）耳穴压豆疗法　取耳穴腹点、腹痛点、脾俞点。

方法：将王不留行籽置于 0.5cm×0.5cm 的胶布上贴于双侧上述部位。嘱患者每 30 分钟按压 1 次，每次按压 5 分钟。适用于各型肠结石腹痛者。

（3）敷药疗法　鲜蜗牛连壳 6 个、麝香 0.15g。方法：将鲜蜗牛连壳捣碎如泥，压成饼状。用清水洗净患者脐部，用 75% 酒精常规消毒，待脐部晾干后，把麝香研为细末，纳入脐中，再把蜗牛饼覆盖在麝香上，上盖一层塑料薄膜，塑料薄膜上敷以纱布，用胶布固定。隔日 1 次。局部破溃感染者，可用 2% 甲紫涂擦。适用于肠结石湿热阻滞型。

（4）艾灸疗法

①灸脐法：甘遂 3g，麝香 0.3g，食盐 5g，艾炷适量。方法：用温水清洗患者脐部，再用 75% 酒精常规消毒，待脐部晾干后，把麝香研细纳入脐部，用 3.5cm×3.5cm 胶布固定。再把甘遂、食盐研末放于胶布上面，上置艾炷灸 5~7 壮。适用于由柿子、山楂等生冷食积所致的肠结石。

②穴灸法：大肠俞、天枢、上巨虚、支沟。用艾炷灸法施灸，每日 1~2 次，每穴 3~5 壮。适用于湿热阻滞和瘀血阻滞型肠结石。

（5）按摩疗法　由粪石引起的肠梗阻，可口服中药大承气汤加腹部按摩、揉脐、推中脘等按摩疗法。揉脐能行气通腑、消积导滞；摩腹能和中理气；推中脘健脾和胃、祛瘀消积。按摩腹部能直接加强肠蠕动，促进排气排石，以助汤剂之力，使结石尽早排出。

五、预后转归

本病以老年人常见，可能与老年人胃肠道蠕动功能减退有关。诊断一般不难。但临床上询问病史不仔细常致误诊。常见的症状为十二指肠梗阻，若梗阻在十二指肠乳头上方，呕吐物常不含胆汁，极易误诊为幽门梗阻。体质瘦弱患者可在右上腹部触及肿块。病史久者可迫肠壁致溃疡、出血。但由于十二指肠位置较低，胃镜操作较困难；若肿块没有嵌顿可试用十二指肠镜尽可能向下推移，术后配合药物等治疗可获成功。对诊断未能明确，梗阻非手术治疗效果不佳时应及时行剖腹探查。但手术对患者特别是老年人创伤较大，在治疗过程中加用中药治疗无创伤、效果显著，预后较好。

六、预防调护

（一）预防

注意饮食卫生，不食不易消化的食物，或不过食生冷食物。多食新鲜蔬菜，不食或少食辛辣刺激食物。不食未成熟的柿子和山楂，尽量避免空腹食用山楂、柿子等瓜果。不在饱食后倒头睡觉，特别注意不在饱食柿子、山楂后睡觉。保持良好心态，经常锻炼身体。保持大便通畅。

（二）调护

肠结石导致肠梗阻引起大量呕吐，要及早补液、补钾，及时纠正水电解质平衡。注意血压、心率和呼吸。发现变化，及时处理。注意禁水禁食，及时胃肠减压。术后嘱患者尽早活动以利肠功能恢复。选用适当抗生素避免感染。

七、评价及瞻望

肠结石初起多无明显症状和体征，诊断较为困难，或以急性胃肠炎症状出现，临床极易误诊，延误病情。当患者出现肠梗阻，开始多保守治疗，经保守治疗无效时，应及早施以手术治疗。术后最常见的并发症为腹壁伤口脓肿及腹腔感染，中医根据"肠腑以通为用，以通为补"的原则，治疗应"以疏为最、以通为要"，通则不痛，通调下降则为顺。所以及早进行消食导滞、灌肠、泻下、调理肠胃治疗，尽量疏通肠道是提高本病疗效的基本要素。经中西医结合治疗效果显著，受到患者的欢迎。

主要参考文献

[1]李家玉，卢启明. 肠结石致急性肠梗阻1例[J]. 现代临床医学, 2015, 41（06）: 445.

[2]吴军民，崔世莲，李平，等. 空肠多发憩室并发肠结石脱出致肠梗阻1例[J]. 长江大学学报（自科版）, 2014, 11（06）: 45.

[3]吴阶平，裘法祖主编，黄家驷外科学[M]. 人民卫生出版社, 1992.

第七节　阑尾结石

阑尾结石是指位于阑尾腔内的结石，亦叫阑尾粪石。多发于青壮年，临床较为少见，一般无明显症状和体征，不易被发现。只有当阑尾结石引起急性阑尾炎或产生梗阻手术时，才被发现。可继发急性阑尾炎、阑尾穿孔、阑尾组织压迫坏死、肠梗阻等急腹症。

中医学虽无阑尾结石一词，但当引起阑尾炎、梗阻、穿孔，出现腹痛、腹肌紧张、呕吐，恶寒发热，腹部可扪及肿块等症状和体征时，属中医学"腹痛""肠痈""癥瘕"等范畴。

一、病因病机

（一）西医学认识

1. 生理

阑尾是附于盲肠内后侧的一个蚯蚓状盲管，长5~7cm，老年人一般较小。阑尾腔很小，仅0.2~0.3cm。正常情况下，阑尾内有盲肠的内容物。因阑尾有蠕动功能，一般可以排出进入盲肠的内容物。阑尾黏膜亦有吸收水分的功能。

2. 病理

原发性阑尾结石罕见。临床上所遇见的阑尾结石多是由阑尾腔内粪便、细菌及分泌物混合、浓缩而成。或者是因为寄生虫卵、虫体碎片、植物纤维、异物进入阑尾腔刺激含钙多的黏液分泌增加、黏液浓缩，附着和沉积逐渐形成。阑尾粪石的形成，会影响阑尾腔液的排出，造成阑尾腔积液、扩张、阑尾壁缺血、渗出，并发阑尾周围组织炎性病变，严重者出现急性阑尾炎发作、阑尾周围脓肿、阑尾穿孔等。

（二）中医学认识

中医学虽无阑尾结石的病名，但根据其并发阑尾炎之临床表现可归纳为"腹痛""肠痈""癥瘕"等范畴。当阑尾结石继发阑尾炎、阑尾组织坏死，阑尾穿孔、肠梗阻，出现临床症状时，与中医学之"肠痈"相类似。中医学一般将本病分为三型。即：蕴热型、瘀阻型、瘀毒型。其病因病机不外乎情志所致，饮食不节，劳倦过度，外邪侵袭等原因。

1. 蕴热型

肝气郁结、疏泄失常，横逆犯胃；或过食生冷，复感外邪、寒湿凝滞，脾阳受困，胃阳受阻，气机不畅，疏布失职，脾失运化，胃失和降，久滞肠胃，腑气不通，郁而化热。热伤津液，津亏便结，盲肠便结日久而成粪石。

2. 瘀血阻滞

劳伤过度，劳则伤脉耗气，气血损伤，瘀血凝阻于肠中；或饮食不节，暴饮暴食，过食肥甘厚味，或过食生冷等，损伤脾胃，脾不运化，水湿停聚，湿阻气机，气滞血瘀。瘀滞日久与湿热互结煎熬成粪石。

3. 瘀毒型

多由饮食不节，暴饮暴食，或过食肥甘厚味，或过食生冷酸涩食物。导致脾胃损伤，湿热内生，湿热蕴结盲肠，郁久化火生毒，阴津被毒热所蒸，日久则成粪石。

二、临床诊断

（一）辨病诊断

阑尾结石临床较为少见，临床报道甚少，在不继发阑尾炎时，一般无明显症状和体征。临床早期诊断较为困难。当阑尾结石压迫周围组织使组织周围充血、水肿、发炎，甚则化脓、穿孔等时，则出现外科急腹症一系列临床表现。

1. 症状与体征

（1）腹痛　继发阑尾炎时，开始于上腹部或脐周，疼痛逐渐加重，经数小时后转移右下腹，或开始疼痛就局限于右下腹。若继发局部组织坏死或穿孔时，可出现满腹疼痛，板状腹等腹膜刺激征。

（2）胃肠道症状　恶心呕吐，或呕吐频繁，便秘，或无矢气无排便。

（3）发热　无论继发何种并发症，均可出现寒战、发热。体温一般都在 38 ℃以上。

（4）右下腹阑尾点固定压痛及反跳痛。

2. 相关检查

（1）B型超声波检查　B超不能探查到正常的阑尾。当阑尾腔内有结石时，B超可出现强回声光团，同时伴声影。临床工作中，超声一旦确认为右下腹腔阑尾区盲管样或腊肠样（纵切）无回声伴强回声及声影，横切为靶环样中央强回声伴声影，阑尾粪石诊断可以确定。

（2）腹部平片　大约有20%的阑尾结石可在腹平片上显影，但往难以通过腹平片检查来确诊阑尾结石。

（二）辨证诊断

1. 蕴热型

初起常有少腹隐痛或右下腹触痛，或在情绪波动，或过食生冷等诱发，出现压痛反跳痛，脘腹胀满，恶心呕吐，腹部可触及肿块，口干口苦，大便秘结、小便短赤，恶寒发热，舌红苔黄或腻，脉数或弦数。

辨证要点：满腹触痛，口干口苦，欲饮，脘腹胀满，大便秘结。舌质红、苔黄、脉弦数。

2. 瘀血阻滞型

阑尾结石属有形之物，有形之物压迫

周围组织，使局部缺血坏死，出现并发症，多表现为上腹及脐周疼痛。或右下腹刺激痛，固定不移或腹痛拒按、恶心呕吐、恶寒发热、大便秘结。舌质紫暗。脉弦紧或沉涩。

辨证要点：腹痛阵发性加重，或刺痛固定不移。舌质紫暗，或有瘀斑瘀点，脉弦紧。

3. 瘀毒型

阑尾结石囊期压迫组织，使周围组织充血、水肿、发炎，甚则化脓。其临床表现为：腹痛剧烈，板状腹，高热不退，烦渴引饮，面赤唇干，呕吐不能食，大便秘结。舌绛，苔黄燥，脉洪数。

辨证要点：腹痛拒按，满腹攻痛，高热不退，呕吐不能食，大便干。舌绛，苔黄燥，脉洪数。

三、鉴别诊断

本病临床常易误诊为肠系膜淋巴结结核、泌尿系结石等疾病，故临床当详细查体，结合病史、血常规、尿常规、腹部CT等检查，协助诊断。

四、临床治疗

（一）提高临床疗效的基本要素

阑尾结石临床症状不太明显，早期诊断较为困难。临床检查尚无特殊手段。在继发阑尾炎症时，中药给以大剂量清热泄下，解毒排石之剂，或中药灌肠治疗，对于稳定病情，治疗并发症疗效较好。西药大量抗生素控制感染，稳定病情亦有较好疗效。若伴发组织缺血坏死，或阑尾穿孔，用内科保守治疗和中药治疗，就会导致延误病情，危及生命。再者，即便中药和内科保守治疗将病情控制。但结石仍在阑尾腔内，容易导致炎症的反复发作。故早期诊断、早期手术是治疗阑尾结石重要手段。

（二）辨病治疗

1. 保守疗法

阑尾结石如无特殊症状可不予治疗。但由于阑尾结石引起急性阑尾炎急性发作时，应及时治疗。

①补液：患者禁水禁食，或进流质饮食。给以静脉补液以维持水、电解质、酸碱平衡，供足正常生理需要量。

②抗生素：应首先选用有效抗生素尽快控制感染。常用如青霉素类、头孢类联合替硝唑等静脉滴注。

2. 手术治疗

阑尾结石往往是在合并有阑尾炎症时才会出现临床症状，因此，检查时常有阑尾炎的症状与体征。由于阑尾蠕动功能差，阑尾腔内出现结石后，难以自行排至盲肠。长时间结石刺激会导致阑尾发生炎症、穿孔、出血、阑尾周围脓肿，或腹膜炎等并发症。因此，一旦诊断阑尾结石合并炎症，应果断采取手术治疗。手术要点如下。

（1）麻醉　可根据病情选用全麻，硬膜外麻醉，紧急情况下受条件限制亦可用局部麻醉。

（2）切口　如诊断明确可选用麦氏切口，即垂直于脐与髂前上棘连线中外1/3处作切口；若需术中探查腹腔，可选用右下腹探查切口。

（3）进腹后沿结肠带寻找阑尾，由于阑尾呈炎性改变，常变硬，故容易探及阑尾。分离阑尾与周围粘连，切断结扎阑尾动脉，压榨阑尾根部并结扎阑尾，于距阑尾结扎线0.3~0.5cm处上血管钳，将结石连同阑尾一并切除，残端消毒后，荷包缝合包埋阑尾残端。

（4）术后预防性应用抗生素，待体温稳定3天，化验血常规正常，可停用抗生素。

（三）辨证治疗

1. 辨证施治

（1）蕴热型

治法：清热解毒，通腑排石。

方药：阑尾清化汤。

药用：金钱草60g，金银花20g，公英15g，丹皮15g，大黄10g（后下），桃仁10g，赤芍15g，白芍15g，川楝子10g，鸡内金10g，芒硝10g（冲服），甘草10g。

加减：疼痛较重者加延胡索、香附；湿重加茯苓、苡仁、佛手。

（2）瘀血阻滞型

治法：活血化瘀，泄热排石。

方药：红藤煎加味。

药用：丹皮20g，红藤15g，大黄15g（后下），金银花15g，金钱草30g，地丁10g，桃仁10g，红花6g，乳香10g，没药10g，鸡内金10g，海金沙10g，琥珀10g，甘草10g。

加减：腹痛剧烈加大大黄用量，加延胡索、川楝子；高热不退加连翘、白薇；体虚去桃仁，加党参、茯苓、陈皮。

（3）瘀毒型

治法：通里攻下，泻毒排石。

方药：泻毒排石汤。

药用：金银花15g，金钱草20g，鸡内金10g，连翘15g，蒲公英10g，丹皮20g，赤芍10g，大黄5g（后下），芒硝10g（冲），川楝10g，地丁10g，牛膝10g，琥珀10g，威灵仙10g，甘草10g。

2. 外治疗法

（1）大黄粉30g，大蒜60g，芒硝30g。先将大蒜与芒硝捣为糊状，敷于麦氏点1小时左右（注意不要敷太久，以免烧伤皮肤），将大黄粉用醋调成糊，敷于麦氏点6~8小时，用纱布覆盖，再用胶布固定。每日1次。适用于阑尾结石继发急性阑尾炎者。

（2）大蒜、芒硝、鲜鱼腥草、鲜紫花地丁共捣如泥，敷于右下腹。每日换药1次。适用于阑尾结石继发阑尾炎者。

（3）大黄30g，公英15g，白花蛇舌草15g，金钱草30g。煎汁200ml，保留灌肠。对缓解并发症，稳定病情有较好疗效。

五、预防调护

（一）预防

多食新鲜蔬菜，少食辛辣、肥甘之食物。减少对肠道刺激。饮食后不作激烈运动。胆结石、胰腺结石、胃结石的患者，更要注意大便通畅。

（二）调护

术后注意选用抗生素，避免感染。注意观察术后生命体征，出现异常情况，及时处理。嘱患者尽早活动，以利肠功能恢复，减少并发症发生。

主要参考文献

［1］徐珊珊，叶芳燕. 超声检查诊断急性阑尾炎合并阑尾结石的应用价值［J］. 中国基层医药，2014，21（12）.

［2］刘嘉哲，刘维燕，潘高峰，等. 阑尾粪石与急性阑尾炎关系的分析［J］. 外科理论与实践，2016，21（03）.

［3］朱心歌，谢伟杰. 阑尾粪石征象对儿童急性阑尾炎的诊断价值［J］. 中国实用医药，2016，11（15）.

第七章　泌尿系统结石

第一节　肾结石

肾结石指发生于肾脏内的结石，是常见临床疾病，肾结石每年的新发病率逐渐增高。种类主要有草酸钙结石、磷酸酶胺结石、尿酸结石、胱氨酸结石等，大多为一种或数种成分组成的混合性结石。

肾结石主要症状为疼痛、血尿及并发症症状，影像学检查是最重要的诊断手段，腔内技术和震波碎石的发展使肾结石的治疗得到了一个飞跃，但由于其病因、病机不明，结石的预防仍是一个难题。本病属中医学"血淋""石淋""腰痛"等范畴。

一、病因病机

（一）西医学认识

肾结石和输尿管结石统称为上尿路结石，而膀胱结石、尿道结石则称为下尿路结石。这种区分不仅是由于结石发生部位的不同，而且还因它们在病因、年龄、性别、结石成分和预后等方面都有很大差别，因此可以看作是结石的两种类型，在统计、研究、治疗和预防方面，都要区别对待。以下首先讨论肾结石的有关情况。

1. 流行病学

我国肾结石的发病率逐年升高，1949~1960只占尿石症的32%，1960~1970年已占84%，至1983年已达86%。肾结石左、右侧发生率无明显差别，高发年龄男性为25~40岁，女性为25~40岁及50~65岁，女性第二个年龄高峰可能与绝经及骨质疏松有关。男性肾结石发病率高于女性，其比例各家报道不甚一致。

肾结石的发病与饮食结构有密切的关系，任宗英（1983年）报道广东东莞摄入食糖多、肉食多及饮水量少的人，其肾结石发生的危险性增大。Benkrs（1987年）证明，在同一人群中，前3年采用低钙、低蛋白、低糖和多纤维饮食时，其肾结石发病率极低，而后3年采用高热量、高蛋白及低纤维素饮食时则肾结石发病率也有差异，此文献报道黑色人种发病率较低。处于热带气候和高温环境下的人易患肾结石。

2. 发病因素

上尿路结石的病因比较复杂，它与全身性代谢紊乱、泌尿系统局部因素及其他因素（如年龄、性别、职业、地理、环境、饮食、种族、遗传等）有关。实际上，西医学研究表明，结石的形成很难用一种原因来解释，往往是多种因素共同作用的结果，而且个体差异较大。

（1）全身代谢紊乱

①高钙尿：高钙尿可以形成含钙结石，而含钙结石约占全部尿结石的90%，高钙尿的常见原因如甲状旁腺功能亢进、原发性肾小管远端酸中毒、髓质海绵肾、维生素D中毒、长期卧床、骨肿瘤以及特发性高尿钙等。

②高草酸尿：草酸绝大部分为内源性生成，主要为甘氨酸–乙醛酸–草酸途径。原发性高草酸尿是一种罕见的常染体隐性遗传性疾病。肠源性高草酸尿主要见于慢性结肠炎、广泛回肠切除术后及回肠短路术后等，摄入过多的草酸及前体，可导致继发性高草酸尿症。

③高尿酸尿：最常见的原因是摄入过量的高嘌呤食物。痛风病所引起的高尿酸血及高尿酸尿是体内嘌呤代谢紊乱所致。

12%~17% 的痛风患者有排出尿酸结石的病史。此外，白血病、真性红细胞增多症、先天性酶缺陷如糖原贮积病，及某些抗癌药物也可引起高尿酸血、高尿酸尿及尿路结石。

④胱氨酸尿：胱氨酸尿是一种遗传性疾病，是由于肾近曲小管和空肠黏膜对胱氨酸、赖氨酸、精氨酸和鸟氨酸重吸收不良造成的。

⑤低枸橼酸尿：枸橼酸可以降低尿钙饱和度，且可直接抑制钙盐结晶。各种原因引起的酸中毒都可使尿中枸橼酸盐减少（通过增加肾小管重吸收和减少枸橼酸盐合成途径），会加速结石生长。

⑥药物引起的结石：溃疡病时大量饮用牛乳和服用碱性药物，可发生乳碱综合征。磺胺类药物的代谢产物由肾脏排泄，在酸性环境中易析出结晶，甚至形成结石。大量服用维生素 D、维生素 C、皮质激素、氨苯蝶啶、四环素、阿司匹林等，亦可发生结石。

（2）泌尿系统局部因素

①尿潴留：在泌尿系统机械性梗阻、长期卧床、尿流动力学异常等情况下引起尿潴留时，尿中晶体成分易于沉淀导致结石形成，另外伴发有感染和尿液酸碱度的变化，脓块、细菌等可成为结石核心，继之形成结石。

②感染：感染对结石的形成有明显影响，一方面某些微生物可产生尿酸氧化酶，使尿素分解而致尿液碱化，碱性条件下磷酸盐及尿酸等成分处于过饱和状态，易发生沉淀。另一方面炎症产物扰乱了尿液中晶体和胶体间的平衡，不稳定的胶体聚集也可能成为结石核心。

③异物：尿路中的异物可成为尿石的核心而逐渐成石。

（3）其他因素

①年龄性别因素：无论上尿路结石还是下尿路结石，都是男性多于女性，女性发病少的原因可能为女性尿道不易发生尿潴留，雌激素能增加尿枸橼酸与钙盐可形成可溶性络合物。肾结石以 21~30 岁年龄组发病率最高。

②饮食因素：是影响尿石产生的一个重要原因。现已查明，高蛋白、精制粮食、高糖饮食都是肾结石的危险因素。我国及世界各国肾结石的发病率均为城市高于农村，经济发展好的时期高于经济发展差的时期，有力地证明了这一点。

③地理因素：尿石症有明显的地区性，我国南方肾结石发病率高于北方，世界上不少肾结石高发区在热带地区，可能与气候炎热引起多汗而致使尿液浓缩，日晒时间长可增加皮肤合成维生素 D 有关。

④职业：据统计从事高温、少动和室内工作人员发病率较高。

⑤种族因素：尿石发病率与人种有关。如南非黑人与白人尿石症人数比为 1：460。

3. 理化性质

（1）尿结石的化学组成　尿结石由晶体和基质两类物质组成。用现代物理方法分析尿结石，已测到多种晶体成分。临床上，结石即以晶体成分而命名。常见的有草酸盐结石、磷酸盐结石、尿酸盐结石、碳酸盐结石、胱氨酸盐结石等。肾结石和输尿管结石主要以草酸钙、磷酸钙为主。基质是所有尿结石共有的成分，是一种黏蛋白复合物，有可能来源于肾小球滤过液、肾小管表面的糖蛋白、坏死的小管细胞膜、肾小管分泌物、肾小管基质、间质组织和细菌等。

（2）尿结石的物理性质　结石的形状多种多样，如在肾盂内形成鹿角状结石，在输尿管内则成条索状，在有梗阻膀胱内由于尿潴留，已形成的结石又可在腔内不断滚动，故可形成较大的椭圆形结石，当结石嵌于膀胱颈及后尿道之间时，由于膀胱内的部分结石继续增大，日久可形成哑铃状结石。尿结石的硬度随晶体成分的不同而不同，即便是同一化学成分晶体结构不同其硬度亦不同。结石的硬度从高至低为磷灰石＞二水草酸钙＞一水草酸钙＞尿酸＞胱氨酸、磷酸氢钙和磷酸酶铵。结石的另一重要物理性质为对 X 线的吸收程度，它决定了结石在 X 线平片上的密度，对临床工作有重要意义，其从高到低为草酸钙＞磷酸钙＞磷酸镁铵＞尿酸和尿酸盐。尿酸盐结石在 X 线平片上几乎和软组织密度相近，故称之为"阴性结石"。通常情况下，草酸钙或草酸钙磷酸钙混合石表面呈桑椹样，或为星状突起，多被血染成褐色，质较硬；磷酸镁铵磷酸钙混合石呈白色，表面粗糙，常为鹿角形，质较软；尿酸结石表面光滑或粗糙，呈黄色或褐色；胱氨酸结石表面光滑为黄蜡样。

4. 肾结石的形成机制

各种致石原因最后作用于尿，使之发生量和质的变化。但通过何种机制形成结石是一种重要问题，历史上曾经提出很多学说，现在看来这些学说从不同角度探讨了结石发生机制。

（1）肾的局部病损学说　Randall（1937~1940）曾多次报道在肾乳头发现钙化斑块，并发现结石不在钙化斑上生长，因此推测钙化斑是结石发生的基础。以后不少学者注意并确认了这种病变，认为肾局部钙化是常见的病因，但并非结石患者所特有。从目前认识看，肾内钙化和微结石形成可以是全身结石盐过饱和的一种表现，也可以是肾组织受各种因素作用导致坏死而钙化，可能与尿石形成有密切关系，但这种病损不一定都生成尿石，而尿石的形成也并非必须有这种钙化灶。

（2）过多尿石成分排泄沉淀学说　这种学说认为因尿石成分过多而从尿中沉淀出来，属肾外成石学说的一种。这种学说有一定道理但过于简单。尿中成分复杂且互相作用，其溶解度受尿液中其他成分影响很大，尿液中还存在晶体溶解的抑制物与促进物，故远非水溶液中单一成分沉淀出来那么简单。

（3）抑制因素缺乏学说　Ellion（1938年）曾报告，结石患者与正常人尿液中结石盐饱和度并无明显差异，这就使人推测尿中一定还存在某些抑制结石形成的物质，结石患者由于缺乏这种抑制物而发病。近年来抑制物的研究是整个尿石成因研究中最活跃的领域，然而由于尿中抑制物成分、结构、作用强度、机制等方面存在不同意见，故尚未成为一种公认的学说。但某些适用于临床预防结石的药物，如有研究提出的 7 种国产中成药对亚稳溶液中一水草酸钙晶体的生长和聚集有明显的抑制作用，而且初步临床试验表明这些药物确实有防结石功效，并引起临床关注，它是预防尿石复发的一种潜在和有效的方法。

（4）基质学说　尿石总是由无机矿物和有机基质有序地结合，早在 1891 年，Ebstein 与 Niclaier 就注意到基质是尿石的骨架，提出尿石是尿中无机物浸润到由炎症所致的上皮细胞分泌的蛋白样凝块中而形成的假说。多年来有关基质在尿石形成中的作用看法不一，有人认为是它对晶体的部位、成分、结构起决定性作用，而另有人则认为基质是随尿中无机物一起沉淀下来的，在尿结石形成中不起主要作用。有关基质的作用必将在今后的研究中得到进一步的阐明。

5. 肾结石的继发性病理改变

结石的继发性病理改变与结石的形态、大小、活动度和所在部位等关系密切。

（1）局部机械性损害　肾盏、肾盂的结石可引起黏膜上皮细胞脱落、溃疡形成、多核白细胞浸润以及间质纤维化。

（2）尿路梗阻　由于结石部位不同，

引起梗阻的程度和扩张积水的范围也不同。肾结石引起的梗阻往往是不完全性梗阻。局限于肾盏的结石可发生肾盂积水，阻塞于肾盂输尿管连接部可引起肾积水。梗阻开始时的肾盏扩张、肾杯状穹窿变钝是可以完全恢复的。持续时间越久，肾实质不同程度地受压变薄以至纤维化，则是不能完全或完全不能恢复的。

（3）感染　结石使尿路感染瘀滞易并发感染，结石作为异物也能促进感染的发生、病菌的侵入和繁殖。感染可加速结石的生长和肾实质的损害。肾内的炎性病变包括肾盂肾炎、肾实质脓肿、肾积脓及周围炎。一般来说，无积水的肾结石感染为肾盂肾炎，有积水的感染可发展为肾积脓，两者可并发肾周围炎。

（4）结石合并息肉或恶性肿瘤　结石嵌顿并长期对肾盂、肾盏黏膜炎性刺激，可使部分患者形成良性息肉，包括炎性息肉和纤维性息肉。移性上皮具有较强的增生和再生能力，长期受结石的刺激有可能发生乳头性增生、鳞状上皮化生，最后引起鳞状上皮癌。

6. 特殊类型肾结石

（1）肾钙乳　肾钙乳为含钙微粒形成的混悬液，常积存于肾盏憩室及积水的肾盏、肾盂。发生机制可能存在梗阻因素，尿液潴留，是尿成分逐渐浓缩而形成。由于钙乳较重，可随体位变化而沉积于位置较低处。钙乳进入输尿管多能自行排出，偶有堵塞输尿管，引起类似输尿管结石的症状。X线平片上可见钙乳呈"芝麻饼"团状致密影，因其为半固体混悬液，平片上出现半月状或盘状的致密液平面影，随体位变动而改变形态。静脉尿路造影时造影剂一般不能进入钙乳内，可证明积存钙乳区与尿路不相通。

（2）肾软结石　软结石又称基质结石或纤维结石，其成分近1/3为糖类，2/3为蛋白类。肾脏及膀胱内均可发生。其机制有：尿路感染产生成团的死亡细菌，作为形成结石的核心；以纤维素团为核心，细菌附着增殖而生成结石；脱落的黏膜碎片、凝血块或脓苔，与细菌聚成团。软结石常发生于尿路感染者，故亦称细菌结石。

（3）富含胆固醇肾结石　肾结石含胆固醇的原因，可能是肾组织感染破坏而释放类脂质，引起组织细胞增生和吞噬，形成大量含有胆固醇物质的泡沫细胞，致使肾组织局部胆固醇浓度增高，故形成的结石亦富含胆固醇。含类胆固醇结石为多发，呈黑褐色，似煤渣样，结石有韧性，大小不等，如芝麻至花生米大小。

（4）结石肾组织被脂肪代替　肾结石合并感染，使肾组织严重破坏，肾脏缩小变硬，肾包膜与肾表面紧密粘连，肾实质与肾盂、肾盏间被灰黄色的脂肪组织所充填，肾组织残存极少甚至完全消失，肾功能丧失殆尽。

（二）中医学认识

中医学认为肾有两个，位于肾柱两侧，左右各一，左微上右微下。肾的形状如"豇豆"，外凸内凹，外形椭圆弯曲。《医贯》云："肾有二，精之居也。生于脊齐十四椎下，两旁各一寸五分，形如豇豆。相并而曲附于脊外，有黄脂包裹，里白外黑。"《难经正义》说得更明白"肾左上有脾胃及大肠下回盖之"，腰为肾之府。这说明古人对肾脏的部位相当明确，而且也极为重视。

有关石淋的病因病机，在唐朝以前，中医学在《内经》理论的指导下，就有较完整的认识。尤其是华佗《中藏经》的记载："砂淋者，此由肾气虚……虚伤真气，邪热渐强，结聚而成砂。又如以水煮盐，火大水少，盐渐成石之类，盖肾者，水也。咸归于肾，咸积于肾，水留于下，虚热日甚，煎结而生，又非一时之作也。"隋代巢元方《诸病源候论》载："肾主水，水结则化成石，故肾客砂石，皮肤虚为热所乘，热则成淋。"认为砂淋是由肾虚邪热煎水而成，非一时之作。且"咸积于肾""咸客砂石"，指出了结石部位在肾。

肾结石常由地处湿热，或外感风、湿、热、邪，或恣食辛热肥甘；或情志不节、喜怒无常，肝气郁结，气滞血瘀；或房劳过度，肾气虚弱，肾阳不足；或先天禀赋不足，命门火衰；或久病及肾；劳倦伤肾等。常涉及肝、脾气滞，湿阻于内。致使湿热内生，煎熬津液之杂质凝结而成结石。

1. 肝气郁结

情志不节，喜怒无常，或暴怒伤肝，致使肝气不舒，气结郁滞，反之阻滞气机而成郁，郁久化热，肝肾同源，热邪伤肾，热灼津液而成石。

2. 湿热蕴结

多因外感湿热之邪，或饮食不节，伤及脾胃，脾虚不能运化水湿，致使水饮停滞而湿阻气机，气机不利加重湿邪；或久居湿地，或感风、寒、湿之邪等，致使湿热内生。热灼湿聚，消耗阴液，尿中杂质互结而为石。

3. 气滞血瘀

多因肝气郁结或脾虚湿阻所致，情志不畅而肝气不疏，肝气郁结，而气机阻滞，气行则血行，气滞则血凝，饮食不节，伤及脾胃，脾虚不运，湿阻气机，气机不利则血瘀。瘀则血行迟缓，瘀热互结而成石。

4. 脾肾两虚

多因饮食失调，或劳倦伤脾，脾虚伤肾；或素体阳虚，肾气亏虚，或久病及肾，房劳过度伤肾等。肾虚邪热煎水，"肾主水，水结则化成石头……"

5. 肝肾阴虚

多因久病不愈，或情志内伤等，久病伤及肾阴，或湿热之邪蕴蒸日久，耗伤肝阴。肝肾阴虚，阴虚火旺，致使热邪灼津熬液而成石。

肾结石的主要症状为：腰痛、尿血、小便浑浊。

腰痛：有绞痛和钝痛之分。绞痛多是由于湿热蕴结于下焦，尿液受其煎熬，日久则尿中杂质结聚成石，梗阻尿路，不能随尿排出；或是由于气滞不行，砂石停聚，血行受阻，瘀血内生。钝痛多是由于湿热之邪耗伤肾精，或房劳过度，肾精亏损所致，另外，肝气郁结，疏泄不畅，也致腰部胀痛。

血尿：湿热之邪，蕴结下焦，或津液不足，阴虚火旺，均可灼伤肾络引起血尿，或病久脾气亏虚，不能摄血，亦致血尿。

小便浑浊：湿热蕴结膀胱，酿成热毒，可出现小便浑浊，多呈脓尿，此时可伴有发热、寒战等证；或由于病程日久，损伤及肾，肾气不能固涩，精微津液下流所致。

二、临床诊断

（一）辨病诊断

肾结石的诊断应包括以下三方面的内容，即结石存在的诊断，了解结石的部位、大小、数目；结石病因的诊断；结石并发症的诊断。以上的原则，不仅适用于肾结石，对输尿管结石以至下尿路结石（膀胱结石、尿道结石）同样适用的。

1. 症状

肾结石患者症状个体间差异较大，主要是由结石本身所致的局部刺激、梗阻、继发感染及肾功能障碍所引起的。

①疼痛：肾结石的疼痛可以是剧烈的肾绞痛，也可以是肾区钝痛，主要由结石的活动度决定。40%~50%的患者，都有间歇发作的疼痛史。常位于脊肋角、腰部、上腹部，多数呈阵发性，亦可为持续性。钝痛表现为腰部酸胀不适、隐痛等，活动

或劳动可促使疼痛发作或加重。绞痛呈严重刀割样，常突然发作，放射至下腹部、腹股沟、股内侧，女性则放射至阴唇部位。严重时患者面色苍白，出冷汗、脉细而速，甚至血压下降呈休克状态。多伴有恶心呕吐、腹胀便秘。绞痛发作时，尿量减少，缓解后有多尿现象。肾绞痛可自行缓解。患者常诉有多次类似发作史。

②血尿：是上尿路结石另一常见症状，可呈镜下血尿或肉眼血尿。肾结石患者疼痛发作时，常伴血尿，以镜下血尿居多，大量血尿并不多见。体力活动后血尿可加重。肾结石患者偶可因无痛血尿而就医，但也有以疼痛为主而无血尿者。

③排石史：肾结石患者尿中可排出砂石，特别是在疼痛和血尿发作时，尿内混有砂粒或小结石。对有疼痛和镜下血尿疑为肾结石时，如X线片未见钙化影像，应嘱患者密切观察有无砂石随尿排出。

④其他：肾结石常见并发症是梗阻和感染。不少病例因尿路感染症状就医。梗阻则可引起肾积水，出现上腹部或腰部肿块。鹿角形结石疼痛症状并不突出，易被患者忽视，患者常因体检时B超发现肾积水而就诊，临床上并不少见。孤立肾或双肾结石因梗阻而引起无尿，即所谓结石性无尿。对于结石病史长，近期疼痛、血尿症状异常明显且有低热、消瘦等全身症状者，应警惕是否合并恶性肿瘤。虽合并恶性肿瘤者较少，但若术前漏诊，将严重影响疗效和预后，故对怀疑有恶变者，应尽量做细致的鉴别诊断。

⑤除以上症状外，还应仔细询问是否有各种代谢性疾病病史，例如痛风、胱氨酸尿、病理性骨折等，都可能为寻找结石的病因提供线索。但这种有诊断价值的病史并不多见。

2. 体征

肾绞痛发作静止期，仅有患侧脊肋角

叩击痛。绞痛发作时，患者躯体屈曲，腹肌紧张，脊肋角可有压痛及局部肌紧张，并发肾积水者于腹肌放松时可触及肿大而又压痛的肾脏。多数没有梗阻的肾结石病例，可无明显体征。

3. 相关检查

实验室检查对肾结石病因诊断极为重要，通常包括尿液检查、血液检查、结石成分分析、特殊代谢检查。

（1）血液检查　应检查血清钙、磷、尿酸、电解质、二氧化碳结合力及尿素氮、肌酐，这些对了解肾功能及肾结石的病因诊断是有必要的。

①钙和磷：甲状旁腺功能亢进患者血清钙高于正常值，且同时伴有血清磷降低。

②尿酸：高尿酸血症常伴尿酸过多排泄，是结石形成的原因之一。

③血清电解质和二氧化碳结合力：是检查肾功能不全的指标，发生肾功能不全时钠降低，血钾升高。肾小管性酸中毒时刻出现低钾、高氯性酸中毒。

④尿素氮、肌酐：可了解肾脏功能。

（2）尿液检查

①尿常规：应留取末段离心沉淀的新鲜尿液，女性留中段尿。尿液内红细胞 > 3 个 / 高倍镜视野为血尿，白细胞 > 5 个 / 高倍镜视野为脓尿。

②尿结晶：尿结晶检查应留取新鲜尿液，离心沉淀后取沉渣在显微镜下检查。尿结晶对了解某些结石有特殊意义。如见到胱氨酸结晶提示为胱氨酸尿患者，X线"阴性"的尿酸结石患者如有尿酸结晶是诊断的证据之一，磺胺类药物结石患者结晶检查尤为重要。

③尿路感染培养及药敏实验：肾结石常合并尿路感染，细菌培养及药敏试验对临床选择合理抗生素有指导意义。培养菌落计数 > 10^5/ml 为阳性，< 10^3/ml 为污染，二者之间为可疑。

④24 小时尿检查：

a. 尿量：尿量少是结石病因之一，同时根据尿量多少也是防治结石形成的重要依据，如胱氨酸尿患者可根据其日排泄量计算出溶解这些胱氨酸的尿量，只要长期保持超过溶解胱氨酸的尿量，就能有效地防止胱氨酸结石的形成。

b. 尿钙和尿磷：正常人 24 小时尿钙排泄总量 < 4mg/kg，超过此标准者为高钙尿。尿磷 24 小时量 < 700mg，排泄增加使磷酸氢盐易在尿液内结晶，形成微小核心，诱导草酸钙结石的形成。

c. 尿酸：尿酸 24 小时排泄量 < 700mg，高尿酸是形成尿酸结石的重要原因。

d. 草酸：尿草酸增加可形成草酸钙结石，其 24 小时正常排泄量 < 50mg。

e. 镁：正常人每日排镁 50~200mg，低镁尿可能结石成因之一。

f. 枸橼酸：枸橼酸降低在结石发病机制中的作用已如前述，正常每日排泄量 > 320mg。

（3）结石成分分析　当获得患者自行排出或以前手术取出的结石时，应作结石分析以明确结石类型。其方法多种多样，如化学分析法、偏光显微镜、X 线衍射、红外线光谱、差热分析、电子显微镜等，但这些方法对设备条件要求较高，一般医院不易实施，实际上采用化学定性分析与肉眼对照已能满足一般临床要求。

①常见结石性状：草酸钙或草酸钙磷酸钙混合石为褐色、灰色，表面粗糙，外形呈桑椹状、珊瑚状，有小的棘状突起，质地硬。

磷酸盐结石灰白色，粗糙，常呈鹿角状，脆而易碎。

尿酸结石呈浅黄色或棕红色，表面平滑光圆，质硬易裂。

胱氨酸结石浅黄色或黄色蜡样，表面光滑、质硬。

②含钙结石发病率最高，占 82.7% 以草酸钙、磷酸钙为主，有关钙磷和草酸钙代谢和调控异常，请参考病理学。含钙结石不能溶解；近年来 CYC Pak（1993）提出治疗方案，如果能够坚持执行，大多数患者（约 90%）能减少结石的复发。其次感染结石约占 9.5%，这种结石多是铸状结石，取石手术困难而泌尿系感染难以控制，疗效较差。尿酸结石约占 7.2%，药物控制尿酸及溶解尿酸结石的效果较好，胱氨酸结石较罕见，只占 0.6%，是一种先天遗传的肾小管缺陷病，溶石治疗效果较好，但治疗后均容易复发。

（4）不同成分肾结石的临床特点

A. 含钙肾结石：含钙肾结石以草酸钙和磷酸钙为主，占全部尿结石的 80%~84%。经过病史、临床表现、体检、X 线、实验室检查及结石分析后，约 20% 的病例可找到明显的病因，包括先天性肾盂输尿管连接部狭窄、蹄铁形肾、多囊肾、原发性甲状旁腺功能亢进、肾小管性酸中毒等；80% 的病例经 2 次以上的 24 小时尿钙、磷、尿酸、草酸、镁、枸橼酸、胱氨酸、pH 等检查，80%~90% 均可发现尿成分异常，并可用饮食和药物防治。

B. 尿酸结石：尿酸结石患者可有不同原因所致的高血尿酸或 / 和高尿酸，尿呈强酸性。有先天与后天之分。病因包括遗传因素、痛风、恶性肿瘤、胃肠道疾病、药物等。尿酸结石患者常有鱼虾籽样的尿砂粒排出。因尿酸石在 X 线片上不显影，在肾盂造影时可见圆形或鹿角状充盈缺损，易误诊为肾盂肿瘤。实验室检查，尿呈酸性，尿沉渣检查易于发现尿酸结晶，约有 50% 的患者血中尿酸升高，24 小时尿酸往往超过 3.75mmol/d（750mg/d）。结合 B 超和 CT 检查可以确诊。尿酸结石治疗目的在于溶解已有尿酸结石并防止新尿酸石发生，采用效果较好的一般治疗如低嘌呤饮食，每日饮水 3L，若一般治疗不能改善高尿酸血症时可口服别嘌呤醇。也可选择枸橼酸钾、碳酸氢钠碱化尿液溶石。

C. 胱氨酸结石：胱氨酸结石占肾结石 1%~3%，是罕见的先天性肾小管缺陷性疾病，即肾小管对胱氨酸、赖氨酸及鸟氨酸重吸收不良。该病多见于儿童，占儿童结石的 6%，易形成肾鹿角状结石。胱氨酸结石在 X 线平片上呈均匀的不透光阴影。患者常有多次排石史。胱氨酸结石表面光滑呈蜡样。受胱氨酸遗传因素影响的患者也易形成草酸钙结石。其治疗特点是口服药物常不能溶解胱氨酸结石，局部灌注溶石法对纯胱氨酸结石溶石效果较好。其适应证：禁忌行外科手术的患者；既往有手术史，估计再次手术困难者；多发性结石；经 ESWL 治疗效果欠佳；开放手术后或 PCNL 术后，肾内有残余的纯胱氨酸结石。限制蛋氨酸摄入量对成年人可能有一定作用。液体摄入是最简单而重要的治疗方法。一般每日饮水量应大于 4L，最好能达 5~7L。同时多吃柑橘或饮用果饮有利于保持尿液呈中性或偏碱性。

D. 感染性结石：感染性结石通常指能分解尿素的细菌感染所形成的六水磷酸镁铵、磷酸钙和铵的尿酸盐结石。其他各种尿石并发梗阻和感染后，均可成为感染石，约占肾结石 10%。感染石生长快，常呈鹿角状结石。在 X 线平片上显影。如手术取石后仍有残余碎石遗留时，能很快又长成鹿角状结石，因结石大不易取净，尿路感染不能消除，以致这种结石复发率较高，终因结石并发梗阻和感染，导致肾功能受损。还可继发肾出血，甚至因此行急症肾切除术。此类患者尿呈强碱性，镜下常有脓细胞及红细胞，尿培养有细菌生长。在治疗方面，至今尚无较满意的溶石药物。通常需使用对细菌敏感的药物；其次是酸化尿液。除保守治疗外，应考虑无萎缩性肾切开取石或腔内及腔外的 PCN 和 ESWL 反复治疗，亦可取得较好疗效。

E. 其他罕见结石：长期用药引起的结石、基质石、黄嘌呤石及 2,8- 羟腺嘌呤石均极罕见。

4. 影像学检查

泌尿系影像学检查可以了解肾脏外形、结石、大小、数目、形态、部位及肾盂形状、大小并估计肾石成分、肾功能等。

（1）泌尿系平片　平片必须包括全泌尿系统，90% 以上的肾结石在 X 线片上显影，显影的深浅和结石的化学成分、大小和厚度有关。常见结石的密度已如前述。结石在平片上显影程度受多种因素影响，如结石小、肠气多、过于肥胖等，当然投照技术也是一方面。纯尿酸结石不显影。在判断结石时应与腹腔内其他钙化灶相鉴别。腹腔内肠系膜钙化灶通常为多发、散在，很少局限在肾脏部位，钙化影不均匀，呈斑点状，在不同的时间钙化影位置变动很大，侧位 X 线片可见钙化斑在腰椎前方。

（2）静脉肾盂造影　又叫顺行性尿路造影、排泄性尿路造影：到目前为止对尿路结石患者来说仍是最有价值的尿路造影方法。但如果一侧肾功能差或结石引起尿路完全梗阻，则该侧显影不良或不显影，此时可采用大剂量造影或延缓拍片，常有助于尿路更好显影。

静脉肾盂造影的意义在于：可以提供结石有关的确切资料，比如结石在肾盂、肾盏的准确位置。腹平片上不能显影的阴性结石，在造影上可呈现充盈缺损。可以明确梗阻的部位、原因。可以了解分肾功能，另外可以显示先天性尿路异常，比如孤立肾、异位肾、肾发育不良、肾盂输尿管交界处狭窄等。

（3）逆行肾盂造影　在静脉尿路造影观察不满意，未能完全显示肾盏、肾盂情况者，或碘过敏试验阳性不能行静脉尿路造影时可采用。由于它需要通过膀胱镜向输尿管插入导管，有招致上行性感染的危险，故不作为常规检查。

（4）肾穿刺造影　静脉造影不显影，逆行造影插管又失败者应用。在B超引导下穿刺针进入肾盂注射影剂，然后拍片。

（5）B超　B超是一种无创性、再现性好的检查方法，不仅用于肾结石本身诊断，而且为结石造成的肾损害及某些结石病因方面提供线索。对于阴性结石亦能有声像图的变化。结合X线平片及造影，对病情有完善的了解。

（6）放射性核素检查　常用的肾图集动态肾显像，它们都是利用放射性核素做示踪剂，来检查肾脏的功能、尿路的通畅情况。优点是比较灵敏，缺点是不如X线检查直观。

（二）辨证诊断

肾结石的临床主要症状为腰痛（或剧烈绞痛）、尿血或尿浑浊。常因劳累过度，情志不畅等突发。一般来说初起或急性绞痛发作阶段，多由下焦湿热蕴结，砂石结聚所致之实证；病程日久可转变为虚证，或变为虚实夹杂之证，以脾胃亏虚为主；急性发作以肾绞痛、血尿、尿急、尿频、尿痛为主时，属中医学"血淋""砂淋""石淋"范畴，后期以腰部钝痛为主时，则属"腰痛"范畴。临床要根据具体情况，详细辨证诊断。

望诊：凡发病较急，尿色鲜红者多属热；发病缓慢，尿色淡红，时有时无者多属气虚；尿液浑浊呈脓性者，多为热毒蕴蒸；尿液浑浊而相对清淡者多为肾虚不固。面色红赤为湿热蕴蒸头面；两颧潮红属阴虚火旺。面色㿠白属脾虚气虚或肾阳亏损。舌质红苔黄腻见于湿热蕴结；舌红少苔见于阴虚；舌质淡胖边有齿痕见于脾肾气虚；舌质瘀斑或瘀点为瘀血之征。

闻诊：泌尿系统结石的闻诊，一般来说无明显的变化，只是在并发明显的尿路感染出现脓尿时，小便可嗅及腐臭味。

问诊：问寒热，伴急性感染者可出现发热、寒战，多属热毒蕴蒸；但热不寒，午后为甚或五心烦热者属肝肾阴虚。形寒肢冷，畏寒风者属脾肾阳虚。问小便，小便频急，点滴不畅，便时疼痛灼热者属湿热下注；小便频急，不热不痛，但尿后空痛者，多属肾气虚衰。

切诊：脉滑数为下焦湿热；脉细无力或沉迟无力为脾肾气（阳）虚；脉细数属肝肾阴虚。

1. 肝气郁结型

腰腹疼痛，小便不利或突然中断，或腰痛如绞，常伴有胀闷不舒，神疲少食，头晕目眩，口燥咽干，舌苔薄白，脉弦或弦紧。

辨证要点：腹痛，小便不利，腹胀不舒，脉弦或脉紧。

2. 湿热蕴结型

尿急、尿频、尿痛、尿血，或尿涩而短少，或小便灼热；伴发热，腰痛或绞痛如闪，头身沉重，舌红，苔黄腻。脉濡数或弦滑。

辨证要点：腰腹绞痛，尿急、尿痛、尿频、尿血，小便灼热涩少，脉濡数或弦滑。

3. 气滞血瘀型

小便涩滞或淋漓不尽，尿痛或尿血，腰腹绞痛或钝痛，固定不移，伴胸胁胀满且闷，舌质暗紫，或有瘀斑、瘀点，脉弦紧或涩。

辨证要点：小便涩滞，淋漓不畅，尿中夹杂血块，少腹胀痛或刺痛，甚则腰腹绞痛，舌紫暗，脉弦紧。

4. 脾肾气虚型

尿频、尿痛或血尿，小便不甚赤涩，但淋漓不断，时作时止；时有肾区绞痛，或钝痛；腰膝酸软，倦怠乏力，或食少纳呆，脘腹胀满，少气懒言。舌淡苔白，脉沉小或弦细。

辨证要点：小便赤涩不甚，但淋漓不已，时作时止，遇劳发作，腰腹绞痛或钝痛，倦怠乏力，脉沉小或弦细。

5. 肝肾阴虚型

小便淋漓不畅，排尿无力，头晕耳鸣，失眠多梦，五心烦热，面红唇赤，潮热盗汗，口渴咽干，腰膝酸软。舌红少苔或无苔，脉细数或沉细数。

辨证要点：小便淋漓不畅，五心烦热，头晕耳鸣，腰膝酸软，舌红少苔或无苔，脉细数。

三、鉴别诊断

（一）西医学鉴别诊断

肾结石的诊断并不困难，但在肾绞痛发作时，尤其是右侧时，应与某些急腹症相鉴别。

1. 与胆囊炎的鉴别诊断

起病慢，腹痛由轻转重，呈持续性。病变部位有固定压痛、腹膜刺激征局限于病变部位，可随病变加重而逐渐扩展范围。体温升高，白细胞总数升高。但尿常规与 X 线平片均无异常。

2. 与上消化道穿孔的鉴别诊断

腹痛多突然发生或突然加重，呈持续性剧痛，常伴休克。腹膜刺激征明显，呈板状腹，肠鸣音减弱或消失，并可有气腹和腹腔渗出液。

3. 与急性阑尾炎的鉴别诊断

转移性右下腹痛，伴恶心呕吐，疼痛呈持续性并逐渐加重。早期腹膜炎体征局限于右下腹，随病程进展可波及全腹。白细胞计数可增高，尿常规无异常，但若阑尾位于腹膜后时，局部炎症扩散至输尿管，尿中也可有红、白细胞。

4. 与腹腔内脏器出血的鉴别诊断

外伤性患者因有明确外伤史，与肾绞痛不难鉴别。但实质性脏器自发性或病理性破裂，则需加以鉴别。起病急骤，腹痛较炎症性急腹症轻，呈持续性，腹膜刺激征轻。但有面色苍白、冷汗、手足凉、脉细数等失血性休克征象。腹腔内有移动性浊音，腹腔穿刺抽出不凝血液。进行性血红蛋白和红细胞计数下降。

5. 与脏器扭转性急腹症的鉴别诊断

起病急，腹痛剧烈，常伴有轻度休克。腹痛呈持续性并阵发性加重。可扪及有明显疼痛的包块。早期无腹膜刺激征，随脏器坏死的发生而出现。严重者可出现中毒症状和中毒性休克。

除肾绞痛与急腹症相鉴别以外，肾结石还需和某些肾脏疾病相鉴别。

6. 与肾结核的鉴别诊断

可表现为血尿及病肾钙化灶，但有慢性并逐渐加重的膀胱刺激征，多为终末血尿，尿路平片上肾钙化影呈不规则斑片状，密度不均匀。

7. 与肾细胞癌的鉴别诊断

表现为腰痛、血尿、尿路平片亦可出现钙化影像，易与肾结石混淆，但肾细胞癌为无痛性肉眼血尿，尿路平片上钙化局部局限于肿瘤区，呈大小不等的斑点状，尿路造影示肾盂肾盏受压、变形、移位或缺失。CT 及 B 超可做出明确诊断。

8. 与肾盂肿瘤的鉴别诊断

尿路造影肾盂表现为充盈缺损，须与阴性结石鉴别。但其为不规则形，有严重的无痛性血尿，超声波检查可见肾盂或肾盏光点分离，在肾盂或肾盏中出现低回声区，轮廓不整齐，尿中可查到癌细胞。

9. 与腹腔内淋巴结钙化的鉴别

若位于肾区，可误认为肾结石，但钙化一般多发、散在，其密度不均匀。尿路造影肾盂肾盏形态正常，侧位片见高密度影位于脊柱前缘之前。

（二）中医学鉴别诊断

肾结石的主要症状为腰痛，小便不畅等。临床则有气滞血瘀、肾阳虚、肾阴虚之分，根据症状加以鉴别。肾阳虚者：多为腰部冷痛或隐痛，小便频数，或不利、夜尿增多。肾阴虚者常伴有失眠多梦，心悸气短，五心烦热，头晕耳鸣，舌红少苔等。气滞血瘀者：多为腹部隐痛及钝痛，或阵发性加剧，小便淋漓或有血尿，常伴有小便黄，排尿时腰部和腹部胀痛、舌苔黄或有瘀斑、瘀点等。

另外，肾结石较小者也有不出现症状者，或稍感腰酸沉，若结石较大，则出现腰胀痛、沉痛等一系列症状。临床应根据四诊八纲，详细鉴别诊断。

四、临床治疗

（一）提高临床疗效的基本要素

1. 审因论治，详辨虚实

肾结石的治疗古今医家多采用清热利水、通淋排石；或活血化瘀、通淋排石等法。然而服药时间稍长，便会出现头晕眼花，腰酸腿软，乏力纳差等不良反应。老年患者尤为明显，老年患者都具有气虚症状，多为本虚标实，虚实夹杂之证。在治疗上不可见石一味消石，见热一味清利。如若拘泥套法，一味蛮攻，则徒劳无功，伤伐正气，损耗体质。非但不能及时排石，反致气虚证候加重而无力排石。临证要根据中老年肾虚的体质特点，以及"久病及肾""久病成瘀""久病必虚"的理论，遵循"气为血帅，气行则血行""气足则肾无邪侵"之旨。审因论治，详辨虚实，在通淋排石之剂，酌加强肾化水之品，以图扶正达邪，排石而不伤正之效。

2. 辨证治疗

肾结石除依证立法外，还应注意形成结石的其他因素。如季节不同、个体差异、病势轻重等。做到因人、因时、因势制宜。如暑日来诊，则应考虑此时人体的生理活动和病变特点，会因暑邪袭来而随之改变。在用药时既要通淋排石，又要照顾暑季易于伤津的特点，选用生地黄、玄参、芦根、荷叶、太子参等清暑益气之品；对于身体肥胖的患者，则应抓住肥胖多湿的特点，配以薏苡仁、茯苓等运脾化湿之品；若用较平淡的排石药物时用量宜重，如金钱草最大量可用到150~260g，海金沙用30~50g；缓急解痉药分量宜重；结石绞痛，为正邪相争的客观反映，此时应因势利导，采用行气活血，缓急止痛之剂，如芍药甘草汤，芍药可用至60g；活血化瘀，搜剔攻逐类药量要根据具体情况，既要考虑胃腑的承受能力，又要注意到患者的体质强弱。二者都好则分量宜重，反之药量易轻。总之，在临床中，应用排石中药药味选择要广泛，不能单纯选择一些排石中药组成方剂。要活血化瘀、缓急解痉、补肾益气、理气止痛、清热止血、搜剔攻逐等药物，灵活配伍，以达通淋排石、化石之目的。

3. 注意标本兼治

中医认为石淋成因，皆属湿热下注，日积月累形成结石，其根本原因是气机失调，气滞血瘀，久而导致肾气虚弱，或在用药排石过程中伤及气阴，产生气阴两虚症状。在治疗中应用化瘀排石治标药的同时，重用益气理气治本之品调节气机。另外肾结石瘀结于内，或嵌顿梗阻，气机失其通降，水道失其疏通，易并发肾积水，结石乃有形之物，瘀结不散，使气滞难行。临床仅以清利湿热，通淋排石治其标，往往难以奏效，甚则加重肾功能损害。若治疗以理气散结、益气培本为主，化瘀清热、通淋排石为辅，则能收到较好疗效。标本兼治，达到既排石又不损伤机体的目的，才谓治疗肾结石之良法。

4. 辨证选方

肾结石之成因，多有肾虚阴亏，湿热蕴结煎熬尿液浊质凝结而成石，临床要辨三因，审虚实，选方用药。突出清利、溶化、松扩、通排之特点。清利即清热化湿，利尿通淋，致其诱发致石之因；溶化即是让结石由大化小，由多化少，由角棱化圆，由小化无；松扩是使肾及输尿管泌尿系平滑肌松弛，使输尿管扩张，解除输尿管痉挛和狭窄，减少结石下移排除的阻力，放宽与畅通结石排出的道路；通排是使尿量充分增加，促进输尿管蠕动，加强尿液对结石的内冲洗力，因势利导，使结石通降下行，由静变动，由上移下，由下排出。掌握以上特点，临床灵活用药，配以西药缓解平滑肌痉挛，使之松弛，减少排石阻力，同时给以增加利尿溶解尿石之药，加速结石的溶解和排出。才能取得较满意的治疗效果。

（二）辨病治疗

肾结石治疗目的不仅是解除病痛，保护肾脏功能，而且应尽可能找到并接触病因，防止结石复发。根据每个患者的全身情况、结石大小、结石成分及有无梗阻、感染、积水和肾实质损害程度及结石复发趋势等，制定防治方案。治疗应包括一般治疗、结石病因治疗、体外冲击波碎石、腔内取石、溶石治疗、外科手术治疗、中药治疗及饮食疗法等综合措施。

1. 一般疗法

（1）大量饮水，尽可能维持尿量在2~3L，在结石多发地区，每日尿量少于1.2L时，生长尿石的危险性显著增加。有时为了保持夜间尿量，除睡前饮水外，夜间起床排尿后宜再饮水。大量饮水配合利尿解痉药物，可促使小的结石排除。稀释的尿液可延缓结石增长的速度和手术后结石的再发。在有感染时，尿量多可促进引流，有助于感染的控制。在肾绞痛时，多饮水有可能加剧绞痛，可配合针灸和解痉药物，有助于排出结石。

（2）肾绞痛的治疗　肾绞痛是泌尿外科急症，需紧急处理。肾绞痛的治疗可以从以下几方面着手。

① 平滑肌解痉类药物：一类是阿托品、氢溴酸小莨菪碱、溴丙胺太林等；另外一类是黄体酮、硝苯地平等平滑肌解痉药物。但单用这些止痛效果往往不佳，需与吗啡类镇痛药物合用。

② 吗啡、哌替啶、布桂嗪等镇痛药物：此类药物从理论上讲并无解除平滑肌痉挛作用，相反如吗啡、哌替啶还有引起平滑肌痉挛的后果，其镇痛效果主要是中枢性的，故最好与阿托品、氢溴酸山莨菪碱等合用，效果最好。一般剂量为吗啡 10~15mg 和阿托品 0.3~0.6mg，或哌替啶 50~100mg，一次应用无效，4 小时后可重复。

③ 针灸疗法：对缓解肾绞痛也很有效，一般取三阴交（针刺患侧每日一次，强刺激每次 10~15 分钟），其他如肾俞、命门、足三里等。剧烈疼痛时对肾区进行热敷，神经阻滞和肾周围或局部普鲁卡因封闭（如精索或圆韧带附近普鲁卡因封闭或腰部敏感区皮下普鲁卡因封闭），对缓解痉挛也有一定作用。

④ 抗生素治疗：发生肾绞痛时往往结石活动、嵌顿，出现局部肾盂、肾盏黏膜水肿等炎症反应，更加重了梗阻及绞痛，故采用抗生素是必要的，甚至可少量应用激素减轻黏膜水肿。

经过以上综合治疗，肾绞痛绝大多数均能缓解。但应该注意的是，应用麻醉类镇痛药时，必须有初步的鉴别诊断，因应用麻醉剂后，很可能会隐蔽腹痛症状而导致误诊。

（3）肾结石小，无并发症出现且患者健康良好时，可采用体育活动，弯腰时叩击肾区等方法促进结石排出。并可使用排石中药促进排石，常用有金钱草、石韦、滑石、车前子、鸡内金、木通、瞿麦、萹蓄等。

2.体外冲击波碎石（ESWL）

ESWL是利用体外冲击波聚集后击碎体内的结石，使之随尿液排出体外，1980年首先由德国慕尼黑大学医学院用于临床，开始仅用于治疗部分肾结石，现在随着技术的不断积累、设备不断完善，其适应证也不断扩大，由小于2cm的肾结石到复杂肾结石，以至输尿管、膀胱结石均可治疗。由于其安全、有效、痛苦小、恢复快、费用低等特点，被誉为"上尿路结石治疗上的革命"，在配合腔内技术的条件下，已使90%左右的尿石症患者免受外科手术之苦。

（1）ESWL的临床应用原则

①适应证及禁忌证：从广义上讲，上尿路结石除结石以下尿路有器质性梗阻及全身性出血性疾病患者外，均可采用ESWL治疗。实际开展工作时应作如下考虑。

a.全身情况：由于ESWL是比较安全的治疗手段，因此不能耐受此项治疗的情况较少。但全身性出血性疾病患者不适宜做此项治疗，因为治疗过程中会造成尿路器官的微小损伤，血尿几乎不可避免，若已有出血疾病，则有可能引起大的出血或出血不止。所发生的脑血管疾患、心力衰竭及严重心律不齐者也不宜施用此项治疗。另外，若患者过于肥胖，腹围过大，由背部皮肤至肾结石的距离超过13cm，即此距离大于反射体边缘至第二焦点的间距，因此无法使用本方法治疗。

b.泌尿系统本身情况，需考虑以下几方面。

结石以下存在尿路器质性梗阻，在梗阻解除前不宜采用ESWL治疗，因为碎石后结石无法排出，且有由于碎石碎屑堆积加重梗阻的危险。

ESWL治疗后经CT或核磁共振等设备进行检测，肾内发生微小血肿、出血及水肿等情况比较常见，个别患者可发生肾被膜下血肿，后期则有局限性纤维化等改变，这在正常情况下不会发生不良影响。如果原有肾功能不全，特别是结石较大，又需多次进行治疗时则应慎重对待。对于孤立肾患者，要充分估计到对肾脏的微小损害，会加重原有肾功能的负担，一般结石小于2cm者可一次治愈，如结石过大则要考虑输尿管内插放支架管，或联合应用经皮肾镜取石，以防止输尿管梗阻并可缩短疗程，减少对肾脏损伤。如果单用ESWL，则可适当延长2次治疗间隔，使肾组织有较好的修复后再进行下一次治疗。肾功能已有不全表现，则要区别其肾功能衰退的原因：若肾功能不全是由于结石梗阻所致，则要积极碎石，以解除梗阻；若肾功能不全系由于肾本身病变所致，非结石梗阻造成，则不宜贸然碎石，以避免碎石时对肾功能的影响。

尿路炎症存在时，急性炎症不宜碎石，否则易发生炎症扩散甚至败血症。必须先控制感染，然后在抗生素保护下进行碎石。如系慢性炎症，一般难以消除，则可先应用抗生素3~4天后再碎石。结石过大时治疗后应严密观察，如发生尿路梗阻应及时引流，以防炎症加重，甚至发生脓肾或败血症。

结石本身因素如下。

a.结石较小时，一次治疗即可粉碎，且可顺利随尿液排出体外，肾盂内的结石小于2cm最适于碎石治疗，结石过大时不仅一次治疗难以完全粉碎，且粉碎后由于结石碎屑过多，易于堆积在输尿管内形成所谓"石街"造成该侧上尿路梗阻，因此对较大的结石，特别是全鹿角状结石，应制定分期治疗或与经皮肾镜联合治疗或采用手术治疗方法。

b.结石部位。从结石在尿路部位上考虑，以位于肾盂内的结石最易于粉碎，这是由于其周围有空隙，粉碎的结石很快散开，甚至进入各肾盂。肾盏结石击碎并不困难，但很可能因颈部狭窄而无法排出，故一般认为无症状时可不进行碎石治疗。

c.结石成分：最易击碎的结石是感染石（磷酸镁铵结石），最不易击碎的是胱氨酸结石，而草酸钙、尿酸结石介于二者之间。

d.结石结构：粒晶状结构易于粉碎。

e.结石停留时间：停留时间长体积会大些，但去除大小因素，停留时间长短与在肾内关系不大，在输尿管内侧有较大影响。停留时间过长，由结石刺激引起的局部炎症、增生，形成炎性肉芽肿，甚至纤维包绕，则结石很难击碎，即便击碎也很难排出。此外，结石长期停留可诱发鳞癌，治疗前也要考虑到。

②治疗前准备：a.消除恐惧心理，争取主动配合。

b.治疗前1天服缓泻剂，当日晨禁食。

c.做血尿常规、肝肾功能检查、测定出凝血时间，行血小板计数、心电图、KUB及IVU检查。

d.尿中白细胞多时，治疗前1~2天开始应用抗生素。

e.输尿管结石要在治疗当日早晨再拍KUB以明确结石是否有移位。

f.根据患者的具体情况制订切实可行的治疗计划。

③麻醉方法：ESWL开始时多采用全身麻醉，现在则多数改用硬膜外麻醉，只有小儿患者及少数精神极度紧张的患者仍采用全麻，也有采用局部浸润麻醉者。

④治疗方法：a.根据不同部位结石，采用不同体位，先进行定位，使结石恰位

于反射体的第二焦点处，再根据结石性质不同给予调整。准备好之后即可开始治疗，每轰击200次，观察结石粉碎情况及位置，必要时给予调整。

b.结石粉碎的特征是结石变大，影像变淡，并向四周散开。肾盂结石粉碎后常逸入邻近肾盏使之显影，宛如造影一般，只是不很均匀，而且可看到小的碎石颗粒。输尿管结石则可看到沿输尿管走向拉长的影像。治疗时应经常观察是否有大的颗粒，而不应仅满足结石已散开。

c.治疗顺序的原则是：多发结石，影响尿路引流部位如输尿管、肾盂输尿管连接部的结石应先予以治疗；双侧上尿路结石，应先治疗功能好侧的结石；无积水的鹿角状结石，应先击碎肾盂出口处结石；有积水的鹿角状结石，先从积水部位的结石开始治疗，结石易于粉碎。

d.巨大肾结石，估计一次治疗难以全部击碎时，应先集中力量治疗肾盂出口处，且使之真正粉碎，不能处处轰击，致使成为难以排出的较大颗粒。

e.治疗时轰击次数视结石完全粉碎为止，不宜过多进行，每次轰击最多不能超过2500次。

f.碎石过程中应进行心脏及脉搏血压的测定，随时观察其变化。

⑤关于联合治疗问题：ESWL在某些情况下应与腔内技术联合应用，以提高其碎石效率。比如：结石过大单靠ESWL很难一次治愈，多次治疗则费用过高、时间较长，而且反复碎石对肾组织会产生一定程度的损害，若联合经皮肾镜取石或碎石后，再用ESWL击碎残余结石，可达到提高疗效、节约费用的目的。又如孤立肾碎石前最好插放双猪尾巴管，以减少碎石后发生梗阻等并发症。

⑥碎石后处理：一般ESWL治疗后绝大多数患者均较平稳，无须特殊护理，应

注意以下事项。

a.麻醉后恢复：根据麻醉方式不同采用不同处理方式：全麻后需平卧至完全清醒，防止误吸；硬外麻后应平卧至麻醉平面消失；仅用镇痛药物则治疗后即可自由活动。

b.观察尿色及排石情况：ESWL后血尿基本上不可避免，但多数并不严重，短期内即可消失。应收集尿液，观察沉渣内有无碎石排出，治疗成功则尿中应立即出现碎石。

c.一般不必给予抗生素，但若治疗前有尿路感染、结石过大，治疗后可能造成尿路梗阻者均给予抗生素。

d.多饮水，增加尿量以利结石排出。但利尿剂、静脉输液等方法无必要作常规使用。

e.治疗后第1、3、7天拍摄腹部平片，以观察结石粉碎及排出情况。

⑦并发症：ESWL是一种安全的治疗方法，一般没有严重的并发症，常见的有以下。

a.血尿：几乎100%的病例均出现血尿，但均较轻，一般持续1~2天可自行消失。

b.绞痛：发生率10%左右，多由碎石排出引起，一般不严重，给予对症治疗即可缓解。

c.发热：常见于治疗前合并尿路感染者，或结石大，发生输尿管内碎石堆积梗阻者。应及时处理，可急诊ESWL治疗碎石堆积处，肾穿刺置引流管或逆行插管留双猪尾巴管。若不及时处理，可招致败血症甚至危及生命。

d.输尿管内碎石堆积：这是较大肾结石治疗后常见并发症，又称为"石街""石串"或"石巷"者。一般较大肾结石碎石后，石屑通过输尿管，拍片即可看到碎石在输尿管内排列成条形阴影，碎石颗粒间有空隙，一般无症状，数天后再拍片则碎

石明显减少，是正常现象。无明显症状者应严密观察结石排空情况，超过1周无变化者应行ESWL治疗，如仍无效则肾造口置管解除梗阻。切忌出现石街不加处理又不严密观察，有导致肾衰竭可能。

e.心脏并发症：多见于不用R波起爆的碎石机，是严重并发症，常见心律失常，及时停止治疗即可恢复，偶有引起心搏骤停者。故治疗时应有心电监护以防万一。

f.咯血：由于冲击波通过肺部，对肺脏造成损伤，故治疗上盏结石或小儿结石时，可适当用泡沫海绵保护。

g.便血或呕血：是由于治疗时胃肠道内气体过多。冲击波对消化道黏膜损伤之故。治疗前宜做肠道准备，减少积气，出现后不需特殊处理可自愈。

h.结石复发：是晚期并发症，多见复杂肾结石，原因可能是结石成因未去除，残留小块结石未排尽，碎石嵌顿于黏膜又形成新结石。故预防复发是一重要问题，我们将在下面有关内容中讨论。

以上介绍的是有关ESWL治疗的一般原则，对于肾结石尤其复杂肾结石则有其特殊之处。

（2）ESWL治疗方案

①一般肾结石的ESWL治疗：小于2.5cm的肾结石，特别是位于肾盂内，可一次完全粉碎，随尿液排出体外。

②复杂肾结石的ESWL治疗：一般把直径＞2.5cm的结石、鹿角状结石、多发结石、异位肾或孤立肾结石、蹄铁形肾结石、感染石及胱氨酸结石成为复杂肾结石。

a.鹿角形结石又叫铸型结石：系指肾盂内的结石深入肾盏内者，若结石几乎填满肾盂及所有肾盏叫全鹿角状结石，只延伸至1~2个肾盏内者叫部分鹿角状结石。由于此类结石均较大，且分布于肾盂及肾盏内，治疗比较困难，治疗后又易出现输尿管石街，故应做充分估计。一般肾无积水

时结石不是很大,应争取一次全部粉碎,先从肾盂口开始,其次为下盏、中盏及上盏。合并肾积水时结石会很大,可分次碎石但间隔必须大于1周。若与经皮肾镜联合使用,可提高治疗效果。方法是先用经皮肾镜取石,尽可能取净,置肾造瘘管,过2~3天后行ESWL粉碎遗留结石。

b. 多发结石的治疗:必须查明病因,尽量针对病因做去本治疗,否则极易复发。碎石治疗的原则是先治疗造成梗阻的结石,先治疗功能较好一侧结石。其余遵循ESWL的基本原则。

c. 孤立肾结石的治疗:碎石治疗的原则并无特殊,关键要时刻注意保护肾脏功能。

d. 马蹄形肾结石的治疗:由于肾脏下极靠近脊柱,位置靠前,因此仰卧位有可能定位困难,此时可采用俯卧位。碎石后可采用俯卧头低位,有助于结石排出。

f. 胱氨酸结石的治疗:胱氨酸结石并不多见,但却是尿石中最不容易粉碎的结石,结石小于2cm时可单用ESWL,大于2cm则经皮肾造口用冲洗疗法溶石再用ESWL碎石。

j. 异位肾结石的治疗:盆腔异位肾并不多见,发生结石者更属罕见,由于其位置多在骶髂关节前方,仰卧位无法治疗,只能采取俯卧位体位,冲击波避开骨骼由腹部直接到达结石处,因治疗时冲击波须经过肠管到达结石,因此治疗前肠道准备甚为重要,主要是减少肠内积气,否则冲击波通过肠道时易造成肠黏膜损伤而出现便血,应引起重视。患者过于肥胖时腹壁至结石处超过第二焦点距离,则无法治疗,可采用可弯性输尿管镜用超声碎石治疗。

3. 经皮肾镜取石术(PNL)

PNL是在腰背部经皮穿刺作一通道,用肾镜经此通道放入肾内将结石取出。

(1)适应证与禁忌证

①肾结石大于3cm,单用ESWL不易成功。当结石表面积大于500mm^2,不论有无肾积水,PNL为首选。

②肾下盏结石常选择PNL。

③难以粉碎的结石,如胱氨酸结石和一水草酸钙结石可选用PNL。其适应证比较广,肾内结石包括肾盂、肾盏甚至上段输尿管结石均可取出。一般情况下肾盂内单个结石最易取出,充满肾内间隙的鹿角状结石及合并肾盏颈狭窄的肾盏内多发结石则比较困难。

禁忌证包括全身出血性疾病、结石以下尿路器质性梗阻病变、肾脏急性感染等。

(2)取石方法 PNL前一般应先用膀胱镜向患侧肾盂内插入输尿管导管并注入造影剂,了解尿路形态。然后向肾盂内穿刺并用扩张器逐渐将通道扩张至F30号,置入肾镜。可通过以下方式将结石击碎,分块取出。

①直视下机械碎石:利用特质碎石镜,将大块结石"咬碎"成小块取出。

②液电碎石:利用电极在水中放电产生冲击波将结石粉碎。它可以在较短时间内破碎大多数结石。

③超声碎石:利用超声发生器,把声能转换成机械能以碎石。其优点是可以通过负压吸引随时把碎石吸出。

④激光碎石:用染料脉冲激光,把光能转换为冲击波碎石。其优点是能把结石粉碎得非常细小,但设备价格昂贵,不易推广。

⑤气压弹道碎石:是利用压缩气体产生的能量传递给治疗手柄上的"子弹体",它高速运动装机手柄上的治疗探针,再由探针传递给结石,使结石破裂。其优点是不损伤软组织,不产热。

PNL完成后应仔细观察肾内情况,确定有无结石残留及损伤。一切正常时要置入肾造瘘管,保证引流通畅待碎石排净后,经造影尿路通畅,5~7天可拔去造瘘管。

（3）并发症及处理　PNL技术可以引起某种特殊并发症PNL术可以引起某种特殊的并发症。肾旋转不良、明显的脊柱侧凸或后凸，或过度肥胖等，会增加PNL术中损伤结肠、十二指肠、肝脏或脾脏的危险性。PNL术中，报告结肠穿孔率达0.2%。通常，术后肾造影可发现损伤，显示结肠内有造影剂。如果穿孔在腹膜外，留置内支架和导尿管，行尿路减压，并作结肠造瘘，穿孔可自愈。术后CT检查有助于确定穿孔位置。右肾穿刺，易损伤十二指肠；脾大，是左肾穿刺的禁忌证。

①出血：PNL术后轻微血尿是正常现象。PNL出血的发现在冲洗减慢或停止时，视野很快模糊冲洗时视野清晰，但是冲洗减慢或停止时，视野很快模糊，为静脉出血。但动脉或大静脉出血，即使加压冲洗，视野也模糊。在这种情况下，建议停止手术，置入大的肾造瘘管，否则患者因血容量急骤增加而致心动过缓和高血压。如果置入肾造瘘管仍不能充分控制出血，应用Kaye压迫气囊导管压迫止血。更换造瘘管后，夹闭气囊尿管20分钟，同时经静脉用甘露醇。肾盂充满凝血块时，可压迫静脉止血。如经以上处理患者的血流动力学不稳或仍继续出血，应行急诊血管导管栓塞或手术探查。取石时随时可能发生集合系统大面积的穿孔，导致液体外渗到腹膜后。这就是为什么必须使用生理盐水冲洗的理由。取石过程中，难免冲洗液渗入腹膜腔和后腹膜。轻度的液体外渗，用利尿剂2~3天则可解决。少数情况下外渗液较多，需要行引流。出现严重血尿或肾造口出溢血，通常由于肾实质穿刺处出血所致，可更换稍粗之气囊尿管，稍向外牵拉以压迫止血。需开放手术止血者很少。

②感染与发热：一般保证引流通畅及应用抗生素后，均能得到控制。但尿脓血症、结石残留、输尿管损伤和迟发性出血。

尽管术前使用抗生素，尿培养无菌生长，多达30%的患者经PCNL取感染性结石后，出现菌尿。经皮肾镜取石术出现脓毒败血症休克的发生率为0.25%~1%。如果穿刺肾集合系统，尿液浑浊或有脓，估计已存在泌尿系统感染，应立即留置小肾造瘘管引流。通道扩张和取石应推迟，直到肾造瘘和膀胱尿液呈无菌状态。如怀疑为感染性结石，造瘘和膀胱的尿培养均应无菌，并建议经肾造瘘取出一些结石作培养，选择合适的抗生素。如有念珠菌感染，应延长引流时间，使用广谱抗生素，可静脉给予两性霉素或抗真菌药物。

③损伤周围器官：文献报告有损伤结肠、脾脏者。多由技术不熟练造成。只要及时发现并停止穿刺，一般不会有严重后果。

④空气栓塞：罕见但又极为危险的并发症。发生在使用超声碎石过程中，是由于碎石头的负压泵皮管方向接错，将大量空气呈正压挤入肾内，继而进入血管形成空气栓塞。一旦发生应立即将患者改为左侧卧位（因此体位右心房位置最高，可避免空气进入肺循环），待气泡逐渐被吸收后即转危为安。

4.局部冲洗化学溶石疗法

化学溶石药物的应用方法有两种：直接法即通过肾造瘘管或输尿管导管直接冲洗肾盂；间接法通过口服或静脉注射溶石药物经血液循环到达肾盂。由于间接法不良反应大、效率低，现多采用直接法。

目前为止，溶石疗法尚不够完善，还不能完全溶解所有结石，现在仅应用于尿酸、胱氨酸结石、感染石的治疗，而草酸钙、磷酸钙结石的化学溶石尚处于试验阶段。

（1）适应证　结石种类属于易溶的。易复发的结石如胱氨酸、尿酸结石及感染石；作为开放手术、ESWL及PNL后残余结石的辅助治疗；全身情况不适宜手术，可进行溶石治疗。

（2）溶石药物选择　化学溶石液可分为碱化剂、酸化剂、硫醇类和螯合剂四类，根据结石成分不同，选择不同的结石剂。

①胱氨酸结石：ESWL 治疗胱氨酸结石难以完全粉碎，PNL 后残余结石率高，故许多人推荐结合化学溶石疗法。其溶石药物包括两类：碱性药物或碱性缓冲剂如碳酸氢钠、THAM-E 等；硫醇类药物如青霉胺、α-MPG 及乙酰半胱氨酸等。

②尿酸结石：尿酸结石常用溶石药物为 1%~1.8% 碳酸氢钠和 THAM 溶液。也可通过口服法溶石。

③感染石：常用药物为 Suby 氏液和 Renacidin 氏液，二者 pH 值和缓冲力相似，但 Suby 氏液含镁量少，Renacidin 氏液含镁量是其 4 倍。体外实验表明二者溶石效果无明显差异。

必须指出，化学性溶石很少作为单独使用的治疗方法，其最主要指征即配合开放手术、ESWL 和 PNL，术后残余结石会促使结石复发，而溶石疗法会大大提高疗效。

（3）并发症

①感染：由于冲洗液压力过高使尿外渗，常可并发肾及肾周脓肿。肾盂肾炎、附睾炎，甚至败血症。故应保证无菌冲洗，使用抗生素，监测肾盂压并保证引流通畅。

②高镁血症、高磷血症：高镁血症是使用 Suby 氏液和 Renacidin 氏液冲洗时易发生的致命并发症。治疗包括输入溶石药物停止、静脉用 10% 葡萄糖酸钙，甚至用透析疗法。治疗期间经常测定深肌腱反射和血清镁，以便早期发现高镁血症，另外保持低流率冲洗液很重要。高磷血症则很少发生。

③组织刺激及冲洗液外渗：EDTA 液对组织刺激性大，表现为疼痛和出血。Suby 氏液和 Renacidin 氏液可刺激尿路上皮发生水肿、溃疡或愈合障碍，加以输尿管近端水肿或砂状碎屑通过时压力增高，会发生冲洗液外渗。故手术放置的引流管应冲洗完成并复查尿路通畅时再拔除。

④化学性膀胱炎：常发生于用 Renacidin 氏液冲洗时，应留置 Foley 氏导尿管并生理盐水冲洗膀胱。特别严重者要用输尿管导管冲洗溶石药物，以肾造瘘管引流。

⑤血栓性静脉炎：多发生于长期冲洗、制动数周以上的患者，用肾造瘘管冲洗，患者可活动，能避免此并发症。

5. 外科手术取石

肾结石治疗发展的趋势是以 ESWL 与腔内泌尿外科为主，但对缺乏此类设备的基层单位，外科手术仍有应用的必要。另外，由于巨大鹿角状结石的 ESWL 与 PNL 治疗效果、结石残留率、结石复发率及其他并发症均不能令人十分满意，国内不少大医院均报道开放手术治疗巨大鹿角状结石又有所增加。常见手术方式有以下几种。

（1）原位肾盂切开取石术　根据腰背部解剖特点，采用起自肋脊角、沿骶棘肌外缘略向外倾斜的直切口，直达肾盂，不切断腹肌，在直视下切开肾盂，取出结石。手术创伤小，即使是高危或梗阻性尿毒症患者亦可采用。但由于暴露范围不够，仅适用于肾外型肾盂结石或易从肾盂钳取的肾盂肾盏结石。

（2）肾盂切开取石或肾窦内肾盂切开取石　是手术治疗肾结石的主要术式，对肾外型肾盂结石可直接切开肾盂取石，对肾内型肾盂者需要解剖出肾窦内间隙行肾窦内肾盂切开取石。手术的关键步骤是寻找到肾窦的正确平面，防止肾窦内血管损伤，充分暴露肾窦内肾盂。此法适用于单纯的肾内结石或中、小型鹿角状结石以及多发性肾结石。

对于多发性肾结石特别是肾盏内多发

结石，易发生结石残留，此时可采用凝块法取石。方法是橡皮带阻断上段输尿管，肾盂戳孔置入两根 F_7 输尿管导管，抽出肾盂、肾盏内尿液后，一个注射器抽吸牛纤维蛋白原溶液，另一个注射器抽吸牛凝血酶以及 10% 葡萄糖酸钙溶液，纤维蛋白原、凝血酶、钙的容积为 10：2：1.5，然后从两根输尿管导管同时注入，5 分钟后拔除导管。切开肾盂、肾盏，取出结石凝块。

（3）肾实质切开取石术　多用于不能通过肾窦切开取出的多发性或鹿角状结石。其方法是阻断肾蒂（之前需静脉注入肌苷、呋塞米以保护缺血肾脏），在室温下 90 分钟内取净肾结石。如局部碎冰屑降温至 15~20℃，则阻断肾蒂时间可延长至 2~3 天。术后肾功能无改变。

无萎缩性肾实质切开取石方法及概念由 Boyce 设计并提出的。它是根据肾段血管分布特点，肾段间血管很少有吻合枝，故在段间线处切开肾实质取石不会引起肾萎缩。对于某些较为复杂的鹿角形结石、肾内型肾盂结石或结石分支嵌顿于肾盏内无法经肾盂切开取石，以及肾盏颈狭窄的多发肾盏结石，既能最大限度地保护肾功能又能取出结石。其关键是术中解剖出肾后段动脉，钳夹后找出段间线，阻断后段动脉沿段间线切开肾实质，术中注意阻断动脉前仍要用肌苷、利尿剂保护肾脏。

（4）肾窦内肾盂并肾实质切开取石术　联合应用肾窦内肾盂切开及沿段间线肾实质切开技术，可以用小的肾实质切口（约 2cm）显露肾盏，做肾盂切开直至与肾窦内肾盂切口相通，能取出较大、嵌顿较重的结石。

（5）肾盂切开气压弹道冲击取石术　肾盂切开后，若结石太大，嵌顿紧密无法从切口取出时（勉强取石会撕裂肾盂甚至肾实质），采用气压弹道碎石技术将结石碎为几块，分别取出。注意结石不可粉碎过小，

以免遗留。

（6）肾部分切除术　对于局限于一极的，尤其是肾下盏多发结石或有肾盏颈部狭窄的多发结石、与肾盏黏膜粘连严重的结石，可采用肾部分切除术。优点是易取净结石，术后并发症少，去除结石复发因素。术中要严密缝合肾盂及止血，否则会发生肾尿漏。

（7）肾切除术　很少应用。一侧肾结石合并积脓、肾功能丧失，而对侧肾脏正常时，可考虑行此手术。

（8）开放手术常见并发症

①气胸：采用十一肋间切口入路时，有可能损伤胸膜，发生气胸。一般在以下情况下容易发生：切口位置过高，切口上方切开分离方法不正确，自动牵开器过度快速牵开，合并有肺气肿患者胸膜下移时，再次手术胸膜粘连。术中发现损伤胸膜，应立即用手指压住裂口，用 1 号丝线连续缝合胸膜裂口，缝合时应选用小圆针，紧贴裂口边缘或连周围软组织一并缝合，以防止造成更大撕裂。待裂口缝合后，放松最后一针，向胸腔内插入 F14 导尿管，反复抽出胸腔内气体，令患者深吸气后拔除导尿管收紧缝线打结。若术后仍有胸腔积气时，可行胸穿抽气或闭式胸腔引流。

预防气胸的方法是：切口不要过高，一般选用十二肋下或经十二肋切口，作十一肋间切口时一般切至第十二肋的前 1/3 处即到胸膜下缘，切开肋间肌，手指或手术刀不要向胸膜方向剥离，应沿十二肋下用手指或剪刀将肋膈筋膜横向推开或剪开，使胸膜松弛上移，这样即使再向上延长切口或用自动牵开器牵开切口，也不会损伤胸膜。

②下腔静脉损伤：行右肾结石取石术，因结石所致肾脏及输尿管上段周围炎症有广泛粘连时，粗暴的分离可将下腔静脉损伤。小儿下腔静脉较成人细，不易识别，故容易损伤。损伤后可发生大量出血，

此时勿盲目钳夹，应立即用手指压迫止血，或用小纱垫压迫止血，同时准备输血，充分暴露切口，迅速吸净血液，用心耳钳夹住出血部位，看清裂口用无损伤缝合线连续外翻缝合止血。

③十二指肠损伤：发生的原因多为右肾结石病感染、脓肾、肾周围炎、肾周围脓肿并窦道致肾周粘连，强行钝性分离或锐性剪割右肾内侧上极时，可撕破或剪破十二指肠，其次为处理肾蒂时，肾蒂钳误将十二指肠夹入钳中，造成损伤。术中手术野中发现胆汁样物时应考虑此损伤，此时应仔细查找十二指肠裂口，用丝线作二层间断内翻缝合，在修补穿孔处放引流管，术后持续胃肠减压，禁食3~5天。如术后发现十二指肠瘘，可先行保守治疗。如：胃肠减压，静脉高价营养，或空肠造口补给营养。经长期治疗不愈的瘘口可考虑手术治疗。

④术中出血：可由以下原因所致。钝性游离肾脏上极或下极时损伤肾脏迷走血管；阻断肾蒂时损伤肾蒂血管；行肾盂切开取石时剥离层次不对，损伤肾后段动脉或肾窦内血管；取鹿角状结石时，用力过猛或用力方向不正确，撕裂肾盏、肾盂，损伤段间血管；肾实质切开取石时，切口位置选择不当，切断肾段动脉；肾部分切除，无萎缩性肾手术时缝扎血管不彻底。

术中出血的处理上，术者一定要镇静，反应要迅速，要对出血的原因进行分析，并采取相应的措施，切忌盲目钳夹止血，或大块纱布压迫止血。对游离肾脏时撕裂迷走血管引起的出血，如迷走血管较细，观察肾脏无明显缺血区，估计对肾功能无严重影响者可将其结扎；反之，应考虑血管吻合术。对分离肾蒂时，肾动静脉撕裂所致的出血，立即先用食指和中指夹住肾蒂控制出血，再上无损伤止血钳，用无创伤缝合针缝合裂口。在经肾窦切开取石时误伤肾后段动脉，亦应在控制肾蒂情况下修补肾动脉裂口。在艰难的取石过程中，如遇肾内大出血，很难处理，有因此而切除肾脏者。常可采用以下措施：持续握持压迫肾脏止血，反复用冷盐水低压冲洗，1.5%过氧化氢5ml低压冲洗，可用食指自肾盂切口内伸入肾盂肾盏内压迫出血，如很难止血，可用拇指、食指夹持触捏肾脏表面，逐步变换压迫部位，当压迫住某处出血停止时，可在该处作一铆钉缝合，出血即止。因取石时用力过大将肾盏颈撕裂而致出血，可通过该肾盏行肾造瘘，牵拉造瘘管可压迫止血。

⑤术后感染：肾结石患者术后会出现肾内、肾周围、切口的感染，产生急性肾盂肾炎、肾皮质化脓性炎症、肾积脓、肾周围脓肿等，严重时可致败血症及脓毒血症。发生的原因有：术前未能彻底控制肾内感染；术中对梗阻因素处理不彻底；肾周引流管不通畅，未能充分引流尿外渗；引流管术后无菌护理不当；术中损伤肾组织较多，术后肾组织坏死液化并感染；肾或切口术后出血形成血肿；全身一般情况较差，有低蛋白血症、肝功能不良或合并糖尿病等。治疗上除了一般支持疗法，包括输液，少量多次输血及注意水电解质紊乱、酸碱失衡外，应选择肾毒性小、疗效可靠的抗生素，并根据血培养或引流液的细菌培养决定敏感抗生素的使用。还应注意如下几点。a.保持引流管通畅，作好引流管护理，必要时可以无菌盐水冲洗；b.注意切口有无红肿渗出，必要时开放切口或穿刺抽液；c.床边行肾脏B超检查，显示肾皮质、肾周有液性暗区时，可在B超引导下穿刺引流。

⑥尿瘘：肾结石术后发生尿瘘有以下常见原因。术后过早拔除肾造瘘管；输尿管存有的梗阻因素未解除；术中输尿管损伤；重复肾结石手术切除发育不良肾脏时，肾组织未能切除完全，仍有泌尿功能。处

理方法如下。术后早期自切口漏尿处置引流管引流；用膀胱镜逆行插管留双猪尾管引流尿液；如有输尿管梗阻应明确原因，解除梗阻；遇有严重的肾盂瘘时，手术修补困难，可采用带蒂大网膜包绕肾盂。

⑦结石残留：肾结石术后结石残留发生率较高，至今尚无一种方法能完全解决结石残留问题，多发生在复杂的多发肾结石患者，常合并有肾盏颈狭窄，在肾盂内的大块结石取出后肾盏内的小结石常探查不到，或虽探查到但仍取不干净。术中可采用以下方法：手指触摸，一手在肾脏表面轻轻挤压，另手的食指或小指伸入肾盂切口至肾盏逐个触摸；检查肾脏表面，皮质变薄，积水处肾内多有结石存在；细针穿刺探查；导尿管插入肾盂内以生理盐水冲洗；术中B超定位；纤维导光肾盂镜进入肾盂内观察；术中X线摄片。以上方法可减少结石残留率，对于残留结石的处理可采用ESWL技术碎石。

⑧肾盂闭锁或狭窄：肾结石术后肾盂闭锁，尤其常见于巨大鹿角形结石患者。术后肾造瘘管不能拔除，二次手术又十分不易，多次肾盂成形均失败而致肾切除者，发生原因有：结石巨大勉强取石时撕裂肾盂；肾盂黏膜嵌顿于结石表面，取石时将肾盂黏膜完全剥脱；术后肾内感染；术后引流管放置不当等。肾盂闭锁或狭窄一旦发生，处理十分棘手，特别是肾盂闭锁，再次行肾盂成形术十分困难，成功率不高，故重点在于预防：取石时应十分小心，避免撕裂肾盂，遇有黏膜嵌顿时，用刀柄或神经剥离子小心推开黏膜，放置猪尾巴管有支架作用但应防止滑脱，术后预防感染。

（三）辨证治疗

1.辨证施治

（1）肝气郁结型

治法：疏肝理气，通淋排石。

方药：逍遥散加味。

药用：柴胡10g，当归10g，白芍10g，白术10g，茯苓15g，金钱草20~60g，滑石15g，陈皮10g，郁金9g，鸡内金20g，车前子10g，王不留行15g，瞿麦10g，甘草10g。

加减：湿热重加萹蓄、木通；体虚加黄芪、党参；偏瘀加川芎、赤芍。

（2）湿热蕴结型

治法：清热利湿，通淋排石。

方药：八正散加减。

药用：瞿麦10g，萹蓄10g，木通10g，车前子10g，山栀6g，滑石12g，甘草3g，金钱草30g，海金沙15g，鸡内金15g。

加减：排尿涩痛伴血尿者加蒲黄、五灵脂、牛膝、桃仁；腰酸腰痛加白芍、延胡索、墨旱莲、生地。

（3）气滞血瘀型

治法：行气活血，通淋排石。

方药：沉香散加减。

药用：石韦12g，滑石12g，当归10g，陈皮10g，白芍12g，冬葵子15g，王不留行9g，海金沙20g，鸡内金15g，丹参10g，琥珀6g，刘寄奴15g。

加减：疼痛剧烈加延胡索、五灵脂；尿血发热者加蒲公英、金银花、茅根、藕节、小蓟。

（4）脾肾两虚型

治法：健脾益肾，补气消石。

方药：桂附八味汤合补中益气汤加减。

药用：金钱草60g，海金沙20g，鸡内金30g，牛膝10g，王不留行10g，黄芪15g，白术15g，茯苓20g，当归10g，枸杞子15g，山萸肉10g，熟地12g，桂枝6g，川续断10g，炮附子6g。

（5）肝肾阴虚型

治法：滋阴清热，益肾消石。

方药：六味地黄丸加味。

药用：熟地12g，山萸肉6g，山药15g，泽泻15g，茯苓30g，丹皮15g，金钱草 30g，鸡内金 20g，生苡仁 15g，滑石 15g，瞿麦 9g，石韦 10g，海金沙 15g。

加减：血尿明显加小蓟、地榆炭、黄柏。

2. 外治疗法

（1）针刺疗法

①体针疗法：肾俞、三焦俞、京门、气海。配穴：湿热重者加阳陵泉、三阴交、委阳（泻法）；阴虚加太溪（补法）；肾阳不振者，加命门、关元（补法）。腹部与背部穴交替使用，均取结石同侧，下肢取双侧。每日 1 次，每次 2~5 穴，以提插捻转为主，得气后针感向下传导至会阴部，留针 40 分钟，中间行针 1~2 次。

对于肾绞痛者，要急则治其标，缓急止痛：针刺双侧太溪穴，中强刺激，以患者有发麻胀样针感并向足底部位放散为度。留针 30~90 分钟，留针过程中可间断刺激，加强针感。如有恶心、呕吐者，加刺双侧内关穴。

绞痛较重时，取腰腹部相应部位的 1~2 个压痛点，以注射用水作皮内注射，每次注射 0.5~1ml，以局部皮肤呈橘皮样改变，皮丘直径 1.5~2cm 为宜，压痛点不明显者，可在与疼痛部位相对应的体表取穴注射。

踝针治疗肾绞痛：患者取俯卧位，在肾痛区内侧小腿内、外踝骨隆起最高点上方三横指处各取一个进针点。内侧进针点在小腿内侧面中央，靠胫骨内侧缘；外侧进针点在小腿外侧面中央，腓骨嵴与邻近肌腱（腓长肌肌腱）所形成的浅沟内。常规皮肤消毒后，用 30 号 1.5 寸不锈钢毫针 2 根，分别在内、外侧进针点与皮肤表面呈 30 度角倾斜向上，快速刺入皮肤，沿皮肤向上捻转，进针 1.4 寸左右，胶布固定后，可让患者起床缓慢行走。留针 30 分钟。

②电针疗法：肾俞、膀胱俞，进针后使针感传至患侧肾区或少腹部，接电针治疗仪，电流强度宜由弱到强至以患者能耐受为度。留针 20~30 分钟，每日 1~2 次。

③水针疗法（即穴位注射疗法）：肾俞、关元、阴陵泉。配穴：肾虚型加交信；气血郁结，加阳陵泉、环跳（泻法）；湿热型加三阴交；脾虚加足三里；绕脐腹痛或少腹牵引痛，加腹结、大横。每穴注射 10% 葡萄糖液 0.5~1ml，1~2 日 1 次。

④耳针取穴：取耳穴膀胱、肾、尿道、腹、皮质下、交感，或压痛点区，常规消毒后，平补平泻法，每次取 2~4 穴，留针 30 分钟。

（2）耳穴压豆疗法

①肾、膀胱、输尿管、尿道、三焦、外生殖器。用王不留行籽贴压，每穴 1 粒，胶布固定。每日按压 5 次。用拇指和食指于籽上依次频频按压，直至压穴处有微痛感为适度。每次时间为 30 分钟，3 日换药籽 1 次。嘱患者在耳压前 20 分钟饮水 200~500ml，并适当增加活动量，以促排石。

②肾、输尿管、膀胱、三焦、交感、皮质下、肾上腺。用 0.4cm×0.4cm 麝香风湿膏将王不留行籽压在耳穴上，隔日 1 次。双耳轮换使用，15 日为 1 疗程。患者每日自行按压，每次 50~100 下。并多饮水，作适当弹跳活动。

（3）膏药外贴疗法　主要是将中药直接贴敷于有关穴位及反应点，通过经络作用和人体自身微循环渗入病灶，并随血液循环向全身灌注，调节机体的免疫机制，利用人体新陈代谢的功能，起到消石止痛祛病的作用。滑石 60g，金钱草 300g，穿破石 30g，瞿麦 30g，王不留行 15g，乌药 9g，鸡内金 18g，海金沙 30g，冬葵子 12g，白茯苓 15g，桑椹 10g，海浮石 10g，生大黄 10g，地龙 9g，郁金 20g，生甘草梢 6g，黄芪 15g，鱼脑石 15g。将上药分别加工成粗末，混合均匀，用香油浸泡 7~10 天，香油与药比例为 1∶5，香油超过药面 2cm。放入炒锅里熬至药物变黄，尔后过滤去药渣，待油熬至沸腾时下丹，黄丹为 1：100（1 斤油下丹 100g），至滴水成珠收膏。选穴：肾盂、命门、神阙。每两天换 1 次，12 次为 1 疗程。连续用 3~4 个疗程。具有较强的通淋排石作用。

（4）按摩疗法 取腰背部阿是穴，指压发胀或疼痛感。以右手拇指或双手拇指重叠按压揉摩缓解。此时再用拳叩击背部华佗夹脊穴 2~3 次，然后按摩敏感点，使此处肌肉放松即止。

①体穴按摩法：患者仰卧，按揉天枢、水道、中极、关元穴。具体操作方法：双手重叠推按腹部，再捏拿小腹并施以抖法，最后摩运小腹 5~10 分钟。嘱患者俯卧，从下至上推按腰背部 10 余次，按揉肺俞、肾俞、大肠俞、膀胱俞和次髎穴数分钟。嘱患者直立，空掌叩击章门、期门、肾俞、命门穴，并嘱患者跳跃 10~15 次。

②其他手法：当出现肾绞痛时，可指压阿是穴、腰俞、足三里、膀胱俞等穴，指压时间 10 分钟，然后轻度按摩 5 分钟，可缓解肾绞痛。结石位于下肾盏者，采用头低臀高半倒立位，结石位于中肾盏者，采用患侧在上的侧卧位。在 12 肋下缘，骶棘肌外缘的腰三角肌处，以手握掌，叩击肾区 5~10 分钟，每日 3 次，以助结石移到肾盂。

（5）肾区叩击疗法 采用肾区体位叩击疗法，辅以中草药、电针、总攻和理疗等综合治疗，可提高肾结石的排石率。由于肾下盏结石的体位关系，排出较困难，因此须依结石部位采用不同的体位。同时适当地进行肾区叩击，变静为动，有利于结石排出。有医院报道肾区体位叩击对肾脏的影响，曾在肾脏手术时观察到叩击肾区，肾脏确有较大的移动幅度，侧卧时前后移动 3~5cm，为肾内结石的活动造成有利条件。另外还观察到肾结石患者经肾区叩击有 80% 出现不同程度血尿，认为这是结石活动的结果，但在正常人进行肾脏叩击，并无血尿，具体方法为结石位于下盏者，采用头低臀高半倒立位，结石位于上盏时，采用坐位并加跳跃，结石位于中盏时，采用患侧向上位置侧卧，在 12 肋下缘，骶棘肌外缘的腰上三角处，以手握拳，每秒有规律叩击，不感到疼痛为宜，每次 3~10 分钟，每日 3 次。肾区叩击疗法最好在服中草药或大量饮水后进行，也可在总攻后进行。

（6）药物电离子导入疗法 每日用排石药液 20ml，用纱布浸湿药液，放于结石区域，通过电离子使药液渗透到局部，达到镇痛排石的作用，一般 10 天为 1 疗程，1~2 个疗程显效。

3. 成药

①复方石淋通片：用于膀胱湿热，石淋涩痛，尿路结石、泌尿系感染属肝胆湿热者。每次 6 片，每日 3 次。

②荡石片：用于各类尿路结石证。每次 6 片，每日 3 次。

③五淋化石胶囊：用于淋证、癃闭、尿路感染、尿路结石、前列腺炎、膀胱炎、肾盂肾炎、乳糜尿。每次 5 粒，每日 3 次。

④排石颗粒：用于下焦湿热所致的石淋。症见腰腹疼痛、排尿不畅或伴有血尿；泌尿系结石见上述证候者。每次服 1 袋，每日 3 次。

⑤肾石通冲剂：用于各类尿路结石。每袋重 15g。成人每次服 15g，每日 2 次，开水冲服。儿童用量酌减。

⑥结石通片：用于泌尿系感染，膀胱炎，肾炎水肿，尿路结石，血尿，淋漓浑浊，尿道灼痛等。每次 5 片，每日 3 次。

⑦琥珀消石冲剂：用于石淋、血淋，也可用于泌尿系结石属湿热瘀结证者。每包重 15g，每次服 2 包，每日 2 次。

4. 单验方

①鸡内金 18g，芒硝 18g，共研细末，每次 6g，每日 3 次，温开水冲服。适用于气滞血瘀型肾结石。

②金钱草 30~60g，水煎服，每日 1 剂。清热利湿，通淋排石。适用于肾结石湿热下注型。

③鲜地锦草 100~200g，洗净捣烂，倒入沸糯米酒 250~300ml，温服，每日 1 次。通淋排石。主治湿热下注型肾结石。

④冬葵子 30g，水煎服，日 1 次。主治下焦湿热所致尿结石。

⑤金钱草 60g，海金沙 30g，鸡内金 15g，煎汤代茶。适用于各型肾结石。

⑥鲜葫芦瓜捣烂绞汁，用蜂蜜调服，每次半杯至 1 杯，1 日 2 次，或用葫芦瓜煮汤服食。适用于久病体虚之结石。

⑦滑石 30g，甘草 5g，火硝 18g，共研细末，每次 2g，日 2 次，以鸡内金适量煎水空腹送服。适用于下焦蕴结之肾结石。

⑧内金胡桃膏：炒胡桃仁 500g(轧碎)，炮鸡内金 250g（研细粉），蜂蜜 500g。适用于肾结石久病体虚者。

⑨大茴香 50g，小茴香 7.5g，大黄 25g（后下），金钱草 100g，萹蓄 50g，水煎服。适用于脾肾阳虚之肾结石。

⑩猫须草全草（干燥品）60g，水煎服，1 日 1 次。适用于湿热型肾结石。

⑪核桃仁 60g，炙黄芪 30g。水煎服，1 日 1 次。适用于脾肾两虚型结石。

⑫石韦 60g，车前 60g，生栀子 30g，生甘草 15g，煎汤代茶。适用于湿热蕴结型肾结石。

⑬海金沙草、萹草、金钱草、凤尾草各等份。共研细末，过 200 目筛，分包。每包重 32g，每次 1 包，每日 2~3 次，开水冲泡。适用于湿热蕴结型结石。

（四）综合疗法

1. 中药合耳穴

通淋化瘀排石汤：金钱草 50g，王不留行 35g，海金沙 30g，车前子 30g，（包煎），冬葵子 20g，瞿麦 20g，石韦 20g，甘草 15g，川牛膝 15g，鸡内金 15g，延胡索 10g，枳实 10g，琥珀 5g（冲服）。水煎服，1 日 1 剂。加减：肉眼血尿者加白茅根、大蓟、小蓟；小便频数涩痛者加连翘、木通；腰及少腹部钝痛者加白芍、续断；小腹胀痛者加木香、橘核；肾阴虚者加当归、鸡血藤；气虚者加黄芪、山药。王不留行耳穴贴压法：取穴肾、尿道、膀胱、三焦、交感、内分泌、肝等穴位交替使用。[孟洋全，张晓霞. 通淋化瘀排石汤治疗泌尿系结石 39 例疗效观察. 黑龙江中医药，1993，（第 1 期）.]

2. 中药合穴位注射

中药排化汤：穿山甲（现已禁用，需以他药替用）4g（研末分 2 次吞服），石韦 10g，滑石 20g，金钱草 30g，海金沙 10g，白芍 10g，川牛膝 10g，冬葵子 10g，三棱 10g，莪术 10g，甘草 3g。加减：肾盂积水、输尿管扩张加威灵仙 20g，车前子 20g；气虚加黄芪 20g，白术 10g；阴虚加丹皮 10g，生地 20g；每日 1 剂，分 2 次煎服，服药后 30 分钟做跳跃活动或适当捶背约 10 分钟。

急症型治疗：①就诊时即刻饮温开水 500ml；②穴位注射，于饮水 20 分钟后，取双侧肾俞穴，药用维生素 B_6 100mg 加山莨菪碱 10mg，每穴 1.5ml，进针后较强刺激，得气后推注，注射后加压穴位数分钟，以增强穴位治疗效果；③隔日服排化汤 20 分钟后，同上穴位注射治疗，每日 1 次，每周 3 次。

隐匿型治疗：①排化汤治疗；②穴位注射治疗，取穴同上，药用复方丹参注射液 4ml 加山莨菪碱 10mg，每穴 2.5ml，针法同上，服排化汤 20 分钟后针疗，每日 1 次，每周 3 次。[陈国源，梁萌，陈德菻，等. 排化汤合穴位注射治疗泌尿系结石临床研究. 中国中西医结合肾病杂志，2005，（第 10 期）.]

3. 中药合针灸

针刺精灵穴配合中药理气散结治疗肾结石，中药基本方：郁金20g，金钱草50g，鸡内金10g，苏梗12g，枳壳12g，王不留行15g，硼砂0.5g（布包），琥珀粉5g（冲服），怀牛膝15g，甘草梢5g。兼气虚者加黄芪30g；阴虚者加生地20g；兼湿热者加滑石30g，车前子30g。每日1剂，煎水早晚分服。治疗4周为1个疗程。针刺精灵穴：位于手背第4、5掌骨间隙后缘、腕背横纹与掌骨小头联接之中点的凹陷处。针法：针刺肾绞痛侧精灵穴3~5分钟，得气时酸麻感觉传至之间，行中强度刺激，痛不减者留针10分钟，并间断加强刺激。[彭世洪. 理气散结法治疗泌尿系结石伴肾积水53例总结. 湖南中医杂志, 1997,（第1期）.]

自拟排石汤基本处方为：海金沙（单包）、鸡内金、金钱草、石韦各30g，猪苓、川续断、大腹皮、杜仲、延胡索（醋炙）、菟丝子、五灵脂（包煎）、冬葵子、琥珀（研末冲服）各20g。对于尿中带血患者，可加入适量生地、小蓟草、藕节；而对于腰腹部绞痛患者，可加入适量甘草和芍药；对于合并发热患者，可加入适当黄柏、蒲公英、大黄；对于体质虚弱的老年患者或结石体内滞留时间长，其病情持续患者而言，同时可见患者表现困乏无力，沉默寡言，且面色发黄则可适当加入淫羊藿、补骨脂、党参、黄芪、白术等。常规中药煎熬方法熬制，分早晚2次服用，每天1剂，叮嘱患者多运动、多喝水。针灸处方：主穴包括京门穴、肾俞穴等，配穴包括三阴交、足三里、阿是穴等。患者保持屈膝卧位姿势，且患侧在上，将针灸针消毒后刺入患侧京门处，肾俞穴透京门穴，强度或中等强度刺激，针刺得气后30分钟拔出针灸针，每间隔3~5分钟针灸1次，每天2次。[周凤雷, 蔡晓辉. 自拟排石汤联合

针灸对肾结石治疗效果评价. 四川中医, 2016, 34（2）.]

4. 总攻排石法

"总攻"排石疗法是为缩短治疗周期，促进加快排石而设计一种治疗方法。一般综合采用中、西药物、针刺及大量饮水等法，根据各药物等不同的作用原理，给予适当的安排、组合，以求协同的排石效应，达到加速排石，称之为总攻排石法。遵义医学院急腹症研究小组在20世纪70年代初提出了尿石症的总攻疗法，提高了排石率，缩短了疗程。总攻疗法适用于气滞型、湿热型肾结石、膀胱结石、输尿管结石和尿道结石，以及残余结石和复发结石。

（1）总攻排石原理　经遵义医科大学和中国人民解放军第181医院实验研究表明，尿结石之所以能排出，与尿量增多和输尿管蠕动增强等密切相关。尿量增多对结石有冲击作用，输尿管蠕动的增强对结石有推挤作用。此外，输尿管平滑肌舒张能增大其管径亦有助于结石的排出。

（2）总攻方案　见表9-1。

表9-1　总攻方案

时间	措施
6:00	饮水（茶水更佳）500ml
6:00	双氢克尿噻50mg
7:30	饮水500ml
8:30	服中药清利湿热、通淋排石剂1剂，200ml口服
9:30	阿托品0.5mg，肌内注射
9:40	电针肾俞（-）膀胱俞（+）初弱刺激，后强刺激，留针20分钟
10:00	起床活动跳跃

（3）疗程：总攻治疗以6~7次为1疗程，每周进行2次。总攻治疗后结石下移或排而未净者，可继续进行下1疗程，两

个疗程中间间隔1~2周。

（4）病情观察　总攻治疗中需严密观察病情，如疼痛部位下移，说明结石向下移行。总攻治疗后疼痛加剧，以后又突然缓解，或出现明显膀胱刺激征，尿流变细，尿流终端或排尿痛等情况。如出现轻度膀胱刺激征，可能为结石到达输尿管膀胱开口区。若总攻后绞痛持续不解，表明无效。

（5）注意事项　若总攻治疗后，结石久停不动，体质较好者加用破瘀散结中药，如穿山甲（现已禁用，需以他药替用）、三棱、莪术、乳香、没药等，再行总攻，可提高疗效；体质虚弱者，总攻治疗前，宜中药调治后再行治疗；总攻后如患者出现神疲乏力、食欲减退、头晕等，可给以中药益气健脾养血之剂，连续多次使用氢氯噻嗪等利尿药进行总攻时，每日服氯化钾3次，每次1g，以预防低血钾。

（六）名医治疗特色

1. 岳美中

岳美中总结尿石病用药经验如下。

① 降下排石药：牛膝、王不留行、砂仁。

② 溶解结石药：鳖甲、牛角粉（每日9g，适量黄酒送服，多食醋）、胡桃仁（每日120g，分2次嚼碎咽下）、乌梅（有酸化尿液作用，对磷酸镁铵结石有溶解作用）、青皮、陈皮（有碱化尿液作用）、金钱草（每日30g，泡茶频服）、大麦秆（每日30g，煎服）。

③ 防止结石复发药：柳树叶、大麦秆、玉米须（根、叶）、金钱草等，都有利尿作用。于结石治愈后，可选1~2种，每日煎水代茶饮用。

④ 化解较大及异型结石药：双肾鹿角状结石或输尿管较大结石，有不同程度梗阻者，加王不留行、川牛膝等药，酌加能改善肾功能的方药，严密观察。

⑤ 温肾化石类：威灵仙、肉苁蓉、补骨脂、巴戟天、川续断，均有温肾化石作用，威灵仙对长期卧床、骨质脱钙、尿钙增加或摄入过量维生素D而引起的泌尿系结石，则有较好消石作用。

⑥ 解除平滑肌痉挛类：上尿路平滑肌痉挛是肾绞痛的主要原因。文献报道，大剂量的川芎浸膏和尿石合剂能抑制小肠及妊娠动物子宫收缩，解除肠管平滑肌的痉挛，但迄今未见到解除输尿管平滑肌痉挛的实验报道。

⑦ 溶石类：临床报道具有溶石作用的中药有鸡内金、鸭内金、胡桃、冬葵子、硼砂、牛角粉、鳖甲、夏枯草、海金沙、玉米须、海浮石、鱼脑石等。

⑧ 干扰代谢类：中药尿石合剂（皂角刺、乳香、没药、牛膝、白芷、青皮、薏苡仁、槐花、三棱、莪术、车前草、赤芍、金钱草等）、益肾化通汤（党参或人参、黄芪、菟丝子、补骨脂、石斛、王不留行、茯苓、冬葵子、石韦、瞿麦、郁金、鸡内金、赤芍、金钱草）和加味八正散，能分别阻断大鼠体内L-羟脯氨酸和乙醇酸转化为草酸，其结果是降低了尿草酸钙饱和度，达到预防结石的目的。

⑨ 抗菌消炎类：赤芍、川牛膝、乳香、没药、三棱、莪术、皂角刺、丹参等能减轻输尿管黏膜因结石刺激所致的炎性反应，减少组织充血、水肿和炎性增生。同时某些中药也有抗菌作用，如川芎对多种革兰阴性肠道菌有抑制作用，丹参、赤芍以及莪术挥发油能不同程度地抑制金黄色葡萄球菌和大肠埃希菌，方剂八正散不仅有抑制大肠埃希菌作用，而且能阻止它吸附于尿路黏膜。中药的抗菌消炎作用有利于尿石的防治。

2. 时振声

时振声认为：肾结石属中医的"石淋"范畴，其病因病机与膀胱湿热、气滞血瘀、肾气亏损有关。由于饮食不节，恣食膏粱厚味，辛辣炙煿肥甘酒热，以致湿热火毒内生，湿热流注下焦，日久结为砂石而成。在湿热内阻，气血失畅，或砂石内结，气滞血瘀，或热伤血络，迫血妄行，再加之过服苦寒清利之剂，可致肾阴亏损，或长期血尿以致肾气亏乏，肾虚不能化气，以致砂石积聚。

根据上述中医理论，肾结石的辨证论治，可以分为以下三种类型。

①湿热型：腰腹突然疼痛，向会阴部放散。同时伴湿热下注的表现，如尿频、尿急、尿痛，或尿流中断。或肉眼血尿，口苦口黏，舌苔黄腻，脉象滑数。热甚者，可有口气秽臭、口干喜饮、大便便结等症状，治疗宜清热利湿，方如八正散（瞿麦、萹蓄、木通、车前子、山栀、大黄、滑石、甘草）、石韦散（石韦、冬葵子、木通、瞿麦、滑石、车前子）、二神散（海金沙、滑石、木通、麦冬、车前子）等。一般方中加入金钱草、鸡内金、海金沙，助于排石通淋。

②气滞型：腰腹刺痛、小腹及会阴引痛，辗转不安，小便排出困难，或淋漓不尽，或有血尿，舌苔暗红，脉弦缓或涩。治宜行气血，方如沉香散（石韦、滑石、当归、陈皮、白芍、冬葵子、王不留行、甘草、沉香）加金钱草、海金沙、鸡内金。

③肾虚型：一般可分为肾阴虚与肾阳虚两种情况。肾阴虚者，腰酸或痛、五心烦热，间有尿频、尿痛、口干喜饮、大便干结、舌红少苔、脉象细数，治宜滋肾清利，方用知柏地黄汤加金钱草、海金沙、鸡内金、牛膝、王不留行等。肾阳虚者，腰痛腰酸或腰部冷痛，四肢不温，或下半身有冷感，畏寒喜暖，夜尿频多，或小便不利，舌淡体胖，脉象沉弱，治宜温阳通利，方用桂附八味汤加金钱草、海金沙、鸡内金、牛膝、王不留行等；阳虚轻者可

去桂、附，改用党参、黄芪以益气助阳。

一般在临床上经常可以看到某些患者在肾绞痛发作时气滞症状明显，或气滞与湿热同时并见，在不发作时则肾虚比较明显，因此应根据患者具体情况，灵活加以应用。总之，肾结石的治疗，一般应根据患者的具体情况而定，初起多为湿热、气滞，属实证，宜通利，使结石及早排出，忌用补法；日久病多呈虚象，或虚中夹实，宜用补法或攻补兼施。临床上多是几种情况交错出现，故应仔细分辨，随症加减治疗，才能取效。

3. 李遇之

李遇之认为，本病的病机主要有二：一是湿热蕴结，二是气滞血瘀，甚至灼伤脉络。二者病位都在下焦部位。并根据病机制定了用药原则，一是重用清热利湿，涤石通淋之剂。淋证治疗当以苦寒清利药为主，其作用是提高输尿管压力，增加排尿量，有利于排出结石。二是佐以行气降气，化瘀通络之品，增加输尿管蠕动，迫使结石由静变动，从而促使结石排出。基本处方：金钱草、海金沙、萹蓄、瞿麦、路路通、枳壳、厚朴、牛膝、车前子、六一散。加减法：清热解毒加蒲公英、黄芩、败酱草；通络化瘀加皂角刺、穿山甲（现已禁用，需以他药替用）、王不留行、延胡索；通腑攻下加大黄、芒硝；行气降气加沉香、降香、川楝子、莱菔子；凉血止血加茅根、大、小蓟、墨旱莲。

五、预后转归

肾结石在没有合并感染情况下，早期诊治预后良好，若已引起肾功能慢性损害，则肾功能不能完全恢复。另外，肾结石引起巨大肾积水肾无功能或肾积脓时，则必须行肾切除术。

六、预防调护

（一）预防

全部干净地去除结石，消除成石成因，是最好的预防办法，但对多数患者来说成因并不能根除，而且还可能出现新的成因，因此需要长期乃至终身注意预防。

1. 饮食防石

Vehlensiek（1984）认为单纯注意饮水和食物的控制有可能使64%~70%的复发结石患者不产生新结石。

①饮水：从临床工作中发现结石患者绝大多数不喜欢饮水，患过结石的患者应维持2000~3000ml尿量，饮水要均分多次于全天，尿石成分在夜间和清晨出现排泄高峰，因此这个时间饮水最有好处。

②食物：上尿路结石的发生与饮食和营养的合理搭配有密切关系，摄入过多动物蛋白会增加钙、草酸、尿酸等三种成石危险因素。精制糖及其制品、饮料皆可增加尿钙，结石患者宜加以控制。动物内脏和菜花含嘌呤较多，高尿酸血症者忌用。菠菜含草酸极高，最好避免食用。茶以不饮或淡茶为好。饮酒可增加尿酸水平，酒后还易引起尿液浓缩。中国饮食一般缺少易吸收的动物性钙、磷，所以少量的牛奶或乳制品不必限制，食物中含钙量减少会增加草酸的吸收，但重度高尿钙，尿草酸不高，血磷不低的患者应限制乳类制品。

2. 防石药物

依靠饮食不能控制的代谢异常往往需要辅以药物，根据成石机制，防石药物大致分为以下三类。

①降低结石盐或酸饱和度的药物：降低结石盐和酸饱和度的药物有噻嗪类（降低尿钙和草酸）、磷酸纤维素（减少肠道对钙吸收）、正磷酸盐（提高血磷、间接降低尿钙）；此外，碱性药物可增加尿中胱氨酸和尿酸的溶解度，也可降低肾小管性酸中毒患者尿钙量，但有降低尿镁的作用；枸橼酸钾、酒石酸制剂可通过与钙螯合而降低钙的饱和度；吲哚美辛可抑制前列腺素合成而降低肠钙的吸收和尿钙；别嘌呤醇可降低尿酸，还可间接预防草酸钙结石；右旋青霉胺、乙酰半胱氨酸可降低胱氨酸的饱和度；维生素C可减少半胱氨酸形成胱氨酸；口服维生素B_6、钙剂可降低尿中草酸；感染石时应用乙酰异羟肟酸（菌石通）可抑制尿素酶，减少氨的生成，降低磷酸镁铵和尿酸铵的饱和度。

②增加尿抑制活性的药物：增加尿抑制活性的药物除镁剂、枸橼酸钾外，口服正磷酸盐可增加尿中焦磷酸水平，近年来研究的一些中药如结石通、五苓散、加味八正散都在体外或动物实验中心证明有抑制草酸钙成石的作用。

③干扰促进因素的药物：干扰促进因素的药物有乙酰半胱氨酸，已用于临床，证明有效报告的丙氨酸也有类似作用。

防治效果监测包括两方面：一方面结石取出或排出要定期应用B超随诊检查，如发现结石复发，应及早用碎石方法处理，不应使复发结石继续长大；另一方面预防结石的各种药物均有约15%的患者效果不理想，或用一段时间以后效果减退，因此要用成石倾向测定的方法定期监测防石效果，如不理想可换其他种类药物，这样可使结石的预防效果提高到90%以上。

（二）调护

①消除患者恐惧心理，保持乐观情绪，积极配合治疗。

②养成多饮水的习惯，主动多饮水，不要等渴了再喝，同时要注意水的清洁和卫生。

③增加活动量，长期不活动，可增加尿沉淀机会而易形成结石，因此，适当增

加活动量，对未患结石和已有结石的人都有益处。活动项目可选择跑步、跳跃、跳绳、上下楼等。长期卧床的患者尿石发病率为2%~3%，瘫痪患者发病率更高，所以，鼓励这些患者多活动，或勤翻身，以减少骨质脱钙，增进尿流通畅。

④注意饮食调节，对未患尿石病的人，在饮食上要注意平衡，不偏食。要适当限制钙、含草酸及动物蛋白与精制糖的摄入量。

七、专方选要

补肾通石汤：石韦15g，木通15g，冬葵子15g，海金沙15g，车前子15g，金钱草15g，墨旱莲45g，首乌20g，枸杞20g，知母20g，黄芪20g，威灵仙30g。每日1剂，水煎服。适用于肾结石，肾绞痛。合并泌尿系感染者，加黄柏10g，苍术10g，怀牛膝10g，连翘15g，紫地丁30g，大黄6g（据症情变化选用2~3味，下同）；肾绞痛急性发作者，加用赤芍10g，降香10g，苏木10g，山甲片（已禁用，以他药代替）10g，皂刺10g，乌药12g；血尿甚者，加白茅根30g，大蓟10g，小蓟10g，炒蒲黄10g，五灵脂10g。［刘宜铭．补肾通石汤治疗泌尿系结石30例，江苏中医，1990，11（6）：15］

益肾化通汤：党参15~30g（人参9g），黄芪15~30g，菟丝子12g，补骨脂9g，石斛15~24g，王不留行15g，茯苓30g，冬葵子12g，石韦30g，瞿麦15g，郁金15g，鸡内金12g，赤芍15g，金钱草30~60g。每日1剂，水煎，取汁300ml，早晚2次分服。适用于肾虚型结石。用药同时嘱患者注意饮食，多饮水，做跳跃运动。结石活动期热象明显者去补骨脂，酌减参、芪或改用太子参，重用金钱草、瞿麦、冬葵子，或选加川牛膝、琥珀粉、石决明、大黄；腹痛明显者加白芍、甘草。结石静止期气

虚明显者重用党参、黄芪（有条件尽量用人参）。结石日久者可同时选加血余炭、三棱、莪术、丹参，配理气之品木香、台乌药；有阳虚之象者重用补骨脂、菟丝子；有阴虚之象者重用石斛。［李明英．益肾化通汤防治泌尿系结石，中医杂志，1998，29（8）：45］

化石通淋汤：石韦30g，萹蓄30g，草薢30g，车前子（包）30g，冬葵子15g，海金沙（包）15g，木通10g，枳实10g，广木香10g，川牛膝10g，金钱草30~60g，鸡内金末6~10g（吞）。每日1剂，每剂煎2~3次，取汁1000~1500ml，分3次饮服。痛甚者加郁金30g，钩藤15~30g，延胡索15g；血尿者去川牛膝，加白茅根30g，小蓟30g，琥珀末5g（吞）；恶心呕吐者加姜半夏、生姜各10g；肾阴虚者加生地15g，熟地15~30g；肾阳虚者加制附片6g，肉桂3g；结石久不下移者加三棱6g，莪术各6g。适用于肾结石，症见：腰腹绞痛，持续或阵发性加剧，伴恶心呕吐，肾区叩击痛，肉眼或镜下血尿等。［高惠然．中医新秀文萃．第1版，郑州：河南科学技术出版社，1993，155］

金灵排石汤：金钱草30~60g，海金沙15~30g，鸡内金10g，牛膝15g，甘草6g。萹蓄20g，冬葵子15g，王不留行15g，石韦20g，威灵仙30~50g，大腹皮15g，琥珀6~10g（冲服）。湿热蕴结型加黄柏10g，蒲公英20g；大便秘结加大黄10g；血尿加大蓟15g，小蓟15g，白茅根15g；腰腹痛甚加地龙10g，乳香6g，没药9g，延胡索15g；脾肾虚弱大便溏去冬葵子加黄芪15g，党参15g白术15g，白芍30g；肾虚夹瘀型去冬葵子、萹蓄，加胡桃肉15g，杜仲15g，丹参30g，桃仁10g。每日一剂，水煎服2次，每次煎取药液300~500ml。嘱每次服药后跑步或跳跃运动20分钟，以助结石下移，一般连续服药10日为1疗程。适

用于肾结石气滞血瘀型。[佘桂英. 金灵排石汤治疗尿路结石36例. 广西中医药, 1995, 18（3）: 29]

益肾溶石汤：黄芪、五味子、枸杞子、菟丝子、淫羊藿、牛膝、乌梅、金钱草、海金沙、鸡内金、冬葵子、赤芍、滑石、桃仁、甘草、夏枯草常规用量。疼痛重加延胡索、白芍、续断；合并泌尿系感染加蒲公英、土茯苓、萆薢；血尿明显加侧柏炭、大蓟、小蓟；肾积水重加当归、山茱萸、茯苓；腰膝酸软加蛇床子、杜仲、熟地；舌红苔薄黄、脉弦数加鳖甲，加大五味子、枸杞子用量。1个月为1疗程，连服2~3疗程。[韩万峰. 益肾通淋溶石排石法治疗尿石症137例. 吉林中医药, 1992（5）: 7]

补肾排石汤：肉苁蓉20g，补骨脂20g，桑寄生20g，鳖甲15g，海金沙30g，石韦15g，金钱草15g，牛膝15g，琥珀末3g（冲服），甘草梢10g。若腰腹绞痛甚者加白芍30g，地龙15g以解痉缓急止痛；若小便艰涩不畅，尿赤灼痛明显者加金钱草30~60g以增强清热通淋排石之力；若尿中带血者加白茅根30g，生地30g以滋阴凉血止血；若大便秘结者加郁李仁30g，胡桃肉15g以补肾润便。每日1剂，水煎2次，共取汁300ml，分2次服。14日为1个疗程，可连服2~3个疗程。结石排出后邪去正虚，肾阴不足者服用六味地黄丸。肾阳不足者服用金匮肾气丸，脾胃气虚者服用参苓白术散。[林健全. 补肾排石汤治疗老年泌尿系结石的临床体会. 天津中医学院学报, 1995（3）: 15]

芪芎四金煎：生黄芪100g，川芎12g，金钱草30g，海金沙30g（包煎），黄郁金30g，鸡内金（研末冲服）10g。随症加减：腹痛加白芍30g，延胡索15g；腹痛加桑寄生15g，杜仲15g；血尿加白茅根30g，茜根炭15g；大便秘结加生大黄末6g，玄明粉（冲服）6g；小便热痛，色黄浊加六一散（包煎）15g，黄柏10g；浮肿加泽泻30g，车前草30g；恶心呕吐加制半夏10g，姜汁炒竹茹15g；阳虚加附片6g，肉桂末（冲服）3g；阴虚加玉竹15g，生地30g。上方每日1剂，头煎、二煎各取汁500ml，分2次空腹冲服鸡内金末，服药后卧床休息15~30分钟，起床后再温服醋汤500~1000ml（浓度10%，即取镇江陈醋100ml兑入白开水1000ml）；饭后加强运动，以小跑步为宜；夜卧时再饮醋汤500ml；若服药后出现血尿、腹痛下坠等症状，中药改为日服3次，并频饮醋汤加强药力，促进排石。

排石汤：木通15g，车前子15g，金钱草50g，海金沙20g，鸡内金20g，王不留20g，冬葵子20g，牛膝15g，滑石20g，木香5g。水煎服。气虚加黄芪30g，党参30g；血瘀加丹参25g，川芎15g；腰痛加杜仲15g，寄生20g；肾绞痛加皂刺15g。适用于肾结石肾虚者。[张长顺. 芪芎四金煎及醋汤治疗肾结石36例. 四川中医, 1995（6）: 28]

黄芪二子排石汤：黄芪30g，金钱草30g，急性子15g，王不留行籽15g，川牛膝15g，枳壳15g，生鸡内金15g，海金沙15g，冬葵子15g，益母草20g，鱼脑石10g，全当归10g，川芎6g，生甘草6g。用法：每日1剂，水煎服。并尽量多饮开水喝作适宜的体育活动。腹痛加白芍15g，延胡索15g，血尿加藕节30g，白茅根30g；腰痛加桑寄生10g；小便热痛，色黄浊加黄柏10g；恶心呕吐加姜半夏10g，竹茹10g。适用于肾结石。[高玉九. 黄芪二子排石汤治疗肾结石57例. 湖北中医杂志, 1993, 15（1）: 25]

三甲四金汤：郁金30g，三棱30g，川牛膝30g，金钱草30g，鸡内金15g，金砂牛10g，炮穿山甲（现已禁用，需以他药替用）10g，鳖甲30g，炮猪蹄甲15g（后3味先煎半小时）。加减：气虚加黄芪30g；阳虚加淫羊藿15g，虚甚加桂枝10g，熟附子（先煎）15~30g；肾阴虚加女贞子30g，熟地30g；小便涩痛加海金沙15g，冬葵子30g；腰痛加白芍30g，生甘草15g；瘀滞重者加桃仁15g，莪术15g。每日1剂，复煎，分2次服。据结石部位做相应体育活动，如跳跃、卧位叩击肾区。1个月为1疗程，治疗4个月统计疗效。凡合并感染或肾绞痛者均使用西药消炎抗菌及对症治疗。适用于肾结石。瘀血阻滞型。[张庆安等. 三甲四金汤治疗泌尿系结石56例疗效观察. 新中医，1994（12）：21]

行气化瘀排石汤：炙黄芪60g，桃仁10g，炒枳壳10g，当归尾10g，炒延胡索24g，沉香6g，琥珀末（后下）5g，王不留行12g，石韦12g，六一散（包）20g，每日1剂，水煎分3次服，7天为1疗程。适用于尿路结石。[周礼萍. 行气化瘀排石汤治疗尿路结石64例. 新中医杂志，1999，31（3）：46]

肾石汤：金钱草30g，车前草30g，六一散30g，海金沙15g，石韦15g，冬葵子15g，桃仁15g，地龙15g，王不留行20g，枳壳12g，川牛膝10g。煎服法：水煎取汁300ml，分2次口服。同时嘱其多饮水，并根据患者体质状况做适当的跳跃、慢跑、下楼梯、跳绳、热敷等，以助结石的排出。[张渝平等. 肾石汤治疗泌尿系结石30例. 陕西中医，1999，20（10）：438]

八、治疗共识

（一）病因病机的研究

肾结石病因病机，多认为与环境因素、饮食习惯及个体差异等因素有关。其发病机制历代医家责之于"肾虚"，或"湿热蕴结"。广州中医药大学的黎国昌则认为，临床属气虚、脾虚、气滞血瘀者常有之。发病早期或合并尿路感染者，多表现为膀胱湿热之实证；患病日久，屡治未愈者则多为脾肾亏虚，气阴不足，气滞血瘀之虚实夹杂见症。但临床上单纯肾虚之尿结石患者并不多见。天津中医学院二附院林建全认为石淋是由于肾虚膀胱湿热的所致。而老年患者本为肾虚，复因病程较长，久病及肾，且多服苦寒通淋之品利水伤肾等，使其虚者愈虚，故对老年患者而言，肾虚是其泌尿系结石形成的病机关键所在。

（二）辨证思路

1. 虚实为纲，八纲辨证

结石有"因实致石"和"因虚致实"之分，但两类均最终导致"虚实相夹"之证。因实致石：由泌尿系感染、尿路异物梗阻、饮水污染等引发而成。这个"实"也就是病因。其演变过程是：因实致石→因石致虚→虚实相兼。因虚致实：疾病代谢紊乱等因素引起晶体和胶体基质平衡失调（即前面所说，心肾气郁，阴阳乖舛……）。这个"虚"是指机体内环境，是一种诱发因素。其演变过程是：因虚致石→因石致实（感染、疼痛等）→因实致虚（或久病致虚，正不胜邪），最终虚实相兼。

无论是哪一种类型的结石，它们的证候均因"石"这个"实"所引起。所以治疗当以去石（实）为首要。明·李中梓《医宗必读》中指出"石淋清其积热涤去砂石，则水道自利"，便是此意。一般因实致石型的治疗用活血化瘀、利水通淋法。此法能使结石表面杂质松动脱落，结石变小，利于排出；又能使血管扩张，从而达到扩管利尿冲击排石的目的。因虚致石型用温肾化石。利水通淋方法治疗，此法可调整阴阳，改变晶体和胶体基质平衡失调状况，并借助肾阳的温化推动作用，达到消石排石的目的。以虚实为纲。辨清结石的类型，灵活选方用药，才能取得通淋排石的效果。

2. 石为有形之实邪，清热祛瘀为根本

肾结石多伴有绞痛、尿血等症。石阻气机则水、气、血为之不通，不通则痛，腰痛、腹痛、尿痛骤然发生，砂石伤及血络则可见尿血。所以肾结石非独湿热为患，并有瘀血阻滞，湿热血瘀，是为主要病机。言有瘀血罹患，其一，尿路结石病程较长，临床上出现肾绞痛、血尿之时，并非结石形成之日，而是瘀积日久乃成，正如华佗《中藏经》指出："石淋，非一时之作也。"王清任有"久病入络为瘀"之说。其二，临床症状以肾绞痛、血尿为主，湿热瘀阻"不通则痛"，石动络损血溢则尿血，正如唐容川所说"凡离经之血，虽清血鲜血亦是瘀血"是也。其三，有研究表明患者的血液流变测定，提示大部分患者血液处于较高的浓、黏聚状态，这说明肾结石患者有瘀血证存在。因此，活血化瘀通络，清热利湿通淋是泌尿系结石的基本治则。

3. 本虚标实，攻补兼施

《外台秘要》指出："石淋者，淋而出石也，肾主水，水结则化石，故客砂石，肾虚为热所乘，热则成淋。"瘀热互结而成石，石则实证为标；石阻气机，病程日久而必虚。故本病多为本虚标实、虚实夹杂之证，治疗上不可见石一味消石，见热一味清利，若拘泥套法，非但不能及时排石，反致气虚证候加重而无力排石。徐灵胎评《临证指南医案》时指出："治淋之法，有通有塞，要当分别。有瘀血塞住溺管者，宜先通，无瘀积而虚滑者，宜峻补。"所以在肾结石的治疗中，要采用攻补兼施的治疗原则，遵补肾益气与活血祛瘀，利水通淋，化石排石相结合的治疗方法，使其气足推石，瘀祛则通；气足血流水足冲石，石祛则疾自愈。

（三）治法探讨

安志强等运用提气排石法治疗肾结石取得满意效果。认为肾石形成与胆石之因于脾胃虚弱、肝胆湿热蕴积而成不同；临床表现之腰痛、尿频急亦与膀胱湿热证有别。其非湿热实证，乃本虚为主，标实为次之特殊证候，治宜扶正为主，佐以治标。提气，意即补益脾胃中气，升提清气，调理气机。首先，脾胃为后天之本、五脏之母。中气充足则肾气得以充实，本实才有指标之力，欲排石必先积足正气。其次，结石实为水湿之浊晶，水湿之垢污。脾胃中气充足，则升清降浊之力胜。此法先提升，而后迫降之。其三，提气化瘀，通络止痛。提气不但有提壶揭盖之妙，尚可解除瘀阻脉络之痉挛，痉挛消解则瘀滞易化，气机顺达，疼痛自消。

彭世洪治疗肾结石伴肾积水采用理气散结法。认为结石多系肾气虚弱，下焦湿热而致。结石瘀结于内，嵌顿梗阻，气机失其通降，水道失其疏通，并发肾积水。结石乃有形之物，在其形成之初，瘀结不散使气滞难行，愈结愈甚，不通则痛，故常引发肾绞痛。因此，气滞瘀结为泌尿系结石伴肾积水的主要病机，治疗当理气散结为主。临床上仅以清利湿热，通淋排石往往难以奏效，甚至加重肾功能损害。

毛晓农认为肾结石病程较长，大都存在不同程度的虚证。在临床上分为气虚、血虚、肾阳虚、肾阴虚四型。

①气虚型：结石久居，耗津伤气，膀胱气化失常。症见：精神困惫，少气懒言，或心悸怔忡，食少纳差，小腹坠胀，腹部钝痛或胀痛，小便赤涩，淋漓不尽，时作时止，遇劳易发，舌淡，脉细无力。大部分有轻度的肾盂积水。治以益气通淋，利尿排石。方选益气排石汤。药用：黄芪30g，党参15g，白术12g，赤芍12g，海金

沙 12g，当归 10g，石韦 10g，冬葵子 10g，金钱草 30g，茯苓 18g。若血尿明显加白茅根、大小蓟；兼有尿路感染加栀子、黄连。施用本方，因其结石久利不下，必定耗气，患者多伴气虚。气可推动结石，促其排出，如助舟行。故气虚者不宜单纯通淋排石，当补气以通淋，反之，愈通愈虚，则再滞难出也。

②血虚型：结石久滞于肾，损津耗血，导致血虚。症见：面㿠白不华，头目昏眩，心悸失眠，小便短涩不利，尿道干涩隐痛，舌淡，脉细弱。治以养血通淋，利水排石。方用补血排石汤。药用：黄芪 30g，熟地 15g，何首乌 12g，白芍 12g，海金沙 12g，当归 10g，石韦 18g，冬葵子 18g，车前子 15g，金钱草 18g。若结石大加白术、夏枯草；伴有瘀血症状加赤芍、延胡索。本方以养血通淋为主，肾得血之濡养，则气化正常，开关有度，水液排泄通畅，结石容易排出。血虚者，肾失所养，势必影响气化功能，而致水道开合不利，结石难移，故血虚者当补气血以通淋。

③肾阳虚型：素体阳虚，结石盘踞而气化失常，久则伤及肾阳，过用苦寒清利之品，亦可伤阳。症见：腰部酸痛，面色㿠白，精神不振，全身怯冷，四肢欠温或下半身常有冷感，腰腹钝痛或胀痛，喜按，遇热则舒，尿频或小便不利，夜尿甚多，大便溏薄，舌质淡红，苔白、脉沉细弱。X 线或 B 超检查大都提示结石较大，肾积水明显。治以温肾通淋，补阳排石。方选温肾排石汤。药用：山药 12g，续断 12g，熟地 12g，泽泻 12g，补骨脂 12g，肉桂 3g（研末冲服），金钱草 30g，海金沙、冬葵子、石韦各 12g。若腰部酸痛明显加杜仲、枸杞；伴遗精加芡实。本方贵在温补肾气，肾阳之气为一身阳气之根本，生命活力之动力，可温煦脏腑，宣鼓正气，推动水液运化，促进机体排石。若肾阳虚衰，气化

无权，水液内停，气机阻滞，结石瘀留，如不温肾助阳，机体排石动力不足，既便利水通淋，难以推动结石排出。故温肾排石，有事半功倍之效。

④肾阴虚型：结石久滞，邪热内郁，真阴亏损，或清利过甚，耗伤肾阴。症见：神疲肢软，腰膝酸痛，头昏耳鸣，失眠多梦，时有低热或五心烦热，盗汗，口干不欲饮，腰腹胀痛，小便短涩，大便干结，舌质红苔少，脉细数。治以滋阴通淋，增液排石。方选增液排石汤。药用：熟地 12g，鳖甲 12g，茯苓 12g，玄参 15g，枸杞 15g，生地 15g，石韦 12g，冬葵子 12g，海金沙 12g，车前子 12g，麦冬 18g，金钱草 30g。若盗汗严重加浮小麦、糯稻根；腰痛甚加乳香、没药。本方对肾阴亏大有神益，因肾阴虚者，阴液耗伤，尿路干涩，水道不利，结石难以下移，犹如河道水枯，不利行舟之意。为促结石排出，当补肾阴以通调水道，增阴液利于结石下行，再合通淋排石之药，必能奏效。

林建全治疗老年肾结石方，运用补肾排石汤取得较好效果。古今医家治疗泌尿系结石多采用清热利水、通淋排石或活血化瘀、通淋排石等法，然而服药时间稍长便会出现头晕眼花，腰酸腿软，乏力纳差不良反应，老年患者尤为明显，此为"利水伤肾""活血伤气"所致。关于淋证的治疗，前人有忌补之说，如朱丹溪在《丹溪心法》中云："淋证最不可用补气之药，气得补易愈胀，血得补易愈涩，热得补易愈盛。"但证之于临床未必尽然，林建全认为，朱丹溪所论淋证忌用补法，乃是指淋证之实证而言，补则犯"实实"之戒，临床若见老年肾虚之石淋证，则应酌加强肾化水之品，以图扶正达邪。实践证明，补肾排石汤对于结石的排出确有良效。

因结石乃"虚热日甚，煎结而生，又非一时之作也"，故应在辨证准确的前提

下，坚持效不更方，一般需连服半月以上，补肾排石汤标本兼顾，长期服用无伤正之弊。针对大结石，应该暂缓排石，稍用清利，而着重改善脏腑功能，以溶石药物为主进行治疗。

（四）中药研究

1. 单药研究

有学者用番泻叶泡服治疗肾结石，对协助汤剂排石确有良效。然必有实证者方可使用，体虚者忌用。其用量一般30g即可。在运用排石汤剂治疗的基础上短期使用，有如冲击疗法般的作用，可借其峻烈通下之力一举将结石冲下。一般应用2~3天即可见效，试用过久，恐戕伤气阴。本法使用安全，未见有因过利而导致失水之现象。

药物地龙、威灵仙、琥珀等均有利尿作用，有利于肾盂、肾盏、输尿管扩张，增强张力及增加尿量冲刷结石，对结石有推动作用；活血化瘀药物对由结石引起的局部水肿，炎症粘连有抑制和松懈作用，并能加强输尿管的蠕动力量，有利于结石的排出。

另有实验证明微量元素铁、铜、镁等可增加草酸钙的溶解度，雌激素亦可抑制结石的生成。一些中草药除有溶解结石的作用外，还可松散、裂解结石，促进结石的排出。如金钱草煎剂可是尿液酸化，钙质与草酸盐明显减少，并能促进结石溶解和排出，是防治泌尿系结石的要药。青皮、陈皮、滑石有一定的溶石作用，瞿麦、川牛膝、川芎、大黄、芒硝、石韦、车前子、茯苓、泽泻、木通等均可促进结石的排出。此外，鸡内金、莪术、海金沙、琥珀、薏苡仁、苦参、萹蓄、玉米须、郁金、生地、冬葵子、王不留行、虎杖、黄芪、乌梅等药，亦有一定碎石、溶石、排石的作用。

2. 复方研究

有学者通过动物实验研究，观察了益肾通淋汤（菟丝子15g，女贞子15g，怀牛膝15g，海金沙15g，冬葵子15g，广东金钱草30g，玉米须30g，滑石30g，车前子12g，甘草5g）防治草酸钙结石的实验结果表明，实验组在草酸钙晶体数和聚体数、肾小管扩张数、肾钙含量等方面均少于对照组（$P < 0.05$ 或 $P < 0.01$）；同时观察了实验大鼠肾脏的一般组织学改变，可见对照组肾小管上皮细胞肿胀变性，甚至细胞崩解、细胞碎片，胞核和刷状缘 PAS 阳性物质脱落于管腔内，有的与结石晶体黏附，肾小管明显扩张，而实验组未见明显的组织学损害。因而认为益肾通淋汤可能是通过抑制草酸钙结晶的析出和聚集，改善肾组织细胞的代谢和功能，减少细胞脱落成为结石核心和基质物质以及加速尿液排泄，促进微结石排出的途径而起到防治尿结石作用的。

谢氏用参苓白术散加味治疗肾结石。即：党参10g，白术10g，乌药10g，莲子10g，茯苓15g，鸡内金15g，甘草6g，炒扁豆12g，山药12g，薏苡仁12g，陈皮3g，砂仁3g（后下），桔梗3g，大枣4枚，金钱草20g。有血尿或镜检红细胞（+）~（++++）者加白及、侧柏炭、茅根；尿路继发感染或镜检白细胞（+）~（++++）者加蒲公英、滑石、连翘、败酱草；腹胀痛甚者加枳实、小茴香；嗳气频频者加代赭石、蔻仁。经观察，大部分患者结石并没有肉眼看见排出体外，但"B"超或 X 摄片又提示结石消失，有可能服用本方后脾胃功能增强，其后有溶石的作用，这是一个值得深思的问题，有待于今后实验研究。

还有用良附丸加味治疗肾结石同样取得较满意效果。高良姜15g（属肝胃火旺，服后有呕逆者减半），制香附30g，木香、归尾各20g，炒川楝子10g，青皮10g，海金沙 30g，金钱草各 30g，车前子 20g，田七粉 10g（分 2 次冲服）。若肾虚，海金沙减半；血虚，田七粉减半。同时以六一散酌量，开水冲泡频饮。

（五）食疗的研究

淡竹叶 10g，白茅根 10g，沸水浸泡 30 分钟，代茶饮。

鸡内金 20g（研末），赤小豆 50g，粳米 50g，煮粥食之，利湿排石。

竹叶 1 把熬水，放入鸡蛋 1 个，吃蛋喝汤。

玉米须 50g，水煎频服。

有资料报道，黑木耳对尿路结石有明显的化石、排石作用。黑木耳中含多种矿物质、微量元素，能与各种结石产生强烈的化学反应，剥脱、分化、溶解结石，使结石逐渐缩小，经泌尿道排出。另外，黑木耳中含有丰富的发酵素和植物碱，这些物质能够促进泌尿道各种腺体的分泌增加，并协同这些分泌物催化结石，润滑泌尿道内壁，促进结石排出。长期食用黑木耳的患者中，有些疼痛、恶心的症状可在短期内缓解；部分患者的尿路结石逐渐变小变碎，排出体外。常食黑木耳，还能达到预防尿路结石形成。

主要参考文献

［1］孙颖浩，吴阶平. 泌尿外科学［M］. 第 1 版，北京：人民卫生出版社，2019.8.

［2］那彦群，叶章群，孙颖浩，等. 中国泌尿外科疾病诊断治疗指南 2014 版［M］. 北京：人民卫生出版社，2013.

［3］王辉，张力，郝宗耀，等. 尿石病相关风险因素的研究现况［J］. 现代泌尿外科杂志，2016，21（10）：814-817.

［4］马超. 经皮肾镜取石术热点问题的研究［J］. 中华泌尿外科杂志. 2018，39（02）：157-160.

［5］杨波，李建兴. 两步法建立标准通道经皮肾镜取石 3052 例临床报告［J］. 北京大学学报（医学版）.2010，42（04）：447-450.

［6］余烪，叶章群. 泌尿系结石诊治：聚焦发展，思考未来［J］. 中华医学杂志. 2021，101（38）：3049-3053.

［7］刘川玉，黄佳伊. 现代中医对泌尿系结石分型治疗的概述［J］. 中国中医药现代远程教育［J］. 2017，15（08）：142-144.

［8］高永磊，张青川. 肾结石的中西医结合治疗进展［J］. 世界最新医学信息文摘［J］. 2018，18（48）.

［9］黄亮，李朝坤. 泌尿排石汤与耳穴贴压结合体外冲击波碎石术治疗肾输尿管结石临床研究. 国际中医中药杂志［J］. 2017，39（01）.

［10］劳国平，胡旭敏，梁健忠，等. 尿石通丸配合推按运经仪对输尿管结石碎石后的排石作用研究［J］. 新中医，2018，50（04）：93-95.

［11］陈超源，章程杰，杨雪军. 具有溶石排石作用的中药规律探讨［J］. 上海中医药杂志，2017，51（S1）：293-295.

第二节　输尿管结石

输尿管结石 90% 以上是在肾内形成而降入输尿管。所以不仅病因上，而且在临床表现、诊断等方面与肾结石有相似之处。通常把输尿管结石、肾结石通称为上尿路结石。输尿管结石主要症状为疼痛和血尿，本病属中医学"砂淋""石淋""腹痛"等范畴。

一、病因病机

（一）西医学认识

1. 流行病学

输尿管结石流行病学调查与肾结石

一样，其发病率和社会经济情况有关。一般规律是发达国家和地区比不发达国家和地区发生率高，富裕地区比贫困地区发病率高，男性比女性高，干燥缺水比高温环境下工作人员发病率高。发病年龄高峰为30~50岁，儿童和老年人发生率较低。

2. 病因病机

输尿管结石绝大多数在肾内形成，结石活动后降入输尿管，故其病因与肾结石相同。其余的部分（约占10%）属原发性输尿管结石，均有输尿管梗阻性病变为前提。输尿管梗阻性病变包括输尿管憩室、输尿管口膨出等先天性病变，也包括肿瘤、瘢痕性狭窄等情况。梗阻所导致的尿潴留、尿路感染，均能引起结石，其机制在肾结石中已详述。三者又互为因果，易形成恶性循环，即梗阻引起感染，感染导致结石，结石又加重梗阻。

3. 病理

（1）好发部位 输尿管有五个狭窄部位：肾盂输尿管连接部、输尿管与髂血管交叉处、输尿管与男性输精管或女性阔韧带底部交叉处、输尿管与膀胱壁外侧缘交界处、输尿管的膀胱壁内段。在这五个部位结石容易停滞或嵌顿。根据国内的统计，输尿管结石在治疗时约70%位于盆腔，15%位于输尿管中1/3，在上1/3的最少，可能与上述五个生理性狭窄有关。由于输尿管的蠕动和管内尿流速度较快，直径小于0.4cm的小结石比较容易自动降入膀胱而随尿液排出。

（2）继发病理变化

①结石较小而且光滑时较容易通过输尿管，除造成输尿管黏膜擦伤外，一般并不造成可持续性病理变化。但如结石停留和嵌顿在输尿管内，则视嵌顿和造成的尿流梗阻的程度而造成不同的病理变化。嵌顿和梗阻的时间不长时，就有结石以上部分的输尿管扩张。如不完全梗阻持续较长

时间，输尿管肌层代偿性肥厚，以后由于肌肉代偿能力逐渐丧失而使输尿管壁变薄、扩大和延长，而结石以下的输尿管部分常较为正常。由于结石梗阻而造成不同程度的肾积水。并发感染则在结石周围发生组织溃疡、输尿管炎和输尿管周围炎。显微镜检查有炎性细胞浸润和纤维组织增生。炎症会加重结石引起的梗阻，肾功能损害加速形成，如伴有感染可造成肾盂积脓，甚至脓肾。

②由于结石对局部输尿管黏膜的机械刺激及炎性产物的刺激，黏膜上皮细胞增生形成息肉。有报道一组输尿管结石患者约1/3合并局部输尿管息肉或黏膜增生。这种增生甚至有向恶性肿瘤转化的可能，一般为鳞状上皮化生，许多学者认为此种鳞状上皮化生属于癌前病变。

（二）中医学认识

朱丹溪《丹溪心法》曰："诸淋所发，皆肾虚膀胱生热也。"清李中梓《医宗必读》认为："石淋者，有如砂石，膀胱蓄热而成。正如汤瓶久在水中，底结白碱也。"总之，历代医家对"砂淋""石淋"的发病认为主要由于肾虚和下焦湿热引起，病位在肾或在膀胱或在溺窍，而虚为内在因素。正常的泌尿是由于膀胱的气化作用，所谓"气化则能出焉"。肾与膀胱相表里，膀胱气化的动力主要来自肾脏，肾虚则导致膀胱气化不利，泌尿功能失常，有利于结石的形成。复因湿热蓄积下焦，湿热可由感受外邪而来，也可由于多食肥甘引起，使尿液受其煎熬，尿中杂质则结成砂石。小者成砂为"砂淋"，大者成石为"石淋"，热伤血络，迫血妄行则血下溢，出现尿血而为"血淋"。温热蕴结，气机不利，气血交阻，通降失畅，不通则痛。轻者腰部隐痛，重者腰部如折，引至少腹而呈绞痛。温热蕴于膀胱，可出现少腹疼痛，尿频、

尿急、尿痛等症状。结石滞留日久,肾气亏损,使肾更虚,表现为腰痛、腿膝酸软无力。若肾阴偏虚者,兼见头晕、目眩、耳鸣、面色憔悴、盗汗、舌质红、少苔或苔剥,脉细数;若肾阳偏虚者,兼见胃寒喜热,面色㿠白、出汗或有面目浮肿,舌淡而胖润,脉沉迟。

1. 湿热蕴结

常由于地处湿热,或外感风、湿、热邪;或情志不畅,肝气郁结,郁久化热;或脾胃虚弱,不能运化水湿,湿邪停滞等,皆可酿成湿热,湿热蕴结三焦,煎熬津液之杂质凝结成石。

2. 气滞血瘀

情志不和,肝气郁滞,气机受阻,多为少腹胀痛。气滞日久,血行受阻,则多出现刺痛气郁久而化火,血瘀久而生热,火热内生,则伤阴灼津,津液蒸煎日久而成石。

3. 肾气虚弱

湿热蕴结日久,则耗伤气血;或清利太过耗津伤阴伤气;或热伤血络,迫血妄行而为尿血,长期血尿以致肾气亏乏。以上各种原因均能导致肾阴亏损,肾气匮乏,肾虚不能气化,则水结以致砂石积聚。

二、临床诊断

(一)辨病诊断

1. 症状

(1)腰、腹部疼痛 是最主要和常见的症状,约半数患者有较轻的肾绞痛史而后转为不同程度的腰部或肾区的钝痛和不适感,也有部分患者是以剧烈肾绞痛为突发症状。绞痛的性质和肾结石相类似,可沿输尿管放射至会阴、膀胱、阴茎或睾丸,在女性则放射至会阴部、大腿内侧、下肢和髋部。常伴恶心呕吐。处于近膀胱的输尿管结石可有尿急、尿频和尿痛症状,这可能与输尿管下端肌肉和三角区肌肉相连并直接附着于后尿道有关。

(2)血尿:大多数为镜下血尿,但疼痛发作后会加重,15%~30%的患者有肉眼血尿。

(3)其他:结石梗阻引起肾积水、感染,可有发热、疼痛、尿路刺激症状。

2. 体征

(1)如有肾积水和感染,可触及增大的肾脏并有压痛。沿输尿管行经体表有压痛。

(2)输尿管下段结石常可在肛诊或阴道指诊时触及。

3. 实验室检查

(1)尿常规 常呈镜下血尿,并发感染则白细胞增多,尿液细菌培养阳性。

(2)血常规 合并感染者白细胞总数增多,中性粒细胞比例增高。

(3)肾功能 单侧结石一般总肾功能无明显变化,双侧结石急性梗阻呈急性肾衰表现,慢性梗阻可有肾功能损害表现。

(4)结石成分分析 对有排石史或曾取出结石者,应行结石成分分析。具体方法同肾结石。

4. 影像学检查

(1)X线平片上:90%以上输尿管结石均能在泌尿系平片上显影,但有部分结石因体积小,密度低或结石阴影被邻近骨影所掩盖而在阅片时被忽略。结石有时需与腹腔淋巴结钙化、盆腔内静脉石、阑尾内粪石相鉴别,此时可加拍侧位片,必要时拍断层X线片对钙化点定位最佳。

(2)静脉肾盂造影 对诊断帮助最大,能了解结石部位、肾功能损坏程度及梗阻情况,并且可了解对侧肾功能。若常规剂量显影不良时,采用大剂量造影剂常能确定患肾功能,此对选择治疗方法有一定价值。

(3)膀胱镜检查不是必备项目,但在

以下情况时仍需采用。

①如静脉尿路造影不能确定梗阻部位，则应行膀胱镜检查和逆行插管，输尿管可插到结石旁，再拍摄 X 线平片或双曝光平片，如钙化影移动的距离和导管完全一致，即表示阴影在导管的同一平面，有助于输尿管结石的诊断；

②可以观察结石是否已降入膀胱；

③有时结石嵌顿于输尿管口，可以通过膀胱镜剪开输尿管口，以利结石排出；

④经尿道可行输尿管镜检查对结石、肿瘤及其他原因引起的梗阻进行鉴别，甚至可以粉碎并钳出结石。

（4）逆行插管尿路造影　对静脉肾盂造影不能显影的患者，为确定诊断可行膀胱镜逆行输尿管插管，注入造影剂拍片，可使患侧肾盂、输尿管完全显影，并能鉴别阴性结石、肿瘤息肉。

（5）肾穿刺造影　当结石位于下段输尿管时常会招致逆行插管失败。此时可在 B 超定位下，细针经皮肾穿刺，向肾盂内注入造影剂并拍片。

（6）B超检查：B超检查对输尿管结石诊断的正确率文献报道均在 90% 以上，B超简便易行，无禁忌证，若方法得当细小结石也能被检出，尤其对 X 线不显影的阴性结石，B超仍可发现。另外，B超亦是非手术治疗和碎石治疗后最佳随访检查手段。

（7）同位素检查　肾图可测定肾功能，特别是对碘过敏者。肾图可鉴别机械性梗阻与功能性梗阻。动态肾显像可显示结石部位示踪剂缺乏而呈"冷区"。以上均作为辅助检查手段，不能作为确诊依据。

（8）其他：CT 有时对阴性结石可确诊，磁共振及动脉造影对结石的诊断帮助不大。

（二）辨证诊断

1. 湿热蕴结型

尿急、尿频、尿痛，或灼热疼痛，伴有血尿，尿涩黄赤，涩滞不畅，时有中段，或夹有砂石；或腰痛如绞，牵引少腹，连及外阴。可伴恶心呕吐，口苦，恶寒发热等。舌红，苔黄腻，脉滑数。

辨证要点：小便涩滞不畅，灼热疼痛，或见腰痛如绞，牵引少腹。苔黄腻，脉滑数。

2. 气滞血瘀型

小便涩滞、淋漓不畅，或尿中带有紫血块、腰腹刺痛或绞痛；伴有口干口苦，或发热，舌质紫黯或有瘀点、瘀斑，脉沉弦或紧涩。

辨证要点：小便涩滞且痛，尿中带有血块，腰腹刺痛，舌有瘀斑瘀点，脉沉弦。

3. 肾虚型

小便不利或兼有尿频，夜尿增多，口干喜饮，五心烦热，腰酸腰痛或腰部冷痛，四肢不温，舌红少苔或舌淡体胖，脉细数或沉弱。

辨证要点：肾阴虚者腰酸或痛、五心烦热、间有夜尿、尿痛尿血。大便干，舌红少苔，脉细数；肾阳虚者腰酸痛腰酸，或腰部冷痛，四肢不温，或畏寒喜暖，夜尿频多，或小便不利，舌淡体胖，脉沉细。

三、鉴别诊断

输尿管结石不伴发肾绞痛时，通过病史、影像学尤其 X 线检查诊断并无困难，但当患者以突发肾绞痛就诊时，应与急腹症相鉴别，其要点在肾结石一章中已详述。尤其是右侧输尿管结石应该与阑尾炎鉴别，国内外均有文献报道，右侧输尿管结石误诊为阑尾炎而行阑尾切除术者，临床中并不少见。

首先应该详细询问腹痛的情况。急性阑尾炎常见为转移性右下腹痛，即腹痛多起于上腹部或脐周部，位置不固定，数小时后腹痛转移并固定于右下腹部；而右输尿管结石引起的肾绞痛开始即位于右下腹部，并向会阴部及外生殖器部位放射。其次，疼痛的性质不同；阑尾炎开始时腹痛不甚严重，呈持续性逐渐加重；输尿管结石引起绞痛则为阵发性，且十分剧烈，患者难以忍受。

体格检查急性阑尾炎特点是：腹痛的压痛点始终固定于右下腹，即便在发病早期尚未发生转移性右下腹痛时也如此。另外有局部腹肌紧张，反跳痛阳性，结肠充气试验（Rovsing 试验）阳性。而右输尿管结石体检特点是：腹痛症状很重，而右腹部无明显肌紧张、反跳痛等体征。但也有因疼痛剧烈而腹肌反射性紧张者。

输尿管结石患者尿液中有较多红细胞，阑尾炎患者尿检查一般无异常，但腹膜后阑尾炎可刺激邻近的右输尿管壁，尿中可出现少量红、白细胞。

B 超与 X 线检查是重要检查手段，二者结石可发现阳性和阴性结石，了解有无肾积水等。

输尿管结石有时应与卵巢囊肿扭转相鉴别，两者虽都有下腹疼痛，但卵巢囊肿为患侧下腹部阵发性剧烈绞痛，不向阴部、阴唇等部放射，无尿血史，有腹内肿块史，可伴白带增多，发热等。

四、临床治疗

（一）提高临床疗效的基本要素

1. 知常达变，动静结合

输尿管结石急性发作时，常伴有反复发作史，阵发性腰痛、腹痛、绞痛如闪，小便带血；在静止期则腰酸，或腰钝痛，小便涩滞不畅。输尿管结石的发作之时，就是因势利导之机，也就是体内结石移动的征象。这时要抓住时机，因势利导，重用益气排石之剂，推动结石下移立法用药时要注意顾护肾气，通过补肾，以助膀胱的化气行水功能，促进肾积水的消失和结石排出。总之，在治疗中，需要根据病情辨证论治，宜动静结合。在结石发作期即腰腹绞痛时，采用缓则治其本的原则。以中药溶石、化石为要。通过辨证论治用药，并佐以食疗，达到对结石由大变小，由锐变钝，上下移动，加上利尿达到内冲洗，使结石排出体外。

2. 内外结合，中西并用

输尿管结石一般采用单一中药排石疗程较长，易致久病伤肾之弊。所以在治疗中，根据结石大小、部位高低、病程长短、个体差异、兼症多少等，灵活运用理气、活血、化瘀、软坚、散结、补气、滋阴、温肾等中药。配以西药促进输尿管蠕动、松弛输尿管平滑肌，利尿消炎、排石之剂。再加上针刺与耳穴压豆以兴奋交感及副交感神经增进输尿管蠕动，解除输尿管平滑肌痉挛，减少输尿管排石阻力。另外配合背腹拍击、跳跃、跑步、大量饮水等促使结石下移。中药的药效一般在口服 70~100 分钟达到高峰。黄体酮的药效时间为肌内注射后 40~120 分钟，饮水一般在口服 15 分钟即从胃中排空，而呋塞米药效时间在肌内注射后 30~50 分钟而达高峰，针刺与耳压即刻可达相应疗效。因此，服药 20 分钟后肌内注射黄体酮，30 分钟饮开水，45 分钟肌内注射呋塞米，90 分钟针刺和按压耳穴特定穴并强刺激，即可使各自的作用高峰重叠在 90~120 分钟之间，而发挥其协同冲击作用，达到使结石尽快排出，缩短疗程的目的。

（二）辨病治疗

输尿管结石的急症治疗（肾绞痛治疗）和病因治疗同肾结石。大多数输尿管结石能自行排出体外，只有少数需要临床治疗。结石能否排出主要视其大小，有人估计直径小于 4mm 的结石有 90% 的输尿管下段结石和 80% 的上段结石可自行排出；直径

4~6mm结石只有50%的下段结石和20%的上段结石能排出；而直径大于6mm的结石自行排出的机会较少。但也有例外，尤其在曾经有排石史者，直径1cm的结石也能排出。结石若不能排出，可采用以下疗法。

1. 经尿道输尿管肾镜取石或碎石

（1）适应证

①位于中、下段输尿管结石容易取出，上段输尿管结石成功率较低。但如技术熟练、同时具备可弯性输尿管肾镜则能弥补此缺点。②ESWL术失败的上段输尿管结石。③ESWL术失败的肾结石及梗阻性肾结石。④ESWL术后石街。⑤结石、怀疑输尿管癌变者。

（2）方法　通过输尿管镜向患侧输尿管插入导丝，沿导丝用扩张器逐步扩张输尿管直至F14号，插放输尿管肾镜（如有液压冲洗泵可加压灌注使管腔张开），然后根据结石大小决定取石方法：若结石小于1cm且与周围粘连不重，可试用套石篮取石，否则宜先用钬激光或气压弹道碎石将碎石击碎，取出大块，小块可待其自行排出。

（3）禁忌证　结石以下尿路有器质性梗阻病变者，特别是前列腺增生患者不能用硬性镜取石，国外有输尿管镜折断于膀胱内的报道。全身出血性疾病及尿路有急性炎症皆不用本方法取石。

（4）并发症及处理　输尿管肾镜是一种安全的操作，其并发症主要与操作者技术熟练程度有关。

①血尿：一般均较轻微，不需特殊治疗可自愈。

②发热：约10%患者术后体温可达38℃以上，多见于术前泌尿系感染未控制者，或操作时间过久。应给予抗生素并保持引流通畅。

③输尿管穿孔：多发生于膀胱壁段输尿管，或插放输尿管肾镜过程中未看清导丝即推进。如能坚持插放时必须沿导丝进行则多可预防穿孔的发生。如已发生应立即停止操作，直视下放入输尿管至肾盂，应特别注意导管不要通过穿孔插至输尿管外边。支架管应留置5~7天。

④输尿管口狭窄或反流：为远期并发症，系输尿管部分损伤的结果。如能重视操作轻巧，较大结石不要勉强拉出，一般可以预防。如系单纯狭窄可行切开或扩张，如狭窄加上反流可行输尿管膀胱再吻合，行抗反流的成形手术。

2. 顺行输尿管肾镜取石术

通过皮肤行肾穿刺建立通道，由此通过肾盂向输尿管内插放输尿管镜进行取石，它是经皮肾镜技术与经尿道输尿管技术的结合与发展。

适应证：适宜结石位于输尿管上段，结石以上输尿管有积水扩张者。尤其适于肾与输尿管均有结石，已做经皮肾镜取石者。

方法：经皮肾穿刺及扩张通道均同经皮肾镜，但穿刺部位以肾中盏最理想，置入输尿管肾镜到达肾盂输尿管连接处，向上推起镜体末端，使肾脏位置下移，镜体与输尿管处于一直线上，即可逐渐向输尿管内插放镜体。一般不需碎石，多可由三爪钳直接将结石取出。

禁忌证：全身出血性疾患、肾及肾周围有急性炎症、同侧既往有肾手术史者、肾周已有粘连固定者。

并发症：主要并发症与经皮肾镜相同，有一点不同的是当肾与周围粘连重时，肾脏移动范围减小，本法难以完成，勉强进行有可能造成肾实质裂伤。故一定要选择患肾既往无手术史、无肾周感染史者。

总之，更多学者认为治疗输尿管下段结石，不论是ESWL，还是输尿管镜取石，成功率均较高，且并发症较少。但ESWL

失败率比输尿管术更高，需二次行输尿管镜取石，且 ESWL 的费用较高。因此下段输尿管结石，输尿管镜手术更容易使患者接受。对于上段输尿管结石或肾结石，输尿管镜手术是作为 ESWL 术失败的补充治疗。

3. 腹腔镜下输尿管切开取石术

绝大多数输尿管结石可经以上方法粉碎取出，但也有少数患者 ESWL 或输尿管镜取石失败，以及缺乏有关设施的基层单位仍需采用腹腔镜下输尿管切开取石术。

适应证：结石较大，合并肾输尿管积水，肾功能受损，经保守治疗不能排石者；合并其他梗阻性病变如输尿管狭窄、息肉、输尿管膨出需施行手术治疗者；输尿管结石合并急性肾盂肾炎或肾积脓，无法用药物控制者，ESWL 或输尿管镜治疗失败者。该术式较少采用。

（三）辨证治疗

1. 辨证施治

（1）湿热蕴结型

治法：清热利湿，通淋排石。

方药：导赤散合石韦散加减。

药用：生地 15g，木通 10g，瞿麦 10g，冬葵子 15g，石韦 15g，滑石 30g，竹叶 6g，车前子 10g，金钱草 30g，海金沙 20g，海浮石 10g，鸡内金 15g，琥珀 10g，甘草 5g。

加减：腹痛加延胡索、川楝子；血尿加茅根、血余炭。

（2）气滞血瘀型

治法：益气导滞，活血化瘀，通淋排石。

方药：沉香散加味。

药用：石韦 10g，金钱草 50g，海金沙 15g，鸡内金 20g，王不留行 15g，枳实 10g，黄芪 9g，威灵仙 15g，当归 15g，陈皮 9g，冬葵子 15g，琥珀 10g，滑石 20g。

加减：偏气滞者加柴胡、香附；偏血瘀者加川芎、桃仁、红花。

（3）肾虚型

① 肾阳虚

治法：温阳益肾，利水排石。

方药：金匮肾气汤加减。

药用：金钱草 30g，海金沙 15g，鸡内金 20g，王不留行 20g，桂枝 9g，附子 6g，山萸肉 15g，茯苓 20g，丹皮 10g，鱼脑石 10g，泽泻 15g，杜仲 15g，菟丝子 30g，延胡索 10g。

加减：伴腹痛尿血者加川芎、三七、川楝子、琥珀。

② 肾阴虚

治法：滋阴补肾，清热利湿，排石通淋。

方药：知柏地黄丸加减。

药用：金钱草 30g，海金沙 15g，鸡内金 20g，威灵仙 15g，琥珀 10g，血余炭 6g，知母 10g，黄柏 6g，熟地 15g，山萸肉 15g，泽泻 15g，丹皮 10g，茯苓 20g，山药 15g，黄芪 10g，陈皮 10g，甘草 10g。

2. 外治疗法

（1）体针疗法

① 输尿管上段结石，针肾俞、三焦俞、京门、气海；输尿管中、下段结石，针肾盂、次髎、膀胱俞、中极、水道。温热型加阳陵泉、三阴交、委阳（泻法）；阴虚型加太溪（补法）；肾阳不振者，加命门、关元（补法）。腹部与背部穴交替使用，均取结石同侧，下肢取双侧。每日 1 次，每次 2~5 穴，以提插捻转为主，得气留针 30 分钟，中间行针 1~2 次。

② 膀胱俞、中极、阴陵泉、太冲、太溪。输尿管上、中段结石，加肾俞、京门或大肠俞、天枢；输尿管下段结石，加关元俞、水道。均取患侧穴。泻法或平补平泻法，1~2 日 1 次，留针 20~40 分钟。

③ 肾俞、大肠俞、阿是穴、天枢、归

来、足三里。输尿管上、中段结石，加京门、阴陵泉、三阴交、委阳；输尿管下段结石，加小肠俞、次髎、关元、中极、水道、阴陵泉、三阴交；血尿，加血海。2日1次，留针20分钟。发作时每日1~2次，强刺激，留针期间间歇捻针。

④中封、天枢、水道；三阴交、水泉。取穴1~2对，先补后泻。

（2）电针疗法

①输尿管上、中段结石，肾俞、膀胱俞、关元；输尿管下段结石，肾俞、关元、水道、三阴交、足三里。

②输尿管上、中段结石，肾俞、京门、大肠俞、天枢、阴陵泉、三阴交；输尿管下段结石，小肠俞、次髎、关元、膀胱俞、中极、水道、三阴交、阴陵泉。进针后使针感传至患侧肾区或少腹部，接电针治疗仪，电流强度以患者能耐受为度。留针20~40分钟。

（3）芒针疗法

取穴：主穴秩边透归来，配穴气海、关元、三阴交。

操作方法：针前令患者排空小便，取俯卧位，用30号5~7寸长针，以患侧秩边穴想对侧归来方向斜刺入皮肤，缓慢捻转进针，如遇到阻力即须退针改变方向再进，当会阴部有强烈的电麻感时，即可缓缓退针；再令患者仰卧，取气海、关元穴，用提插泻法，使针感向会阴部传导；去双侧三阴交穴，施以捻转泻法，局部得气强烈为度，均留针20分钟。肾区绞痛时，可针刺涌泉穴，施以捻转泻法，留针20分钟。

（4）小针刀疗法

取穴：输尿管上段结石取患侧肾俞、京门、足三里。输尿管中段结石取患侧京门或阿是穴、足三里。输尿管下段结石取患侧阿是穴、三阴交或足三里。用甲紫标记，常规消毒。

手法：用小针刀对准穴位和皮肤垂直，

与神经、血管、肌纤维方向平行刺入相应深度，进行剥离3~5次出针后覆盖创可贴。每次间隔7天，间隔期服中药，4次为1疗程。1个疗程未治愈者，休息1周后重复第2疗程。同时配合中药金钱草、白芍、海金沙、冬葵子、石韦、瞿麦、滑石、乌药、川牛膝辨证加减。水煎服，每日1剂，分2~3次服。平时多喝开水。服药后多作跳跃运动，同时拍击局部等，以促进结石排出。

（5）耳穴压豆疗法

取耳穴：肾、输尿管、交感、肾上腺、三焦、小肠、外生殖器。隔日耳贴1次，每日按压15次，每次20下。10次为1疗程，连续贴压3个疗程。

（四）名医治疗特色

刘猷枋认为，输尿管结石属于中医"石淋"范畴，其病机主要如下。温热蕴结下焦，煎熬浊液形成砂石，砂石阻塞尿道；气滞郁结，津液气化失常，聚成砂石，阻塞尿道；血行不畅，瘀血停滞，砂石形成，阻塞尿道。针对病因病机，结合临床经验制订了排石汤。排石Ⅰ号（车前子5g，泽泻5g，冬葵子5g，石韦5g，滑石5g，金钱草5g，牛膝5g，王不留行5g，莱菔子5g，枳壳5g），治疗发病时间短，结石较小，形状规则，伴有尿路感染，绞痛发作者，以清热利湿为主，行气散结为辅。排石Ⅱ号（木香5g，青皮5g，川楝子3g，乌药3g，白芷3g，牛膝5g，滑石10g，车前子10g，金钱草5g，冬葵子5g，泽泻5g）治疗结石有移动者，近期绞痛频繁发作者，以行气散结为主，排石通淋为辅。排石Ⅲ号（厚朴2g，青皮3g，枳壳3g，白芷2g，皂刺3g，桃仁3g，川牛膝3g，制乳香3g，制没药3g，赤芍5g，三棱5g，莪术5g，车前子5g，生苡仁5g，金钱草10g）治疗结石停留较长，结石不移动者，近期无绞痛发作者，以活血化瘀为主，行气散结为辅。以上各方均为 1 剂药量。均粉碎成绿豆大小的粗末（在 2~4mm 之间），装包备用。每包药加凉水或温水 300~450ml。先浸泡半小时，然后水煎至沸后，再文火煎煮 20 分钟，共 2 次，合并两煎药液，分 3 次服，一般每日服 1~2 包，疗程长者可隔日服 1 包。对结石较大而体质壮者，可给 I、III 号合用。对结石不移动，停留时间较长，近日绞痛发作较重者，给予 II、III 号合用。

五、预后转归

输尿管结石诊断一般没有困难，治疗方法可靠，其预后良好。但有双侧输尿管结石同时梗阻形成急性肾后性肾衰竭者，可急诊同时取双侧结石，若全身情况差则宜行肾造瘘首先解除梗阻，保护肾功能，日后再处理结石。偶有双侧结石慢性不完全性梗阻，症状不典型，患者忽视或误诊造成慢性肾功能不全者，即使取出结石，肾功能的损害也不可能完全恢复。

六、预防调护

（一）预防

与肾结石相通，摘除输尿管结石不一定消除了造成结石形成的原因，因而并不等于治愈输尿管结石，如不采取适当措施，结石复发的机会较高，以前文献报告复发率可高达 20%。因此预防结石复发的措施，即针对病因采取适当措施是很重要的：如消除导致结石形成的尿路梗阻和尿潴留因素，纠正或消除导致结石的代谢性疾病或感染，分析所患结石的晶体成分而按之采用相应的内科预防措施，以及碎石取石务必取尽，勿残留碎片等。这些已在肾结石一节中详述，不再重复。

（二）调护

输尿管结石多以中药利尿排石为主。只有特别大的结石形成嵌顿，才做手术治疗。在中药排石治疗中让患者多饮水，勤喝水，因利尿中药多引起体内水分丢失。注意体育锻炼，多作跑跳运动。可练习气功或打太极拳。注意饮食调养，避免辛辣刺激性食品。少食肥甘厚味。饮食应以清淡、新鲜蔬菜为主。在手术取石术中，注意患者血压、脉搏。每 30 分钟测 1 次。按照医嘱给予补液、抗感染治疗。术后严密观察血压脉搏变化，注意伤口敷料有无渗血。加强伤口换药，预防感染。

七、专方选要

尿路排石汤 I 号：金钱草 30~60g，海金沙 9g，车前子 24g，木通 9g，滑石 15g，白芍药 12g，乌药 9g，川楝子 9g，鸡内金 9g，甘草 3g。此方适用于气结型输尿管结石。服法：每剂加水 500ml，煎取 200ml，日 1 剂，分 2 次服。

尿路排石汤 II 号：金钱草 45g，石韦 30g，车前子 24g，木通 9g，瞿麦 15g，萹蓄 24g，栀子 18g，大黄 12g（后下），滑石 14g，甘草梢 9g，牛膝 5g，枳实 9g。此方适用于湿热型输尿管结石伴感染者。服法：每剂加水 500ml，煎取 200ml，日 1 剂，分 2 次服。

三金排石汤：金钱草 30 个，海金沙 30g，鸡内金 30g，牛膝 15g，石韦 20g，木香 10g。此方适用于湿热型泌尿系结石。疼痛明显加延胡索、香附；腰痛加杜仲；砂石日久不下加桃仁、红花、丹参；体虚加黄芪、茯苓。尿频、尿急、尿痛加银花、公英、白茅根；大便秘结加大黄。水煎服每日 1 剂，每剂煎 2 次，每次 40~50 分钟。早晚各服 1 次，服药后 40 分钟开始行走活动，活动以跳跃为主，并且多饮水，1 日后应做快速跳跃运动，小便待足量排出。[李虎臣等. 三金排石汤治疗泌尿结石 200 例. 河北中医，1993，15（6）：19]

活血石通汤：当归 15~20g，赤芍 15~30g，牛膝 10~15g，桃仁 10~15g，生地黄 15~20g，木通 15~20g，金钱草 30~60g，海金沙 10~15g，石韦 15~20g，车前仁 10~15g，鸡内金 6~10g，瞿麦 10~15g，甘草梢 6~10g。气虚者加黄芪、党参；阴虚者加麦冬、重用生地；湿热甚者加滑石、栀子；感染者加金银花、半枝莲；血尿者加小蓟（炒）、蒲黄（炒）；肾绞痛者加延胡索、乌药，每日 1 剂，加水 1000ml，先浸泡 15~20 分钟，后用文火煎沸 30 分钟，滤药汁 500ml。再复煎，亦取药汁 500ml。每日服 2~3 次，每次不少于 500ml，同时配合跳跃运动，但应防止过度疲劳。[黄德容. 活血石通汤治疗输尿管结石 36 例. 湖南中医杂质，1993，9（3）：35]

益气活血汤：黄芪 60g，续断 60g，丹参 30g，益母草 30g，桑寄生 15g，地龙 15g，三棱 10g，莪术 10g，乌药 10g，桃仁 10g，红花 10g，川牛膝 10g。下焦湿热加黄柏、薏苡仁、金钱草等；脾虚气滞加陈皮、半夏、木香、厚朴；心气不足加枣仁、桂枝、五味子；血尿甚重用黄芪、党参、白术；肾气虚加补骨脂、金樱子、菟丝子；结石位置较高者加重黄芪（最多用 120g），牛膝、丹参、益母草用量；结石位置较低者加金钱草、车前子、木通等。[王育群. 益气活血祛瘀治疗输尿管结石 203 例. 云南中医杂志，1984（2）：9]

结石灵：金钱草 30g，石韦 20g，巴戟天 15g，生大黄 10g，生甘草 10g。每日 1 剂，水煎服。绞痛重者加延胡索、琥珀以缓急止痛；血尿重者加白茅根、田三七凉血止血；肾阳虚者加枸杞子、肉苁蓉以补肾壮阳；肾阴虚者将清利药物减量，加熟地、山萸肉、黄精以滋阴补肾；结石较大，停留一处不移动者加桃仁、三棱、莪术活血化瘀以促结石移动；有尿道灼痛，尿化验见脓细胞、白细胞、蛋白者加重楼、金

银花清热解毒。适用于输尿管结石。[阮国志. 结石灵治疗输尿管结石 223 例. 河南中医，1988（5）：18]

主要参考文献

[1]那彦群，叶章群，孙颖浩，等. 中国泌尿外科疾病诊断治疗指南，2014 版 [M]. 北京：人民卫生出版社，2013.

[2]郑彬，张贺庆，顾志文，等. 输尿管软镜钬激光碎石取石术并发症的原因及对策 [J]. 微创泌尿外科杂志，2019，8（04）：252-256.

[3]杨明，陈佳佳，朱红，等. 中西医结合综合防治输尿管结石的临床疗效观察与分析 [J]. 中国中西医结合外科杂志，2020，26（02）：313-318.

[4]石天昊，冯燕飞，王坚，等. 药物治疗输尿管结石研究进展 [J]. 浙江中西医结合杂志，2021，31（07）：681-684.

[5]史晓旭，张育军，张爱民，等. 输尿管结石的中医中药治疗研究进展 [J]. 现代中西医结合杂志，2020，29（04）：443-447.

[6]王定国，张明强，郭太品，等. 基于文献挖掘的针灸治疗输尿管结石用穴规律探讨 [J]. 中国中医急症，2019，28（08）：1331-1334+1357.

[7]董秀敏，韩臣子，王晴，等. 韩臣子"调中焦、清源流""通、调"辨治石淋 [J]. 实用中医内科杂志，2018，32（10）：12-14.

[8]孙美英. 超声在诊断输尿管结石中的临床价值探讨 [J]. 影像研究与医学应用，2019，3（17）：20-22.

第三节　膀胱结石

膀胱结石是指发生于膀胱内的结石，分为原发性膀胱结石与继发性膀胱结石。一般认为，在膀胱内生成且不伴梗阻、感染等因素称为原发性膀胱结石，其余种类

包括上尿路排下的结石，继发于感染、梗阻、异物等的结石均统称为继发性结石。

膀胱结石主要症状为排尿困难、尿路刺激症状及激发感染症状，也有部分患者尤其是下尿路梗阻且已有残余尿者，结石有时虽然较大，却无明显症状。本病属中医学"淋证""石淋""癃闭"等范畴。

一、病因病机

（一）西医学认识

1. 流行病学

19 世纪以前膀胱结石在世界各地流行，近几十年来膀胱结石逐渐减少，而代之以肾结石迅速增多。原发性膀胱结石多发生在儿童，在贫困环境下更易出现，90% 的膀胱结石发生于 5 岁以下儿童。目前，膀胱结石发病趋势在经济发达地区，已由原来多见于小儿，转为多见于 50 岁以上老人，主要原因为继发于前列腺增生引起的尿潴留。

膀胱结石发病在性别方面差别很大，一般男、女比例为 10 : 1，主要由于男性尿道的特殊解剖结构造成。

2. 病因病机

（1）营养　原发性膀胱结石几乎全部为儿童，西医学研究已确定，其病因与营养有极密切的关系。具体讲，低蛋白、高淀粉、高纤维素饮食是诱发儿童膀胱结石的原因。这样的饮食结构可能通过以下机制引起尿内化学成分异常，从而导致结石。

①缺乏蛋白质可导致低磷尿，由于体内磷酸盐缓冲系统的不足，肾脏分泌大量氨以调节酸性尿，致尿中氨量增加；严重缺乏蛋白质时使自身组织分解造成尿酸排泄量增加。

②以糖类为主的饮食可引起尿 pH 值降低和营养不良性酸中毒，酸中毒又导致尿枸橼酸盐排泄减少。

③尿草酸盐的排泄增加可能是糖类代谢造成的，也可能在负氮平衡时缺乏维生素 B_6，导致尿草酸盐排泄量增加。这样尿中草酸盐和尿酸盐常达饱和状态而形成结晶，继而形成尿酸铵及草酸钙结石。

（2）下尿路梗阻　不少小的肾和输尿管结石以及在过饱和状态下形成的尿盐沉淀，在无排尿梗阻时均可随尿液排出，但当有下尿路梗阻时，如尿道狭窄、先天性畸形、前列腺增生、膀胱颈部梗阻、肿瘤、膀胱膨出、憩室等，均可使小结石和结晶，沉淀聚积而形成结石，这也是现今膀胱结石在男性及老年人常见的原因。

（3）膀胱异物　膀胱异物可使尿盐沉积于其周围形成结石。

（4）感染　继发于下尿路梗阻或膀胱异物的感染，尤其是尿素分解细菌的感染，可使 pH 值升高，使磷酸钙、铵和镁盐的沉积而形成结石。

（5）寄生虫　在埃及血吸虫病流行区，可发生血吸虫并伴发的膀胱结石，其核心为虫卵。

（6）代谢性疾病　有关全身代谢性疾病对结石形成的影响及机制同肾结石。

（7）男性多发膀胱结石　男性尿道比女性细长、弯曲；高草酸尿的刺激引起外括约肌的痉挛，膀胱排空不全，产生残余尿，结石核心滞留促使结石在膀胱内形成；尿酸铵的沉淀需要一定时间，而膀胱内残余尿满足了这一要求。

3. 病理

膀胱结石如表面光滑且无感染者，在膀胱内存在相当长时间，也不至造成膀胱壁明显的病理改变。一般而言，因结石的机械性刺激，膀胱黏膜往往呈慢性炎症改变。膀胱镜观察时，最早期的改变是局部黏膜血管增多，继而黏膜充血。有继发感染时，充血更明显，且可出现大泡状水肿、出血和溃疡，在膀胱底部的解释表面，黏附有脓苔。

如结石造成膀胱颈梗阻，膀胱内可有小梁和憩室形成，并使膀胱壁增厚和肌层纤维组织增生。长期梗阻后可因反压力作用，使上尿路发生梗阻性病变，导致肾功能受损，且可因继发感染而致肾盂肾炎和输尿管炎。长期感染者可发生膀胱周围炎，使膀胱与盆部组织发生粘连，甚至穿孔。

4.膀胱结石成分与性状

（1）膀胱结石的成分受尿 pH 及过饱和度的影响，且与地区有关。一般而言，非感染性结石以尿酸、尿酸盐和草酸钙为主，感染结石则以磷酸镁铵、磷酸钙和碳酸磷灰石为主。但由于尿 pH 不恒定，致使膀胱结石可由不同的尿盐结晶分层而成。

（2）膀胱结石形状受周围环境而铸型，单发结石多为卵圆形，常略扁，其他形状有圆形、多角形、马蹄形和珊瑚形等，憩室内和部分嵌入尿道的结石，可呈哑铃形。

膀胱结石多为单发，但 25%~30% 多发，多发者少则 2~3 个，多则可达数十个乃至几百个。多发结石常呈多面体。结石的大小差异很大，小者如砂石，大者可达千克以上。

（二）中医学认识

中医学认为肾与膀胱互为表里，有经络关系。肾为水脏，膀胱为水腑，在五行同属水。肾司开阖，为主水之脏。膀胱贮存尿液，排泄小便，而为水腑。膀胱的气化功能，取决于肾气的盛衰，肾气促进膀胱气化津液，司关门开合以控制尿液的排泄。肾气充足，固摄有权，则尿液能够正常地生成，并下注膀胱贮存而不泄不漏；膀胱开合有度，尿液能够正常地贮存和排泄。肾与膀胱密切合作，共同维持体内水液代谢平衡。膀胱结石的病理变化为肾气不足，湿热蕴结下焦。湿热的产生原因却是多方面的，如过食肥甘厚味、嗜酒，致使脾失健运，肝气郁结，气郁化火，脾受肝制，湿浊内蕴，劳伤过度，脾肾两虚，肾虚不能气化，"水结则为石"。水湿停滞、阻滞气机、郁久化热，湿热互结，蕴蒸膀胱，煎灼日久成砂石。

1.膀胱湿热

过食肥甘厚味、嗜酒过度，湿热内生，下注于膀胱，热灼尿液日久而成砂石。

2.脾肾两虚、湿热内扰

肾为先天之本，脾为后天生化之源，脾肾两虚，正气即弱，不耐劳苦，劳后困乏，正气更虚，邪入其内，毒邪内扰，与湿热之邪互结，久而化热、化火。火灼尿液而成砂石。

3.瘀血阻滞

膀胱结石日久，久病必瘀，久病伤络，瘀血内停，血脉受阻，水液潴留，不通则痛，故疼痛较甚。瘀久伤络则尿血；瘀血阻滞，水液潴留则尿痛、尿闭。

4.肾精亏损

湿热蕴结，蒸津熬液日久，或结石停留日久，邪热久郁，真阴亏损，阴损及阳，阴阳俱虚，耗伤肾精，肾精受损则头晕耳鸣，腰膝酸软，小便淋漓，心悸失眠等。

二、临床诊断

（一）辨病诊断

1.临床诊断

大多数膀胱结石，由于对膀胱局部的刺激、创伤、梗阻和激发感染，可产生各种症状，但也有少数病例，尤其是下尿路梗阻且已有残余尿者，结石有时虽然较大，却无明显症状，仅在做 X 线检查或 B 超检查时发现结石。

（1）尿痛　疼痛可为下腹部和会阴部钝痛，亦可为明显或剧烈疼痛，常因活动和强烈运动而诱发或加剧。如疼痛系结石刺激膀胱底部黏膜而引起，常伴有尿频、尿急。排尿终末时疼痛加剧，患者常欲卧位以求缓解疼痛。疼痛可放射至阴茎、阴茎头和会阴部，小儿患者常疼痛难忍，大汗淋漓，大声哭叫，用手牵拉或搓揉阴茎或手抓会阴部，并变换各种体位以减轻痛苦。疼痛有时可放射至膝部或髋部，甚至可放射至足跟、足底。

（2）排尿障碍　结石嵌于膀胱颈口，出现明显排尿困难，排尿时常呈滴沥状，亦可发生尿流中断或急性尿潴留。此时患者改变体位或摇晃身体后，才能继续排尿。患者因排尿困难用力排尿时，可使尿粪同时排出，甚至可引起直肠脱垂或疝。

（3）血尿：由于结石对膀胱黏膜的刺激和损伤引起血尿，常为终末数滴。

（4）膀胱结石合并感染时，出现膀胱刺激症状、血尿和脓尿。

（5）排空膀胱后，行直肠或阴道和耻骨上双合诊检查可触及结石。

（6）发生尿潴留时膀胱区隆起，耻骨上叩诊呈浊音。

2. 相关检查

（1）尿液检查　尿中有红、白细胞。

（2）金属尿道探子检查　探杆可碰到结石，有摩擦感甚至碰撞声。

（3）B超检查：在超声波探测时结石有强烈的回声，产生强光团，在强光团的远侧有明显的声影。当体位改变时，可见到结石在膀胱内滚动。

（4）X线检查：大多数结石不透X线，平片上不仅可知有无结石，且可显示出结石大小、数目、位置。尿酸结石平片上看不清时，可用气体或淡的造影剂行膀胱造影有助于诊断。膀胱憩室中的结石的X线平片上出现在异常部位，且较固定，不易引起注意，必要时行尿路造影。

（5）膀胱镜检查　是诊断膀胱结石最可靠的方法，不论结石是否透X线均可查知，且可看清结石的具体特征，并可发现有无其他病变，如前列腺增生、膀胱憩室、炎症改变及癌变等。

（二）辨证诊断

膀胱结石临床主要以尿痛、排尿困难、尿血或排尿突然中断为主要症状。亦可出现尿急、尿频、尿滴沥等结石刺激征。一般分膀胱湿热、瘀血阻滞、脾肾两虚、肾精亏损四型。临床要根据症状、体征详加辨证诊断。

望诊：痛苦面容，或面色㿠白，或精神萎靡；舌质淡或红或紫暗，舌苔黄或少苔。小便黄赤或带血丝、血块。

闻诊：疼痛时有呻吟声，属湿热者多有口臭。

问诊：问疼痛、问睡眠、问小便。小便黄赤或红赤，淋漓涩痛多为膀胱湿热；小便涩赤刺痛，尿后有血丝、血块者，多属瘀血阻滞；小便频数，遇劳则甚，或便血鲜红或淡红多为脾肾两虚；小便不利，甚或滴沥，夜尿增多，伴头晕耳鸣多为肾精亏损。

切诊：小腹疼痛拒按，或按之痛甚，或肌肤灼热。脉弦数或弦紧或沉缓或细弱无力。

1. 膀胱湿热型

尿急、尿频、尿痛或突然中断、尿血或挟带血块，或有少腹疼痛或绞痛，连及外阴，或是有腹胀腹满、恶心呕吐、纳差，或有高热或午后低热，舌质红，苔黄腻，脉滑数或弦数。

辨证要点：尿急、尿痛，或突然中断、尿血、尿色黄赤，排尿时灼热疼痛，常连及外阴，少腹疼痛常连及外因，舌红苔黄，脉弦数。

2. 瘀血阻滞型

腹部隐痛或刺痛，排尿困难，或排尿突然中断，疼痛剧烈，连及阴部，砂石排出后疼痛缓解，或伴有血尿，或尿后有条状血块。或小便涩赤刺痛，舌质暗红或有瘀斑瘀点，脉弦紧或缓涩。

辨证要点：小便涩赤刺痛，或排尿中断，疼痛剧烈，连及阴部，砂石排出后疼痛缓解，尿后伴有条状血块，舌质紫暗，脉弦紧。

3. 脾肾两虚，毒邪内扰型

小便频数，遇劳则甚，小便带血鲜红或淡无血块，或有突然中断，或有尿急尿痛，或尿血鲜淡、少腹胀痛或钝痛、神疲乏力，脉沉缓。

4. 肾精亏损型

腰膝酸软，头晕耳鸣，失眠多梦，精神萎靡不振，小便淋漓不爽，或尿频，夜尿多，或排尿困难或滴沥，舌淡红，少苔或无苔，脉沉细或细弱。

辨证要点：腰膝酸软，头晕耳鸣，精神萎靡不振。小便淋漓，排尿困难，舌淡红，少苔，脉细弱。

三、鉴别诊断

（一）西医学鉴别诊断

1. 与膀胱异物的鉴别

膀胱异物可引起排尿困难、尿频、尿急、尿痛和血尿。有膀胱异物置入的病史，但多掩盖病史，需仔细询问。膀胱镜是主要鉴别手段，可以直接看到异物的性质、形状和大小。膀胱区平片对不透光的异物，有鉴别诊断价值。

2. 与前列腺增生症的鉴别

前列腺增生有排尿困难、尿痛、血尿等。不同的是发生于老年人，排尿困难的病史很长，逐渐加重，开始时尿线细、无力，渐成尿滴沥而发生潴留。不似膀胱结石有突然排尿中断伴剧痛。X线平片见膀胱区无不透光阴影。直肠指诊可触及增生的腺体。膀胱镜检查可明确诊断。

3. 与尿道瓣膜的鉴别

常见于小儿，可有排尿困难。膀胱区平片无不透光阴影，但排尿期尿道造影见瓣膜以上尿道扩张、增长，瓣膜以下尿道正常。尿道镜检查，可在后尿道看到瓣膜，呈活瓣样，多位于前壁。膀胱镜检查，膀胱内无结石。

4. 与尿道结石的鉴别

尿道结石主要来源于上尿路，下行嵌顿于后尿道，可有排尿困难、尿痛、排尿中断等。尿道结石常嵌顿于后尿道和舟状窝，后者可以摸到。用金属尿道杆子在尿道中可碰到结石。尿道前后位及斜位片，可以看到不透光阴影，呈圆形或卵圆形，一般如花生米大小。

（二）中医学鉴别诊断

1. 癃闭

癃闭以排尿困难，小便量少，甚至点滴俱无为特点。其小便量少、排尿困难与淋证相似，但淋证尿频而痛。且每日排尿总量多为正常。癃闭以排尿时无尿频尿痛，每日排出尿量低于正常，严重时小便闭塞，无尿排出为特点。《医学心悟·小便不通》说"癃闭与淋证不同，淋则便数而茎痛，癃闭则小便点滴而难通"，对二者作了明确的鉴别。一般来说，癃闭较淋证为重，预后较差。《景岳全书》说："癃闭为最危最急证也。水道不同，则上侵脾胃而为胀，外侵肌肉而为肿，泛及中焦则作呕，再及上焦则为喘。数日不通，则迫难堪，必致危殆。"

2. 赤白浊

白浊是指尿窍时流秽浊如脓之物。若流出浊物色赤者，谓之赤浊。此病尿时茎中热痛，如刀割样，与淋证的疼痛类似，但其尿道口时流秽浊，有异于淋证，用利尿通淋药投之则愈剧。

3.尿浊、精浊

淋证小便浑浊需与尿浊相鉴别。尿浊是尿中常有浊质，小便浑浊不清，白如米泔。但尿出自如，无疼痛滞涩感，与淋证不同。石淋、砂淋则是尿中有砂、石排出，小便常不浑浊。淋证多因湿热流注下焦，或脾肾亏虚而成。精浊溺时可有痛涩不利、尿次增多，其与淋证不同的是，不因交合而时泄浑浊之精样物，黏腻如膏，虽不便溺，亦常有之。病初多因肝经湿热，病久可见肾气亏损，气血瘀阻。常见于男性老年患者。

血淋和尿血都以小便出血、尿色红赤或至溺出纯血为共有特征。其鉴别点是尿的有无。《丹溪心法》上说："痛者为血淋，不痛者为尿血。"血淋多属实证，尿血多属虚证，病机治则不尽一样。

四、临床治疗

（一）提高临床疗效的基本要素

分虚实，辨缓急，灵活施治

膀胱结石多以湿热下注或下焦湿热所致。其症状多为尿急、尿痛、少腹绞痛，牵引外阴，尿血或尿中挟带血块多为实证，也有肾结石或输尿管结石经尿液冲击致膀胱的。此多表现为小便频数、神疲乏力，或有尿急、尿痛、尿血淡红、少腹胀痛或钝痛之虚证者。前者一般发病较急。急则治其标，临床多以清热利湿、化石通淋之剂，后者病情多缓慢，病程较长，或结石经肾、输尿管排入膀胱已损伤正气。此型排石不可操之过急，清利攻伐太过，否则正气更虚，气虚无力排石，则事与愿违。《诸病源候论》说："诸淋者，由肾虚而膀胱热故也。"所以肾虚是结石形成的主要因素。肾阳虚膀胱气化无权而清浊不分；肾阴虚则水亏火浮，无水舟停，砂石因之而滞留不下。治疗要详细辨证，益气活血，化石通淋，气足则推结石外出。所以在膀胱结石的临床治疗中，要审证求因、辨明虚实寒热，分清轻重缓急。灵活随证用药，才能取得较好疗效。

（二）辨病治疗

膀胱结石的治疗必须遵循两个原则，一是去除结石，二是纠正形成结石的病因和因素。有的原因在取石时可一并处理，如前列腺增生、异物和憩室等。有的原因则需另行处理，如尿道狭窄等。有些因素应在结石治疗后继续处理，如感染、代谢紊乱和营养失调等。

1.体外冲击碎石

膀胱结石也可行俯卧位冲击波碎石治疗。

2.经尿道机械碎石

（1）适应证　机械碎石应用范围较广，它可与其他手术方法结合使用，如在碎石术后接着做经尿道前列腺电切术以解除膀胱颈梗阻。单纯机械碎石应排除下列情况：年龄小不能放入碎石器械；结石坚硬而且直径超过2.5~3cm；膀胱容量太小；膀胱憩室内结石；膀胱出口有梗阻性病变如前列腺增生症、膀胱颈纤维化等；严重泌尿系感染或一般情况极差不能经受手术操作者。

机械碎石术有两种：非窥视下碎石和窥视下碎石。前者能适用于较大结石，但需正确的操作方法才能成功。后者碎石过程在窥视下进行，只适用于较小的结石。

（2）方法　合并泌尿系感染者应用抗生素，感染控制后行手术治疗。

大部分病例仅尿道黏膜表面麻醉即能完成手术，如结石较大且估计结石坚硬及操作过程复杂者也可用腰麻或骶管麻醉。

窥视下碎石法：此法碎石过程始终在直视下进行，不易损伤膀胱。置入膀胱镜观察膀胱情况及结石大小、位置、数目后置入碎石器，常用有钳嘴状和筒状碎石器，看清结石后用碎石器逐渐将结石咬碎，冲洗出碎石块，并再次膀胱镜观察证实结石已取净。

非窥视下碎石法（盲目碎石术）：术前须经 X 线和膀胱镜查知结石大小和前列腺突入膀胱的情况（前列腺后隐窝过深者，很难抓住结石）。膀胱镜拔出前向膀胱内灌注 200ml 液体，碎石器呈闭合状态置入膀胱，探触膀胱底部结石后，将钳背向下，贴在膀胱后壁，张开双爪使宽度能容纳结石，不断轻轻振动碎石钳，使结石自然滑入钳中，夹牢后钳碎之。如此反复耐心操作直至钳夹不到较大结石为止。将碎石冲洗排出。

（3）术中并发症及处理

①结石坚硬不能压碎时应停止操作，以免损坏碎石器。可改用其他方法碎石或耻骨上膀胱切开取石。

②膀胱损伤：是危险的并发症，应注意避免。

预防方法：非窥视下碎石时膀胱内注水不应过少；患者有疼痛、膀胱收缩时应停止操作；试夹住结石后应向两侧转动碎石器，证实为夹住膀胱结石后才能碎石。

膀胱损伤表现：碎石器夹住结石后不能自由活动；取出碎石器时发现钳齿间有组织碎块；冲洗吸出碎石过程中注入液体多而吸出量少；下腹部出现皮下气肿；吸出液体鲜红色。

处理：置入电切镜低压灌注下观察局部损伤情况，如有明显出血给予电凝止血。如损伤位于后壁未与腹腔相通，且无明显出血者，可置三腔气囊尿管作持续冲洗密切观察，如无出现腹部症状，引流液清亮则可停止冲洗，留置尿管 1 周；如膀胱损伤破入腹腔，可经膀胱镜检查和膀胱造影证实，此时应立即作膀胱修补术。

（4）术后处理　留置尿管 1~2 天，如结石小、操作顺利可不留尿管；抗生素预防感染；碎石后有轻度血尿，不必特殊处理可自动消失。

3. 经尿道液电碎石术

是利用电极在水中瞬间放电产生的冲击波击碎结石。其适应证、术前准备、麻醉均同经尿道机械碎石，不同点是置入膀胱镜后，通过操作孔道插入碎石电极，电极超出物镜 1cm，膀胱内注无菌蒸馏水 200ml，电极不能紧贴结石，而应有 1~2mm 的间距，然后放电击碎结石。结石表面越粗糙越容易被击碎，而光滑的结石由于表面液压波发生反射，降低其效能。

术中应该注意碎石电极始终超过接物镜 1cm，防止物镜破损，碎石过程中应尽量使电极方向与膀胱底平行，因结石粉末或出血使视野模糊不清时，应及时换水再通电击碎结石。

4. 经尿道超声碎石术

基本原理和设备同肾结石超声碎石，只是膀胱结石的碎石探头及传感器是经膀胱镜插入，并在直视下碎石。其能量虽不直接损伤膀胱壁，但探头不能直接接触膀胱壁，以减少其水肿和瘀血。碎石结束后须仔细检查膀胱内有无结石残余碎块，尤其小梁间和憩室中的结石碎块，以免术后复发。

超声碎石术的适应证、术前准备、术后处理同机械碎石术。

5. 耻骨上膀胱切开取石术

耻骨上膀胱切开取石术简便易行，安全可靠，不需特殊设备，且能同时处理膀胱内其他病变，因而对广大基层医院仍不失为一治疗良法。

（1）适应证　儿童，结石过大过硬者，有前列腺增生或尿道梗阻者，膀胱憩室内结石，围绕膀胱异物的结石，膀胱内有严重炎症或肿瘤者，有严重肾脏并发症者，有输尿管反流者，全身情况差不宜作长时间手术操作者。

（2）术前准备　合并感染者应用抗生素；合并梗阻型病变，术中出血较多者备血200~400ml；麻醉后经尿道注入1‰新洁尔灭液200ml冲洗尿道、膀胱，并使膀胱充盈利于术中操作。

（3）术中注意事项　切开膀胱取石后注意探查有无残留结石，膀胱有无憩室、肿瘤，膀胱出口有无梗阻（如前列腺增生、膀胱颈硬化等），如有以上病变应给予处理，包括憩室切除、前列腺摘除、膀胱颈成形等。一般不放置造瘘管，只留置尿管。但当膀胱壁炎症反应严重者、儿童患者，需术后冲洗膀胱时置耻骨上膀胱造瘘管。造瘘管应在膀胱壁另戳孔引出，不应从取石切口引出，以避免拔造瘘管后膀胱瘘口长期不愈。缝合膀胱壁应先肠线全层缝合，后丝线浆肌层缝合加固，避免膀胱黏膜外翻。术毕耻骨后间隙应留烟卷引流。

（4）术后处理　应用抗生素预防感染，耻骨后烟卷留至无渗出物流后拔除，术后保持尿管通畅，一般于术后1周拔除。如有膀胱造瘘管，则术后1周闭管试排尿，观察排尿通畅后拔除。

（5）术后并发症

①出血：钝性撕开膀胱戳孔的方法，由于不切断血管，很少并发术后出血。感染引起的出血多于手术后5天发生，血块堵塞尿管致尿潴留，膀胱壁静脉受压而回流障碍，以致出血难以控制。此时需用少量生理盐水反复冲洗膀胱，将血块吸出，必要时在200ml冲洗液内加入肾上腺素1mg，以帮助止血。当膀胱排空后，出血常可自行停止。如用上述方法无法排空膀胱及控制出血，须立即手术探查，清除血块，缝扎出血点，膀胱黏膜的广泛渗血则用热盐水纱布压迫止血。留导尿管及膀胱造瘘管，术后用生理盐水持续冲洗膀胱，并使用两种抗生素联合控制感染。

②尿瘘：术后膀胱切口裂开形成尿瘘，可由下述因素引起：施行取石手术时，未处理膀胱颈或尿道的梗阻性病变，于拔除导尿管后发生排尿困难，继而切口裂开形成瘘；膀胱壁愈合不良，炎症明显及采用锁边缝合时更易出现；术后导尿管引流不畅时，一旦出现尿瘘，往往不易自行愈合。瘘孔隐藏在耻骨后方，修补亦甚困难，对于此类患者，须于膀胱顶部作切口钳取结石。

并发尿瘘后，应留置导尿管持续引流膀胱，瘘孔一般于2~4周后愈合。如长期不愈，可施行手术修补瘘孔，若有其他梗阻性病变存在，亦应同时矫治。靠近膀胱颈部的瘘孔，若有其他梗阻性病变存在，亦应同时矫治。靠近膀胱颈部的瘘孔，若因膀胱壁纤维化增厚，缝合有张力，耻骨后有无效腔形成，可切取一块带血管蒂的腹直肌瓣填塞耻骨后间隙，以加强"屏障"。

③急性肾功能不全：患巨大膀胱结石的病者，尤其是结石嵌顿于膀胱颈并压迫输尿管口，有可能引起上行性肾积水、感染及肾功能损害。此种患者在施行取石后，输尿管口及壁段输尿管可能会出现充血、水肿，甚至发生梗阻性无尿，对于此类患者，术中应将输尿管导管插至双侧肾盂引流尿液。此外，由于解除了尿路梗阻，可能出现多尿现象，如处理不当，在术后3~5日，水、电解质的大量损失，致血容量不足，随之发生少尿、酸中毒、尿毒症。因膀胱输尿管反流致上行性急性尿路感染，常危及生命。对此类患者，术前需了解肾功能情况，使用抗生素控制感染，术毕密切维持水和电解质平衡，尤其适当补充氯化钠及碱性药物，使用两种抗生素，一般术后7~10日，病情才告稳定。

（三）辨证治疗

1. 辨证施治

（1）膀胱湿热型

治法：清热解毒，排石通淋。

方药：导赤散合八正散加减。

药用：金钱草30g，海金沙20g，鸡内金15g，木通6g，竹叶6g，生地10g，赤芍15g，王不留行15g，瞿麦10g，萹蓄12g，车前子10g，石韦10g，延胡索9g，琥珀15g。

加减：气虚加党参、黄芪；血虚加川芎、当归、阿胶；尿血加小蓟。

（2）瘀血阻滞型

治法：活血化瘀，利尿通淋。

方药：桃红饮合小蓟饮。

药用：桃仁10g，红花6g，川芎15g，当归15g，威灵仙20g，滑石30g，竹叶6g，通草6g，小蓟10g，金钱草30g，海金沙15g，炒蒲黄9g，鸡内金10g，萹蓄10g，甘草6g。

加减：尿血较轻者去炒蒲黄、小蓟；气虚加党参、黄芪；疼痛加延胡索、川楝子。

（3）脾肾两虚，毒邪内扰型

治法：益肾健脾，清热排石。

方药：七味都气丸加减。

药用：生地10g，山萸肉15g，茯苓20g，丹皮12g，山药15g，泽泻10g，党参10g，陈皮10g，当归15g，车前子10g，金钱草30g，鸡内金20g，海金沙20g，石韦15g，琥珀15g。

加减：血尿加三七。

（4）肾精亏损型

治法：益肾补精，通淋排石。

方药：强肾排石汤。

药用：熟地15g，巴戟天10g，山茱萸15g，肉苁蓉10g，菟丝子15g，金钱草30g，海金沙15g，核桃肉10g，茯苓15g，

泽泻10g，牛膝10g，三七粉（冲服）3g。

加减：肾阳虚者加熟附子、桂枝；肾阳虚者加制首乌、阿胶；气虚者加黄芪、党参。

2. 外治疗法

（1）针刺疗法

①体针：肾俞、次髎、膀胱俞、水道、中极。膀胱湿热加三阴交、阳陵泉、委阳（泻法）；脾肾两虚加太溪、关元（补法）；血尿加血海。每日1次，留针20分钟，发作时1~2次，强刺激，留针20~40分钟。

②耳穴针刺：膀胱、尿道、皮质下、交感。每次取2~4穴，留针30分钟。

（2）耳穴压豆疗法

取耳穴膀胱、肾、小肠、肛门、督、肾、或肾、膀胱、三焦、交感、皮质下。用王不留行籽贴压其中一组。每穴1籽，每日按压5次。每次按压20分钟。并大量饮水、适当增加活动量。

（3）药物外敷疗法

①生川乌100g，生草乌100g，肉桂50g，南星100g，细辛15g，白芷50g。将上述药物共研成细末备用。取大葱1000g，生姜150g切成小块放入锅内炒热后放入中药粉同炒至烫手为度，再拌入适量烫热白酒，混匀装入36cm×24cm布袋。热敷少腹膀胱区2小时。每日2次。

②生葱白3~5根，白盐少许。将两味共捣如膏。取药膏如枣大（每穴1块）敷于神阙、小肠俞、膀胱俞。再用胶布固定。每日换药1次。贴敷15天为1个疗程。连续用3~6个疗程。

（4）其他疗法

运动疗法：平时多饮水，在中药、针灸、耳压、西药等治疗的同时，尽可能大量饮水。并加大运动量，做跳跃运动。自己作膀胱区按摩。

按摩疗法：在服中药或饮水后半小时，双手重叠按摩膀胱区，顺时针按摩10圈，

再逆时针按摩 10 圈。每天数次。

3.单方验方

（1）柳叶 60g，竹叶 60g（均为鲜品）。煎汁频服用。适用于膀胱结石湿热者。

（2）鹅不食草 100g 捣汁，加白糖少许，一次服完。主治膀胱结石。

（3）海浮石 3g（打碎），生甘草 3g，水煎服，每日 1 剂。主治膀胱结石。

（4）冬葵子 20g，金钱草 60g，地龙 15g，海金沙 12g。水煎取汁 800~1000ml，1 日分 4~5 次服完。同时服蝼蛄末每日 5 只（分早晚 2 次）。适用于膀胱湿热型结石。

五、预后转归

膀胱结石诊断较易，治疗方法确实可靠，效果稳定，故其预后良好。膀胱结石一般没有严重并发症，国内外文献尚未见膀胱结石病死率、手术死亡率等准确统计数字。

儿童原发性膀胱结石由于病因明确，采用预防措施后几乎没有复发。而继发性膀胱结石只要能解除诱发因素，复发率亦很低。

六、预防调护

（一）预防

儿童原发性膀胱结石的主要病因与发病机制是饮食中蛋白质含量缺乏，故针对性进行饮食预防可以避免结石复发。具体方法是：改善孕妇营养，使其产后有高质量的母乳喂养婴儿，母乳不足时应给予足够量的乳食如牛奶、羊奶等，儿童每日应补充适量蛋白质如牛奶，防止过早用单纯淀粉类食物喂养婴幼儿。

继发于梗阻、感染、异物等的膀胱结石应针对原因治疗，才能避免结石复发。如解除下尿路梗阻，包括老年人的前列腺增生、膀胱颈硬化、先天性尿道瓣膜等，

控制感染，避免异物进入膀胱。需注意的是，相当一部分膀胱异物是医源性的，包括各类导管、缝线等，故在膀胱手术时决不能用不可吸收缝线缝合膀胱黏膜面，而应选择细的可吸收缝合线如 0 号铬制肠线，因过粗的肠线吸收慢，仍有形成结石核心的危险。

上尿路结石下降进入膀胱者，需采取措施治疗和预防上尿路结石，如治疗全身代谢性疾病、解除尿路局部异常以及其他饮食、药物防石等，在肾结石一章中已详述。

（二）调护

要养成多饮水的习惯，因多饮水可增加尿量，不仅有利于消除感染，避免尿中结石成分继续沉积，而且能将小结石排出体外。有全身代谢性因素存在者应注意日常饮食，适当限制含钙、含草酸、精制糖的摄入量，痛风病患者要禁食动物内脏等嘌呤含量高的食物。

七、专方选要

排石汤：冬葵子 30g，石韦 30g，金钱草 30g，海金沙 15g，萹蓄 10g，瞿麦 10g，鸡内金 10g，川牛膝 10g，炒枳壳 10g，广木香 10g，郁金 10g，制大黄 8g（后下），生甘草 3g。临床可随症加减：湿热伤络兼见尿血者，加茅根 30g，琥珀 6g（研末分冲）；小便涩痛不利者，酌加滑石 15g，车前草 30g 以增利水通淋之功效，或加桂枝 5g 通阳利水；脘胀便溏者，去大黄，加砂仁 5g（后下），陈皮 10g，茯苓 12g；舌质紫暗有瘀斑者加赤芍、当归各 10g；肾虚腰酸痛者，加狗脊、川续断、桑寄生各 15g。［施能含.排石汤治疗尿路结石的体会.福建中医药，1990，21（3）：42］

理肝通淋活血汤：柴胡 10g，延胡索 10g，乌药 10g，川楝 10g，生地 10g，麦

冬10g，车前子30g，石韦30g，冬葵子30g，瞿麦20g，益母草20g，泽兰15g。血尿加炒小蓟、炒蒲黄各10g；有感染加公英15g；积水用瞿麦、益母草各25g；恶心呕吐加法半夏、生姜各10g。同时配合跳跃运动。

四金消石汤：金钱草30~40g，海金沙15g，瞿麦15g，石韦15g，车前子15g，鸡内金12g，冬葵子12g，金银花20~30g，川牛膝10g。血尿加白茅根、小蓟、藕节；腰腹绞痛加延胡索、乌药；便秘加生大黄；恶心欲吐加竹茹、姜半夏；肾虚腰痛加川续断；结石经久不移加黄芪、泽兰、桃仁。日1剂，水煎服。[朱洪毅．四金消石汤治疗尿路结石62例．北京中医，1994（3）：25]

调肝排石汤：川楝子10g，炒橘核10g，黄柏10g，茯苓10g，牡丹皮10g，海金沙10g，白芍10g，鸡内金10g，海藻10g，车前子（包煎）30g，滑石30g，金钱草15g，莪术6g，延胡索12g；尿血加三七粉3g（冲服），益母草12g；发热恶寒加连翘、金银花各15g；脾虚去黄柏，加党参12g，白术15g；日1剂，水煎2次400ml，每次200ml。服后3分钟服温开水250ml，服药后跳动10分钟。[张宽智．调肝顺气排石法治疗尿石病32例．新疆中医药，1988（3）：20]

通淋汤：金钱草、蒲公英各30g，海浮石、车前草、滑石、石韦各20g，急性子、王不留行、牛膝、地龙各12g，枳实10g，生鸡内金、海金沙各6g（冲服）。下腹部及尿道剧痛加延胡索、木香；血尿加白茅根、大蓟、小蓟、茜草；气虚加黄芪、太子参；脾虚大便溏加山药、茯苓；结石不移加穿山甲（现已禁用，需以他药替用）、三棱、莪术；大便干结加大黄。日1剂，水煎服。药后2分钟饮茶水600ml，0.5小时后做跳跃运动，反复多次。[王冬菊．通淋汤治疗

尿结石46例．四川中医，1993，11（5）：24]

黄金排石汤：黄芪60g，金钱草30g，党参15g，枳壳10g，鸡内金10g，香附10g，冬葵子10g，牛膝12g，乌药12g，甘草6g。水煎服，1日1剂。疼痛甚者加延胡索；血尿者加小蓟；尿路感染者加银花；大便秘结加大黄。[陈伟初．中药治疗泌尿结石41例．陕西中医，1994，15（5）：155]

失笑八正散：生蒲黄20~30g，五灵脂10~15g，当归10g，海金沙30g，萹蓄15g，瞿麦10~15g，滑石30g，车前子10g，木通10g，甘草10g。面色紫暗，舌边尖有瘀斑点者，加桃仁、红花各10~15g，生蒲黄可用至5g；气虚乏力，加黄芪50~60g；湿热明显，小便灼热涩痛加栀子10g，连翘20g。上方每日1剂。剪取药汁1000ml，分早晚2次顿服。[李华忠．失笑八正散治疗尿路结石33例．山东中医杂志，1995，14（8）：346]

通络缓急排石汤：地龙20g，川木瓜20g，冬葵子20g，琥珀末（另包冲）50g，威灵仙30g，金钱草30g，炙甘草10g，茅根15g，石韦15g，泽泻15g。每日1剂，水煎分2次服。[关德永．通络缓急排石汤治疗尿石症32例．新中医，1995（6）：55]

八、研究进展

膀胱结石临床报道大多以清热利尿，通淋排石为主。一般多用金钱草、海金沙、瞿麦、萹蓄、冬葵子、石韦、车前子、白茅根等利水通淋之剂，而且用量较大。其目的在于促进水液代谢，加大尿量，增强尿道平滑肌蠕动，冲洗并推动结石从尿道排出体外。

张崇发报道用金钱草90g，车前草90g，白茅根90g，金银花90g，萹蓄60g，海金沙30g，朱砂30g，栀子30g，琥珀20g，地龙20g，甘草10g。临证加减治疗200例，结果痊愈198例。2例无效者为年

老体虚者，未能坚持服药，治愈率为98%。于之章用利尿排石之剂酌加理气活血之药治疗膀胱结石131例，一般服药10~20日。总有效率为100%。王氏用海金沙、车前草、大黄、鸡内金、夏枯草、土牛膝、乳香、没药、郁金、木香、鱼脑石、白芍等治疗膀胱结石26例。2个疗程治愈。另据资料表明：膀胱结石以湿热为多，多为湿热蕴蒸于下焦，煎熬尿液日久则发石淋。况结石在下尿道膀胱部位，故临床多以清热排石为主，而不以溶石为主。膀胱结石中药排石见效相对较快，疗程短，排净率较高。个别较大膀胱结石不易排出者，要配合体外碎石。

主要参考文献

[1] 那彦群，叶章群，孙颖浩，等. 中国泌尿外科疾病诊断治疗指南（2014版）[M]. 北京：人民卫生出版社，2013.

[2] 陈宣谕，陈正. 泌尿系结石成分115例分析[J]. 基层医学论坛，2017，21（04）：436-438.

[3] 陈烨辉，林婷婷，李晓东，等. 良性前列腺增生患者并发膀胱结石的危险因素分析[J]. 临床泌尿外科杂志，2018，33（12）：965-967+971.

[4] 戴舜珍，黄炜. 中医辨证分型治疗尿石症[J]. 当代临床医刊，2015，28（04）：1569.

[5] 曹淑芬. 尿石症的中医治疗[J]. 家庭中医药，2019，26（07）：23.

[6] 冯忭，薄世伟. 自拟排石汤治疗膀胱结石临床体会[J]. 中国中医基础医学杂志，2013，19.（08）：966+971.

[7] 秦雪琴，王明凯，任慧云，等. 基于数据挖掘《中医方剂大辞典》治疗石淋处方用药规律探讨[J]. 中国民族民间医药，2019，28（16）：9-13.

第四节 尿道结石

尿道结石是指尿道内发生的结石，临床较为少见。尿道结石可分为原发性和继发性，大多数发生在男性。在膀胱结石高发、多发地区尿道结石也相对多见。尿道结石主要症状是排尿困难，尿痛和感染症状，其诊断和治疗均不困难。

一、病因病机

（一）西医学认识

1. 病因病机

多数尿道结石是膀胱结石或上尿道结石排出过程中经过尿道时被阻或停留于尿道前列腺部、球部、阴茎部以及舟状窝或尿道外口处，此为继发性尿道结石。原发性尿道结石则是因尿道狭窄、憩室、囊肿、异物、损伤、感染等因素存在的情况下，在尿道内逐渐形成并增大的结石。

2. 病理

尿道结石可对局部产生刺激而致疼痛；引起尿路梗阻而发生排尿困难；并发感染时可致炎症、溃疡、脓肿或狭窄，以至瘘管形成；久者可造成上尿路积水，最终可发生肾功能损害。

（二）中医学认识

尿道结石多由湿热蕴结于下，湿热互结，郁而化火，火灼尿液而成砂石。或因久病体虚膀胱气化无力，气虚无力下移，滞留于尿道所致。

1. 下焦湿热

久居湿地，或感受寒湿之邪，湿邪稽留于下焦、郁阻气机、郁久化热；长期恣食肥甘厚味，湿热内生，热灼尿液而呈砂石。

2.气滞血瘀

情志不和、肝气郁结、肝失条达、气机不利则血行不畅；足厥阴肝经行少腹绕阴器，肝气郁结，郁而化热，湿热下注，气机郁滞膀胱，气化不利，故见小便涩滞，会阴隐痛；结石日久，脉络受损则见血尿。

3.脾肾两虚

病久体虚，诸淋日久，或因过服寒凉之药，或劳伤过度，致使脾肾两虚，脾肾运化无权，肾虚无以收纳，膀胱气化无权，则见小便淋漓或中断诸症。

二、临床诊断

（一）辨病诊断

1.临床表现

主要症状为排尿困难，排尿费力，可呈滴沥状，有时出现尿流中断及尿潴留。排尿时有明显的尿痛，且放射至阴茎头部。后尿道结石有会阴和阴囊部疼痛。阴茎部结石在疼痛部位可触及硬结，有时用力排尿可将结石排出。完全梗阻则发生急性尿潴留。并发感染者尿道有脓性分泌物。女性尿道憩室结石则主要为下尿路感染症状，有尿频、尿痛、夜尿多、脓尿及血尿；性交痛为突出症状，有时尿道排脓。男性尿道憩室结石除尿道有分泌物及尿痛外，在阴茎下方可出现一逐渐增大且较硬的肿块，有明显压痛但无排尿梗阻症状。

位于尿道口及舟状窝的结石常肉眼能见到，前尿道结石可于体表扪及，后尿道结石可经直肠指检时扪到。

2.相关检查

（1）X线检查 能显示出尿道部位结石阴影，并了解有无膀胱及上尿路结石。尿道造影检查能显示结石具体部位，以及是否合并憩室、狭窄等病变。

（2）B超 可发现尿道内强回声光团并伴声影。

（3）尿道镜检查 能直接见到结石，并了解尿道有无异常。但它是一种创伤性检查手段，一般不采用。

（4）尿道金属探子检查尿道时，触及结石有特殊的摩擦感。

（二）辨证诊断

尿道结石诊断并不困难，主要症状为排尿困难，尿流变细或尿血；排尿疼痛，向会阴或直肠放射，或会阴部突然剧烈疼痛。

1.下焦湿热型

临床证候：会阴部钝痛或剧痛，恶寒发热，尿频、尿急、尿痛，或排尿困难，或排尿时茎中或阴部涩赤灼痛，尿流变细，小便黄赤或红赤，舌质红苔厚腻或黄腻，脉弦滑或弦数。

辨证要点：会阴部钝痛，有恶寒发热，排尿困难，排尿时茎中或阴部涩赤灼痛，小便黄赤或红赤，舌红苔黄腻，脉弦数。

2.气滞血瘀型

临床证候：会阴部胀痛或刺痛，病程中阴部会突然出现剧烈疼痛，尿流变细，排尿困难，排尿时茎中胀痛或刺痛，常与情志波动有关，常见尿中带血或血色紫暗，舌质紫暗，舌边有瘀斑瘀点，苔薄白，脉弦紧或沉涩。

辨证要点：排尿时茎中及会阴部胀痛或刺痛，小便带血，尿流变细，常与情志波动有关，舌质紫暗，有瘀斑瘀点，脉弦等。

3.脾肾两虚型

临床证候：会阴部有重坠感，时有隐痛，尿流清细，或排尿困难，滴沥不尽，排尿时茎部或阴部有重坠隐痛感。常伴有面色无华、纳差、便溏、畏寒、肢冷。舌质淡，舌体胖大，舌边有齿痕，苔白，脉沉细。

辨证要点：会阴部重坠感，尿流清细，

或滴沥不尽，排尿时茎中有坠痛感，舌质淡，舌边有齿痕，苔白，脉沉细。

三、鉴别诊断

尿道结石形成急性尿路梗阻时，临床表现较为典型，其诊断并不困难。原发性尿道结石往往与某些疾病容易混淆。

（一）西医学鉴别诊断

1. 与尿道狭窄的鉴别

尿道狭窄的主要症状为排尿困难，尿流变细、无力、中断或滴沥，并发感染时亦可有尿急、尿频、尿痛及尿道分泌物。某些外伤性尿道狭窄亦可能扪及尿道硬结。

尿道狭窄往往无肾绞痛及排石史，而有其原发的病因，如损伤、炎症或先天性、医源型因素；其排尿困难非突发性；尿道金属探子探查可于狭窄部位受阻；X 线平片无结石阴影，尿道造影可显示狭窄段。

2. 与非特异性尿道炎的鉴别

非特异性尿道炎时，可有尿痛、尿频、尿急及尿道分泌物，慢性非特异性尿道炎可并发尿道狭窄而出现排尿困难。

非特异性尿道炎一般无肾绞痛及排石史，无急性排尿困难，尿道扪诊不能触及硬结，X 线检查无结石阴影。

3. 与尿道损伤的鉴别

尿道损伤可有尿道口外口出血、尿道内疼痛及排尿困难、尿潴留，并发感染可有尿道分泌物。一般有明确的外伤史，常伴尿外渗、局部皮肤肿胀、皮下瘀血，试插导尿管不易插入膀胱，并可由导尿管流出数滴鲜血，X 线平片可见骨盆骨折等征象，无结石阴影。

4. 与尿道痉挛的鉴别

由于尿道括约肌痉挛，可有尿痛及排尿困难等症状，往往由精神紧张、局部刺激等因素引起。

尿道痉挛无排石史及尿频、尿急等症状，不能扪及尿道硬结，尿道探查可正常通过，X 线检查无异常，用镇静剂后症状可缓解。

5. 与尿道异物的鉴别

尿道异物引起梗阻时，可出现排尿困难，甚至尿潴留。异物刺激或继发感染时，可有尿频、尿急、尿痛及血尿。但其有病因可循，X 线检查可见尿道内充盈缺损，尿道镜检查可见异物。

（二）中医学鉴别诊断

望诊：属下焦湿热者，舌质多红，苔黄腻或厚腻；脾肾两虚者，舌质多淡红或胖大有齿痕，舌苔多薄白或少苔；属气滞血瘀型，舌质多紫暗，舌边多有瘀斑瘀点。

闻诊：会阴部强烈疼痛时可闻及呻吟声。

问诊：问小便，小便滴沥不下或涩赤疼痛多为下焦湿热蕴结型。尿流变细或尿血，排尿时疼痛多为气滞血瘀型；排尿困难，小便淋漓，或小便清或夜尿增多，多为脾肾两虚型。问疼痛，排尿时茎中涩赤灼疼多为下焦湿热型；排尿时茎中刺疼或平时会阴部胀痛多为气滞血瘀型；会阴部隐痛或排尿时有坠痛多为脾肾两虚型。

切诊：温热蕴结多有肌肤发热，触摸阴茎可扪及硬块，触摸时茎中疼痛。切脉多出现弦数或弦紧或沉细脉象。

四、临床治疗

（一）提高临床疗效的要素

1. 以排为主，内外结合

尿道结石一般引起排尿困难，尿流变细，引起膀胱排空障碍，极易引起尿潴留。所以在临床确诊后，要尽早将尿道结石取出或用利尿排石之剂将其排出。不可运用溶石之剂，这是应用溶石之剂，则是鞭长莫及，势必增长疗程，延误病机。尿道结石能取出者要尽早取出。不能取出者，视体质而定，重用利尿排石之剂，使结石随尿液而出，同时配合外治疗法，加速结石从尿道排出。以免引起由结石阻塞而致的尿潴留并发症，使病情加重。

2. 补中气、益命门，使气化有权

尿道结石大部分由肾、输尿管、膀胱结石下移至尿道所致。多因结石日久、久病体虚；或在溶石排石之时，过用寒凉之品，伤及脾胃；或劳伤过度，致使脾肾两虚。脾肾不能运化水谷，精华不能输布五脏六腑，膀胱不得精微则气化无权，无力排石；肾主水，与膀胱相表里，其经脉络膀胱，肾气亏虚则不能气化，致使膀胱气化无权，无力于排石外出。由此可见尿道结石多存在脾肾两虚，致使膀胱无力于排石。所以在尿道结石的治疗中，应抓住久病必虚这一关键，补脾益气，强肾补精，使运化正常，气化有度，使结石得以排除。

（二）辨病治疗

男性尿道结石视其大小、位置和尿道有无病变而采用不同的治疗方法，原则上前尿道结石可经尿道取出结石，后尿道结石则将其推入膀胱后按膀胱结石处理；继发于尿道病变的结石在去除结石的同时应治疗尿道原发病变；对结石急性梗阻引起的急性尿潴留、尿外渗、会阴脓肿及尿道瘘时，应先作耻骨上膀胱穿刺造瘘引流尿液，待一般情况改善和局部炎症消退后再根据具体情况处理。

1. 舟状窝处结石取石法

自尿道口滴入少许灭菌液状石蜡，用止血钳或镊子夹住结石后取出，取出时用手指在尿道结石近端轻轻挤压，以防结石向近端移动。如尿道口狭窄阻碍结石排出时，则可在局麻下作尿道口切开术后取出结石。

2. 液状石蜡尿道扩张法治疗前尿道结石

治疗前嘱患者多饮水，膀胱内有一定尿量后，患者直立位，1‰新洁尔灭消毒尿道外口，2%利多卡因或0.5%丁卡因10ml经尿道口缓慢注入尿道，夹持阴茎10~15分钟，去阴茎夹后由助手用手指将尿道球部推压向耻骨联合，以防止结石移向近端和液状石蜡进入膀胱，术者将15ml灭菌液状石蜡（小儿酌减）注入尿道使尿道扩张，紧捏尿道外口，令患者增加腹压用力排尿，尿液和液状石蜡充满整个尿道，突然松手，结石可随尿排出或移至舟状窝处取出。必要时此法可重复。

3. 经尿道套石治疗前尿道结石

套石器械有多种，可采用白内障匙取石，或用金属探针末端弯成钩状取石，或用大小不同的金属环取石。方法如下：成人尿道黏膜表面麻醉，小儿静脉麻醉。术者左手提起阴茎头，尿道内注入适量液状石蜡，右手持取石环或钩插入尿道近端结石处，然后左手食指移至结石近端迫尿道，以防结石向近端移动，此时取石器械滑过结石到结石近端，套住或钩住结石慢慢拉出，左手可沿尿道走行协助推送。取石后嘱患者多饮水，口服抗生素。

4. 经尿道超声波结石

其方法同经尿道超声波膀胱结石碎石术，在膀胱镜直视下将超声波探头接触结石将其击碎。适用于前尿道结石用上述方法取石失败者。

5. 尿道切开取石术

前尿道结石应尽量避免尿道切开取石，但若经尿道取石失败或无碎石设备时，则不得不行尿道切开取石。此时应尽量将结石推入球部尿道，切开部位选择在球部。因为球部尿道宽敞，缝合后不易发生狭窄，另外球部尿道表面有球海绵体肌，有会阴浅筋膜及皮下软组织覆盖，不易发生尿瘘。

后尿道结石一般均能推入膀胱处理，无尿道切开取石的必要。

6.合并有原发尿道疾病的尿道结石处理

（1）尿道狭窄并尿道结石处理

结石一般位于狭窄的近端，必须首先解除尿道狭窄才能处理尿道结石。随着冷刀尿道内切开技术推广及应用，以往开放手术治疗尿道狭窄的比例已大大下降。对于合并有尿道狭窄的病例先用冷刀经尿道切开瘢痕，再套石、碎石或推入膀胱后处理。

方法是将尿道镜插至狭窄远端，从操作孔道将F₆输尿管导管插入尿道，并通过狭窄段直至膀胱，然后以导管为标志，尿道内冷刀切开狭窄段，结石即可显露，一般结石在冲洗液推动及尿道镜推动下进入膀胱，按膀胱结石取石、碎石处理。

（2）尿道憩室合并结石处理

原则是取石的同时切除憩室，避免结石复发。采用会阴部切口，切开憩室壁取出结石后，切除多余憩室壁，肠线缝合重建尿道。术后留膀胱造瘘管，尿流暂时改道以利伤口愈合。术后10日闭管试排尿，若通畅拔去造瘘管。

（三）辨证治疗

1.辨证施治

（1）下焦湿热型

治法：清热利湿，排石通闭。

方药：八正散加减。

药用：木通6g，车前子12g，萹蓄10g，瞿麦10g，滑石30g，甘草5g，大黄5g，金钱草30g，海金沙15g，竹叶6g。

加减：湿重加苡仁、陈皮、茯苓；尿血加小蓟、三七；热重加金银花。

（2）气滞血瘀型

治法：行气活血，排石通淋。

方药：沉香散加减。

药用：沉香6g，石韦10g，滑石30g，甘草5g，当归15g，川芎15g，橘皮9g，赤芍15g，冬葵子15g，王不留行15g，琥珀20g，金钱草30g，海金沙20g。

加减：偏气滞加香附、枳壳；偏血瘀加桃仁、红花、牛膝；尿血加三七；疼痛重加延胡索、川楝子。

（3）脾肾两虚型

治法：补脾益肾，排石通淋。

方药：左归饮合八正散加减。

药用：熟地15g，山萸肉15g，枸杞10g，山药20g，茯苓20g，党参15g，黄芪20g，金钱草30g，萹蓄10g，滑石30g，牛膝15g，瞿麦10g，川续断10g，车前子10g，甘草5g。

加减：偏肾阳虚者加菟丝子。

2.外治疗法

（1）耳穴压豆法

①用耳穴探测仪探准耳穴敏感点，将王不留行籽用7mm方的医用胶布膏固定在耳穴上。嘱患者用拇食指按压所贴耳穴，每日3~4次，每次5~8分钟。隔2日换药1次，两耳交替使用，10次为1疗程。适用于各型尿路结石。

②取耳穴：肾、输尿管、膀胱、神门、交感、外尿道、肾上腺。方法：外尿道、肾、神门每次均用。输尿管、膀胱、交感、肾上腺每次取两穴交替配合主穴。用0.5cm×0.5cm布膏将王不留行籽固定在所选穴位上。每日按压6~10次，每次按压10分钟。2日换药1次。两耳交替使用。12日为1疗程。适用于各型尿道结石。

（2）耳针疗法

①取尿道、皮质下、交感、肾。常规消毒后，针刺所选穴位。每日1次，用平补平泻法每次留针20分钟。适用于脾肾两虚型尿道结石。

②取尿道、膀胱、肾、三焦。常规消毒后，针刺所选穴位。每日1次，用平补

平泻法，每次留针 15 分钟。适用于下焦湿热型尿道结石。

（3）贴敷法

①生葱白 3~5 茎，生白盐少许，共捣融如膏备用。取药膏如枣大一块放于 4cm×5cm 布中间，贴敷神阙、膀胱俞每穴 1 张，1 日换药 1 次。适用于尿道结石各型。

②芒硝 10g，琥珀 2g，滑石 15g，生葱白 3 茎。上方共捣如泥，敷于阴茎之结石处，用白布包裹固定。每日换药 1 次。适用于尿道结石的下焦湿热、气滞血瘀型。

（4）熏洗疗法

①滑石 60g，甘草 10g，金钱草 120g。上方煎汁 500ml，盛于广口瓶中。趁热熏阴茎。待温度合适时，将阴茎放入药液浸泡 20 分钟。每日 2 次。适用于下焦湿热型尿道结石。

②滑石 30g，甘草 5g，金钱草 60g，王不留行 10g，琥珀 5g。上方煎 2 次，取汁 500ml，盛于器具，热熏龟头，然后再浸泡阴茎 30 分钟，每日 3 次。适用于尿道结石气滞血瘀型。

③地榆 240g。煎汁 2000ml。熏洗会阴部。每日 1~3 次，每次 30 分钟。适用于尿道结石气滞血瘀型。

④金钱草 120g，牛膝 20g，威灵仙 5g，滑石 60g，芒硝 60g，甘草 10g。上方煎汁 2000ml。熏洗会阴部。每日 3 次，每次 30 分钟。

（5）热烘疗法

白豆蔻 3g，砂仁 3g，胡椒 3g，川椒 3g。上药共研细末，过 200 目筛，装入小布袋内，以好烧酒熬至滚热，冲入布袋内，套上龟头熏之。适用于尿道结石气滞血瘀和脾胃两虚型。

3.单方验方

（1）地榆 10g，竹叶 10g。煎汁频服。适用于尿道结石气滞血瘀型。

（2）滑石 30g，甘草 5g，黄芪 20g，竹叶 6g。水煎服，每日 1 剂。适用于尿道结石脾肾两虚型。

（3）滑石 30g，甘草 5g，威灵仙 10g，琥珀 15g，瞿麦 10g，石韦 20g。水煎服，每日 1 剂。适用于尿道结石气滞血瘀型。

五、预后转归

尿道结石症状突出，患者就诊时一般均无上尿路损害，对全身影响小，故其预后良好。对原发性尿道结石去除病因后，一般没有复发。继发性尿道结石则必须针对上尿路结石、膀胱结石的病因进行针对性治疗，才能避免复发。

六、预防调护

（一）预防

尿道结石复发绝大多数为继发性结石，即上尿路或膀胱结石再次进入尿道。故其预防主要针对上尿路结石和膀胱结石。在诊断尿道结石时就应摄泌尿系平片，了解肾、输尿管或膀胱内是否还有结石，若有必须治疗，否则仍有下行排入尿道的可能，而对于肾、输尿管、膀胱结石的治疗和预防方法在有关章节中已经介绍，不再赘述。

（二）调护

尿道结石对全身影响不大，治疗后除多饮水，适当增加营养，注意休息外，无特殊要求。

七、专方选要

尿道结石的中医治疗单独报道临床较为少见。一般多与输尿管下段、膀胱结石同时报道。

通排汤：金钱草 100g，滑石 30g，车前子 30g，海金沙 30g，牛膝 30g，威灵仙 50g，石韦 20g，木通 20g，鸡内金 20g，鳖甲 15g，地龙 12g，甘草 10g，芒硝 10g，大黄 10g，白茅根 30g，硝石 3g，硼砂 3g。水煎服，每日 1 剂早晚分服。适用于尿道结石。[许永顺等. 中西医结合治疗泌尿系结石 82 例. 山东中医杂志，1994，13（3）：121]

金钱草 60g，木通 6g，萹蓄 10g，茯苓 20g，党参 15g，熟地 10g，泽泻 15g。水煎服，每日 1 剂。适用于尿道结石脾肾两虚型。

金钱草 30g，石韦 20g，木通 6g，竹叶 6g，琥珀 6g，滑石 20g，甘草 10g。水煎服，每日 1 剂。适用于尿道结石下焦湿热型。

石韦 20g，瞿麦 10g，萹蓄 10g，车前子 10g，芒硝 20g。水煎服，每日 1 剂。适用于尿道结石下焦湿热型。

金钱草 30g，车前子 10g，石韦 20g，瞿麦 10g，萹蓄 10g，滑石 30g，甘草 5g，芒硝 15g，黄芪 20g，川芎 15g，当归 10g。脾虚加茯苓、白术；气滞血瘀加木香、枳壳、威灵仙、琥珀、丹参；肾阴虚加泽泻、熟地、山萸肉；肾阳虚加杜仲、川续断、菟丝子。水煎服，每日 1 剂。

党参 10g，黄芪 15g，生地 10g，泽泻 20g，杜仲 10g，川续断 10g，茯苓 15g，橘皮 10g，牛膝 15g，琥珀 15g，滑石 30g，甘草 5g，金钱草 30g，石韦 20g，木通 6g。水煎服，每日 1 剂。适用于脾肾两虚型尿道结石。

八、研究进展

尿道结石一般引起排尿困难，完全梗阻时可引起尿潴留，中药治疗一般见效不及西医体外取石。所以临床多采用液状石蜡尿道扩张排石法，但要注意操作方法，以防结石和液状石蜡进入膀胱。也有采用经尿道套石、钳石等取石方法。这些方法简单、方便、易行，适用于各级医疗单位。既能迅速将结石排出体外，又能迅速缓解

尿潴留，减少患者痛苦。对于上述方法不能将结石取出者。可视结石大小，病情采用碎石或中药利尿排石配合外治，给予综合治疗。

主要参考文献

[1] 周仲瑛. 中医内科学. 新世纪（第二版）[M]. 北京：中国中医药出版社，2017：343.

[2] 梁春宇，崔成国. 尿道结石代谢评估与预防性治疗的临床效果 [J]. 中国医药指南，2021，19（26）：86-87.

[3] 刘菡，张耀圣，商建伟，等. 石淋复方治法和用药规律分析 [J]. 中国实验方剂学杂志，2021，27（19）：193-199.

第五节　前列腺结石

前列腺结石分为真性结石与假性结石两类。真性结石是由前列腺本身形成的，是在前列腺腺泡内发生的，即原发性结石，临床上较少见。假性结石并非来自前列腺本身，而是来源于泌尿道的结石逗留在前列腺尿道段，或进入与后尿道相通的被感染而扩张的前列腺管内。本病多发生在 50 岁以上的老年人，常常伴发前列腺增生及前列腺炎。属中医学的"石淋""砂淋""癃闭"等范畴。

一、病因病机

（一）西医学认识

1. 流行病学

前列腺结石分真性结石与假性结石。

（1）真性结石是前列腺本身形成的内源性结石。

（2）假性结石是泌尿系的结石停留于前列腺尿道段，或进入后尿道相通的被感染而扩张的前列腺管内所致。

2. 发病机制

真性前列腺结石形成的确切病机至今尚未完全阐明，一般认为有以下几点。

（1）可能由于一些含钙类物质沉积于前列腺的淀粉样体所形成。淀粉样本是由脱落的上皮细胞和前列腺分泌物所组成，前列腺分泌物包含有卵磷脂、核蛋白、胆固醇等物质。淀粉样本阻塞前列腺导管，引起管腔闭塞，使分泌物瘀滞而不能排出，于是腺泡成为闭塞腔，腺泡里的前列腺分泌物发生感染，并产生一系列碱性或中性反应，腺泡的黏膜发生炎症性改变，而被改变黏膜则容易造成一些无机盐结晶，如磷酸钙、碳酸钙等沉积，这些无机盐，以淀粉样本为核心，逐渐堆积，最终形成结石。

（2）当前列腺腺泡和前列腺腺管有慢性炎症时，腺泡扩张，前列腺腺管狭窄，使尿液中一些盐类沉积在正常前列腺腺组织上，进而形成了结石，而尿潴留及高钙尿可加速本病的发生。

（3）前列腺增生时，亦可使前列腺腺管内压力增加，腺管扩张，腺内分泌液淤滞，结石成分在前列腺周围受压的皮质或外科包膜上沉积，故而形成了结石。

前列腺结石多数较小，呈圆形或椭圆形，表面光滑，分散或聚集在腺体实质内。绝大多数前列腺结石均伴有前列腺增生或慢性前列腺炎，偶可有前列腺癌和结核病变。由此可见，前列腺结石的形成是相当复杂的，为多种原因相互作用的结果。

（二）中医学认识

前列腺结石属中医"石淋""砂淋"之范畴。其病因病机主要是肾虚气化不足，膀胱湿热。病在膀胱，而根本在于肾，且与肺、脾、肝紧密相关。正如《诸病源候论·卷十四淋病诸候》所说："诸淋者，由肾虚而膀胱热故也。膀胱与肾的表里，俱主水，水入小肠，下于胞，行于阴为溲便也。肾气通于阴，津下流之道也。若饮食不节，喜怒不时，虚实不调，则脏腑不和，致肾虚而膀胱热也。膀胱津液之府，热则津液内溢而流于睾，水道不通，水不上不下，停积于胞，肾虚则小便数，膀胱热则水下涩，数而且涩，则淋漓不宣，故谓之淋。""石淋者，淋而出石也。肾主水，水结则化为石，故肾容沙石。肾虚为热所乘，热乘则成淋。"

1. 下焦湿热

过食肥甘，嗜食辛热、酗酒，蕴生湿热，湿热下注，郁阻膀胱，或房劳过频，肾阴亏损，热结下焦，久则煎熬津液，发生石淋。

2. 肝郁气滞

肝为藏血之脏，主疏泄，喜条达而恶抑郁，若郁怒伤肝，肝气郁结，或急怒过度，气动火生，火热结聚，热结下焦，久则熬夜成石，发生石淋。

3. 脾肾虚损

先天不足，肾气弱，或年老体弱，久病正虚；或房劳伤肾，命火不足；或饮食劳倦，脾阳受损，水液下注，累及膀胱，气化失司，液聚成石，发生石淋。

由此可见，本病病变主要在前列腺，肾与膀胱，且与肝脾相关。其病机关键是肾虚，膀胱湿热，气化失司。病久可导致脾肾两虚，或出现气滞血瘀，则见虚实夹杂或本虚标实之症。

二、临床诊断

（一）辨病诊断

1. 临床诊断

（1）病史：有前列腺疾病史，如前列腺增生、炎症、结核、肿瘤等。

（2）症状：有尿频、尿急，排尿困难等泌尿系症状，亦可有性功能紊乱的表现，如性欲减退、阳痿、早泄等。

2. 检查

（1）直肠指诊 前列腺结石较大时可触及结石或结节，如有多个结石占据腺腔大部，则触摸时可有结石摩擦音或捻发音。

（2）尿道镜检查 可见到结石自前列腺管口向尿道内突出或见结石阻塞尿道。

（3）X线检查 X线前列腺摄片，通常可见到三种前列腺结石的X线表现。

a. 弥散型：多发性小前列腺结石，弥散地分布于前列腺内。

b. 环型：结石圆形，并可清楚地辨认出结石的中心部分。

c. 马蹄型：结石存在于前列腺两侧，形状酷似马蹄。

总之，X线平面可观察到结石的存在、数量、大小与部位等全部情况。

根据上述要点，诊断前列腺结石一般并不困难。

（二）辨证诊断

前列腺结石多属中医"石淋""砂淋"范畴，根据其症状特点，可明确辨证诊断。

望诊：可有面色少华，倦怠乏力，或五心烦热。舌淡有齿痕，或舌红少苔。

问诊：可有少腹拘急，痛连前阴，或小便难处，或尿中带血等。

切诊：可有小腹及前阴疼痛拒按，脉弦或弦数。

1. 湿热下注型

小便难涩，常有余沥，欲尽不尽，尿频、尿急，或血尿、血精，或尿中夹有砂石、排尿时突然中断，尿道窘迫疼痛，少腹拘急，或有会阴、阴茎钝痛。舌质红，舌苔黄，脉弦数。

2. 气滞血瘀型

情志抑郁，或急躁善怒，小便涩滞不通，痛淋不爽，小腹疼痛，隐隐坠胀。舌质暗，舌苔薄白，脉沉弦。

3. 虚痰凝型

小腹坠胀，时欲小便而不出，或点滴而出，小便频急，精神疲乏，食欲欠佳。舌质淡暗，脉弦细。

辨证要点：小腹坠胀，时欲小便而不出，舌质淡暗，脉弦细。

4. 肾气亏虚型

小便不通或点滴不爽，排尿无力，尿频，甚则点滴不出，面色㿠白，肾气怯弱，腰膝冷，酸软无力。舌质淡，舌苔白，脉沉细而弱。

辨证要点：小便不通，排尿无力，甚则点滴不出，腰膝冷而酸软无力，舌质淡，脉沉细而弱。

5. 肾阴不足型

小便不畅，少腹隐痛，口干渴欲饮，面色不华，精神萎靡，少气无力，或小腹隐痛，腰膝酸软，手足心热。舌红少津，脉象细数。

辨证要点：小便不畅，口干渴欲饮，手足心热，舌红少津，脉细数。

三、鉴别诊断

（一）西医学鉴别诊断

大部分前列腺结石并不引起临床症状，故有"静石"之称，本病的发现往往是检查其他泌尿系疾病时才被发现的，如前列腺增生、慢性前列腺炎、尿道狭窄等。临床症状亦很不一致，可见尿频、尿急、血尿、排尿困难等。亦可出现排尿滴沥，尿潴留，灼热样尿痛或腰部、会阴部、阴茎部放射性疼痛，或射精疼痛，血精，阴茎异常勃起等。这些症状许多泌尿系疾病均可出现，需作出明确诊断并非轻而易举。因此，本病往往应与以下疾病相鉴别。

1. 与前列腺结核的鉴别

当结核钙化时，X线片上亦可出现不透光的阴影。但常合并有泌尿系结核及附睾结核的症状，如尿频、尿急等膀胱刺激征，附睾肿大变硬，呈不规则结节状，输精管呈串珠状硬结改变，前列腺液或精液作结核杆菌涂片或培养可以阳性，前列腺活体组织检查可发现结核病变。

2. 与前列腺增生症的鉴别

本病常合并有前列腺结石，单纯前列腺增生症多发生于老年男性。直肠指检可扪及增生的前列腺，表面光滑，质地中等，有韧性，中央沟消失；X线平片检查无结石阴影，B超检查亦可显示增生的前列腺。

3. 与前列腺癌的鉴别

直肠指诊是可发现前列腺有坚硬的小结节，X线检查可发现骨性变化或骨质破坏的转移征象，但无结石阴影。前列腺活体组织检查可找到癌细胞。

4. 与前列腺炎的鉴别

直肠指检，部分前列腺有小的硬结，无结石摩擦感。局部X线摄片无结石阴影。

（二）中医病证鉴别诊断

1. 癃闭

癃闭是以排尿困难，小便点滴而下，甚则不通为主症的一种疾患，每日排尿总量减少，病势一般呈缓慢发展趋势。而石淋从尿中时夹砂石，小便滞涩不畅，或突发尿不能排出，窘迫难忍为特征。

2. 尿血

尿血是小便中混有血液，甚或有血块的一种病症。而石淋之砂石损伤血络尿中也可带有血液，但石淋小便带血时多伴有小便涩痛，痛引少腹，或尿中时夹砂石或尿突然中断，而尿血排便时无痛感。

3. 赤白浊

白浊是指尿液污浊如脓之物，若流出物色赤者为赤浊。赤浊时茎中热痛，如刀割样，与石淋之溺痛类似，但其尿道口时流秽浊，有异于石淋之尿中时夹砂石或排尿中断。

四、临床治疗

（一）提高临床疗效的要素

1. 控制感染，注重清热解毒

前列腺结石常有一个有机物核心，由脂肪、核蛋白、晶体、嘌呤、胆固醇、柠檬酸等包绕脱屑的上皮，组成一个小的圆形或椭圆形有放射状结构的淀粉样本，有人发现淀粉样本可阻塞前列腺管，使腺泡变为闭合腔，腺泡内液体淤滞而诱发感染，腺泡黏膜仍呈炎性改变，受刺激的黏膜释放出磷酸钙、磷酸镁、碳酸钙等无机盐，包绕沉积于淀粉样物的核心上，便形成结石。前列腺结石可引起腺管阻塞、感染而并发慢性前列腺炎。当结石伴有炎症及化脓时，则感染加重，以致前列腺周围反复感染。一旦严重感染时，可形成脓肿，甚至穿破，造成会阴、直肠、膀胱、尿道瘘管。

反之，当前列腺腺泡和排泄管长期伴有慢性感染时，则腺泡扩张，前列腺管狭窄，从而加速了结石的形成。由此可知，前列腺结石与感染关系密切，互为因果。

此外，前列腺结石患者容易发生尿路感染，又可与尿路结石同时存在，而临床上往往同时存在前列腺增生、膀胱结石、前列腺炎等，这些疾病均可增加患尿路感染的机会。

有人对前列腺结石和前列腺组织分别进行培养：将前列腺结石压碎后做培养，发现有大量细菌生长；而将压碎的前列腺组织作培养，却无生长。其原因是结石常作为感染核心，储存细菌，使抑菌的抗生素不易进入核心，于是尿路感染形成，细菌尿反复发生。

因此，在治疗前列腺结石时，控制感染尤其重要，而清热解毒中药对控制感染有良好效果。

2.把握病机，权衡治法

对大多数小而多的无明显症状的结石，仅在常规X线检查时发现者，可无须治疗。对有症状而感染不严重的结石，可采用保守治疗。

如施行前列腺按摩及其他对症治疗，并定期X线复查以观察结石大小的改变。

对有并发症如慢性炎症者，应积极处理并发症。

对有严重症状而需作手术治疗者，可依据结石的数目、大小、位置、患者年龄和全身情况及并发症，选择合适病情的手术方法，进行治疗。

（二）辨病治疗

临床上主要采用手术治疗，主要术式如下。

（1）经尿道的前列腺切除术（经尿道作前列腺切除，尽量同时刮除结石）。

（2）前列腺切开摘除术（单作前列腺切开取石，常可在腺体空腔内重新形成结石）。

（3）前列腺和结石一并切除术。

（4）全前列腺切除术。

对未并发前列腺增生的前列腺结石病例，一般可采用经尿道的前列腺和结石切除术。此术方法较简单，危险性小，对年轻需要保存性功能者和老年体弱者尤为适用。

合并轻度前列腺增生的病例亦可采用此方法，将增生的前列腺和结石一并切除，此种手术方法一般可缓解症状，但难以保证将全部结石摘除。因此在手术后，应作X线复查，看是否有结石遗留。若前列腺并发感染和纤维组织增生，使前列腺包膜和腺体牢固粘连，不易分离，则以采用全前列腺切除术为宜。

一般的前列腺结石，特别是大的单个结石，可采用会阴或耻骨后切口行前列腺切开摘石术，但术后复发率较高，结石易在腺体的空腔内重新形成，结石合并前列腺增生则可经尿道作前列腺切除，但很难保证将全部结石取尽，因此，在切除前列腺时尽量同时刮除结石，否则会重新形成新的结石。

大多数前列腺结石患者，结石可能位于前列腺包膜的邻近处，故而单纯的前列腺切除术不能将全部结石清除，切除范围要达到真包膜层，才能将结石全部除净。

（三）辨证治疗

1.辨证施治

（1）膀胱湿热型

治法：清热利湿，通利膀胱。

方药：大分清饮加减。

药用：山栀子、茯苓、猪苓、泽泻、木通、枳壳、车前子、大黄、玉竹。常规用量。

（2）肺热壅盛型

治法：清泻肺热，肃降利水。

方药：清肺饮加减。

药用：黄芩、桑白皮、麦冬、山栀子、车前子、木通、茯苓、杏仁、大黄、瓜蒌仁、沙参、百合。常规用量。

（3）肝郁气滞型

治法：疏肝理气，通利水道。

方药：沉香散加减。

药用：沉香、橘皮、当归、王不留行、石韦、冬葵子、滑石、香附、郁金、乌药。常规用量。

（4）尿路阻塞型

治法：祛瘀散结，通利小便。

方药：桃仁承气汤加味。

药用：桃仁、大黄、芒硝、桂枝、甘草、石韦、牛膝、沉香。常规用量。

（5）肾阳虚衰型

治法：温补肾阳，化气利水。

方药：香茸丸加减。

药用：鹿茸、肉苁蓉、熟地黄、麝香、沉香、茯苓、泽泻、车前子、怀牛膝。常规用量。

（6）中气下陷型

治法：补气升阳，健脾利水。

方药：升陷汤加减。

药用：黄芪、升麻、柴胡、桔梗、白术、肉桂、茯苓、泽泻、木通。常规用量。

2.外治疗法

（1）针刺治疗

①取穴：主穴取膀胱俞、三阴交、阴陵泉、中极；配穴水道、委阳、三焦俞、足三里、合谷。交替取穴，刺用泻法。每日2次，每次留针30分钟。适用于膀胱湿热型前列腺结石。

②取穴：主穴取肺俞、尺泽、中极、三阴交。配穴取阴陵泉、太渊、三焦俞、膀胱俞。交替取穴，刺用泻法。每日2次，每次留针20~30分钟。适用于肺热壅盛型前列腺结石。

③取穴：主穴取期门、中极、阴陵泉；配穴取阳陵泉、三阴交、太冲。交替取穴，刺用泻法。每日2次，每次留针30分钟。适用于肝郁气滞型前列腺结石。

④取穴：主穴血海、中极、气海、三阴交；配穴委阳、合谷、曲泉、三焦俞。交替取穴，刺用泻法。每日2次，每次留针30分钟。适用于瘀血阻窍型前列腺结石。

⑤取穴：主穴命门、关元、中极、肾俞；配穴委阳、气海、中髎、三阴交、涌泉、阳谷。交替取穴，刺用平补平泻法，可用艾条灸治。每日2次，每次留针30分钟。适用于肾阳虚衰型前列腺结石。

⑥取穴：主穴取脾俞、关元、气海、中极；配穴取小肠俞、三焦俞、膀胱俞、三阴交。交替取穴，刺用平补平泻法，针后加艾灸。每日2次，每次留针30分钟。适用于中气不足型前列腺结石。

（2）敷脐法

①取活田螺1个，连壳捣烂为泥，入麝香少许，放置脐上，撒蛤蜊粉覆盖，外用消毒纱布包扎。

②白矾、生白盐各4.5g，共研匀，以纸圈围脐，填上药末，滴冷水于药上。外用消毒纱布包扎。

③独头蒜1个，山栀3枚，盐少许，捣烂，摊在纸上贴脐部。因大蒜头刺激皮肤引起水疱，可先用凡士林涂皮肤后再用。

（3）推拿法

①患者先取坐位，两手放于桌上，掌心向上，推拿者在患者尺泽、太渊两穴用平推法按摩约10分钟；再嘱患者俯卧，继续在背部肺俞、三焦俞、膀胱俞等穴，采用推、按、摩3种手法约10分钟，每日1次。适用于肺热壅盛型前列腺结石。

②患者取仰卧位，屈膝，腹部放松。推拿者居一侧，用双手指腹在患者少腹部作环形按摩，使少腹部皮肤微红发热；继用拇指按压气海、石门、关元、中极、曲骨等穴，按压时勿用力过猛，以免膀胱破裂，应以轻柔手法为主；然后让患者取俯卧位，用双手拇指同时按压三焦俞、膀胱俞、阴谷、委阳、阳陵泉、三阴交等穴，每穴按压约1分钟，每日1次。适用于膀胱湿热型前列腺结石。

③用手掌平贴于患者少腹部，轻轻加压力，从上向下挤压膀胱底部，以助排尿，可起到良好效果。勿用暴力按压，以免发生膀胱破裂。

④患者取仰卧位，屈膝，腹部放松。推拿者用一手的四指放在患者的腹部，按摩10~20分钟，然后用拇指按气海、石门、中极、关元、曲骨、会阴等穴；再嘱患者取俯卧位，用双手的拇指同时按三焦俞、膀胱俞、三阴交、阴陵泉等穴，每穴按1分钟，每日1次。适用于尿路阻塞型前列腺结石。

⑤患者取卧位,推拿者用双手指放在患者的少腹部,作环形揉摸法,再用拇指按压三阴交、石门、关元、中极、曲骨等穴,然后按压三阴交、阴陵泉,每日1次,每次30分钟。适用于肾阳虚衰型前列腺结石。

⑥推拿将手掌平贴患者少腹部,轻轻按揉膀胱,从上至下约20分钟,再按压利尿穴,逐渐加压,至一定程度则小便通畅,直到小便排净后,按压停止,切勿中途停止。适用于中气不足型前列腺结石。

注:利尿穴取穴,由左眉峰上界,向右眉峰上界划一水平线,再由百会穴向鼻尖拉一垂直线,量取由鼻尖到两线交叉的长度,按此长度作一取标尺。然后将标尺的一端放于肚脐中心,标尺沿少腹正中线垂直而下,标尺的另一端尽处即是利尿穴。

3. 单方验方

①牛膝、桃仁,按3:1比适量,共研细末,每服6g,1日2次。适用于瘀血阻窍型前列腺结石。

②党参12g,黄芪30g,白术12g,桂圆10g。共研细末,制水丸,每服6~9g,以陈皮10g,茯苓15g,车前子15g,煎汤服用为引,1日2次。适用中气不足型前列腺结石。

③浙贝母12g,半夏12g,白术12g,麻黄3g,茯苓15g。共研细末,制水丸,每服6~9g,以梨、萝卜、荸荠、藕各适量取汁冲服,每日2次。适用于肺热型前列腺结石。

④知母12g,黄柏10g,肉桂3g。共研细末,制水丸,每服6g,1日2次。适用于湿热型前列腺结石。

⑤黄芩泻白散:黄芩10g,地骨皮12g,桑白皮15g,甘草10g,粳米30g。水煎,每日1剂,日分2次温服。适用于肺热型前列腺结石。

⑥沉香散:沉香10g,石韦30g,滑石

30g,当归12g,陈皮10g,白芍15g,冬葵子15g,甘草6g,王不留行15g。水煎,每日1剂,日分2次服。适用于肝气郁滞型前列腺结石。

⑦代抵当汤:大黄6g,归尾12g,生地黄15g,山甲片10g(现已禁用,应以他药代替),芒硝9g(溶服),桃仁10g(后下)3g。水煎,1日1剂,日分2次服。适用于血瘀型前列腺结石。

⑧升陷汤:生黄芪15g,知母12g,柴胡10g,桔梗10g,升麻6g。水煎,每日1剂,日分2次服。适用于中气不足型前列腺结石。

⑨分清五淋汤(《中华人民共和国药典》):黄芩10g,黄柏10g,山栀子10g,知母10g,大黄6g,甘草6g,木通10g,滑石30g,泽泻12g,茯苓15g,萹蓄12g,瞿麦12g,车前子15g。水煎,1日1剂,日分2次服。适用于湿热型前列腺结石。

⑩养阳清肺汤(《中医男科临床治疗学》):生地15g,白芍12g,玄参12g,麦冬12g,丹皮12g,贝母10g,车前草12g,凤尾草10g。水煎,1日1剂,日服2次。适用于肺热壅盛型前列腺结石。

4. 食疗

(1)绿豆饮 绿豆适量,白糖少许,将绿豆加水煮烂,调入白糖少许。适用于湿热型前列腺结石。

(2)滑石粥 滑石20~30g(布包),瞿麦10g,粳米50~100g。将滑石、瞿麦入砂锅煎汤去渣,入粳米煮稀薄粥。佐餐食用。适用于湿热型前列腺结石。

(3)五汁饮 梨汁、荸荠汁、鲜芦根汁、鲜麦冬汁、鲜藕汁各适量。将五汁和匀,代茶饮之。

(4)车前草粥 新鲜车前草30~60g,葱白1茎,粳米50~100g。将车前草、葱白煮汁去渣,然后入粳米煮粥,佐餐食用。适用于下焦湿热型前列腺结石。

（6）莴苣子粥 莴苣子 10~15g，甘草 3~5g，粳米 50~100g。将莴苣子捣烂，与甘草同煎取汁去渣，入粳米煮粥。佐餐食用。1 日 2 次。适用于肝郁型前列腺结石。

（7）荠菜车前汤 荠菜根、车前草各 30g。水煎去渣。1 日 1 剂，日服 2 次。适用于尿路阻塞型前列腺结石。

（8）桃仁粥 桃仁 10~15g，粳米 30~50g。将桃仁捣烂如泥，加水研汁去渣，同粳米煮烂成粥状。佐餐食用，1 日 2 次。适用于瘀血型前列腺结石。

（9）制黑豆 黑豆 500g，熟地黄、山萸肉、黑芝麻、茯苓、补骨脂、菟丝子、墨旱莲、当归、桑葚、五味子、枸杞子、地骨皮各 10g。将黑豆以水泡发，加上述诸药煎汤制成黑豆，常食。适用于肾阳不足型前列腺结石。

（10）黑豆酿梨 大雪梨 1 个，小黑豆 50g，冰糖 30g。将黑豆洗净，装入梨内，再把梨柄盖上，蒸炖，水沸后 40 分钟即可食用。每日 1 剂，分 2 次服。适用于肾虚型前列腺结石。

（11）蚕豆冬瓜汤 蚕豆 500g，冬瓜皮 100g。将二者水煎去渣，1 日 1 剂，分 2 次服用。适用于中气不足型前列腺结石。对蚕豆过敏者忌用。

（12）芫荽粥 赤小豆 30~50g，粳米 50~100g，芫荽（香菜）适量。先将赤小豆煮烂，然后加入粳米同煮成粥，加芫荽、白糖适量，佐餐食用。适用于中气虚损型前列腺结石。

五、预后转归

前列腺结石与尿路结石、前列腺增生、前列腺癌等疾病一样，均可引起排尿困难乏力、尿频、尿痛等症状，甚者出现小便点滴不通，出现尿潴留。

前列腺结石偶可自行排出，或在按摩前列腺时排出。但复发率较高。即使手术后，若切除不完全，切除范围未达到真包膜层，仍存在着结石复发问题。

由于前列腺与尿路的解剖位置及结石与感染的密切关系，前列腺结石容易引起尿路感染，当结石伴有炎症及化脓时，则感染加重，以致前列腺周围反复感染。一旦严重感染时，可形成脓肿，甚至穿破，造成会阴、直肠、膀胱、尿道瘘管等。

六、预防调护

（一）预防

1. 积极治疗有关疾病

（1）慢性前列腺炎是形成前列腺结石的危险疾病，而高钙尿可加速本病的形成。因此，前列腺的急、慢性炎症及其他部位的尿路感染应做到早发现、早诊断、早治疗、治疗彻底。

（2）前列腺增生、尿潴留均可加速前列腺结石的发生。故对中老年男子应积极诊查有无前列腺增生，并注意预防。

2. 注意饮食嗜好

中医学认为，前列腺结石多与过食肥甘，蕴生湿热，瘀阻膀胱；或饮食劳倦，损伤脾气，中气升运无力，水湿失于蒸化、转输，湿蓄膀胱；或房事不节，或情志不畅，或尿浊而致肾元亏损、膀胱气化不利关系密切。因此，中老年男子应忌酒、烟，少食肥甘厚味及辛辣刺激食品；注意调畅情志，节制起居房事等。

（二）调护

（1）多饮水 前列腺结石患者平时应多饮水，以增加排尿量，减少结晶体形成结石条件。

（2）少吃牛羊肉 因牛羊肉中嘌呤含量较高，会分解成尿酸，而尿酸是形成结石的成分之一。

（3）少服维生素 C 因其在体内代谢过

程中产生草酸，易对结石形成起推波助澜作用。

（4）少吃含钙食物　钙是结石形成的主要成分，故应适当少吃，如动物肝脏等。

（5）少吃盐　盐与钙可引起协同作用，对形成结石有利，不利于治疗。

（6）少吃含草酸多的蔬菜，如菠菜等。

主要参考文献

[1] 秦国政. 中医男科学 [M]. 北京：科学出版社，2019.

[2] 中华医学会男科学分会. 中国男科疾病诊断治疗指南及专家共识（2016版）[M]. 北京：人民卫生出版社，2017.

[3] 王东雪，张建平. 张建平基于"循经 + 膜原"理论治疗前列腺结石经验萃谈 [J]. 辽宁中医杂志，2021，48（3）：33-35.

[4] 张定法，姜自胜. 前列腺结石从肾虚论治临床疗效观察 [J]. 长春中医药大学学报，2011，27（6）：1003-1004.

第六节　精囊结石

精囊结石是指精囊腺腔内出现的结石。可单个或多个发生，很少出现症状。偶见血精、射精疼痛，或会阴部不适等症状。属中医学的"血证""血精"等范畴。

一、病因病机

（一）西医学认识

1. 病因

精囊结石较为罕见，世界各国报道均很少，老年易发。西医学认为，精囊结石的发生与慢性精囊炎，射精管阻塞，导致精囊液潴留等因素有关。还有学者认为与外伤、结核、前列腺炎、尿道炎、附睾炎等感染有关。

2. 病理

本病的发病机制目前还不十分清楚。可能是各种原因引起精囊液潴留，致使其中的一些无机盐、脱落的上皮细胞等，沉积于精囊腺腔而形成结石。精囊结石一般呈圆形、质硬、光滑。直径多为1~2mm。

（二）中医学认识

精囊结石属中医学的"血证""血精"等范畴，且认为其病因是房事过度、手淫频繁、性交不洁、嗜食辛辣肥甘，或酗酒、劳倦过度、外伤精室等。临床上有虚实之分，正如《景岳全书》曰："凡治血证须知其要，而动血之由，唯火唯气耳，故察火者，但察其有火无火；察气者，但察其气虚气实，知此四者而得所以，则治血之法无余议矣。"其实证多为下焦湿热，瘀血阻络；虚证多为阴虚火旺，脾肾两虚，但以阴虚火旺者居多。其病理如下。

1. 下焦湿热

过食肥甘，嗜食辛热、酗酒，蕴生湿热，湿热下注，郁阻精室。久则瘀血阻络，湿热互结炼液为石。

2. 肝肾阴虚

盖前阴为肝经所系，肾所司。房事过度，劳倦内伤，年高体弱以致肝肾阴虚，阴虚则火旺，灼津日久则为石。

3. 脾肾两虚

年老体弱，久病正虚，房劳伤肾、命门火衰，或饮食劳倦，脾阳受损，气化失司、液聚为痰为石。

4. 石阻气机

石阻气机，气机不通则致射精时疼痛，石阻精道，则射精停滞。

总之，湿热下注，久熬津液为石；肝肾阴虚、火灼津液则为石；脾肾气虚，气化失司，液聚则成石；石阻气机，气机不通则痛；石伤血络，则血随精出。

二、临床诊断

（一）辨病诊断

1. 临床诊断

精囊结石很少出现临床症状。偶可出现血精，或伴射精疼痛，疼痛有时向腹股沟、会阴部或阴茎放射，或疼痛剧烈，或出现暂时性射精抑制，性生活减退，精神不振、性情烦躁等。

肛门指诊检查，有时可扪及肿大的精囊腺，或扪及结石，推动时有摩擦感。

2. 相关检查

精液镜检，无血精的情况下，可见红细胞。

X线摄片、B超、CT均可发现精囊结石，但首选方法是X线平片，其次是B超，必要时可作CT检查。

（二）辨证诊断

1. 湿热下注型

平时小便艰涩、尿频、尿急、尿浊、尿痛。射精时小腹、阴茎疼痛。舌质红，苔黄腻，脉弦滑数。

辨证要点：尿频、尿急、尿痛，舌质红，苔黄腻，脉弦滑数。

2. 肝肾阴虚型

平时头晕，耳鸣，腰酸痛，五心烦热，失眠、多梦。射精时出现血精，或出现少腹不适。舌质红、少苔或薄白，脉细数。

3. 脾肾气虚型

平时脘腹胀闷或疼痛，纳差，便溏，畏寒怕冷，腰膝酸软、疼痛，小便余沥不尽，性活动减少，或出现暂时性射精抑制，舌淡、苔白厚或厚腻，脉沉弱。

辨证要点：脘腹胀闷或疼痛胀满，纳差，便溏，畏寒怕冷，腰膝酸软，性活动减少，舌淡、苔白，脉沉弱。

4. 石阻气机型

血精，或射精疼痛。疼痛有时向腹股沟、会阴部，或阴茎放射，疼痛剧烈。或出现暂时性射精抑制，性活动减少，精神不振，烦躁等。舌脉正常。

辨证要点：射精疼痛剧烈，或出现暂时性射精抑制，性活动减少。

三、鉴别诊断

（一）西医学鉴别诊断

1. 前列腺结石的辨别

本病有前列腺病史，如前列腺增生、炎症等。常出现尿频、尿急、排尿困难等泌尿系症状。亦可出现性功能紊乱的表现，如性欲减退、阳痿、早泄等。尿道镜检查：可见到结石自前列腺管口向尿道内突出，或见结石阻塞尿道。X线前列腺摄片，可观察到结石的数量、大小与存在部位等全部情况。有助于与精囊结石的鉴别。

2. 与急性前列腺炎的鉴别

临床多见发热，尿频、尿急、尿痛、排尿困难。前列腺肿大、压痛、灼热。会阴部坠胀不适，或伴尿道分泌物溢出。但X线摄片无结石发现。X线摄片可与精囊结石相鉴别。

3. 与慢性前列腺炎的鉴别

主要表现为会阴部、肛门、后尿道疼痛不适，尿频、尿急、尿痛，尿道有烧灼感，或排尿困难。排尿终末或大便时，尿道口常有乳白色分泌物。X线摄片可与精囊结石相鉴别。

4. 与前列腺 - 精囊结核的鉴别

前列腺 - 精囊结核的初期多无明显症状。当前列腺 - 精囊组织、黏膜受到破坏时可出现以下症状。①血精或射精疼痛，但精液量少（这与前列腺及精囊因结核破坏而分泌减少，或导致前列腺导管、射精管排泄不畅有关）。②泌尿系症状：前列腺及精囊因结核感染而肿大，可压迫前列腺道而出现排尿困难或尿潴留。若结核感染影响膀胱、尿道，可出现尿频、尿急、尿痛、尿浊、排尿痛或终末血尿。③窦道形成：前列腺结核形成冷脓肿可向会阴部或会阴溃破，形成结核性窦道，经久不愈者，可排出黄绿色脓液。④性功能障碍：前列腺-精囊结核可出现性欲减退、阳痿、早泄、痛性异常勃起等性功能障碍表现。X线摄片可做出明确诊断。

（二）中医学鉴别诊断

精囊结石属中医学的"血证""血精"等范畴。精囊结石的辨证要点为：血精、射精疼痛，会阴部或肛门不适。伴射精疼痛。疼痛有时向腹股沟、会阴部，或阴茎放射，疼痛多剧烈。可出现暂时性射精抑制。性活动减少，精神不振，烦躁等症状。临床不难与其他病症相鉴别。

四、临床治疗

（一）提高临床疗效的要素

精囊结石不出现症状者无需治疗。若出现症状可对症治疗，如解痉止痛。若伴发感染者，可给予抗感染治疗。

（二）辨证治疗

1. 辨证施治

（1）湿热下注型

治法：清热祛湿，凉血止血。

方药：五味消毒饮加减。

药用：紫花地丁30g，蒲公英30g，金银花20g，野菊花20g，紫背天葵15g，红藤15g，虎杖15g，赤芍18g，丹皮18g，蒲黄15g，滑石30g，苦参20g。

（2）肝肾阴虚型

治法：补肾养肝，活血止血。

方药：知柏地黄丸合二至丸加减。

药用：生地30g，山药30g，山萸肉18g，泽泻12g，丹皮12g，茯苓20g，黄柏12g，知母12g，女贞子24g，墨旱莲24g。

（3）脾肾气虚型

治法：补脾益肾，凉血止血。

方药：实脾汤加减。

药用：党参20g，炮附子10g，白术12g，茯苓20g，山药30g，大腹皮15g，厚朴12g，木瓜12g，木香10g，阿胶10g，丹皮12g，白芍12g，藕节18g，墨旱莲18g，生龙骨30g，生牡蛎30g。

（4）石阻气机型

治法：解痉止痛，活血止血。

方药：芍药甘草汤加减。

药用：白芍30g，甘草12g，延胡索18g，蒲黄15g，五灵脂12，墨旱莲18g，女贞子15g，乌药10g。

2. 外治疗法

（1）坐浴疗法　补骨脂20g，山萸肉20g，女贞子20g，赤芍20g，丹参20g，桃仁12g，红花12g，何首乌15g，木香10g，败酱草30g，紫花地丁30g，蒲公英30g，金银花20g，天葵子20g，虎杖20g。用法：将上方水煎，滤汁趁热熏洗阴部，以能耐受为度，坐浴20~30分钟。

（2）膏药疗法　炮附子20g，生地30g，熟地30g，丹皮15g，山萸肉15g，黄精20g，乳香20g，没药20g，延胡索15g，白芍12g，赤芍12g，桃仁12g，红花12g，木香12g，乌药12g，黄丹532g，麻油1500g。制用方法：将上方按传统黑膏药治法制成膏药，每帖重15g，贴肾俞穴、中极穴各1贴。3~5日更换1次，半月为1疗程。

3. 成药应用

知柏地黄丸，每次9g，1日2次，口服。适用于肝肾阴虚型精囊结石。

4. 单方验方

①金钱草30g，石韦20g，木通6g，竹叶6g，琥珀6g，滑石20g，甘草10g。水

煎服，每日 1 剂。

②石韦 20g，瞿麦 10g，萹蓄 10g，车前子 10g，芒硝 20g。水煎服，每日 1 剂。

③金钱草 30g，车前子 10g，石韦 20g，瞿麦 10g，萹蓄 10g，滑石 30g，甘草 5g，芒硝 15g，黄芪 20g，川芎 15g，当归 10g。脾虚加茯苓、白术；气滞血瘀加木香、枳壳、威灵仙、琥珀、丹参；肾阴虚加泽泻、熟地、山萸肉；肾阳虚加杜仲、续断、菟丝子。水煎服，每日 1 剂。

④党参 10g，黄芪 15g，生地 10g，泽泻 20g，杜仲 10g，川续断 10g，茯苓 15g，橘皮 10g，牛膝 15g，琥珀 15g，滑石 30g，甘草 5g，金钱草 30g，石韦 20g，木通 6g。水煎服，每日 1 剂。

（三）新疗法选萃

精囊镜技术治疗精囊结石

经尿道精囊镜技术指经尿道和射精管开口的自然解剖通道，用精囊镜逆行插入精囊，直视下观察精囊内情况并进行相应的治疗。具有安全性高、创伤小、恢复快等优点。

张文达团队采用经尿道精囊镜下钬激光碎石治疗精囊结石，具体方法如下。所有患者均在蛛网膜下腔麻醉（腰麻）下取截石位，采用超细 F4~4.5Storz 输尿管镜和 F6.0~7.5Wolf 输尿管镜缓慢轻柔经尿道外口逆行进入后尿道，观察精阜形态、大小，于精阜正中见前列腺陷窝。插入 F3 输尿管导管，轻度扩张前列腺陷窝，沿导管置入超细输尿管镜（即精囊镜），检查陷窝内部，于陷窝开口外侧寻找一侧射精管口。将精囊镜插入患侧射精管，期间粗细精囊镜可交替进入，起扩张作用。精囊正常状态下为多房性囊样结构，内部充满大量胶冻样精浆。直视下仔细检查精囊内各房情况，可见精囊内壁充血，有时夹杂暗红色血凝块，精囊内黄褐色结石清晰可见，表面光滑坚硬，多呈圆形或椭圆形，较小结石可通过异物钳取出，较大结石需置入钬激光光纤（2.0J，15HZ）击碎，加大水压冲洗精囊，将碎石冲至尿道排出。冲洗精囊内血液，取出陈旧血凝块，观察精囊内无结石及活动性出血后退出精囊镜。若为双侧结石，同法处理另一侧。术毕保留 F16 号双腔气囊导尿管 1~3 天，抗感染治疗 3~7 天。

精囊镜的治疗中应注意：①术中操作轻柔，避免暴力操作引起出血、直肠损伤等并发症；②寻找到射精管正常开口是手术的关键，射精管开口很隐蔽时，可以使用 4F 输尿管导管仔细试探探寻，从入镜精阜开口到射精管开口到精囊腺，尽量在导管引导下，避免盲目操作增加损伤。也可经直肠按摩精囊腺，可见血样液体或白色雾状液体喷出，即为精阜开口；③术中避免冲洗液压力过大，保证视野清晰即可，避免造成已经充血的黏膜继发性出血，导致血精反复及精囊内细菌逆行感染。④有时射精管开口梗阻严重，或者精阜开口水肿明显时，可使用电切镜切开部分精阜，行电切时让助手同时行直肠指检，可避免切除过深损伤直肠壁。

主要参考文献

[1] 郭应禄，张心湜名誉主编；孙颖浩主编；黄健，叶章群副主编；崔心刚主编助理. 吴阶平泌尿外科学 下 [M]. 北京：人民卫生出版社，2019.08.

[2] 刘智勇，王磊，孙颖浩，等. 经尿道精囊镜技术——一种治疗射精管梗阻性无精子症的新方法 [J]. 中国男科学杂志，2010，24（9）：18-20.

[3] 范涛，董洋，董秉政. 经尿道精囊镜钬激光碎石治疗精囊结石症 [J]. 现代泌尿外科杂志，2018，23（10）：752-754.

第八章　其他结石

第一节　涎结石

涎结石也叫涎石病，是指发生在颌下腺和腮腺及其导管内的结石。涎结石临床一般分阳性结石和阴性结石两种。多见于颌下腺导管及腺体，其次为腮腺、舌下腺及小黏液腺极少见。多因腺体内的剥脱上皮团、涎液沉渣、细菌及磷酸钙、碳酸钙碎屑等沉淀而成。阻塞导管时常引起涎液潴留，进食疼痛等症状。属中医学之"痰核""疟腮"等范畴。

一、病因病机

（一）西医学认识

1. 流行病学

涎结石临床较少见，结石多发生在颌下腺导管及腺体，其次为腮腺，舌下腺及小黏液腺极少见。多为单个，偶见多个，大小不一、形状各异的泥沙样结石。特别是颌下腺炎患者，较易形成结石。发病年龄在20~50岁最为多见，且男性多于女性。阳性结石多于阴性结石。

2. 病因

涎结石形成的原因，一般多认为可能为腺体内的剥脱上皮细胞、涎液沉渣、细菌及涎液中的磷酸钙、碳酸钙碎屑等沉淀而成。根据临床报道，其成因可分为内源性和外源性两种。

（1）内源性　颌下腺涎液组成发生变化，腺体发生电解质性炎症，使唾液黏蛋白渗出，滞留于导管内，形成同心圆样结构的微结石。微结石阻塞小导管，使唾液黏蛋白聚集形成阴性结石后，使炎症进一

步加重发展，上皮细胞脱落、坏死，有机物结合矿物质能力增加，使磷酸钙、碳酸钙沉积，阴性结石钙化而形成阳性结石。

（2）外源性　食物中残渣或小果壳等，通过颌下腺导管口进入颌下腺导管，引起涎液潴留和阻塞性颌下腺炎，使唾液中的磷酸钙、碳酸钙以及脱落坏死的上皮细胞沉积在食物残渣或谷壳上，久而钙化成石。

3. 病理变化

涎结石多位于导管内，在腺体内者较少。常阻塞导管引起颌下腺炎或腮腺炎，甚则化脓。涎腺结石导致涎腺炎，在其共同作用下，使炎症进一步加重，甚至腺体破坏，组织细胞脱落等使结石增大，进而使病情加重。涎腺结石时腺体发生退行性变化，腺体功能降低。

（二）中医学认识

中医学无"涎结石"一词，根据其病理变化和临床表现，当属中医学的"痰核""疟腮"等范畴。中医学认为引起本病的原因多由湿、热、痰、瘀之邪互结而成。

1. 痰湿凝聚

多由饮食不节，损伤脾胃，脾失健运，水湿停积，郁久化热；或恣食肥甘厚味，过食辛辣燥热之物；或饮酒过度等。使湿热内生，聚而成痰。痰湿互结，湿热蕴蒸。炼痰日久成核。

2. 热毒瘀结

多由情志不畅，喜怒无常，怒气伤肝，肝气郁结，气滞血瘀；或复感风热之湿邪与痰湿互结，痰湿、瘀血阻滞日久，痰热郁络，郁久化火，火灼痰瘀而成结石。

二、临床诊断

（一）辨病诊断

涎结石发病时间较长，发病年龄在20~50岁之间较常见，并且男性多于女性。多发生在涎腺导管，腺体者一般较少见；颌下腺导管及腺体多见，腮腺次之，舌下腺及小黏液腺极少见；通常多为单侧、单个结石，双侧同时受累及多个大小不一的泥沙结石者极少见。

1. 症状

结石较小，未阻塞导管时，可无症状。当结石大且阻塞导管后，常引起涎液潴留，当禁食时，尤其是进食酸性食物时，腺体肿大胀痛。停食后，腺体肿胀可自行消退。

2. 体征

腺体可有不同程度地变硬，结石位于导管时，口内外联合触诊，有硬结感和压痛。继发急性涎腺炎症时，可出现局部淋巴结肿大。

3. 影像学检查

（1）X线检查　作下颌横断咬合片，以投照软组织条件曝光。X线咬合片能显示结石的部位、大小、形状、数量等。对于微结石、结石密度小、钙盐沉积少、X线不显影的结石，应结合临床症状和体征，触诊阳性，则可确诊。

（2）B超检查　B超检查方法简便、无痛苦，结石多显示强光团，伴声影。结合临床症状与体征，对涎结石的诊断有一定的参考价值。

（3）涎腺造影　涎腺造影对诊断涎腺结石有一定帮助，但一般不用。

（4）CT检查　CT对涎腺结石诊断亦有一定参考价值，与涎腺肿瘤鉴别时可作CT检查。

4. 并发症

涎结石与涎腺炎多同时存在，炎症可使结石进一步增大，结石阻塞可使炎症进一步发展，使病情加重。

（1）颌下腺结石并发颌下腺炎时，颌下区多有胀感不适，或出现胀痛和刺痛，口内有咸味分泌物流出。导管口及舌下皱襞有轻度水肿充血。急性炎症发作时，颌下口底区明显肿胀、导管口溢脓、疼痛明显，可伴发吞咽困难、舌运动障碍、体温上升、血常规增高。

（2）腮腺结石并发腮腺炎时，腮腺区可有胀感不适，常感有口干、黏滞或口中有咸味液体。当结石阻塞腮腺导管时，进食时腮腺迅速肿大疼痛，停食后肿胀症状可逐渐缓解。腮腺导管口乳头红肿，若引起腮腺急性炎症时，常引起腮腺区肿胀、疼痛、腮腺导管口红肿充血、溢脓，伴高热、白细胞增高、局部淋巴肿大等全身症状。

（二）辨证诊断

1. 痰湿凝聚型

多由痰湿互结，郁阻络脉，停滞凝聚日久而成。症见：口腔底部或面颊颌下有肿大的硬结，扪之较硬，或微痛，推之稍有移动，吞咽食物时肿胀疼痛，停食后自行缓解，伴口中黏腻，口干不欲饮。大便黏滞不爽。舌质红，苔白腻或黄腻，脉濡数或滑数。

辨证要点：颌下肿块，触之较硬，稍有移动，进食时肿胀疼痛，食后缓解。口中黏腻，口干不欲饮。舌红苔腻，脉濡数或滑数。

2. 热毒瘀结型

多由过食辛肥甘厚味，或饮酒过度，使湿热郁结化火，复感湿热毒邪，热毒壅遏所致。症见：面颊或口腔底部红肿胀痛。颌下有硬结，张口或吞咽困难，进食时疼痛加重，口中有咸味，甚则溢脓。口干口苦，口渴欲饮，发热。或见大便秘结，小便短赤。舌质红，苔黄燥，脉弦数。

辨证要点：面颊或颌面肿胀疼痛。颌下有硬结，伴吞咽困难，口干口苦，口渴欲饮，发热，大便秘结。舌红苔黄，脉弦数。

三、鉴别诊断

1. 与腮腺炎的鉴别

腮腺炎和腮腺结石可同时出现。腮腺结石并发腮腺炎时，二者症状基本相同，但腮腺炎起病较急，肿胀面积大，多发于儿童，常伴高热，疼痛为持续性。腮腺结石多发于20~50岁之成年人，且进食时肿胀疼痛明显，停食后可自行消退。CT可作鉴别诊断。

2. 与涎腺肿瘤的鉴别

涎腺肿瘤多发生在腮腺。其次是颌下腺，初起也无症状，与涎结石一样可以触到硬结。涎腺肿瘤增大时可以引起吞咽困难，但迅速增大。涎腺肿瘤造影X线片表现为肿瘤周围导管受压移位弯曲。CT检查有助于鉴别诊断。

四、临床治疗

（一）辨病治疗

涎结石治疗临床一般多采用手术治疗。但急性炎症时，应先控制感染后，再行手术。

1. 一般治疗

位于导管口附近，而且结石较小者，可用手指将结石从导管口挤出。

对于泥沙样结石应口服中药或磁化水、针灸、热敷等治疗。

对合并感染者，先抗感染治疗，首先控制感染。

2. 手术治疗

（1）颌下腺导管结石取石术

适应证：用手指扪诊能触及者，位于颌下腺导管前部口底的结石，腺体未发生纤维化者。

（2）颌下腺摘除取石术

适应证：结石位于颌下腺腺体内者；或结石位于腺体与导管交界处者；腺体发生纤维化，颌下腺硬化者。

（3）腮腺切除取石术

适应证：腮腺腺体结石，长期并发慢性化脓性炎症者。

（二）辨证治疗

1. 辨证施治

（1）痰湿凝聚型

治法：化痰利湿，软坚排石。

方药：消核化石汤。

药用：浙贝母20g，鸡内金15g，半夏6g，陈皮10g，白术10g，茯苓15g，生牡蛎15g，枳壳10g，王不留行20g，谷芽6g，板蓝根15g，甘草10g。

加减：热重加金钱草、金银花；有瘀血者加丹参、赤芍；疼痛加白芷；郁滞加青皮、麦芽、柴胡。

（2）清毒瘀结型

治法：清热解毒，化瘀排石。

方药：化瘀解毒排石汤。

药用：浙贝母10g，金银花10g，连翘15g，丹皮10g，鸡内金10g，金钱草20g，桃仁10g，红花6g，琥珀10g，枳壳10g，板蓝根10g，玄参6g，甘草10g。

加减：偏瘀血者加王不留行、赤芍、当归；肿消后去玄参、连翘，加生牡蛎、半夏、谷芽、麦芽。

2. 外治疗法

（1）贴敷疗法

①栀子10g，白芷10g，黄连10g，青黛6g，大黄3g，葱白适量。前五味药研细，过100目筛，再与葱白共捣如泥，敷于腮腺部。适用于涎结石并发腮腺炎者。

②浙贝母50g，鸡内金100g，王不留

行 50g，金钱草 200g，硼砂 20g。共研细末过 100 目筛，备用。每次取药粉 30g，用陈醋调稠糊，敷于患侧腮腺处。每日晚上敷至次日早晨。每日 1 次，每 7 日为一疗程。间隔 3 日继续下一疗程。适用于颌下腺结石、腮腺结石及泥沙样结石。

③金钱草 250g，鸡内金 150g，血竭 20g，砂仁 20g，白芷 20g。上药共研细末，过 100 目筛，装瓶密封。每日取生药粉 20g，用凡士林调硬膏。贴敷于患处，再用橡皮膏固定。每日贴敷 12 小时，隔日 1 次。适用于涎腺结石痰湿凝聚型。

④金钱草 200g，浙贝母 100g，六神丸 90g，冰片 6g。先将金钱草、浙贝母研细过 200 目筛。再将六神丸在研钵中与冰片一起研极细与药粉混匀，装瓶密封。每次取药粉 30g，用消炎止痛膏调成糊状（以贴上不流为度），摊于橡皮膏上，贴患处。每日换药 1 次。适用于涎结石并发急性炎症或慢性炎症急性发作期。肿消后改用②方贴敷。

3. 单验方

（1）金钱草 60g，鸡内金 15g，柴胡 10g，陈皮 10g，砂仁 6g，浙贝母 6g，王不留行 10g。水煎服，每日 1 剂。同时每日饮磁化水 2000ml，分 5~8 次口服。适用于涎结石泥沙样结石。

（2）青葙子 100g 煎汁 1000ml。用毛巾热敷。每日数次。每 2 日换药 1 次。适用于涎结石热毒瘀结型。

（3）半夏 6g，柴胡 6g，茯苓 15g，陈皮 9g，浙贝母 10g，砂仁 6g，鸡内金 10g，威灵仙 6g，丹皮 10g，甘草 10g。水煎服，每日 1 剂。适用于涎结石痰湿凝聚型。

五、预防调护

（一）预防

注意口腔卫生。养成饭后漱口的习惯。经常饮用磁化水。尽量少吃或不吃辛辣刺激食物或硬果类。以免损伤黏膜，引发颌下腺炎。颌下腺或腮腺慢性炎症时，要及时治疗。多食酸性食物，刺激唾液分泌。

（二）调护

术后进流质或半流质饮食。伤口要用绷带加压包扎，以防止出现大出血。严密观察口底肿胀及呼吸道通畅情况，如有异常应及时处理。拆线后要给酸性合剂漱口，使其保持口腔卫生，促使唾液分泌。保持心情舒畅，加强体育锻炼。

六、专方选要

朱小燕等单纯用中药治疗 1 例腮腺结石。结石如花生米大小，2.1cm×1.1cm×0.8cm 大小，呈浅黄色，表面光滑，形状不整，质硬不易碎。腮腺结石并发急性炎症时，用清热通络、化痰散结之剂，组成：蒲公英 15g，浙贝母 15g，白芍 15g，丹皮 15g，丹参 10g，牛膝 10g，茯苓 15g，泽泻 10g，麦芽 15g。每日 1 剂，水煎服。待肿消，疼痛减轻后用养阴、清热、散结之剂，组成：山萸肉 10g，茯苓 15g，泽泻 10g，麦芽 15g，天花粉 20g，浙贝母 10g，丹皮 20g，赤芍 10g，牛膝 20g。每日 1 剂，水煎服。前后共服 20 余剂，结石排出。

第二节　牙结石

牙结石又称牙石，是指牙齿表面附着的食物残渣及其唾液中的矿物质、坏死脱落的上皮细胞、白细胞等，与唾液中的黏液素，以及涎蛋白和脂类混合结成的钙化了的牙菌斑。附着在牙冠的矿物质称为牙冠结石，又称为龈上结石；附着在龈袋内及牙根、牙颈部的矿物质称为龈下结石。主要受唾液成分、饮食习惯、口腔卫生习惯等影响。形成速度最快的可在洁齿后 48 小时成石，慢者形成可达数年之久。

一、病因病机

1. 流行病学

牙石病在我国人群中广泛存在，其发病情况受唾液成分、饮食习惯、口腔卫生等因素影响。万呼春等四川省对五个城市的12~13岁学生牙周健康状况进行流行病学调查时，调查了660名学生，结果表明在12~13岁人群中牙结石的患病率为97.93%，而且还发现40岁人群牙结石的患病率增加到100%。这说明牙结石在我国人群中发病率极高。对于牙结石的预防和治疗应引起临床工作者的高度重视。

2. 病理因素

牙结石较为多见，几乎人人都有，只是多少而已，因此牙结石的防治是一个重要问题。牙结石形成的原因为：腮腺唾液及菌斑中的焦磷酸盐降低是牙结石形成的重要因素。目前主要有2种，其一是矿化核心学说，认为矿化核心是食物残渣、口内菌斑形成的有机物质，然后由唾液、组织液，以及食物中的钙、磷等物质沉积其上；其二是矿物质沉淀学说，如唾液中的钙、磷等矿物质是龈上结石的主要来源；龈沟液和龈袋内渗出物中的矿物质是龈下结石的主要来源。

总之，牙结石形成的主要原因是：不良的饮食习惯和不良的口腔卫生习惯，使遗留在口腔的食物残渣与唾液中的钙、磷等矿物质、坏死脱落的上皮细胞和白细胞，附着在牙齿表面钙化而成。

3. 牙结石的理化性质

牙石呈黄白色，可因饮茶、吸烟、食物、药物等使颜色加深，呈棕色或黑色。龈上结石由于牙釉质光滑，所以龈上结石较容易被清洁掉。龈上结石中的无机物为磷酸钙、磷酸镁、碳酸钙，还有蛋白质、脂肪、水；有机物是蛋白质 – 多糖复合物、脱落的上皮细胞和白细胞以及各种微生物。

龈下结石因为附着区的牙骨质表面常被吸收而凹凸不平，附着紧密，比较坚硬，不容易去除。其生成速度最快者，可形成于洁齿后的48小时。

二、临床诊断

牙结石是附着在牙面上的钙化的牙菌斑。它容易存积在不易刷到的牙面上；或以唾液腺开口附近的牙面上沉积最多。牙结石的多少可以用牙结石的指数来表示。即：牙结石指数 = 各牙结石数之和 / 被检查总牙数。

牙结石的度数如下。

0度：无软垢及牙结石。

1度：少许软垢或结石，但未超过冠面的1/3。

2度：有牙结石，未超过冠面的1/3，有少量的龈下结石。

3度：牙结石不超过冠面的2/3，有较多的龈下结石。

牙结石引起牙龈和牙周组织病变，引起牙龈组织出血及口腔异味等。如果牙周组织发炎，又有大量的牙结石，又可加重牙周组织的炎症。所以及时去除牙结石，有利于牙周组织炎症的消退。

三、鉴别诊断

牙结石与牙垢的鉴别。牙垢又称软垢，它能在牙龈清洁后数小时内即沉积于牙面上，主要是由食物碎屑、微生物、脱落上皮细胞和白细胞、唾液中的黏液素，以及涎蛋白和脂类的混合物组成，软垢中的细菌及其产物对口腔软组织具有一定的刺激作用。牙结石是附着在牙面上钙化的牙菌斑，轻者附着在牙颈部，重则布满整个牙面，最易沉积在不易刷到的牙面上或唾液腺开口附近的牙面上。牙结石外观呈黄白色、棕色或黑色，可因饮茶、吸烟、食物、药物等使颜色加深。牙结石的组成有无机物和有机物之分，无机物为磷酸钙、磷酸镁、碳酸钙，还有蛋白质、脂肪和水，有机物是蛋白质－多糖复合物、脱落上皮细胞和白细胞及各种微生物。牙垢在刷牙时容易刷去；牙结石不易去除，尤其是龈下结石，附着紧密，难以去除，这也是二者不同之处。

四、临床治疗

牙结石的存在是牙龈病变和牙周病变的原因之一。及时去除牙结石是预防牙周病和牙龈病的重要措施。现在去除牙结石多采用超声洁治法。

（一）洁治法

1.龈上洁治法

（1）器械

①镰形器：有直形、弯形各2根。直形适用于刮除前牙邻面牙石和前、后唇（颊）、舌（腭）面的大牙石。弯形适用于后牙邻间隙中牙石的刮除。

②锄形器：有2根，左右成对，用以刮除唇（颊）、舌（腭）面上的菌斑、牙石。

③磨光器：杯状刷和橡皮磨杯磨光牙面。

（2）洁治方法

①调节体位和光源，使术区视野清晰。

②用1%碘酊消毒牙面和龈缘。

③分区洁治：a.手持器械多用握笔法，以无名指为支点，越接近工作区越稳固，刮除上颌后牙和下颌前牙牙石时，可将支点置于口外。b.洁治时将洁治器刀刃置于牙石根方，并与牙面成80°，紧贴牙面，应用手指和手腕的拉力或推力刮除。c.按序使用每根器械刮除相应部位的牙石，一般先用镰形器，后用锄形器，每根器械充分使用后再予更换，以提高效率。

④洁治完毕后应仔细检查有无遗漏，直至全部刮净。

⑤磨光：先在牙面上涂磨光剂，后用橡皮杯或杯状刷磨光，使牙面光洁。

⑥用药：擦干龈缘，将10%碘合剂以镊子送入龈隙或牙周袋中。

（3）注意事项

①支点应稳固有力，避免滑脱而损伤牙龈和黏膜，操作应准确、细致而轻巧。

②握持器械紧而不僵，用腕部和手指的力量，不能用肘、肩部力量。

③遇有松动牙，应用左手指夹持固定，以减少创伤。

④若牙龈炎症较重、出血或牙结石较多时，可分次刮除。

2.龈下刮治疗法

（1）器械准备

①刻度探针：用以探测牙周袋深度和部位；

②探针：用以探查龈下牙石的部位和分布；

③镰形器：前牙1根，后牙2根，用以刮除邻面牙周袋内的龈下菌斑、牙石；

④锄形器：前、后牙各1对，共4根。用以刮除唇（颊）、舌（腭）面的龈下菌斑和牙石；

⑤匙形器：前、后牙各1对，共4根。用以刮除袋内剩余菌斑、牙石、感染牙骨质、部分炎性肉芽组织，并刮光根面；

⑥根面锉：前、后牙各1对，共4根。用以锉光根面。

（2）步骤

①刮治前准备同龈上洁治术。

②本手术应在龈上洁治术的基础上进行。

③探查：用刻度探针探测牙周袋深度和部位后，用尖探针探查龈下结石的位置和数量。

④刮治：先用镰形器按牙列顺序刮除邻面龈上菌斑和牙石，然后用锄形器将唇

（颊）、舌（腭）面龈下牙石、菌斑依次刮除，再使用刮匙，将牙根各面的剩余菌斑、牙石、感染牙骨质以及袋壁部分肉芽组织加以刮除，并使根面光洁和平整，最后用锉锉平，这种治疗方法叫根面平整。术后将 10% 碘合剂送入袋内。

（3）注意事项

①反复检查：龈下刮治是在袋内进行，不能直视，因此必须反复检查，以防遗漏牙石。

②操作细致：因在牙周袋内操作，必须细致、耐心，器械使用应准确、轻巧，避免损伤软组织，尽量减少出血。按顺序合理使用器械，以使工作有条不紊，提高效率。

④有高血压、心血管疾患、血液病等应慎重。

（二）中医治疗

（1）漱口方

①金钱草 60g，海金沙 60g，鸡内金 10g，煎汁 500ml，频频含漱。每日 1 剂。

②金钱草 260g，浓煎 500ml。每次口含 3ml。然后再漱口，每日数次。

（2）刷牙法

①鸡内金 60g 研末备用，每日早晚两次刷牙时，取鸡内金粉 0.5g，放于牙膏上，刷牙 5~10 分钟。

②鸡内金 10g，金钱草 30g，硼砂 3g。两药共研细备用。每次刷牙时将药粉少许与牙膏一起刷牙。早晚各 1 次，每次刷 10 分钟。

（3）外擦方　鸡内金 20g，砂仁 10g，硼砂 3g，白酒 500ml。将上药浸泡于白酒中 14 天。用消毒棉球蘸药液涂擦牙面。

五、预防与调护

防治牙结石主要有三个方面。一是改变饮食习惯，少吃易长牙石的食物。二是注意口腔卫生，最重要的是刷牙，尽量将

牙齿的 3 个面（咬合面、颊面和舌面）刷洗干净，注意睡前刷牙比早晨刷牙更重要。在选用牙膏方面以药物牙膏为好，具有消炎、止血、止痛、消除口臭及除锈、去除烟垢及其他色素等作用。但有些药物牙膏长期使用可能破坏口腔中的正常菌群，应适当变换，或使用普通牙膏清洁牙齿即可。平时还要注意饮食习惯，保持口腔卫生的良好习惯。

第三节　眼结膜结石

眼结膜结石是指脱落的上皮细胞和退行性细胞等凝固于结膜上皮陷凹和深部的管状隐窝内的结膜凝集物。发病原因不同于身体其他部位的结石，结膜结石极少钙盐沉着。多见于中、老年或长期患慢性结膜炎、沙眼者。

属中医学"目中结骨症"等范畴。

一、病因病机

（一）西医学研究

1. 病因病机

西医学认为，眼结膜结石多为长期患慢性结膜炎、沙眼者。由于长期的慢性炎症刺激，使脱落的结膜上皮细胞，或退行的变性细胞，凝集于结膜上皮凹陷，或深部管状隐窝，日久钙化而成。

2. 病理变化

结膜结石多呈黄白色或灰白色小颗粒，质地坚硬，多突出结膜表面。继发感染或挤压时，结石周围可出现充血红肿。

（二）中医学的知识

中医学未见结膜结石一词。属中医学"目中结骨"之范畴。多由"椒疮""粟疮"日久，风热余毒未清；或外感风热之邪，肺经风热，上扰于目；或湿热内生，脾胃

湿热，客留脾经，热郁化火，湿热煎熬瘀阻眼睑而成。总之，脾肺经湿热，风热上扰于目，热郁眼睑日久成石。

二、临床诊断

（一）辨病诊断

睑结膜出现境界清楚的质硬，色灰白或黄白小颗粒，可单发，或密集成群。主要以睑结膜为多见。

结膜结石不突出结膜表面时，可无任何症状，或微有不适感。结石突出结膜表面时眼内可有异物感，结石周围继发感染时，可出现疼痛感。

查眼睑结膜，可见有黄白色或灰白色小颗粒，高出结膜表面，触之较硬。结石周围可见充血稍红。眼外可触到有较硬的小颗粒。继发感染可出现患侧眼睑肿大，局部疼痛等。结石周围充血、红肿。

（二）辨证诊断

1. 肺经风热型

自觉眼中有异物感，时有患眼胀痛，眼中干涩，异物揉之不出，或遇辛辣刺激而发，眼睑内有片状充血，可见高出结膜的灰白色点状物。舌质红，苔白，脉弦数。

2. 脾胃湿热型

自觉眼中有异物感，眼睑内有高出结膜的黄白色点状物。遇辛辣刺激后，可见眼睑内片状充血，甚或结膜红肿、疼痛，目眵增多，或出现患眼胀痛。舌质红，苔黄腻，脉滑数。

三、临床治疗

（一）辨病治疗

（1）对结膜结石不高出眼结膜表面，结石周围稍红、微感疼痛者，可给予抗生素眼药消炎治疗。

（2）对结膜结石高出结膜表面，有异物感或红肿疼痛者，在局部表面麻醉下，用消毒针头或手术刀背，将结石剔除。

（3）剔除后局部用抗生素眼药水或眼膏，消炎止痛。

（二）辨证治疗

结膜结石一般多外治剔除结石，一般较少用中药治疗。

1. 肺经风热型

治法：祛风清热，泻肺排石。

方药：桑白皮汤加减。

药用：桑白皮10g，黄芩10g，玄参6g，桔梗10g，菊花15g，地骨皮15g，泽泻15g，栀子10g，连翘15g，麦冬15g，茯苓15g，薄荷3g，甘草10g。

加减：热甚加金银花并加大玄参用量；干涩重者加大桑白皮用量，加密蒙花、防风、赤芍。

2. 脾胃湿热型

治法：清泻湿热，解毒排石。

方药：内疏黄连汤加减。

药用：黄连3g，黄芩10g，栀子6g，金银花10g，连翘10g，菊花15g，桔梗6g，陈皮9g，半夏6g，茯苓15g，薄荷3g，甘草10g。

加减：大便干加槟榔、大黄；目赤肿痛者，加青葙子、夏枯草。

第四节　扁桃体结石

扁桃体结石是指发生在扁桃体隐窝的结石，是扁桃体隐窝细胞聚集所致的灰白色钙化团。扁桃体结石临床较少见。目前成石原因尚不清楚，可能与扁桃体长期炎症刺激，隐窝引流不畅，使上皮细胞脱落在隐窝内，长期聚集钙化所致。

中医学没有扁桃体结石一词，根据其并发扁桃体炎症时的临床表现，当属中医学"乳蛾"之范畴。

一、病因病机

（一）西医学认识

扁桃体结石的成因目前尚不清楚，一般多认为可能是扁桃体长期炎症刺激，隐窝引流不畅，脱落的细胞或炎性分泌物在隐窝处长期聚集、钙化而成结石。扁桃体结石多呈灰白色，表面粗糙，质地坚硬。一般多为细小砂粒，临床较为罕见。扁桃体结石一般好发于成年人。

（二）中医学认识

扁桃体结石中医学没有记载，属中医学"乳蛾"的范畴。其病因病机多由平日过食肥甘厚味，饮酒过度等，致使湿热内生，湿热蕴结，久则化火，胃火炽盛，上蒸于喉，熏蒸煎熬日久，则成砂石。

二、临床诊断

（一）辨病诊断

扁桃体结石较小，不并发扁桃体炎症时，可无任何症状和不适，一般不易被发现。

1. 症状

（1）患者可有慢性扁桃体炎反复发作史。

（2）患者自觉咽部有异物感。个别患者在不影响其他的情况下，可长达十几年而未确诊。结石较大者，进食可出现阻挡感。

（3）并发扁桃体炎症时，可出现患侧扁桃体肥大、咽痒、刺激性咳嗽等症状，甚则可出现咽喉肿痛、吞咽困难、发热恶寒、血常规增高等全身症状。

2. 体征

（1）用抓钳分离可发现灰白色，质地较硬的细小砂石，或可在肿大的扁桃体内触及较硬的肿块，触及时有微痛感。

（2）并发扁桃体炎症时，舌腭弓可出现慢性充血，患侧舌腭弓向前隆起，扁桃体肥大，表面及黏膜可有脓性渗出物。

（3）挤压患侧扁桃体时，扁桃体隐窝口可有少量白色豆渣样分泌物溢出。并发慢性扁桃体炎时，可见扁桃体充血、红肿。

（二）辨病诊断

1. 湿热上蒸型

咽部不适，有阻挡感，或咽部发痒，或出现轻微疼痛，口苦，口干不欲饮，或有口臭，每因进辛辣刺激食品发作，舌红，苔黄，脉滑数。

辨证要点：咽部发痒不适，有阻挡感，口干口苦，或有口臭，舌红苔黄，脉滑数。

2. 热毒上壅型

咽部有阻挡感，患侧咽痛，咽痒咳嗽，吞咽说话时疼痛加重，或伴恶寒发热、口苦口臭，大便秘结，舌质红，苔黄燥，脉弦数。

辨证要点：咽痛，咽部有阻挡感，吞咽说话时疼痛加重，口苦，大便干，苔黄燥，脉弦数。

三、鉴别诊断

扁桃体结石，应与扁桃体肿瘤相鉴别。扁桃体结石与扁桃体肿瘤患侧都可触及肿块。但扁桃体结石肿块较少，亦不易增大。扁桃体肿瘤患侧扁桃体可迅速增大，继则扁桃体肥大或溃疡。必要时作病理切片相鉴别。

四、临床治疗

（一）辨病治疗

1. 一般治疗

（1）漱口：用生理盐水，或2%硼酸液，或雷弗奴尔溶液反复漱口。结石较小，在隐窝黏膜上者可随漱口液消除。

（2）冲洗或吸引扁桃体隐窝，清除隐窝内较小结石。

（3）合并扁桃体炎症时，可给予抗生素控制感染。

2.手术取石

（1）钳取法　结石在扁桃体表面或咽隐窝黏膜上，较易发现且易分离的患者。

（2）扁桃体剥离取石　结石在黏膜下，不易钳取者；或结石较大者；结石并发扁桃体炎反复发作者。

（二）辨证治疗

1.辨证治疗

（1）湿热上蒸型

治法：清热利湿，软坚排石。

方药：消坚汤加减。

药用：柴胡6g，青皮9g，赤芍10g，川芎10g，浙贝母10g，牡蛎10g，黄芩15g，板蓝根15g，桔梗6g，夏枯草10g，鸡内金10g，王不留行15g，硼砂3g，甘草10g。

加减：热重加金银花、连翘；湿重加茯苓、苡仁；有瘀血加乳香、没药、郁金。

（2）热毒上壅型

治法：清热解毒，消肿排石。

方药：清咽利膈汤加减。

药用：连翘15g，黄芩15g，栀子6g，玄参6g，金银花10g，桔梗10g，薄荷6g，大黄6g，鸡内金5g，浙贝母20g，牡蛎10g，金钱草30g，琥珀10g，甘草10g。

加减：毒热不重者去玄参、栀子，加半夏、陈皮；兼血瘀者加赤芍、川芎、王不留行。

2.外治疗法

（1）体针疗法

①取穴：三阴交、足三里、太溪、鱼际、合谷、内庭。每次2~4穴，每日1~2次。平补平泻。每次留针15~20分钟。适用于扁桃体结石湿热上蒸型。

②取穴：合谷、少商、内庭、少泽、天容、曲池、鱼际、天突。每次3~5穴，每日2次，用泻法。适用于扁桃体结石热毒上壅型。

（2）耳针疗法

①取穴：耳尖。耳尖穴常规消毒后，用三棱针点刺放血，出血量为1ml。每2日1次，两耳交替使用。适用于热毒上壅型扁桃体结石。

②取穴：扁桃体、咽喉、胃、肾上腺。强刺激，每日1次，每次留针10分钟。两耳交替使用。或用穴埋针，每日按压3~5次。适用于扁桃体结石各型。

3.单验方

（1）柴胡10g，法半夏6g，白茯苓15g，广陈皮9g，金钱草60g，鸡内金20g，桔梗6g，浙贝母10g，金银花20g。水煎服。每日1剂。适用于扁桃体结石湿热上蒸型。

（2）板蓝根10g，金银花10g，金钱草40g，蒲公英10g，鸡内金10g，浙贝母10g，桔梗6g，赤芍15g，当归15g，王不留行20g。水煎服，每日1剂。适用于热毒上壅型扁桃体结石。

（3）桔梗10g，浙贝母10g，玄参6g，金钱草60g。水煎服，每日1剂。适用于各型扁桃体结石。

（4）赤芍10g，当归10g，川芎10g，乳香10g，没药10g，玄参10g，王不留行15g，板蓝根30g，牛膝10g，大黄6g，砂仁3g，鱼腥草20g，金银花10g，硼砂3g，甘草10g。水煎服，每日1剂。适用于热毒上壅型扁桃体结石。

五、预防调护

（一）预防

积极锻炼身体，保持良好心态，增强机体调节功能和体质。平常不食或少食辛辣油腻、烟酒厚味。经常保持大便通畅。

（二）调护

取石后应让患者流质或半流质饮食。术后 6 小时让患者用生理盐水或 2% 硼酸液或 1∶5000 呋喃西林液漱口。术后禁酒，忌辛辣刺激。

主要参考文献

[1] 叶欣，谢晓艳，柳登高，等. 内镜辅助腮腺结石取出术 67 例疗效分析 [J]. 中华口腔医学杂志，2014（11）.

[2] 邓桂芬，杨涛，徐霖. 扁桃体巨大结石一例 [J]. 放射学实践，2014（12）.

[3] 余长亮，陶龙香，李小虎，等. 扁桃体结石的患病率及 CT 诊断 [J]. 中华耳鼻咽喉头颈外科杂志，2017，52（08）: 604-607.

[4] 赵雅宁，张亚琼，叶欣，等. 内镜辅助下颌下腺腺门和腺内结石不同取石方法的探讨 [J]. 中华口腔医学杂志，2018（12）.

附录

临床常用检查参考值

一、血液学检查

指标			标本类型	参考区间
红细胞（RBC）	男			$（4.0~5.5）× 10^{12}/L$
	女			$（3.5~5.0）× 10^{12}/L$
血红蛋白（Hb）	新生儿			170~200g/L
	成人	男		120~160g/L
		女		110~150g/L
平均红细胞血红蛋白（MCV）				80~100fl
平均红细胞血红蛋白（MCH）				27~34pg
平均红细胞血红蛋白浓度（MCHC）				320~360g/L
红细胞比容（Hct）（温氏法）	男			0.40~0.50L/L
	女			0.37~0.48L/L
红细胞沉降率（ESR）（Westergren法）	男		全血	0~15mm/h
	女			0~20mm/h
网织红细胞百分数（Ret%）	新生儿			3%~6%
	儿童及成人			0.5%~1.5%
白细胞（WBC）	新生儿			$（15.0~20.0）× 10^{9}/L$
	6个月至2岁时			$（11.0~12.0）× 10^{9}/L$
	成人			$（4.0~10.0）× 10^{9}/L$
白细胞分类计数百分率	嗜中性粒细胞			50%~70%
	嗜酸性粒细胞（EOS%）			0.5%~5%
	嗜碱性粒细胞（BASO%）			0~1%
	淋巴细胞（LYMPH%）			20%~40%
	单核细胞（MONO%）			3%~8%
血小板计数（PLT）				$（100~300）× 10^{9}/L$

二、电解质

指标		标本类型	参考区间
二氧化碳结合力（CO_2-CP）	成人	血清	22~31mmol/L
钾（K）			3.5~5.5mmol/L
钠（Na）			135~145mmol/L
氯（Cl）			95~105mmol/L
钙（Ca）			2.25~2.58mmol/L
无机磷（P）			0.97~1.61mmol/L

三、血脂血糖

指标		标本类型	参考区间
血清总胆固醇（TC）	成人	血清	2.9~6.0mmol/L
低密度脂蛋白胆固醇（LDL-C）（沉淀法）			2.07~3.12mmol/L
血清三酰甘油（TG）			0.56~1.70mmol/L
高密度脂蛋白胆固醇（HDL-C）（沉淀法）			0.94~2.0mmol/L
血清磷脂			1.4~2.7mmol/L
α- 脂蛋白			男性（517±106）mg/L
			女性（547±125）mg/L
血清总脂			4~7g/L
血糖（空腹）（葡萄糖氧化酶法）			3.9~6.1mmol/L
口服葡萄糖耐量试验服糖后 2 小时血糖			＜ 7.8mmol/L

四、肝功能检查

指标		标本类型	参考区间
总脂酸		血清	1.9~4.2g/L
胆碱酯酶测定（ChE）（比色法）	乙酰胆碱酯酶（AChE）		80000~120000U/L
	假性胆碱酯酶（PChE）		30000~80000U/L
铜蓝蛋白（成人）			0.2~0.6g/L
丙酮酸（成人）			0.06~0.1mmol/L
酸性磷酸酶（ACP）			0.9~1.90U/L
γ- 谷氨酰转移酶（γ-GGT）	男		11~50U/L
	女		7~32U/L

指标			标本类型	参考区间
蛋白质类	蛋白组分	清蛋白（A）	血清	40~55g/L
		球蛋白（G）		20~30g/L
		清蛋白/球蛋白比值		（1.5~2.5）:1
	总蛋白（TP）	新生儿		46.0~70.0g/L
		＞3岁		62.0~76.0g/L
		成人		60.0~80.0g/L
	蛋白电泳（醋酸纤维膜法）	α_1 球蛋白		3%~4%
		α_2 球蛋白		6%~10%
		β 球蛋白		7%~11%
		γ 球蛋白		9%~18%
乳酸脱氢酶同工酶（LDiso）（圆盘电泳法）		LD_1		（32.7±4.60）%
		LD_2		（45.1±3.53）%
		LD_3		（18.5±2.96）%
		LD_4		（2.90±0.89）%
		LD_5		（0.85±0.55）%
肌酸激酶（CK）（速率法）		男		50~310U/L
		女		40~200U/L
肌酸激酶同工酶		CK-BB		阴性或微量
		CK-MB		＜0.05（5%）
		CK-MM		0.94~0.96（94%~96%）
		CK-MT		阴性或微量

五、血清学检查

指标	标本类型	参考区间
甲胎蛋白（AFP，αFP）	血清	＜25ng/ml（25μg/L）
小儿（3周~6个月）		＜39ng/ml（39μg/L）
包囊虫病补体结合试验		阴性
嗜异性凝集反应		（0~1）:7
布鲁斯凝集试验		（0~1）:40
冷凝集素试验		（0~1）:10
梅毒补体结合反应		阴性

指标		标本类型	参考区间
补体	总补体活性（CH50）（试管法）	血浆	50~100kU/L
补体经典途径成分	C1q（ELISA 法）	血清	0.18~0.19g/L
	C3（成人）		0.8~1.5g/L
	C4（成人）		0.2~0.6g/L
免疫球蛋白	成人		700~3500mg/L
IgD（ELISA 法）	成人		0.6~1.2mg/L
IgE（ELISA 法）			0.1~0.9mg/L
IgG	成人		7~16.6g/L
IgG/ 白蛋白比值			0.3~0.7
IgG/ 合成率			–9.9~3.3mg/24h
IgM	成人		500~2600mg/L
E- 玫瑰花环形成率		淋巴细胞	0.40~0.70
EAC- 玫瑰花环形成率			0.15~0.30
红斑狼疮细胞（LEC）		全血	阴性
类风湿因子（RF）（乳胶凝集法或浊度分析法）		血清	< 20U/ml
外斐反应	OX19		低于 1∶160
Widal 反应（直接凝集法）	O		低于 1∶80
	H		低于 1∶160
	A		低于 1∶80
	B		低于 1∶80
	C		低于 1∶80
结核抗体（TB–G）			阴性
抗酸性核蛋白抗体和抗核糖核蛋白抗体			阴性
抗干燥综合征 A 抗体和抗干燥综合征 B 抗体			阴性
甲状腺胶体和微粒体胶原自身抗体			阴性
骨骼肌自身抗体（ASA）			阴性
乙型肝炎病毒表面抗原（HBsAg）			阴性
乙型肝炎病毒表面抗体（HBsAb）			阴性
乙型肝炎病毒核心抗原（HBcAg）			阴性

指标	标本类型	参考区间
乙型肝炎病毒 e 抗原（HBeAg）	血清	阴性
乙型肝炎病毒 e 抗体（HBeAb）		阴性
免疫扩散法		阴性
植物血凝素皮内试验（PHA）		阴性
平滑肌自身抗体（SMA）		阴性
结核菌素皮内试验（PPD）		阴性

六、骨髓细胞的正常值

指标		标本类型	参考区间
增生程度		骨髓	增生活跃（即成熟红细胞与有核细胞之比约为 20：1）
粒系细胞分类	原始粒细胞		0~1.8%
	早幼粒细胞		0.4%~3.9%
	中性中幼粒细胞		2.2%~12.2%
	中性晚幼粒细胞		3.5%~13.2%
	中性杆状核粒细胞		16.4%~32.1%
	中性分叶核粒细胞		4.2%~21.2%
	嗜酸性中幼粒细胞		0~1.4%
	嗜酸性晚幼粒细胞		0~1.8%
	嗜酸性杆状核粒细胞		0.2%~3.9%
	嗜酸性分叶核粒细胞		0~4.2%
	嗜碱性中幼粒细胞		0~0.2%
	嗜碱性晚幼粒细胞		0~0.3%
	嗜碱性杆状核粒细胞		0~0.4%
	嗜碱性分叶核粒细胞		0~0.2%
红细胞分类	原始红细胞		0~1.9%
	早幼红细胞		0.2%~2.6%
	中幼红细胞		2.6%~10.7%
	晚幼红细胞		5.2%~17.5%

指标		标本类型	参考区间
淋巴细胞分类	原始淋巴细胞	骨髓	0~0.4%
	幼稚淋巴细胞		0~2.1%
	淋巴细胞		10.7%~43.1%
单核细胞分类	原始单核细胞		0~0.3%
	幼稚单核细胞		0~0.6%
	单核细胞		0~6.2%
浆细胞分类	原始浆细胞		0~0.1%
	幼稚浆细胞		0~0.7%
	浆细胞		0~2.1%
其他细胞	巨核细胞		0~0.3%
	网状细胞		0~1.0%
	内皮细胞		0~0.4%
	吞噬细胞		0~0.4%
	组织嗜碱细胞		0~0.5%
	组织嗜酸细胞		0~0.2%
	脂肪细胞		0~0.1%
分类不明细胞			0~0.1%

七、血小板功能检查

指标		标本类型	参考区间
血小板聚集试验（PAgT）	连续稀释法	血浆	第五管及以上凝聚
	简易法		10~15s 内出现大聚集颗粒
血小板黏附试验（PAdT）	转动法	全血	58%~75%
	玻璃珠法		53.9%~71.1%
血小板第 3 因子		血浆	33~57s

八、凝血机制检查

指标		标本类型	参考区间
凝血活酶生成试验		全血	9~14s
简易凝血活酶生成试验（STGT）			10~14s
凝血酶时间延长的纠正试验		血浆	加甲苯胺蓝后，延长的凝血时间恢复正常或缩短 5s 以上
凝血酶原时间（PT）		全血	30~42s
凝血酶原消耗时间（PCT）	儿童		> 35s
	成人		> 20s
出血时间（BT）		刺皮血	（6.9±2.1）min，超过 9min 为异常
凝血时间（CT）	毛细管法（室温）	全血	3~7min
	玻璃试管法（室温）		4~12min
	塑料管法		10~19min
	硅试管法（37℃）		15~32min
纤维蛋白原（FIB）		血浆	2~4g/L
纤维蛋白原降解产物（PDP）（乳胶凝聚法）			0~5mg/L
活化部分凝血活酶时间（APTT）			30~42s

九、溶血性贫血的检查

指标		标本类型	参考区间
酸化溶血试验（Ham 试验）		全血	阴性
蔗糖水试验			阴性
抗人球蛋白试验（Coombs 试验）	直接法	血清	阴性
	间接法		阴性
游离血红蛋白			< 0.05g/L
红细胞脆性试验	开始溶血	全血	4.2~4.6g/L NaCl 溶液
	完全溶血		2.8~3.4g/L NaCl 溶液
热变性试验（HIT）		Hb 液	< 0.005
异丙醇沉淀试验		全血	30min 内不沉淀
自身溶血试验			阴性
高铁血红蛋白（MetHb）			0.3~1.3g/L
血红蛋白溶解度试验			0.88~1.02

十、其他检查

指标		标本类型	参考区间
溶菌酶（lysozyme）		血清	0~2mg/L
铁（Fe）	男（成人）		10.6~36.7μmol/L
	女（成人）		7.8~32.2μmol/L
铁蛋白（FER）	男（成人）		15~200μg/L
	女（成人）		12~150μg/L
淀粉酶（AMY）（麦芽七糖法）			35~135U/L
		尿	80~300U/L
尿卟啉		24h 尿	0~36nmol/24h
维生素 B_{12}（$VitB_{12}$）		血清	180~914pmol/L
叶酸（FOL）			5.21~20ng/ml

十一、尿液检查

指标			标本类型	参考区间
比重（SG）			尿	1.015~1.025
蛋白定性	磺基水杨酸			阴性
	加热乙酸法			阴性
蛋白定量（PRO）	儿童		24h 尿	< 40mg/24h
	成人			0~80mg/24h
尿沉渣检查	白细胞（LEU）		尿	< 5 个 /HP
	红细胞（RBC）			0~3 个 /HP
	扁平或大圆上皮细胞（EC）			少量 /HP
	透明管型（CAST）			偶见 /HP
尿沉渣 3h 计数	白细胞（WBC）	男	3h 尿	< 7 万 /h
		女		< 14 万 /h
	红细胞（RBC）	男		< 3 万 /h
		女		< 4 万 /h
	管型			0/h

指标			标本类型	参考区间
尿沉渣 12h 计数	白细胞及上皮细胞		12h尿	< 100 万
	红细胞（RBC）			< 50 万
	透明管型（CAST）			< 5 千
	酸度（pH）			4.5~8.0
中段尿细菌培养计数			尿	< 10^6 菌落 /L
尿胆红素定性				阴性
尿胆素定性				阴性
尿胆原定性（UBG）				阴性或弱阳性
尿胆原定量			24h尿	0.84~4.2μmol/（L·24h）
肌酐（CREA）	成人	男		7~18mmol/24h
		女		5.3~16mmol/24h
肌酸（creatine）	成人	男		0~304μmol/24h
		女		0~456μmol/24h
尿素氮（BUN）				357~535mmol/24h
尿酸（UA）				2.4~5.9 mmol/24h
氯化物（Cl）	成人	以 Cl⁻ 计		170~255mmol/24h
		以 NaCl 计		170~255mmol/24h
钾（K）	成人			51~102mmol/24h
钠（Na）	成人			130~260mmol/24h
钙（Ca）	成人			2.5~7.5mmol/24h
磷（P）	成人			22~48mmol/24h
氨氮				20~70mmol/24h
淀粉酶（Somogyi 法）			尿	< 1000U/L

十二、肾功能检查

指标			标本类型	参考区间
尿素（UREA）			血清	1.7~8.3mmol/L
尿酸（UA）（成人酶法）	成人	男		150~416μmol/L
		女		89~357μmol/L

指标			标本类型	参考区间
肌酐（CREA）	成人	男	血清	53~106μmol/L
		女		44~97μmol/L
浓缩试验	成人		尿	禁止饮水 12h 内每次尿量 20~25ml，尿比重迅速增至 1.026~1.035
	儿童			至少有一次比重在 1.018 或以上
稀释试验				4h 排出所饮水量的 0.8~1.0，而尿的比重降至 1.003 或以下
尿比重 3 小时试验			尿	最高尿比重应达 1.025 或以上，最低比重达 1.003，白天尿量占 24 小时总尿量的 2/3~3/4
昼夜尿比重试验				最高比重＞ 1.018，最高与最低比重差≥ 0.009，夜尿量＜ 750ml，日尿量与夜尿量之比为（3~4）∶1
酚磺肽（酚红）试验（FH 试验）	静脉滴注法			15min 排出量＞ 0.25
				120min 排出量＞ 0.55
	肌内注射法			15min 排出量＞ 0.25
				120min 排出量＞ 0.05
内生肌酐清除率（Ccr）	成人		24h 尿	80~120ml/min
	新生儿			40~65ml/min

十三、妇产科妊娠检查

指标			标本类型	参考区间
绒毛膜促性腺激素（hCG）			尿或血清	阴性
绒毛膜促性腺激素（HCG STAT）（快速法）	男（成人）		血清，血浆	无发现
	女（成人）	妊娠 3 周		5.4~7.2IU/L
		妊娠 4 周		10.2~708IU/L
		妊娠 7 周		4059~153767IU/L
		妊娠 10 周		44186~170409IU/L
		妊娠 12 周		27107~201615IU/L
		妊娠 14 月		24302~93646IU/L
		妊娠 15 周		12540~69747IU/L
		妊娠 16 周		8904~55332IU/L
		妊娠 17 周		8240~51793IU/L
		妊娠 18 周		9649~55271IU/L

十四、粪便检查

指标	标本类型	参考区间
胆红素（IBL）	粪便	阴性
氮总量		< 1.7g/24h
蛋白质定量（PRO）		极少
粪胆素		阴性
粪胆原定量	粪便	68~473μmol/24h
粪重量		100~300g/24h
细胞		上皮细胞或白细胞偶见 /HP
潜血		阴性

十五、胃液分析

指标		标本类型	参考区间
胃液分泌总量（空腹）		胃液	1.5~2.5L/24h
胃液酸度（pH）			0.9~1.8
五肽胃泌素胃液分析	空腹胃液量		0.01~0.10L
	空腹排酸量		0~5mmol/h
	最大排酸量		3~23mmol/L
细胞			白细胞和上皮细胞少量
细菌			阴性
性状			清晰无色，有轻度酸味含少量黏液
潜血			阴性
乳酸（LACT）			阴性

十六、脑脊液检查

指标		标本类型	参考区间
压力（卧位）	成人	脑脊液	80~180mmH$_2$O
	儿童		40~100mmH$_2$O
性状			无色或淡黄色
细胞计数			（0~8）×10^6/L（成人）
葡萄糖（GLU）			2.5~4.4mmol/L
蛋白定性（PRO）			阴性

指标		标本类型	参考区间
蛋白定量（腰椎穿刺）			0.2~0.4g/L
氯化物（以氯化钠计）	成人	脑脊液	120~130mmol/L
	儿童		111~123mmol/L
细菌			阴性

十七、内分泌腺体功能检查

指标			标本类型	参考区间
血促甲状腺激素（TSH）（放免法）			血清	2~10mU/L
促甲状腺激素释放激素（TRH）				14~168pmol/L
促卵泡成熟激素（FSH）	男		24h尿	3~25mU/L
	女	卵泡期		5~20IU/24h
		排卵期		15~16IU/24h
		黄体期		5~15IU/24h
		月经期		50~100IU/24h
促卵泡成熟激素（FSH）	男		血清	1.27~19.26IU/L
	女	卵泡期		3.85~8.78IU/L
		排卵期		4.54~22.51IU/L
		黄体期		1.79~5.12IU/L
		绝经期		16.74~113.59IU/L
促肾上腺皮质激素（ACTH）	上午8:00		血浆	25~100ng/L
	下午18:00			10~80ng/L
催乳激素（PRL）	男		血清	2.64~13.13μg/L
	女	绝经前（＜50岁）		3.34~26.72μg/L
		黄体期（＞50岁）		2.74~19.64μg/L
黄体生成素（LH）	男		血清	1.24~8.62IU/L
	女	卵泡期		2.12~10.89IU/L
		排卵期		19.18~103.03IU/L
		黄体期		1.2~12.86IU/L
		绝经期		10.87~58.64IU/L

指标			标本类型	参考区间
抗利尿激素（ADH）（放免）			血浆	1.4~5.6pmol/L
生长激素（GH）（放免法）	成人	男	血清	< 2.0μg/L
		女		< 10.0μg/L
	儿童			< 20.0μg/L
反三碘甲腺原氨酸（rT₃）（放免法）				0.2~0.8nmol/L
基础代谢率（BMR）			—	−0.10~+0.10（−10%~+10%）
甲状旁腺激素（PTH）（免疫化学发光法）			血浆	12~88ng/L
甲状腺 ¹³¹I 吸收率	3h ¹³¹I 吸收率		—	5.7%~24.5%
	24h ¹³¹I 吸收率		—	15.1%~47.1%
总三碘甲腺原氨酸（TT₃）			血清	1.6~3.0nmol/L
血游离三碘甲腺原氨酸（FT₃）				6.0~11.4pmol/L
总甲状腺素（TT₄）				65~155nmol/L
游离甲状腺素（FT₄）（放免法）				10.3~25.7pmol/L
儿茶酚胺总量			24h 尿	71.0~229.5nmol/24h
香草扁桃酸	成人			5~45μmol/24h
游离儿茶酚胺	多巴胺		血浆	血浆中很少被检测到
	去甲肾上腺素（NE）			0.177~2.36pmol/L
	肾上腺素（AD）			0.164~0.546pmol/L
血皮质醇总量	上午 8:00			140~630nmol/L
	下午 16:00			80~410nmol/L
5- 羟吲哚乙酸（5-HIAA）	定性		新鲜尿	阴性
	定量		24h 尿	10.5~42μmol/24h
尿醛固酮（ALD）				普通饮食：9.4~35.2nmol/24h
血醛固酮（ALD）	普通饮食（早6时）	卧位	血浆	（238.6 ± 104.0）pmol/L
		立位		（418.9 ± 245.0）pmol/L
	低钠饮食	卧位		（646.6 ± 333.4）pmol/L
		立位		（945.6 ± 491.0）pmol/L
肾小管磷重吸收率			血清 / 尿	0.84~0.96
肾素	普通饮食	立位	血浆	0.30~1.90ng/（ml·h）
		卧位		0.05~0.79ng/（ml·h）
	低钠饮食	卧位		1.14~6.13ng/（ml·h）

指标			标本类型	参考区间
17-生酮类固醇	成人	男	24h 尿	34.7~69.4μmol/24h
		女		17.5~52.5μmol/24h
17-酮类固醇总量（17-KS）	成人	男		34.7~69.4μmol/24h
		女		17.5~52.5μmol/24h
血管紧张素Ⅱ（AT-Ⅱ）		立位	血浆	10~99ng/L
		卧位		9~39ng/L
血清素（5-羟色胺）（5-HT）			血清	0.22~2.06μmol/L
游离皮质醇			尿	36~137μg/24h
（肠）促胰液素			血清、血浆	（4.4±0.38）mg/L
胰高血糖素	空腹		血浆	空腹：17.2~31.6pmol/L
葡萄糖耐量试验（OGTT）	口服法	空腹	血清	3.9~6.1mmol/L
		60min		7.8~9.0mmol/L
		120min		＜7.8mmol/L
		180min		3.9~6.1mmol/L
C肽（C-P）	空腹			1.1~5.0ng/ml
胃泌素			血浆空腹	15~105ng/L

十八、肺功能

指标		参考区间
潮气量（TC）	成人	500ml
深吸气量（IC）	男性	2600ml
	女性	1900ml
补呼气容积（ERV）	男性	910ml
	女性	560ml
肺活量（VC）	男性	3470ml
	女性	2440ml
功能残气量（FRC）	男性	（2270±809）ml
	女性	（1858±552）ml
残气容积（RV）	男性	（1380±631）ml
	女性	（1301±486）ml

指标		参考区间
静息通气量（VE）	男性	（6663±200）ml/min
	女性	（4217±160）ml/min
最大通气量（MVV）	男性	（104±2.71）L/min
	女性	（82.5±2.17）L/min
肺泡通气量（VA）		4L/min
肺血流量		5L/min
通气/血流（V/Q）比值		0.8
无效腔气/潮气容积（VD/VT）		0.3~0.4
弥散功能（CO 吸入法）		198.5~276.9ml/（kPa·min）
气道阻力		1~3cmH$_2$O/（L·s）

十九、前列腺液及前列腺素

指标			标本类型	参考区间
性状				淡乳白色，半透明，稀薄液状
细胞	白细胞（WBC）			<10个/HP
	红细胞（RBC）			<5个/HP
	上皮细胞		前列腺液	少量
淀粉样小体				老年人易见到，约为白细胞的10倍
卵磷脂小体				多量，或可布满视野
量				数滴至1ml
前列腺素（PG）（放射免疫法）	PGA	男		13.3±2.8nmol/L
		女		11.5±2.1nmol/L
	PGE	男	血清	4.0±0.77nmol/L
		女		3.3±0.38nmol/L
	PGF	男		0.8±0.16nmol/L
		女		1.6±0.36nmol/L

二十、精液

指标	标本类型	参考区间
白细胞		< 5 个 /HP
活动精子百分率		射精后 30~60min 内精子活动率为 80%~90%，至少 > 60%
精子数		$39 \times 10^6/$ 次
正常形态精子		> 4%
量	精液	每次 1.5~6.0ml
黏稠度		呈胶冻状，30min 后完全液化呈半透明状
色		灰白色或乳白色，久未排精液者可为淡黄色
酸碱度（pH）		7.2~8.0

《当代中医专科专病诊疗大系》
参 编 单 位

总主编单位

开封市中医院 　　　　　　　　　广州中医药大学第一附属医院

海南省中医院 　　　　　　　　　广东省中医院

河南中医药大学 　　　　　　　　四川省第二中医医院

执行总主编单位

首都医科大学附属北京中医医院 　北京中医药大学深圳医院（龙岗）

中国中医科学院广安门医院 　　　北京中医药大学

安阳职业技术学院 　　　　　　　云南省中医医院

常务副总主编单位

中国中医科学院西苑医院 　　　　沈阳药科大学

吉林省辽源市中医院 　　　　　　中国中医科学院望京医院

江苏省中西医结合医院 　　　　　河南中医药大学第一附属医院

中国中医科学院眼科医院 　　　　山东中医药大学第二附属医院

北京中医药大学东方医院 　　　　四川省中医药科学院中医研究所

山西省中医院 　　　　　　　　　北京中医药大学厦门医院

副总主编单位

辽宁中医药大学附属第二医院 　　包头市蒙医中医医院

河南大学中医院 　　　　　　　　重庆中医药学院

浙江中医药大学附属第三医院 　　天水市中医医院

新疆哈密市中医院（维吾尔医医院）中国中医科学院西苑医院济宁医院

河南省中医糖尿病医院 　　　　　黄冈市中医医院

264

贵州中医药大学

广西中医药大学第一附属医院

辽宁中医药大学第一附属医院

南京中医药大学

三亚市中医院

辽宁中医药大学

辽宁省中医药科学院

青海大学

黑龙江省中医药科学院

湖北中医药大学附属医院

湖北省中医院

安徽中医药大学第一附属医院

汝州市中西医结合医院

湖南中医药大学附属醴陵医院

湖南医药学院

湖南中医药大学

咸宁市中医医院

中国中医科学院

南阳理工学院张仲景国医国药学院

长垣中西医结合医院

成都中医药大学附属医院

成都中医药大学第二附属医院

兰州市中医医院

扬州市中医院

高安市中医医院

馆陶县中医医院

江西中医药大学

辽宁中医药大学附属第三医院

盐城市中医院

河南省人民医院

云南中医药大学

常务编委单位
（按首字拼音排序）

安钢职工总医院

安徽中医药大学第二附属医院

安阳市中西医结合医院

安阳市中医院

安阳市肿瘤医院

百色市中医医院

北海市中医医院

北京市昌平区中西医结合医院

北京市平谷区中医医院

北京中医药大学第三附属医院

澄迈县中医院

赤水市中医医院

重庆市北碚区中医院

重庆市中医院

重庆医科大学中医药学院

重庆医药高等专科学校

重庆中医药学院第一临床学院

德江县民族中医医院

防城港市中医医院

福建中医药大学附属康复医院

广西中医药大学

广西中医药大学第一附属医院（仙葫院区）

广元市中医医院

桂林市中医医院

海口市中医医院

河南省骨科医院

河南省洛阳正骨医院

河南省中西医结合儿童医院

河南省中医药研究院

河南省中医院

河南中医药大学第二附属医院

河南中医药大学第三附属医院

南昌市洪都中医院

南京市中医院

黑龙江省中医医院

湖北省妇幼保健院

湖北省中医院

湖南中医药大学第一附属医院

黄河科技学院附属医院

江苏省中西医结合医院

焦作市中医院

开封市第二中医院

开封市儿童医院

开封市光明医院

开封市中心医院

来宾市中医医院

兰州市西固区中医院

梨树县中医院

辽宁省肛肠医院

聊城市中医医院

洛阳市中医院

南京市溧水区中医院

南京中医药大学苏州附属医院

南阳市骨科医院

南阳张仲景健康养生研究院

南阳仲景书院

内蒙古医科大学

宁波市中医院

宁夏回族自治区中医医院暨中医研究院

宁夏医科大学附属银川市中医医院

平顶山市第二人民医院

平顶山市中医医院

钦州市中医医院

青海大学医学院

山西中医药大学

陕西省中医药研究院

陕西省中医医院

陕西中医药大学第二附属医院

上海市浦东新区光明中医医院

上海中医药大学附属岳阳中西医结合医院

上海中医药大学附属上海市中西医结合医院

上海中医药大学针灸推拿学院

深圳市中医院

沈阳市第二中医医院

苏州市中西医结合医院

天津市中医药研究院附属医院

天津武清泉达医院

天津医科大学总医院

田东县中医医院

温州市中西医结合医院

梧州市中医医院

武穴市中医医院

徐州市中医院

义乌市中医医院

银川市中医医院

英山县人民医院

张家港市中医医院

长春中医药大学附属医院

浙江省中医药研究院基础研究所

镇江市中医院

郑州大学第二附属医院

郑州大学第三附属医院

郑州大学第一附属医院

郑州市中医院

中国疾病预防控制中心传染病预防控制所

中国中医科学院针灸研究所

编委单位
（按首字拼音排序）

安阳市人民医院

鞍山市中医院

白城中医院

北海市人民医院

北京市海淀区医疗资源统筹服务中心

重庆两江新区中医院

重庆市江津区中医院

东港市中医院

福建省立医院

福建中医药大学附属第三人民医院

福建中医药大学附属人民医院

福建中医药大学国医堂

福建中医药大学中医学院

广西中医药大学第一附属医院仁爱分院

广西中医药大学附属国际壮医医院

贵州省第二人民医院

合浦县中医医院

河南科技大学第一附属医院

河南省立眼科医院

河南省眼科研究所

河南省职业病医院

河南医药健康技师学院

鹤壁职业技术学院医学院

滑县中医院

滑县第三人民医院

焦作市儿童医院

焦作市妇女儿童医院

焦作市妇幼保健院

开封市妇幼保健院

开封市苹果园卫生服务中心

开封市中医肛肠病医院

林州市中医院

灵山县中医医院

隆安县中医医院

那坡县中医医院

南乐县中医院

南乐益民医院

南乐中医肛肠医院

南宁市武鸣区中医医院

南阳名仁中医院

南阳市中医院

宁夏回族自治区中医医院

平顶山市第一人民医院

平南县中医医院

濮阳市第五人民医院

濮阳市中医医院

日照市中医医院

融安县中医医院

三门峡市中医院

厦门市中医院

陕西省中医药研究院

商水县中医院

上海仁爱医院

石家庄市中医院

天门市中医医院

尉氏县中医院

温县中医院

温州市中医院

湘潭市中医医院

新乡市中医院

新乡医学院第三附属医院

邢台市中医院

兴安界首骨伤医院

兴化市人民医院

沂源县中医医院

长治市上党区中医院

昭通市中医医院

郑州大学第五附属医院

郑州市金水区总医院

郑州澍青医学高等专科学校

中国人民解放军陆军第 83 集团军医院

中国中医科学院中医临床基础医学研究所

珠海市中西医结合医院